中国医师协会　组织编写　　主审　张雁灵

住院医师规范化培训公共课程

医学通识

主　编　毛节明　马明信

副主编　陈　红

编　者（按姓氏笔画为序）

马明信　毛节明　王　怡　宁晓红　陈　红

杜雪平　沈银忠　汪德清　张斯琴　张文宏

赵一鸣　赵志刚　贾大成　蒋建文

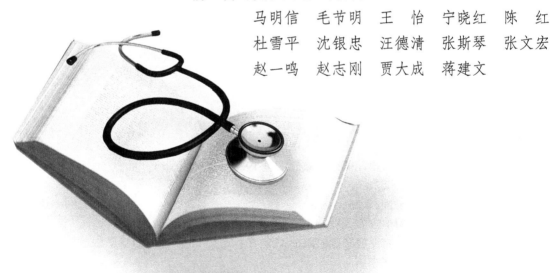

人民卫生出版社

图书在版编目（CIP）数据

住院医师规范化培训公共课程.医学通识/中国医师协会组织编写.—北京：人民卫生出版社，2017

ISBN 978-7-117-24430-5

I.①住… Ⅱ.①中… Ⅲ.①医学－职业培训－教材 Ⅳ.①R

中国版本图书馆 CIP 数据核字（2017）第 090782 号

人卫智网 www.ipmph.com	医学教育、学术、考试、健康，购书智慧智能综合服务平台	
人卫官网 www.pmph.com	人卫官方资讯发布平台	

住院医师规范化培训公共课程

医 学 通 识

组织编写： 中国医师协会

出版发行： 人民卫生出版社（中继线 010-59780011）

地　　址： 北京市朝阳区潘家园南里 19 号

邮　　编： 100021

E - mail： pmph @ pmph.com

购书热线： 010-59787592　010-59787584　010-65264830

印　　刷： 北京铭成印刷有限公司

经　　销： 新华书店

开　　本： 787×1092　1/16　**印张：** 27

字　　数： 511 千字

版　　次： 2017 年 6 月第 1 版　2023 年 2 月第 1 版第 6 次印刷

标准书号： ISBN 978-7-117-24430-5/R·24431

定　　价： 58.00 元

打击盗版举报电话：010-59787491　E-mail：WQ @ pmph.com

（凡属印装质量问题请与本社市场营销中心联系退换）

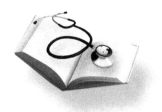

序

　　住院医师规范化培训是临床医师成长的必由之路，是实现"学生"向"医生"身份转变的重要环节。公共课程作为住院医师规范化培训一个重要组成部分，是住院医师在初级阶段必须要掌握的基础性理论和技能，国家卫生计生委 2014 年 8 月出台的《住院医师规范化培训制度内容与标准(试行)》总则中，对公共课程的学习内容进行了明确要求。住院医师对公共课程的学习和掌握是否扎实，将决定整个规范化培训的质量，"基础不牢、地动山摇"，其重要性可见一斑。

　　我国现代许多著名的医学大师，如张孝骞、吴英恺、王季午、林巧稚等，无不在基础理论知识方面有着深厚、扎实的基本功底。

　　中国心胸外科奠基人吴英恺教授穷其一生都在利用其掌握的医学基础知识做科普宣传工作，为常见病的预防做出突出贡献。他有句名言："治疗是 10 个医生给 1 个患者解决问题，防治是 1 个医生为成千上万人传递知识。医生不能只懂得开方子，要给人讲课，讲不明白的还要补课。"

　　厦门鼓浪屿毓园有座林巧稚纪念馆，里面珍藏着一份 1946 年林巧稚医生在北平中央医院坐诊时手写的病历。整份病历分别用中英文书写，字迹娟秀、笔体工整，内容简明扼要，句句切中重点，堪称病历书写的样板。

　　这一个个细节充分反映出医学大师们对基本技能的重视和掌握程度非同一般。

　　当今社会，医学技术的发展日新月异，我们也不得不面对这样一个现实，人类在将视角深入到分子乃至更微观层面，征服越来越多疾病的同时，对医学人文的教育却日渐忽视,使得现代医学正与它最初的目标渐行渐远。当冰冷的仪器检查代替情感的沟通,当诊疗成为流水线上的机械重复,冷漠取代了温情,交流变得奢侈,医学也就蜕化成被药物和仪器所役使的工具,医患关系也势必由亲密转为紧张。

在中国医师协会主小的《中国医学人文》杂志创刊号和大家见面的时候,我给编辑部推荐了 130 年前的一张老照片。照片中一位头戴圆顶礼帽的外国老者和一个身着小马褂的中国孩童相对鞠躬行礼。老者是时任杭州广济医院院长的英国医学博士梅藤根(David Duncan Main)先生,在他查房时,一位小患者彬彬有礼地向他鞠躬,梅藤根院长也入乡随俗,深深弯下腰回礼。黑白两色里的一老一少,定格了遥远的医患温馨,体现了患者对医者的感激和医者对患者的尊重和关爱。

尊重和关爱是医学人文的起点,也是医学人文的永恒。

《住院医师规范化培训公共课程 医学通识》和《住院医师规范化培训公共课程 医学人文》两本书的编写和出版,目的是让广大住院医师能够像医学大师们一样,关注、学习、实践医学基本知识及人文理念,在熟练掌握医学临床技能的同时,将富含在医学本身的人文素养和知识素养提炼出来并加以吸收,从中发现医学的真谛,唤醒选择医生这一崇高职业时的"初心",最终变成自身人格素养的一部分。

在两本书出版之际,送上寄语,愿与广大致力于医学事业的青年朋友们共勉!

中国医师协会 会长

张雁灵

2017 年 8 月

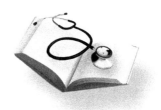

前言

国家发布《关于建立住院医师规范化培训制度的指导意见》(国卫科教发〔2013〕56号)及《住院医师规范化培训管理办法(试行)》(国卫科教发〔2014〕49号)等文件,以法规形式确定了合格的医学毕业生必须经过三年的规范化培训,才能成为一个真正的临床医师。住院医师规范化培训制度的建立及落实,从制度上保证了我国年青一代临床医师的素质和质量,为进一步发展成为临床专业医生打下坚实的基础。

历来人们都十分清楚,医生是非常崇高的职业,被人们誉称为"白衣天使"。他(她)们不仅单纯驱除人们躯体的病魔,在心灵上也给人们带来宽慰及安抚。这就要求每一位医生必须具备高尚的医德及扎实的医术。作为刚刚走出医学院大门的医学生,面对复杂的社会、疾病、医学环境,需要一个适应及学习的过程。三年的住院医师规范化培训时间是医学生毕业后成长的黄金时段,并为其提供了走向社会、成为一名真正医生的重要保证。国内外的实践证明,这也是住院医师成长的必经之路。

三年的住院医师规范化培训是给予每一位立志从事医生职业的住院医师在医德、人文、沟通、临床专业技术和能力等岗位胜任力方面打下扎实工作基础即"三基三严"(基础理论、基本知识、基本技能和严肃、严格、严谨)的重要阶段。由于医学领域十分宽广,涉及医学的诊断治疗、预防康复、健康保健、环境卫生等。每一个领域都有自身的知识范围及专业特点。但每一位医生也必须掌握或了解一些作为医生职业最基本的素质、医德、基本临床知识及技能(医学通识)。这也是住院医师在规范化培训阶段的重要学习内容。

为适应住院医师规范化培训的需要,在中国医师协会的直接领导和组织下,我们邀请了国内在各个专业具有丰富实践经验和教学经验的专家,共同编写本教材(医学通识医学篇),旨在提供培训基地教师在开设该课程时作参考,同时为住院医师在规范化培训阶段学习相关知识提供一本参考书。

本教材其内容为住院医师应掌握的通用医学知识,包含临床医生必须掌握的如临床用血、合理用药、病历书写、临床思维、临床路径等;同时包含传染病防治、突发公共卫生事件应急处理、院前急救、全科医学与社区卫生服务、缓和医疗、循证医学及临床科研等公共医学卫生知识。为便于培训基地开展教学及学习,对每一个专题都列出了教学的要点、需掌握的内容及思考题,供教师及学员参考。

目前对住院医师规范化培训阶段学习医学通识课程尚无明确、统一的教学大纲,因此,课程所包含的内容、重点、思考题等主要是由编写专家根据目前需求及实践经验提出的;同样,目前对本课程的具体学时、授予的学分也无统一要求,故本教材所提的学时数及学分仅供参考。由于编写时间仓促,加之我们自身水平有限,难免存在不全面或不合适的方面,希望在应用中得到大家批评、指正。

毛节明　马明信
2017 年 8 月

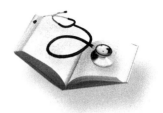

目 录

第一章　重点和区域性传染病防治···1

　　第一节　呼吸道传播的传染性疾病···2

　　第二节　血(体)液传播的传染性疾病　　　　　　　　　　　　　24

　　第三节　肠道传播的传染性疾病··54

　　第四节　虫(蚊)媒或动物源性传染病　　　　　　　　　　　　74

　　第五节　出疹性传染疾病··106

第二章　突发公共卫生事件应急处理和报告···································117

　　第一节　概述···118

　　第二节　突发公共卫生事件的监测、预警与报告·····················127

　　第三节　突发公共卫生事件的应急处理··································135

第三章　院前常用急救技术··140

　　第一节　心肺复苏的徒手操作··140

　　第二节　心脏电复律术···145

　　第三节　气管内插管术···147

　　第四节　气道异物梗阻的排除方法···148

　　第五节　环甲膜穿刺术或切开术···149

　　第六节　胸腔穿刺术···151

　　第七节　洗胃法··152

第八节　三腔二囊管的应用··153

第九节　心包穿刺术··154

第十节　静脉切开术··156

第十一节　外伤四项基本救护技术··157

第四章　临床用血··163

第一节　血液成分输注适应证··163

第二节　输血管理··176

第三节　输血风险及处理···181

第四节　输血基本操作···190

第五节　输血病例的书写规范··198

第五章　临床合理用药··204

第一节　抗菌药物使用基本原则···205

第二节　特殊药品使用与管理··212

第三节　处方管理办法···216

第四节　药物的剂型与使用注意···220

第五节　药物中毒与解救···224

第六节　治疗药物监测与个体化用药··230

第七节　药品不良反应监测与药物警戒··234

第八节　药物相互作用与用药安全···238

第九节　注射剂的溶媒选择、给药速度与用药安全····························245

第十节　药品皮肤过敏试验与用药安全··250

第十一节　医疗团队中药师的作用··255

第六章　临床病历书写规范··257

第一节　病历的发展与地位··257

第二节　病历的基本概念和总体要求··260

第三节　住院大病历及入院记录书写要求·····································263

第四节　病程记录的书写要求··268

第五节　手术相关记录要求··273

第六节　出院(死亡)记录书写要求··276

第七节　知情同意书的签署要求···278

第八节　医嘱、辅助检查报告单及体温单书写要求····························280

第九节　住院病案首页书写要求···281

第十节　门、急诊病历书写要求 ……………………………………287

第七章　临床思维………………………………………………………290

第一节　临床思维概述 ………………………………………………291

第二节　临床思维的方法 ……………………………………………294

第三节　内科临床思维病例 …………………………………………298

第四节　外科临床思维病例 …………………………………………315

第五节　妇科临床思维病例 …………………………………………331

第六节　儿科临床思维病例 …………………………………………338

第八章　临床路径………………………………………………………342

第一节　临床路径的定义、内涵、理论基础和发展 …………………343

第二节　临床路径的制定、实施和管理 ……………………………345

第三节　临床路径的主要内容 ………………………………………349

第四节　规培医师如何借助临床路径成长 …………………………354

第九章　缓和医疗………………………………………………………356

第一节　缓和医疗的定义与原则 ……………………………………357

第二节　缓和医疗的发展历史及国际国内现状 ……………………357

第三节　缓和医疗的团队与服务模式 ………………………………360

第四节　缓和医疗的具体内容 ………………………………………361

第五节　肿瘤和非肿瘤患者的缓和医疗 ……………………………376

第六节　生命末期照顾及居丧服务 …………………………………376

第十章　全科医学与社区卫生服务……………………………………377

第一节　全科医学概论 ………………………………………………377

第二节　全科医生与全科医疗 ………………………………………381

第三节　社区卫生服务 ………………………………………………383

第十一章　循证医学和临床研究………………………………………395

第一节　循证医学和循证临床实践的概念 …………………………396

第二节　循证医学指导下的临床实践 ………………………………399

第三节　循证临床指南的形成与应用 ………………………………403

第四节　临床研究特点和分类 ………………………………………407

第五节　临床研究设计方案 …………………………………………409

第六节　临床研究设计的四大原则 …………………………………413

第七节　临床研究实施要点 …………………………………………416

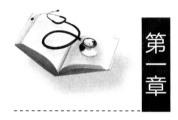

第一章 重点和区域性传染病防治

一、本课程主要学习内容

1. 呼吸道传播的传染性疾病：肺结核、流感与人感染禽流感。
2. 体液传播的传染性疾病：艾滋病、乙型肝炎、丙型肝炎。
3. 肠道传播的传染性疾病：霍乱、甲型与戊型病毒性肝炎、感染性腹泻。
4. 虫（蚊）媒传播的传染病：疟疾、乙型脑炎、登革热、流行性出血热。
5. 发热伴发皮疹的传染性疾病：麻疹、水痘与带状疱疹、猩红热、手足口病。

二、本课程教学目的

1. 熟悉重点和区域性传染病的病原学及流行病学特点。
2. 了解重点和区域性传染病的发病机制及主要病理学特点。
3. 掌握重点和区域性传染病的临床表现、诊断及鉴别诊断。
4. 掌握重点和区域性传染病的治疗。
5. 掌握重点和区域性传染病的预后及预防。

三、本课程学习安排（即学时和学分）

1. 根据师资条件和学生数，安排讲课 8~12 学时。
2. 建议授予学分 2 分。

四、推荐阅读的参考书目及网站

1. 陈灏珠，林果为，王吉耀. 实用内科学. 第 14 版. 北京：人民卫生出版社，2013.
2. Goldman L M, Schafer A I. Goldman-Cecil medicine. 25th Ed. Philadelphia：Elsevier/Saunders, 2016.
3. Gerald Mandell, John Bennett, Raphael Dolin. Mandell, Douglas, and Bennett's Principles and Practice of Infectious Diseases. 7th ed. Philadelphia：Elsevier/Churchill Livingstone, 2005.
4. Fauci A, Kasper D. Harrison's Infectious Diseases, 2nd Ed. New York：McGraw-Hill Medical, 2010.
5. World Health Organization. Dengue：Guidelines for Diagnosis, Treatment, Prevention and Control, 2009.
6. World Health Organization. http://www.who.int/en/

五、思考题

1. 结核病的诊断依据有哪些？确诊标准是什么？
2. 流行性感冒的病原体及主要临床表现是什么？
3. 人感染禽流感的诊断标准是什么？
4. HIV 感染者接受高效抗反转录病毒联合疗法（HAART）的时机是什么？
5. 目前慢性乙型肝炎和慢性丙型肝炎的一线治疗方案是什么？如何进行长期监测和随访？
6. 哪些人群需要接受甲肝的免疫接种？如何进行？
7. 霍乱治疗的关键步骤是什么？具体方法有哪些？
8. 急性感染性腹泻的病原学治疗原则是什么？
9. 间日疟原虫在人体内发育分为几期？这在致病、诊断和防治上有何意义？

10. 重型乙脑患者应如何控制惊厥发作？
11. 重症登革热的临床表现及治疗原则是哪些？
12. 一旦怀疑寨卡病毒感染,我们有哪些检测方法？哪些标本可以进行检测？这些标本应在哪些时间点进行送检呢？
13. 试述流行性出血热各期的临床表现和治疗原则。

14. 麻疹和其他发热出疹性疾病的鉴别要点有哪些？
15. 水痘的并发症有哪些？哪些人群易出现并发症？
16. 猩红热的非化脓性并发症有哪些临床表现,如何有效预防？
17. 重症手足口病常出现哪些并发症,如何诊断？

第一节　呼吸道传播的传染性疾病

【肺结核】

1. 结核病(tuberculosis)　是结核分枝杆菌引起的慢性感染性疾病,可累及全身多个脏器,以肺结核(pulmonary tuberculosis)最为常见,占各器官结核病总数的80%~90%,是最主要的结核病类型。

2. 结核病已经成为目前最难控制的呼吸道传染病,每年新发的肺结核患者超过100万,是临床最为常见的肺部传染性疾病。

3. 痰中排菌者称为传染性肺结核病,除少数可急起发病外,临床上多呈慢性过程。

4. 结核病病程漫长,不易根治,耐药结核病作为治疗难点,是结核病难以控制的主要障碍。

一、结核病的流行情况

结核病的传染源是开放性肺结核患者。传播途径为患者与健康人之间经空气传播。患者咳嗽排出的结核杆菌悬浮在飞沫核中,被人吸入后可引起感染。生活贫困、居住拥挤、营养不良等因素是社会经济落后地区人群结核病高发的原因。免疫抑制状态患者,包括免疫缺陷性疾病,接受免疫抑制剂治疗的患者等尤其好发结核病。

世界卫生组织《2015年全球结核病报告》指出,目前罹患结核病的人数不断下降,但全球的结核病负担仍然很重,2015年全年新发病例870万,140万人死于结核病。艾滋病与结核病共感染以及耐药结核病是目前威胁全球结核病防控的两大主要问题。据世界卫生组织估计,目前我国结核病年发病患者数约为130万,占全球年发病患者病例数的14%,居世界第三。我国每年新发生的耐药结核病患者数占全世界的1/4,高耐药率是我国结核病难以控制的原因之一。

二、结核病的病原体、致病机制与病理特点

引起肺结核的病原菌为结核分枝杆菌。结核杆菌在痰涂片上不易染色,但经品红加热染色后不能被酸性乙醇脱色,故称抗酸杆菌。结核杆菌是专性需氧菌,最适宜生长温度为37℃。对营养要求较高,在特殊的培养基如罗氏培养基中才能生长。结核杆菌培养生长缓慢,增殖周期约15~20小时,至少需要2~4周才有可见菌落,培养是确诊结核病的重要手段,但往往耗时过长,给临床工作带来了较大的影响。结核杆菌入侵宿主体内,从感染、发病到转归均与多数细菌性疾病有显著不同,宿主反应在其发病、临床过程和转归上具有特殊意义。结核分枝杆菌在空气中的飞沫核中可存活数小时,被人体吸入而入侵呼吸道后,结核杆菌被肺泡巨噬细胞吞噬。结核杆菌被吞噬后可抵抗巨噬细胞内吞噬体和溶酶体的杀伤作用,从而避免被杀灭。巨噬细胞与树突状细胞均是重要的抗原呈递细胞,吞噬结核分枝杆菌后可以呈递结核抗原,并且释放细胞因子,引起局部免疫反应,从附近的血管中募集中性粒细胞到达病灶处。结核分枝杆菌可以继续感染新的吞噬细胞并逐渐深入肺泡上皮。此后,更多中性粒细胞、巨噬细胞、单核细胞被募集至病灶处,巨噬细胞逐渐分化为多核巨细胞、类上皮细胞、泡沫样巨噬细胞,最终形成分层结构的结核结节或结核肉芽肿。巨噬细胞位于结核肉芽肿中心,外周是淋巴细胞及纤维条索,并随着获得性免疫启动与结核特异性淋巴细胞出现,结核菌的繁殖处于被抑制状态。随着肉芽肿外周的纤维致密化,进入肉芽肿的血管消失,加剧了巨噬细胞的泡沫化,形成干酪样坏死,导致肉芽肿中心缺氧状态,结核菌处于静止状态。宿主的免疫机制是抑制细菌增殖的重要因素,倘若免疫功能损害便可导致受抑制结核杆菌的活动和增殖,肉芽肿破裂,结核菌释放进入气道,演变为活动性结核。此时,痰涂片或者痰培养可检测到结核菌,引起局部的播散和人际间的传播。此外,结核杆菌在巨噬细胞内的最初生长,形成中心呈固态干酪样坏死的结核灶,可以限制结核杆菌继续复制。固体干酪灶中包含具有生长能力但不繁殖的结核杆菌。干酪灶一旦液化便给细菌增殖提供了理想环境。即使免疫功能健全的宿主,从液化的干酪样坏死病灶中释放的大量结核杆菌也足以突破局部免疫防御机制,引起播散。

迟发性变态反应(delay type hypersensitivity,DTH)则是宿主对结核杆菌形成免疫应答的标志。DTH是德国微生物学家Robert Koch在1890年观察到的重要现象,用结核杆菌注入未受过感染的豚鼠皮下,经10~14日后出现注射局部肿结,随后溃烂,形成深溃疡,很难愈合,并且进一步发展为肺门淋巴结肿大,最终发生全身播散而死亡,此时,对结核菌素试验仍呈阴性反应。但对3~6周前受染、结核菌素反应转阳的豚鼠注

射同等量的结核杆菌,2~3日后局部呈现剧烈反应,迅速形成浅表溃疡,以后较快趋于愈合,无淋巴结肿大和周身播散,动物也无死亡,此即 Koch 现象。目前,临床上常用结核菌素进行皮试,如果出现显著的局部反应,即成为结核菌素皮肤试验阳性,则提示为存在结核感染或者接种过疫苗对结核菌有免疫反应。

结核病是一种慢性病变,其基本病变包括:

1. 渗出型病变　表现为组织充血水肿,随之有中性粒细胞、淋巴细胞、单核细胞浸润和纤维蛋白渗出,可有少量类上皮细胞和多核巨细胞,抗酸染色中可以发现结核杆菌,常常是病变组织内菌量多、致敏淋巴细胞活力高和变态反应强的反映。其发展演变取决于机体变态反应与免疫力之间的相互平衡,剧烈变态反应可导致病变坏死、进而液化,若免疫力强病变可完全吸收或演变为增生型病变。

2. 增生型病变　当病灶内菌量少而致敏淋巴细胞数量多,则形成结核病的特征性病变结核结节。中央为巨噬细胞衍生而来的朗汉斯巨细胞(Langhans giant cell),胞体大,胞核多达 5~50 个,呈环形或马蹄形排列于胞体边缘,有时可集中于胞体两极或中央。周围由巨噬细胞转化来的类上皮细胞成层排列包绕。增生型病变的另一种表现是结核性肉芽肿,是一种弥漫性增生型病变,多见于空洞壁、窦道及其周围以及干酪坏死灶周围,由类上皮细胞和新生毛细血管构成,其中散布有朗格汉斯细胞、淋巴细胞及少量中性粒细胞,有时可见类上皮结节。

3. 干酪样坏死　为病变进展的表现。镜下先是出现组织混浊肿胀,继而细胞质脂肪变性,细胞核碎裂溶解,直至完全坏死。肉眼可观察到坏死组织呈黄色,似乳酪般半固体或固体密度。坏死区域逐渐出现肉芽组织增生,最后成为纤维包裹的纤维干酪性病灶。

三、临床表现

原发结核感染后结核菌可向全身传播,可累及肺脏、胸膜以及肺外器官。免疫功能正常的宿主往往将病灶局限在肺脏或其他单一的脏器,而免疫功能较弱的宿主往往造成播散性结核病或者多脏器的累及。除结核病患者外,一般人群中的结核病约 80% 的病例表现为肺结核,15% 表现为肺外结核,而 5% 则两者均累及。

(一)肺结核的症状和体征

1. 全身症状发热　为肺结核最常见的全身毒性症状,多数为长期低热,每次于午后或傍晚开始,次晨降至正常,可伴有倦怠、乏力、夜间盗汗,或无明显自觉不适。有的患者表现为体温不稳定,于轻微劳动后体温略见升高,虽经休息半小时以上仍难平复;妇女于月经期前体温增高,月经后也不能迅速恢复正常。当病灶急剧进展扩散时则出现高热,呈稽留热或弛张热热型,可以有畏寒,但很少寒战。

2. 呼吸系统症状　浸润性病灶咳嗽轻微,干咳或仅有少量黏液痰。有空洞形成时痰量增加,若伴继发感染,痰呈脓性。合并支气管结核则咳嗽加剧,可出现刺激性呛咳,伴局限性哮鸣或喘鸣。1/3~1/2 患者在不同病期有咯血,破坏性病灶固然易于咯血,而愈合性的纤维化和钙化病灶也可直接或由于继发性支气管扩张间接地引起咯血。此外,重度毒血症状和高热可引起气促,广泛肺组织破坏、胸膜增厚和肺气肿时也常发生气促,严重者可并发肺心病和心肺功能不全。

3. 体征　取决于病变性质、部位、范围或程度。粟粒性肺结核偶可并发急性呼吸窘迫综合征,表现为严重呼吸困难和顽固性低氧血症。病灶以渗出型病变为主的肺实变且范围较广或干酪性肺炎时,肺部叩诊呈浊音,听诊闻及支气管呼吸音和细湿啰音。继发型肺结核好发于上叶尖后段,故听诊于肩胛间区闻及细湿啰音有较大提示性诊断价值。空洞性病变位置浅表而引流支气管通畅时有支气管呼吸音或伴湿啰音;巨大空洞可闻带金属调空瓮音。慢性纤维空洞性肺结核的体征有患侧胸廓塌陷、气管和纵隔移位、叩诊音浊、听诊呼吸音降低或闻及湿啰音,以及肺气肿征象。支气管结核患者可闻及局限性哮鸣音,于呼气或咳嗽末较为明显。

（二）肺外结核的临床类型和表现

肺结核是结核病的主要类型,此外,其他如淋巴结结核、骨关节结核、消化系统结核、泌尿系统结核、生殖系统结核以及中枢神经系统结核构成整个结核病的疾病谱。腹腔内结核病变,包括肠结核、肠系膜淋巴结结核及输卵管结核等,在发展过程中往往涉及其邻近腹膜而导致局限性腹膜炎。由于原发病灶与感染途径的不同,人体反应的差异以及病理类型的区别,发病情况可缓急不一,起病症状轻重不等,但急性发病者也不在少数。肾结核(renal tuberculosis)则占肺外结核的 15%,最早出现的症状往往是尿频,是干酪样病灶向肾盂穿破后,含有脓液和结核杆菌的尿对膀胱刺激所致。血尿也常见,约 60% 患者可有无痛性血尿,在部分患者可作为首发症状,肉眼血尿占 70%~80%。此外,骨关节结核常在发生病理性骨折、运动障碍时发现。女性生殖系统结核则可在出现不明原因月经异常、不育等情况下发现。结核性脑膜炎则可表现出头痛、喷射性呕吐、意识障碍等中枢神经系统感染症状。总之,结核病是一个全身性的疾病,肺结核仍是结核病的主要类型,但其他系统的结核病也不能忽视。

四、诊断与鉴别诊断

（一）诊断依据和方法

1. 病史和临床表现　凡遇到下列情况者应高度警惕结核病的可能性:

（1）反复发作或迁延不愈的咳嗽咳痰,或呼吸道感染经抗菌治疗 3~4 周仍无改善;

（2）痰中带血或咯血；

（3）长期低热或所谓"发热待查"；

（4）体检肩胛间区有湿啰音或局限性哮鸣音；

（5）有结核病诱因或好发因素，尤其是糖尿病、免疫功能低下疾病或接受糖皮质激素和免疫抑制剂治疗者；

（6）关节疼痛和皮肤结节性红斑等变态反应性表现；

（7）有渗出性胸膜炎、肛瘘、长期淋巴结肿大既往史以及有家庭开放性肺结核密切接触史者。

2. 痰结核杆菌检查　是确诊肺结核最特异性的方法。涂片抗酸染色镜检快速简便，在未治疗的肺结核患者痰菌培养的敏感性和特异性均高于涂片检查，涂片阴性或诊断有疑问时培养尤其重要。

3. 影像学检查　X 线影像取决于病变类型和性质。原发型肺结核的典型表现为肺内原发灶、淋巴管炎和肿大的肺门或纵隔淋巴结组成的哑铃状病灶。急性血行播散型肺结核在 X 线胸片上表现为散布于两肺野、分布较均匀、密度和大小相近的粟粒状阴影（图 1-1）。继发性肺结核的 X 线表现复杂多变，或云絮片状（图 1-2），或斑点（片）结节状。干酪性病变密度偏高而不均匀，常有透亮区或空洞形成。胸部 CT 有助于发现隐蔽区病灶和孤立性结节的鉴别诊断。在显示纵隔 / 肺门淋巴结、肺内空洞、钙化、支气管充气征和支气管扩张等方面较胸部 X 线敏感，于诊断困难病例有重要参考价值。X 线影像对于诊断肠道结核、泌尿系统结核、生殖系统结核以及骨关节结核也具有重要价值。

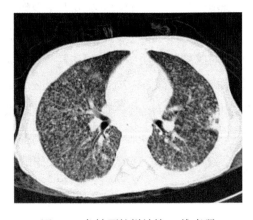

图 1-1　急性粟粒样结核 X 线表现

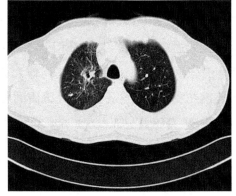

图 1-2　浸润性肺结核 X 线表现

4. 皮肤结核菌素（简称结素）试验（tuberculin skin test, TST）结核菌素是结核杆菌的代谢产物，目前，我国推广的方法是国际通用的结核杆菌素纯蛋白衍化物（purified protein derivative, PPD）皮内注射法（Mantoux 法）。将 PPD 5IU（0.1ml）注入左前臂内侧上中三分之一交界处皮内,使局部形成皮丘。48~96 小时(一般为 72 小时)观察反应,结果判断以局部硬结直径为依据:<5mm 阴性反应,5~9mm 一般阳性反应,10~19mm 中度阳性反应,≥20mm 或不足 20mm 但有水疱或坏死为强阳性反应。阳性反应提示存在对结核分枝杆菌的细胞免疫反应,表示存在结核感染的可能性大,强阳性反应提示活动性结核病可能;阴性反应特别是较高浓度试验仍阴性则一般可排除结核病。但 PPD 与卡介苗(BCG)存在交叉反应,在接种卡介苗的人群中虽无结核感染也可出现 PPD 皮试阳性,可视为 PPD 试验的假阳性反应。而在免疫缺陷患者中,特别是在有免疫缺陷的 HIV/AIDS 患者,PPD 试验可能会因细胞免疫功能受损而产生假阴性率增高,虽有明确结核感染但 PPD 试验却呈阴性反应。同时尚有少数无免疫缺陷证据的患者,已证明活动性结核病,但结素反应阴性,即"无反应性"(anergy),其机制尚不完全清楚。

5. 特异性结核抗原多肽刺激后的全血或细胞 IFN-γ 测定 为克服结素试验的不足,近年来发展的以 T 细胞为基础的 γ- 干扰素释放实验(interferon gamma release assays,IGRAs),作为新一代的检测结核感染的免疫学诊断技术,比结核菌素试验有更高的敏感性与特异性。其原理是被结核分枝杆菌抗原刺激而致敏的 T 细胞,再遇到同类抗原时能产生 γ- 干扰素,对分离的全血或单个核细胞在特异性抗原刺激后产生的干扰素进行检测,可以反映机体是否存在结核感染。

6. 分子生物学检测技术 聚合酶链反应(PCR)技术可以将标本中微量的结核菌 DNA 加以扩增。一般镜检仅能检测 10^4~10^5 个 /ml,而 PCR 可检出 1~100fg 结核菌 DNA(相当于 1~20 个 /ml)。但 DNA 提取过程遭遇污染等技术原因可以出现假阳性,而且 PCR 无法区分活菌和死菌,故不能用于结核菌治疗效果评估、流行病学调查等。

(二)结核病的诊断标准

1. 肺结核分确诊病例、临床诊断病例和疑似病例

(1)确诊病例:包括涂阳肺结核、仅培阳肺结核和仅病理学提示为结核病变者三类。其中涂阳肺结核病例需符合下列三项之一:

1)2 份痰标本直接涂片抗酸杆菌镜检阳性。

2)1 份痰标本直接涂片抗酸杆菌镜检阳性加肺部影像学检查符合活动性肺结核影像学表现。

3)1 份痰标本直接涂片抗酸杆菌镜检阳性加 1 份痰标本结核分枝杆菌培养阳性。

培阳肺结核需同时符合下列两项:①痰涂片阴性;②肺部影像学检查符合活动性肺结核影像学表现加 1 份痰标本结核分枝杆菌培养阳性。

(2)临床诊断病例:也称为涂阴肺结核,即三次痰涂片阴性,同时符合下列条件之一:

1）胸部影像学检查显示与活动性肺结核相符的病变且伴有咳嗽、咳痰、咯血等肺结核可疑症状。

2）胸部影像学检查显示与活动性肺结核相符的病变且结核菌素试验强阳性或 γ- 干扰素释放试验阳性。

3）胸部影像学检查显示与活动性肺结核相符，且肺外病灶的组织病理学检查提示为结核病变者。

4）三次痰涂片阴性的疑似肺结核病例经诊断性治疗或随访观察可排除其他肺部疾病者。胸部影像学检查显示与活动性肺结核相符的病变指：与原发性肺结核、血行播散性肺结核、继发性肺结核、结核性胸膜炎任一种肺结核病变影像学表现相符。

（3）疑似病例：以下两种情况属于疑似病例：

1）5 岁以下儿童：有肺结核可疑症状同时有与涂阳肺结核患者密切接触史。

2）胸部影像学检查显示与活动性肺结核相符的病变。

2. 肺外结核的诊断　肺外结核累及的系统、脏器、部位及病变类型多样，确诊需要病变部位的浆膜腔积液及活检标本中获得细菌学证据，因上述标本获取过程困难，同时结核杆菌阳性率较痰标本低，因此，肺外结核较难实现病原学确诊。为提高早期诊断率，通常需结合病史、临床表现、实验室检查和辅助检查、诊断性抗结核治疗效果综合诊断。

（1）肺外结核相关病史采集：应采取详细的体格检查，以发现相应系统和部位典型的临床症状和体征，如支气管内膜结核的刺激性咳嗽、神经系统结核的头痛和脑膜刺激征、骨关节结核的畸形和功能障碍、消化系统结核的交替性腹泻和局部压痛、泌尿生殖系统结核的无痛性血尿和不孕症等。

（2）临床实验室检查可提供肺外结核诊断的依据：标本中结核分枝杆菌培养阳性率随方法的改进已明显提高，聚合酶链反应（polymerase chain reaction，PCR）技术的应用对肺外结核的诊断有很大的帮助。

（3）辅助检查手段的应用：各类辅助检查近年发展很快。影像学检查除普遍应用的 X 线方法外，CT、磁共振（MRI）、超声等设备已经得到广泛应用，纤维内窥镜则对肺外结核既可定位又可获得病理标本得出定性诊断。γ- 干扰素释放试验对肺外结核的临床诊断也有一定参考价值，但不能区分潜伏性结核感染与活动性结核感染。

（4）对于通过现有方法以及有创检查仍未确诊而又不能排除结核者，而临床高度提示为活动性结核病者可试行诊断性治疗，诊断性抗结核治疗的效果也可作为临床诊断依据之一。

3. 结核病的诊断分类　在诊断中应同时确定类型和按记录程序正确书写。在诊断肺结核病时还需要注明痰菌情况，痰菌检查阳性，以（+）表示；阴性以（－）表示。需注明痰检方法。如涂片、培养等,以涂(+)、涂(−)、培(+)、培(−)书写。当患者无痰或未查痰时,则注明(无痰)或(未查)。肺结核患者还需按照病变范围(按左、右侧),每侧以上、中、下肺野记述。结核病的分型如下:

(1)原发型肺结核(代号:Ⅰ型):为原发结核感染所致的临床病症。包括原发综合征及胸内淋巴结结核。

(2)血行播散型肺结核(代号:Ⅱ型):包括急性血行播散型肺结核(急性粟粒型肺结核)及亚急性、慢性血行播散型肺结核。

(3)继发型肺结核(代号:Ⅲ型):肺结核中的一个主要类型,包括以增殖病变为主、浸润病变为主、干酪病变为主或以空洞为主等多种病理改变。

(4)结核性胸膜炎(代号:Ⅳ型):临床上已排除其他原因引起的胸膜炎。在结核性胸膜炎发展的不同阶段,有结核性干性胸膜炎、结核性渗出性胸膜炎、结核性脓胸。

(5)肺外结核(代号:Ⅴ):其他肺外结核按部位及脏器命名,如:骨结核、结核性脑膜炎、肾结核、肠结核等。

(三)结核病的鉴别诊断

1. 肺癌 中央型肺癌常用痰中带血,肺门附近有阴影,与肺门淋巴结结核相似。周围型肺癌可呈球状、分叶状块影,需与结核球鉴别。肺癌多见于 40 岁以上男性,多有刺激性咳嗽、胸痛和进行性消瘦。胸片上结核球周围可有卫星灶、钙化,而肺癌病灶边缘常有切迹、毛刺。胸部 CT 对鉴别有帮助。结合痰结核菌、脱落细胞检查及纤支镜检查和活检等能及时鉴别。肺癌和肺结核可有并存,需注意发现。

2. 肺炎 原发综合征的肺门淋巴结结核不明显或原发灶周围存在大片渗出,病变波及整个肺叶并将肺门掩盖时,以及继发型肺结核主要表现为渗出性病变或干酪性肺炎时,需与细菌性肺炎鉴别。细菌性肺炎起病急、高热、寒战、胸痛伴气急,X 线上病变常局限于一个肺叶或肺段,血白细胞总数和中性粒细胞增多,抗生素治疗有效可协助鉴别;肺结核须与其他病原体肺炎鉴别,如肺炎支原体肺炎,关键是病原学检测是重要的鉴别证据。

3. 肺脓肿 空洞多见于肺下叶,脓肿周围的炎症浸润较严重,空洞内常有液平面。肺结核空洞则多发生在肺上叶,空洞壁较薄,洞内很少有液平面或仅见浅液平。此外,肺脓肿起病急,高热,大量脓痰,痰中无结核菌,但有多种其他细菌,血白细胞总数和中性粒细胞总数增高,抗菌药物治疗有效。慢性纤维空洞合并感染时易与慢性肺脓肿混淆,后者痰结核菌阴性,鉴别不难。

4. 支气管扩张 有慢性咳嗽、咳脓痰及反复咯血史,需与继发性肺结核鉴别。X 线胸片多无异常发现或仅见局部肺纹理增粗或卷发状阴影,CT 有助于确诊。应当警惕化脓性支气管扩张症可以并发结核感染,细菌学检测时应考虑到结核感染的可能。

5. 非结核分枝杆菌(non-tuberculous mycobacteria,NTM) 指结核和麻风分枝杆菌以外的所有分枝杆菌,可引起各组织器官病变,其中 NTM 肺病临床和 X 线表现类似肺结核。鉴别诊断依据菌种鉴定。

五、治疗

(一)结核治疗的原则

化学治疗是现代结核病最主要的基础治疗,简称化疗。其他治疗方法,如对症治疗、手术治疗等均为辅助治疗。化疗的目标不仅是杀菌和防止耐药性的产生,而且在于最终灭菌,防止和杜绝复发。当前,国际公认的化疗原则是:早期、联合、适量、规则、全程。主张早期化疗的依据是早期的结核性病变是活动性病变,结核杆菌代谢旺盛,生长繁殖活跃,抗结核药物对这种代谢、生长繁殖活跃的细菌能发挥最大的杀菌作用,能使痰菌迅速阴转,使传染性减少或消失,能明显缩短传染期,且停药后不易复发。联合用药的理论依据是发挥药物的协同作用,增强治疗效果,延缓和减少耐药性的产生。适量是指抗结核药物的用量能达到抑菌杀菌作用,发挥最大的治疗作用,患者能够耐受,又不产生毒副作用。规律的含义是指按照规定的化疗方案不间断地用药,完成规定的疗程。规律用药可以减少耐药性、过敏反应和复发,提高疗效。充足疗程与降低结核复发率有最为密切关系,而规律化疗也与复发有重要关系。结核病的化疗关键是坚持规律治疗,完成全疗程,否则将会增加化疗的失败率、复发率。

(二)结核化疗药物

抗结核药物按效力和副作用大小分为两类:

1. 一线(类)抗结核药物 指疗效好,副作用小的药物,如链霉素(streptomycin,SM,S)、异烟肼(isoniazid,INH,H)、利福平(rifampin,RFP,R)、吡嗪酰胺(pyrazinamide,PZA,Z)、乙胺丁醇(ethambutol,EB,E)。

2. 二线(类)抗结核药物 效力或者安全性不如一线药物,在一线药物耐药或者副作用不能耐受时被选用。包括卡那霉素(kanamycin,Km)、阿米卡星(amikacin,Amk)、对氨基水杨酸(p-aminosalicylic acid,PAS)、左氧氟沙星(levofloxacin,LVFX)、莫西沙星(moxifloxacin,Mfx)等。一些新型的药物在临床应用中发现有抗结核活性,目前,世界卫生组织将此类药物定义为疗效不确定的抗结核药物,也成为三线抗结核药物。

(三)标准化的抗结核治疗

1. 初治方案 初治患者的定义是既往未接受抗结核治疗或接受抗结核治疗疗程

短于 1 个月。初治病例的标准化治疗方案分为 2 个阶段,即 2 个月的强化期和 4 个月的巩固期治疗。标准方案为 $2H_3R_3Z_3E_3/4H_3R_3$(右下角阿拉伯数字代表每周服药次数,斜杠前的“2”代表强化期 2 个月,斜杠后的“4”代表巩固期继续治疗 4 个月,后同)或 2HRZE/4HR。

2. 复治方案　复治标准方案为 $2H_3R_3Z_3E_3S_3/6H_3R_3E_3$ 或 2HRZES/6HRE。以下患者适用于复治方案:①初治失败的患者;②规则用药满疗程后痰菌又转阳的患者;③不规则化疗超过 1 个月的患者;④慢性排菌患者。因故不能用链霉素的患者,延长 1 个月的强化期。如复治涂阳肺结核患者治疗到第 2 个月末痰菌仍阳性,使用链霉素方案治疗的患者则应延长 1 个月的复治强化期方案治疗,巩固期继续治疗方案不变。

(四)耐药肺结核的治疗

耐药结核病按照耐药程度的不同依次分为单耐药、多耐药、耐多药、广泛耐药四种。单耐药(mono-resistance)指结核病患者感染的结核分枝杆菌经体外证实对 1 种抗结核药物耐药。多耐药(poly-resistance)指结核病患者感染的结核分枝杆菌经体外证实对 1 种以上的抗结核药物耐药,但不包括同时耐异烟肼、利福平的情况。同时对异烟肼和利福平耐药的肺结核称为耐多药结核病。在耐多药结核病基础上同时对氟喹诺酮类药物耐药且对二线注射类抗结核药物(卡那霉素、阿米卡星、卷曲霉素以及链霉素)中的一种耐药则称为广泛耐药结核病(extensively drug-resistant tuberculosis,XDR-TB)。耐多药结核病化疗方案的制定根据实验室提供的药物敏感试验的结果或地区耐药监测资料为依据,结合患者既往用药的治疗反应和耐受状况,个体化地选择抗结核药物。一般以二线注射剂和氟喹诺酮类药物各 1 种为核心配以 2~3 种口服二线药和尚敏感的一线药组成方案,最终方案中至少包括 4 种以上有效的药物。方案中需包括 1 种敏感的注射剂,耐药结核病至少连续应用注射剂 3 个月,耐多药结核病和广泛耐药结核病分别至少连续应用 6 个月和 12 个月。单耐药和多耐药结核病治疗总疗程 9~18 个月(注射期 3 个月,继续期 6~15 个月),耐多药结核病和广泛耐药结核病需 24 个月或以上(注射期 6~12 个月,继续期 18~24 个月)。

六、预防

(一)建立防治系统

根据我国结核病疫情,为搞好防治工作,仍须强调建立、健全和稳定各级防痨机构,负责组织和实施治、管、防、查的系统和全程管理,按本地区疫情和流行病学特点,制定防治规划,并开展防痨宣传,教育群众养成良好文明卫生习惯,培训防痨业务技术人员,推动社会力量参与和支持防痨事业。

（二）早期发现和彻底治疗患者

从当地疫情实际出发,对服务性行业、学校、托幼机构及儿童玩具工作人员等定期健康检查,每 1~2 年 1 次。在疫情已经控制的地区可开展重点线索调查,而主要应该是门诊因症就诊病例的及时发现和诊断,避免漏诊和误诊。查出必治,治必彻底,只有彻底治疗患者,大幅度降低传染源密度,才能有效降低感染率和减少发病。

（三）疫苗

结核是慢性感染性疾病,化学治疗很难治愈而不复发,因此,采用疫苗预防是最好的策略。但是,目前尚无理想的结核病疫苗。广泛使用的疫苗是卡介苗,是一种无毒牛型结核杆菌活菌疫苗,自 1921 年用于预防结核病以来,虽被积极推荐和推广,但迄今对它的作用和价值仍有争论。目前,比较普遍的看法是 BCG 尚不足以预防感染,但可以显著降低儿童发病及其严重性,特别是结核性脑膜炎等严重结核病减少,并可减少此后内源性恶化的可能性。WHO 已将 BCG 列入儿童扩大免疫计划。我国结核病感染率和发病率仍高,推行 BCG 接种仍有现实意义,规定新生儿出生时即接种 BCG。由于疫苗的预防价值有限,根据我国结核病疫情,建立完善的防治系统至关重要。各级防治系统应着眼于早期发现和彻底治疗患者。查出必治,治必彻底,只有彻底治疗患者,大幅度降低传染源密度,才能有效降低感染率和减少发病。及时正确治疗,防止耐药慢性病例的形成和积累,不仅是临床治疗的目标,也是预防工作的中心环节。

（张文宏）

【流行性感冒】

1. 流感病毒分甲、乙、丙三型,甲型流感病毒经常发生抗原变异而引起流感反复流行和大流行。甲型流感病毒的宿主包括人和多种禽畜,极易变异,人群对变异后的毒株缺乏特异性免疫力,易出现大流行;乙型流感病毒的宿主包括人和猪,变异较少,可引起局部流行;丙型流感病毒的宿主主要是人,无变异,均散发流行。

2. 流感的临床特点为起病急骤,全身症状突出,而呼吸道症状相对较轻。临床上可表现为:典型流感、轻型流感、肺炎型流感、中毒型和胃肠型流感。病程短,具有自限性,但可并发肺炎等并发症,甚至导致死亡。

3. 流感流行时一般根据临床症状、结合流行病学可对患者作出初步诊断。确定诊断需要流感病毒基因的核酸检测阳性,或者分离病毒阳性或取患者双份血清抗体,测定恢复期抗体较急性期增高 4 倍或以上。

4. 早期隔离、对症治疗和防治并发症是治疗总原则,早期抗病毒可降低重症流感的发生率与死亡率,目前,广泛应用的抗流感病毒药物主要包括奥司他韦与扎那米韦,金刚烷胺是传统的抗流感病毒药物。

流行性感冒（influenza，简称流感）是由流感病毒（influenza virus）引起的急性呼吸道传染病。主要通过飞沫传播，也可通过接触传播。流感的临床特点为起病急骤，全身症状突出，而呼吸道症状相对较轻，病程短，具有自限性，但可并发肺炎等并发症，甚至导致死亡。流感病毒分甲、乙、丙三型，甲型流感病毒经常发生抗原变异而引起流感反复流行和大流行。甲型流感病毒的宿主包括人和多种禽畜，极易变异，人群对变异后的毒株缺乏特异性免疫力，易出现大流行；乙型流感病毒的宿主包括人和猪，变异较少，可引起局部流行；丙型流感病毒的宿主主要是人，无变异，均散发流行。

一、流感的病原体与发病机制

流感病毒属于正黏病毒科（orthomyxoviridae），是有包膜的、含单股负链 RNA 的病毒。流感病毒核心是单链核糖核酸核蛋白，其囊膜内层为内膜蛋白，外层为脂层，其有两种微粒，即（hemagglutinin，HA）和神经氨酸酶（neuraminidase，NA）。根据病毒核蛋白（NP）的抗原特性不同，流感病毒分成甲（A）、乙（B）、丙（C）3 个型。然后根据 HA 和 NA 抗原特性的不同又分为若干亚型。甲型流感病毒的 HA 抗原有 16 个亚型（H1-16），NA 抗原有 9 个亚型（N1-9）。这两种抗原的不同组合导致流感病毒有不同的亚型。乙型和丙型流感病毒至今尚未发现亚型。

流感病毒极易变异，其主要糖蛋白均存在两种变化方式：抗原漂移（antigenic drift）和抗原转换（antigenic shift）。抗原漂移是指 HA 和 NA 上抗原小的改变，而抗原转换则由于 HA 及 NA 分子发生了重大的改变导致抗原性发生重大变化，后者是基因片段替换，即基因重配（resortment）的结果。抗原漂移是抗原性的量变，而抗原变异则是抗原性发生了质变。

甲型病毒的变异可分为三种类型：大组变异（HA 和 NA 都发生大变异），大约每30~40 年发生一次；亚型变异（HA 发生大变异，NA 不变或仅小变异，约 10 年发生一次）；变种（株）变异（HA 和 NA 均为小变异）则常发生。乙型病毒只有变种变异，丙型病毒还未发现变异。变种变异多引起小流行，亚型变异引起大流行，大组变异则引起更大流行。造成 HA 和 NA 发生持续和快速变化的原因包括病毒 RNA 基因本身的快速改变及人群自然选择压力。1933 年首次分离到人类流感病毒以来，甲型流感病毒经历了几次大的抗原变异，导致甲型流感病毒新亚型的出现。

流感病毒在 pH 6.5~7.9 间最稳定，对高温抵抗力弱，不耐热，加热到 56℃数分钟后丧失致病性，100℃ 1 分钟被灭活。在温度低的环境下，病毒较为稳定，在 4℃可存活 1个月，在真空干燥中或 −20℃以下可长期保存。流感病毒不耐酸和乙醚；对紫外线、甲醛、乙醇和常用消毒剂很敏感。

流感病毒致病的主要机制是病毒复制引起的细胞损伤和死亡。流感病毒经呼吸道吸入后,侵入呼吸道的纤毛柱状上皮细胞内进行复制,借神经氨酸酶的作用释出,侵入其他柱状上皮细胞引起变性、坏死和脱落,并在上皮细胞引起变性坏死后排出较多量病毒,随呼吸道分泌物排出引起传播流行。单纯流感病变主要在上中呼吸道,以气管黏膜为主。纤毛柱状上皮细胞变性、坏死和脱落,但基底细胞正常,第5日开始再生,两周后恢复成新的纤毛柱状上皮细胞。流感病毒肺炎的肺呈暗红色、水肿,气管、支气管黏膜充血并有血性分泌物。其纤毛柱状上皮细胞坏死脱落。黏膜下层有灶性出血、水肿和轻度白细胞浸润。肺泡中有纤维蛋白渗出液,含中性粒细胞与单核细胞,肺下叶肺泡中常有出血。肺泡与肺泡管内附有透明膜。肺组织中易分离出流感病毒。

二、流感的流行病学特点

流感发病呈全球性分布,流感的流行特点是:突然暴发,迅速蔓延,发病率高,并发症重。流感一般是在秋冬季到春季流行。甲型流感常呈暴发或小流行,可引起大流行或世界性大流行。新亚型的大流行发病率高形成明显高峰,流行期短。乙型流感呈暴发或小流行;丙型流感常为散发。

患者是主要传染源,其次是隐性感染者。患者传染期约1周,患者自潜伏期末到发病后3天,从鼻涕、口涎、痰液中排出大量病毒,排病毒时间可长达病后7天;其中,病初2~3天传染性最强,体温正常后则很少再带病毒。隐性感染者体内有病毒增殖,但无明显症状而不易发现。轻型患者和隐性感染者数量大,是重要的传染源。

流感经空气飞沫由呼吸道传播,或由密切接触传播。空气飞沫传播是主要的传播途径,故流感传染性强,传播速度快、流行广泛。病毒污染食物、食具、茶具、毛巾等也可间接传播本病。

人群对流感普遍易感,病后有一定的免疫力。甲、乙、丙3型之间无交叉感染,不同亚型之间无交叉免疫。对同一亚型的变种有一定的交叉免疫力,但维持时间不长,由于病毒不断发生小变异,故可引起反复发病。各亚型间无交叉免疫力,对同亚型的免疫力可维持较久。

三、临床表现

潜伏期为1~3日,可短至数小时,长至4日。流感的全身症状通常较普通感冒重。

典型流感(此型最常见):急起畏寒高热,显著乏力、头痛、咽痛、胸骨后烧灼感,多无鼻塞流涕等。可有鼻出血,腹泻水样便。急性热病容,面颊潮红,结膜外眦充血,咽轻度充血,肺部可有干啰音。发热 1~2 日内达高峰,3~4 日后消退。乏力可持续 2 周以上。

轻型流感:急性起病,发热不高,全身及呼吸道症状都较轻,病程 2~3 日。

肺炎型流感(流感病毒肺炎):主要发生于年幼及老年流感患者,原有较重基础疾病或采用免疫抑制剂治疗者。初起如典型流感,1~2 日后病情迅速加重,出现高热、剧烈咳嗽、血性痰液、呼吸急促、发绀、全身衰竭等。双肺满布湿啰音,而无肺实变体征。X 线检查双肺弥漫性、结节性阴影,近肺门处较多。多于 5~10 日内发生呼吸衰竭和循环衰竭而死亡。

中毒型和胃肠型流感:中毒型极为少见。病毒侵入神经系统和心血管系统引起中毒症状,临床上有脑炎或脑膜炎的症状,主要表现为高热、昏迷,成人常有谵妄,儿童可出现抽搐,并出现脑膜刺激征,脑脊液细胞数可轻度增加。少数患者可出现心血管系统症状如发生心肌炎、心包炎甚至出现血压下降或休克。胃肠型流感在儿童中常见,以恶心、呕吐、腹泻、腹痛为主要症状,一般 2~3 日恢复。

流感引起的并发症有肺炎、中耳炎、鼻炎、肌炎、雷耶(Reye)综合征、中毒性休克、心肌炎及心包炎等。典型和轻型流感一般预后良好,但对年老体弱的患者,尤其有并发症者,仍有可能导致严重后果。老年人如发生肺炎型流感或继发细菌感染,易并发呼吸衰竭和心力衰竭而死亡。中毒型流感症状严重,病死率高。罕见的暴发性出血性流感、急性肺水肿和雷耶综合征是流感死亡的原因。

四、诊断和鉴别诊断

(一)诊断

流感流行时,一般根据临床症状、结合流行病学可对患者作出初步诊断。如确定诊断则需要分离病毒阳性或取患者双份血清抗体,测定恢复期抗体较急性期增高 4 倍或以上。

1. 流行病学史　在流行季节一个单位或地区同时出现大量临床表现类似上呼吸道感染患者;或近期本地区或邻近地区上呼吸道感染患者明显增多;或门诊上呼吸道感染患者明显增多。

2. 临床症状　出现急起畏寒、高热、头痛、头晕、全身酸痛、乏力等中毒症状;可伴有咽痛、干咳、流鼻涕、流泪等呼吸道症状;少数患者有食欲减退,伴腹痛、腹胀、呕吐和腹泻等消化道症状。

3. 实验室检查　外周血白细胞总数不高或偏低;从患者鼻咽分泌物分离到流感病毒;恢复期患者血清中抗流感病毒抗体滴度比急性期有 4 倍或 4 倍以上升高;直接检查呼吸道上皮细胞的流感病毒抗原阳性;标本经敏感细胞增殖 1 代后查抗原阳性。

（二）鉴别诊断

本病应与其他上呼吸道病毒感染、急性细菌性扁桃体炎、钩端螺旋体病等相鉴别。与其他病毒性呼吸道感染的鉴别主要靠病毒分离与血清学检查来加以明确。急性细菌性扁桃体炎患者扁桃体红肿且有脓性渗出。钩端螺旋体病患者可有其特异的流行病学和临床特点。

五、治疗

早期隔离、对症治疗和防治并发症是治疗总原则。

早期发现、早期隔离患者是最重要的措施。呼吸道隔离1周至主要症状消失。宜卧床休息，多饮水，给予易消化的流质或半流质饮食，保持鼻咽和口腔卫生，补充维生素等，预防并发症。主要用解热镇痛药与防治继发细菌感染等。但不宜使用含有阿司匹林的退热药，尤其是16岁以下患者。高热、食欲缺乏、呕吐者应予静脉补液。

目前，治疗流感的药物主要有神经氨酸酶抑制剂和M2受体阻滞剂。目前，临床上使用的神经氨酸酶抑制剂有两种：扎那米韦（zanamivir）和奥司他韦（oseltamivir）。新型抗病毒药物帕拉米韦（peramivir）已在日本上市。临床上使用的M2受体阻滞剂主要有金刚烷胺（amantadine）和金刚乙胺（rimatadine）。M2受体阻滞剂主要优点是价格低廉、口服生物利用度高，且金刚乙胺在儿童中的耐受性较好，但有以下缺点：①对乙型流感病毒无效；②副作用较多，尤其是可逆性中枢神经系统不良反应；③治疗过程中易出现耐药株。因此，目前在临床上的应用受到限制。金刚烷胺和金刚乙胺的推荐剂量为10岁以下患者5mg/（kg·d），每日1~2次，用量不超过150mg/d；10岁以上患者剂量为100mg/d，每日2次。如无细菌感染，则不应使用抗菌药物；如并发细菌感染，则应根据细菌培养和药敏试验结果，选择有效的抗菌药物。

六、预防

一般采用综合性预防措施，讲究卫生，注意身体锻炼和营养，保持室内空气流通；对易感人群应采取相对隔离措施，如避免接触患者，不去公共场所等；对高危人群可采用接受流感疫苗或采用抗病毒药物预防。

（沈银忠　卢洪洲）

【人感染禽流感病毒】

1. 人禽流感（human-avian influenza）是由禽甲型流感病毒某些亚型中的一些毒株引起的急性呼吸道传染性疾病。目前认为感染人的禽流感病毒亚型有H5N1、H9N2、

H7N7、H7N2、H7N3、H7N9、H10N8 等。

2. 不同亚型的禽流感病毒感染人类后可引起不同的临床症状。感染 H9N2 亚型的患者通常仅有轻微的上呼吸道感染症状,部分患者甚至没有任何症状;感染 H7N7 亚型的患者主要表现为结膜炎。

3. H5N1 型禽流感对人传染性强,感染本病的患者病情重,病死率高,称之为高致病性禽流感。人感染 H5N1 型禽流感重症患者呈急性起病,早期表现类似普通型流感,后期可出现多脏器功能衰竭。

4. 人感染 H7N9 禽流感是由 H7N9 亚型禽流感病毒引起的急性呼吸道传染病,患者呈急性起病,早期表现为流感样症状,重症患者病情发展迅速,多在 5~7 天出现重症肺炎,可快速进展为急性呼吸窘迫综合征、脓毒症、感染性休克甚至多器官功能障碍。

5. 人禽流感的诊断需结合流行病学史、临床表现和病原学检测结果来综合判断,根据符合程度,定义为不同的病例类型,临床上相应给予不同的处理措施。

6. 治疗上除了对症支持治疗外,应尽早给予抗病毒治疗。人禽流感的预后与感染的病毒亚型有关,H5N1 和 H7N9 禽流感者预后较差。

人禽流感中以 H5N1 型病毒对人传染性强,感染本病的患者病情重,病死率高,称之为高致病性禽流感(highly pathogenic avian influenza),人感染 H5N1 禽流感是由 H5N1 亚型禽流感病毒引起的急性传染病,感染此型病毒的患者易成重症病例。本节重点介绍人感染高致病性 H5N1 禽流感和人感染 H7N9 禽流感。

一、病原学

禽流感病毒属正黏病毒科甲型流感病毒属。禽甲型流感病毒呈多形性,其中球形直径 80~120nm,有囊膜。基因组为分节段单股负链 RNA。依据其外膜血凝素(H)和神经氨酸酶(N)蛋白抗原性的不同,目前可分为 16 个 H 亚型(H1~H16)和 9 个 N 亚型(N1~N9)。禽甲型流感病毒除感染禽外,还可感染人、猪、马、水貂和海洋哺乳动物。到目前为止,已证实感染人的禽流感病毒亚型中感染 H5N1 的患者病情重,病死率高。H7N9 禽流感病毒为新型重配病毒,编码 HA 的基因来源于 H7N3,编码 NA 的基因来源于 H7N9,其 6 个内部基因来自于 H9N2 禽流感病毒。

禽流感病毒对乙醚、氯仿、丙酮等有机溶剂均敏感。常用消毒剂容易将其灭活,如氧化剂、稀酸、卤素化合物(漂白粉和碘剂)等都能迅速破坏其活性。禽流感病毒对热比较敏感,但对低温抵抗力较强,65℃加热 30 分钟或煮沸(100℃)2 分钟以上可灭活。病毒在较低温度粪便中可存活 1 周,在 4℃水中可存活 1 个月,对酸性环境有一定抵抗力,在 pH4.0 的条件下也具有一定的存活能力。在有甘油存在的情况下可保持活力 1 年以上。

裸露的病毒在直射阳光下 40~48 小时即可灭活,如果用紫外线直接照射,可迅速破坏其活性。

禽流感病毒基因组约 13Kb,为 8 个长短不尽相同的负链单链 RNA 节段,共编码 11 种蛋白。其中 RNA 节段 1 和 2 最大,约 2340bp;片段 8 最小,约 890bp。病毒变异包括抗原转移和抗原漂移。

二、流行病学

人感染高致病性 H5N1 禽流感首次于 1997 年出现于中国香港地区,造成 18 人患病,其中 6 人死亡,在世界范围内引起了广泛关注。尽管目前人禽流感只是在局部地区出现,但是,考虑到人类对禽流感病毒普遍缺乏免疫力、人类感染 H5N1 型禽流感后的高病死率(60% 以上)以及可能出现的病毒变异从而导致其在人间传播等,WHO 认为该疾病可能是对人类存在潜在威胁最大的疾病之一。其他亚型的禽流感包括 H7N7 与 H9N2 也可感染人类,但仅少数导致严重症状甚至死亡,多为轻症或亚临床感染。

甲型 H7N9 禽流感病毒是甲型流感病毒中的一种,既往仅在禽间发现,未发现过人的感染情况。2013 年 3 月 31 日我国首次确认 3 例人感染 H7N9 型禽流感病例,其中 2 例死亡。其后在我国浙江、江苏、广东、江西、福建等地以及马来西亚均有病例报道。

(一)传染源

人感染高致病性 H5N1 禽流感的传染源主要为患禽流感或携带禽流感病毒的鸡、鸭、鹅等禽类。野禽在禽流感的自然传播中扮演了重要角色。目前尚无人与人之间传播的确切证据。目前,在禽类及其分泌物或排泄物以及活禽市场环境标本中检测和分离到 H7N9 禽流感病毒,与人感染 H7N9 禽流感病毒高度同源。人感染 H7N9 禽流感的传染源可能为携带 H7N9 禽流感病毒的禽类。

(二)传播途径

经呼吸道传播,也可通过密切接触感染的家禽分泌物和排泄物、受病毒污染的物品和水等被感染,直接接触病毒毒株也可被感染。对于人感染 H7N9 禽流感而言,不排除有限的非持续的人传人可能。

(三)易感人群

一般认为,人类对禽流感病毒并不易感。尽管任何年龄均可被感染,但在已发现的 H5N1 感染病例中,13 岁以下儿童所占比例较高,病情较重。在已报道的人感染 H7N9 禽流感病例中,多数患者为存在基础疾病老年患者。

(四)高危人群

从事家禽养殖业者及其同地居住的家属、在发病前 1 周内到过家禽饲养、销售及宰杀等场所者、接触禽流感病毒感染材料的实验室工作人员、与禽流感患者有密切接触的人员为高危人群。对于 H7N9 禽流感而言,在发病前 1 周内接触过禽类或者到过活禽市场者,特别是老年人是高危人群。

三、发病机制和病理学

禽流感病毒与宿主细胞上的受体结合后进入细胞。能与人流感病毒结合的受体是 α-2,6- 糖苷唾液酸,而禽流感病毒的受体是 α-2,3- 糖苷唾液酸。禽类呼吸道中有大量的 α-2,3- 糖苷唾液酸,而人上呼吸道缺乏该唾液酸,但人的心脏血管内皮、脾内的 T 细胞、脑神经元、肾血管内皮、肝枯否细胞等均含 α-2,3- 糖苷唾液酸。猪上呼吸道含有两种唾液酸,猪因此可以同时感染两种病毒,并作为"混合器"导致两种病毒的基因重组。A 型流感病毒 H5N1 亚型、H9N2 亚型和 H7N7 亚型通过 HA 优先与禽消化道和呼吸道细胞表面的 α 先与禽消化道唾液酸受体结合,也可与人和猪消化道、呼吸道细胞表面的 α 唾液酸受体结合。A 型禽流感病毒同时与两种唾液酸受体结合,通过中间宿主和猪实现禽与人类之间的跨种传播。H7N9 禽流感病毒可以同时结合唾液酸 α 流感病毒型受体和唾液酸 α 受体和唾液型受体,较 H5N1 禽流感病毒更易与人上呼吸道上皮细胞结合,相对于季节性流感病毒更容易感染人的下呼吸道上皮细胞。

细胞感染了禽流感病毒后,巨噬细胞趋化因子增多,中性粒细胞被活化,并被介导进入病变组织,导致炎症反应。患者血中细胞因子浓度显著增高,部分患者可导致反应性的噬血细胞综合征,使病情加重、恶化。禽流感病毒侵犯人后,肺内病变有渗出期、增生期及纤维化期等不同阶段。初期的渗出造成影像学上的"白肺",此后,由于上述细胞因子的持续存在及病毒的作用,肺毛细血管内皮细胞和肺泡上皮细胞的损伤进一步加重,使纤维蛋白原渗出增多并凝聚成纤维素,形成肺透明膜,引起难以纠正的低氧血症。H7N9 禽流感病毒感染人体后,可以诱发细胞因子风暴,导致全身炎症反应,可出现急性呼吸窘迫综合征(ARDS)、休克及多脏器功能衰竭。

肉眼可见双肺充血水肿,切面暗红色较硬,呈囊性、灶性和出血性实变。镜下见支气管或肺泡上皮坏死脱落,肺泡腔内见单核细胞、红细胞及纤维素渗出,肺泡壁及小气道表面广泛透明膜形成,部分肺泡陷闭。肺泡间隔毛细血管充血,淋巴细胞、单核细胞浸润。中晚期支气管、细支气管及肺泡上皮增生,支气管上皮可鳞化,非典型肺上皮细胞和纤毛上皮细胞散在分布在肺泡间隔和支气管壁。后期肺泡内的渗出物机化,间质纤维化,可见肺不张。

四、临床表现

根据对 H5N1 亚型感染病例的调查结果,潜伏期一般为 1~7 天,通常为 2~4 天。不同亚型的禽流感病毒感染人类后可引起不同的临床症状。感染 H9N2 亚型的患者通常仅有轻微的上呼吸道感染症状,部分患者甚至没有任何症状;感染 H7N7 亚型的患者主要表现为结膜炎,全身和呼吸道症状相对少见;重症患者一般均为 H5N1 亚型病毒感染。研究认为,高热、呼吸系统症状、淋巴细胞减少和高病死率是 H5N1 型禽流感的主要特征。患者呈急性起病,早期表现类似普通型流感。主要为发热,体温大多持续在 39℃ 以上,可伴有流涕、鼻塞、咳嗽、咽痛、头痛、肌肉酸痛和全身不适。部分患者可有恶心、腹痛、腹泻、稀水样便等消化道症状。重症患者可出现高热不退,病情发展迅速,几乎所有患者都有临床表现明显的肺炎,可出现急性肺损伤、急性呼吸窘迫综合征(ARDS)、肺出血、胸腔积液、全血细胞减少、多脏器功能衰竭、休克及雷耶(Reye)综合征等多种并发症。可继发细菌感染,发生败血症。重症患者可有肺部实变体征等。

人感染 H7N9 禽流感的潜伏期一般为 3~4 天,患者一般表现为流感样症状,如发热、咳嗽、少痰,可伴有头痛、肌肉酸痛、腹泻等全身症状。重症患者病情发展迅速,多在发病 3~7 天出现重症肺炎,体温大多持续在 39℃ 以上,出现呼吸困难,可伴有咳血痰。常快速进展为急性呼吸窘迫综合征、脓毒症、感染性休克,甚至多器官功能障碍,部分患者可出现胸腔积液等表现。

五、辅助检查

(一)影像学检查

H5N1 亚型病毒感染者可出现肺部浸润。胸部影像学检查可表现为肺内片状影。重症患者肺内病变进展迅速,呈大片状毛玻璃样影及肺实变影像,病变后期为双肺弥漫性实变影,可合并胸腔积液。

H7N9 禽流感患者影像学特点:发生肺炎的患者肺内出现片状阴影。重症患者病变进展迅速,常呈双肺多发毛玻璃样影及肺实变影像,可合并少量胸腔积液。发生 ARDS 时,病变分布广泛。

(二)实验室检查

1. 实验室检测 血常规检查的主要变化为外周血白细胞、淋巴细胞的数量减少,部分重症患者还可出现血小板降低。大多数外周血 T 淋巴细胞 CD3+、CD4+ 和 CD8+ 亚群、CD4+ 淋巴细胞 /CD8+ 淋巴细胞比值均减低,尤以 CD4+ 亚群减低明显。部分重型发病初期即出现大量蛋白尿,还可出现尿比重降低、多尿,尿中还可见红细胞、管型等。部分重症患者肾功能检查异常。60%~70% 的病例多在病程的第 2~3 周出现肝功能异常。大多出现心肌酶谱的异常增高。血气分析常提示低氧血症。

2. 病毒抗原及基因检测 取患者呼吸道标本采用免疫荧光法(或酶联免疫法)检测

甲型流感病毒核蛋白抗原(NP)或基质蛋白(M1)、禽流感病毒 H 亚型抗原。还可用 RT-PCR 法检测禽流感病毒亚型特异性 H 抗原基因。

3. 病毒分离　从患者呼吸道标本中(如鼻咽分泌物、口腔含漱液、气管吸出物或呼吸道上皮细胞)分离禽流感病毒。

4. 血清学检查　发病初期和恢复期双份血清禽流感病毒亚型毒株抗体滴度 4 倍或以上升高,有助于回顾性诊断。

六、诊断与鉴别诊断

(一)人感染高致病性 H5N1 禽流感的诊断

根据流行病学接触史、临床表现及实验室检查结果,可作出人感染高致病性 H5N1 禽流感的诊断。

1. 流行病学接触史

(1) 发病前 1 周内曾到过疫点。

(2) 有病死禽接触史。

(3) 与被感染的禽或其分泌物、排泄物等有密切接触。

(4) 与禽流感患者有密切接触。

(5) 实验室从事有关禽流感病毒研究。

2. 诊断标准

(1) 医学观察病例有流行病学接触史,1 周内出现流感样临床表现者。对于被诊断为医学观察病例者,医疗机构应当及时报告当地疾病预防控制机构,并对其进行 7 天医学观察。

(2) 疑似病例有流行病学接触史和临床表现,呼吸道分泌物或相关组织标本甲型流感病毒 M1 或 NP 抗原检测阳性或编码它们的核酸检测阳性者。

(3) 临床诊断病例被诊断为疑似病例,但无法进一步取得临床检验标本或实验室检查证据,而与其有共同接触史的人被诊断为确诊病例,并能够排除其他诊断者。

(4) 确诊病例有流行病学接触史和临床表现,从患者呼吸道分泌物标本或相关组织标本中分离出特定病毒,或采用其他方法,禽流感病毒亚型特异抗原或核酸检查阳性,或发病初期和恢复期双份血清禽流感病毒亚型毒株抗体滴度呈 4 倍或以上升高者。

(二)人感染 H7N9 禽流感的诊断

对于人感染 H7N9 禽流感而言,根据流行病学接触史、临床表现及实验室检查结果,可作出人感染 H7N9 禽流感的诊断。在流行病学史不详的情况下,根据临床表现、辅助检查和实验室检测结果,特别是从患者呼吸道分泌物标本中分离出 H7N9 禽流感病毒,或 H7N9 禽流感病毒核酸检测阳性,或动态检测双份血清 H7N9 禽流感病毒特异性抗体水平呈 4 倍或以上升高,可作出人感染 H7N9 禽流感的诊断。

1. 流行病学史　发病前 1 周内接触禽类及其分泌物、排泄物或者到过活禽市场,或者与人感染 H7N9 禽流感病例有流行病学联系。

2. 诊断标准

(1) 疑似病例符合上述临床表现,甲型流感病毒抗原阳性,或有流行病学史。

(2) 确诊病例符合上述临床表现,或有流行病学接触史,并且呼吸道分泌物标本中分离出 H7N9 禽流感病毒或 H7N9 禽流感病毒核酸检测阳性或动态检测双份血清 H7N9 禽流感病毒特异性抗体水平呈 4 倍或以上升高。

(3) 重症病例符合下列任一条标准,即诊断为重症病例:①X 线胸片显示为多叶病变或 48 小时内病灶进展 >50%;②呼吸困难,呼吸频率 >24 次 / 分;③严重低氧血症,吸氧流量在 3~5 升 / 分条件下,患者 $SpO_2 \leqslant 92\%$;④出现休克、ARDS 或多器官功能障碍。

易发展为重症病例的危险因素包括:①年龄 >60 岁;②合并严重基础病或特殊临床情况,如心脏或肺部基础疾病、高血压、糖尿病、肥胖、肿瘤,免疫抑制状态、孕妇等;③发病后持续高热(体温 >39℃)3 天及 3 天以上;④淋巴细胞计数持续降低;⑤C- 反应蛋白(CRP)、乳酸脱氢酶(LDH)及肌酸激酶(CK)持续增高;⑥胸部影像学提示肺炎。

(三) 鉴别诊断

临床上应注意与普通感冒、季节性流感(含甲型 H1N1 流感)、细菌性肺炎、传染性非典型肺炎(SARS)、中东呼吸综合征(MERS)、传染性单核细胞增多症、巨细胞病毒感染、衣原体肺炎、支原体肺炎、军团菌病、肺炎型流行性出血热等疾病进行鉴别诊断。鉴别诊断主要依靠病原学检查。

七、治疗

(一) 病例隔离

对疑似病例、临床诊断病例和确诊病例应进行隔离治疗。

(二) 对症治疗

可应用解热药、缓解鼻黏膜充血药、止咳祛痰药等。儿童忌用阿司匹林或含阿司匹林以及其他水杨酸制剂的药物,避免引起瑞氏综合征。根据缺氧程度可采用鼻导管、开放面罩及储氧面罩进行氧疗。高热者可进行物理降温,或应用解热药物。咳嗽咳痰严重者可给予复方甘草片、盐酸氨溴索、乙酰半胱氨酸、可待因等止咳祛痰药物。

(三) 抗病毒治疗

应尽早应用抗流感病毒药物,应在发病 48 小时内使用抗流感病毒药物。但是,对于临床认为需要使用抗病毒药物的病例,即使发病超过 48 小时也应使用。早期抗病毒治疗对于改善人禽流感患者预后至关重要。

1. 神经氨酸酶抑制剂　奥司他韦(oseltamivir)为新型抗流感病毒药物,对禽流感病毒 H5N1、H9N2、H7N9 有抑制作用,一般成人剂量每日 75mg,分两次服用,疗程 5~7 天,重症病例剂量可加倍,疗程可延长一倍以上。1~12 岁儿童剂量根据体重计算每次给药剂量,每日两次。15kg 以内的儿童每次给药 30mg,16~23kg 每次给药 45mg,24~40kg 每次给药 60mg,或 40kg 以上及 13 岁以上儿童剂量同成人。也可根据病情适当选用帕拉米韦(peramivir)或扎那米韦(zanamivir)。重症病例或无法口服者可用帕拉米韦氯化钠注射液,成人用量为 300~600mg,静脉滴注,每日 1 次,1~5 天,重症病例疗程可适当延长。目前,临床应用数据有限,应严密观察不良反应。扎那米韦成人及 7 岁以上青少年用法:每日 2 次,间隔 12 小时;每次 10mg,分两次吸入。

2. 离子通道 M2 阻滞剂　金刚烷胺(amantadine)和金刚乙胺(rimantadine)可抑制禽流感病毒株的复制,早期应用可能有助于阻止病情发展,减轻病情,改善预后,但某些毒株可能对金刚烷胺和金刚乙胺有耐药性,应用中应根据具体情况选择。金刚烷胺和金刚乙胺成人剂量每日 100~200mg,儿童每日 5mg/kg,分 2 次口服,疗程 5 天。肾功能受损者酌减剂量。治疗过程中应注意中枢神经系统和胃肠道副作用。老年患者及孕妇应慎用,哺乳期妇女、新生儿和 1 岁以内的婴儿禁用。金刚乙胺的毒副作用相对较轻。目前监测资料显示所有 H7N9 禽流感病毒对金刚烷胺和金刚乙胺耐药,故不建议使用此类药物治疗 H7N9 禽流感。

(四)重症患者的治疗

除抗病毒治疗外,主要是综合、对症和支持治疗,包括:吸氧与呼吸机的使用,气道管理,必要的翻身、拍背、吸痰等护理;糖皮质激素的合理使用;处理呼吸机相关肺炎;多脏器功能衰竭处理;胃肠营养和深静脉营养供应;维持水电解质平衡;还有中医中药等。

(五)出院标准

人感染 H5N1 禽流感患者出院标准如下:

13 岁(含 13 岁)以上人员,原则上同时具备下列条件,并持续 7 天以上:①体温正常;②临床症状消失;③胸部 X 线影像检查显示病灶明显吸收。

12 岁(含 12 岁)以下儿童,应同时具备上述条件,并持续 7 天以上。如自发病至出院不足 21 天的,应住院满 21 天后方可出院。

人感染 H7N9 禽流感患者出院标准如下:①因基础疾病或合并症较重,需较长时间住院治疗的患者,待人感染 H7N9 禽流感病毒核酸检测连续 2 次阴性后,可转出隔离病房进一步治疗;②体温正常,临床症状基本消失,呼吸道标本人感染 H7N9 禽流感病毒核酸检测连续两次阴性,可以出院。

八、预后

人禽流感的预后与感染的病毒亚型有关。感染 H9N2、H7N7、II7N2、H7N3 者大多预后良好,H7N7 型流感病死率约为 1.1%。而感染 H5N1 者预后较差,根据目前资料,H5N1 型流感病死率约为 59.8%,根据现有的临床资料分析,年龄、性别、基础疾病、T 淋巴细胞亚群变化、肺部病变面积、动脉血气、并发症、不同治疗措施、入院治疗时间早晚以及病毒亚型等均是影响其预后的因素。人感染 H7N9 禽流感重症患者预后差,影响预后的因素可能包括患者年龄、基础疾病、并发症等。

九、预防

减少与禽类接触,尤其是与病、死禽类的接触。因职业关系必须与禽类接触者,应戴口罩和穿防护服。加强禽类疾病和禽类密切接触者的监测。与病、死禽类或新发流感患者有密切接触史者,一旦出现症状,应立即进行流行病学调查,采集患者标本并送至指定实验室检测,同时采取相应防治措施。规范收治新发流感的定点医疗机构的医院感染控制措施。加强检测标本和实验室禽流感病毒株的管理,严格执行操作规范,防止实验室感染及传播。目前没有可靠证据证明奥司他韦预防新发流感的有效性,也没有相应的可供临床使用的疫苗。对密切接触者可预防性使用抗流感病毒药物或按中医药辨证施治。

(沈银忠　卢洪洲)

第二节　血(体)液传播的传染性疾病

【获得性免疫缺陷综合征(艾滋病)】

1. 获得性免疫缺陷综合征是由人类免疫缺陷病毒引起的一种以免疫功能缺陷为主要表现的传染病。HIV 特异性地侵犯 $CD4^+T$ 淋巴细胞,使 $CD4^+T$ 细胞数量进行性减少,最终导致以细胞免疫功能缺陷为主要表现的免疫功能异常。

2. 机体感染 HIV 后经过急性感染期、无症状期后,最后进入艾滋病期,临床上主要表现为机会感染和肿瘤。临床上通过 HIV 抗体检测和 Western blotting 技术来确诊本病。本病主要通过血液、性以及母婴三种途径进行传播。

3. 自从 1996 年高效抗反转录病毒联合治疗在临床上的应用,艾滋病患者的预后和生存质量得到明显改善,目前认为,艾滋病是一种可以治疗但尚无法完全治愈的慢性疾病。治疗艾滋病的关键措施就是高效抗反转录病毒联合治疗,即将不同作用机制的抗HIV 药物进行组合使抗 HIV 疗效最大化。

4. 尽管目前尚无有效疫苗来预防本病,但艾滋病是一种完全可以预防的疾病。随着新型抗 HIV 药物的不断出现,艾滋病患者的预后将进一步改善,接受抗病毒治疗后免疫功能得到重建的艾滋病患者的病死率与普通疾病患者的病死率接近。

获得性免疫缺陷综合征(acquired immunodeficiency syndrome,AIDS,简称为艾滋病),是由人类免疫缺陷病毒(human immunodeficiency virus,HIV)引起的一种以免疫功能缺陷为主要表现的传染病。HIV 特异性地侵犯 CD4$^+$ T 淋巴细胞,使 CD4$^+$ T 细胞数量进行性减少,最终导致以细胞免疫功能缺陷为主要表现的免疫功能异常。艾滋病于 1982 年定名,1983 年发现其病原体。机体感染 HIV 后经过急性感染期、无症状期后,最后进入艾滋病期,临床上主要表现为机会感染和肿瘤。

一、病原学

HIV 是 1983 年由法国巴斯德研究所发现,1986 年国际病毒分类委员会统一命名HIV。HIV 是单链 RNA 病毒,属于反转录病毒科慢病毒属中的人类慢病毒组,为直径约 100~120nm 球形颗粒,由核心和包膜两部分组成。核心包括两条单股 RNA 链、核心结构蛋白和病毒复制所必需的酶类,含有反转录酶(RT,P51/P66),整合酶(INT,P32)和蛋白酶(PI,P10)。核心外面为病毒衣壳蛋白(P24,P17)。病毒的最外层为包膜,其中嵌有 gp120(外膜糖蛋白)和 gp41(跨膜糖蛋白)两种糖蛋白。

HIV 是一种变异性很强的病毒,各基因的变异程度不同,env 基因变异率最高。HIV 发生变异的主要原因包括反转录酶无校对功能导致的随机变异;宿主的免疫选择压力;不同病毒 DNA 之间、病毒 DNA 与宿主 DNA 之间的基因重组以及药物选择压力,其中不规范的抗病毒治疗是导致耐药性的重要原因。根据 HIV 基因差异,分为 HIV-1 型和 HIV-2 型。此外,近年来发现多个流行重组型。HIV-2 的生物学特性与 HIV-1 相似,但其传染性较低,引起的艾滋病临床进展较慢,症状较轻。HIV-2 型至少有 A、B、C、D、E、F、G 7 个亚型。

我国以 HIV-1 为主要流行株,已发现的有 A、B(欧美 B)、B'(泰国 B)、C、D、E、F和 G 8 个亚型,还有不同流行重组型。1999 年起,在部分地区发现并证实我国有少数HIV-2 型感染者。

HIV 需借助于易感细胞表面的受体进入细胞,包括第一受体(CD4,主要受体)和第二受体(CCR5 和 CXCR4 等辅助受体)。根据 HIV 对辅助受体利用的特性将 HIV

分为 X4 和 R5 毒株。R5 型病毒通常只利用 CCR5 受体,而 X4 型病毒常常同时利用 CXCR4、CCR5 和 CCR3 受体,有时还利用 CCR2b 受体。HIV 既有嗜淋巴细胞性又有嗜神经性,主要感染 CD4$^+$T 淋巴细胞,也能感染单核 - 巨噬细胞、B 细胞和小神经胶质细胞、骨髓干细胞等。HIV 侵入人体数周至 6 个月后产生抗 HIV 抗体,但此抗体不是中和抗体,表示已被 HIV 感染,因为血清中同时存在抗 -HIV 和病毒血清均有传染性。

HIV 在外界环境中的生存能力较弱,对物理因素和化学因素的抵抗力较低。因此,对 HBV 有效的消毒和灭活方法均适用于 HIV。除此之外,75% 的酒精也可灭活 HIV,但紫外线或 γ 射线不能灭活 HIV。HIV 对热很敏感,对低温耐受性强于高温。56℃处理 30 分钟可使 HIV 在体外对人的 T 淋巴细胞失去感染性,但不能完全灭活血清中的 HIV;100℃ 20 分钟可将 HIV 完全灭活。

二、流行病学

自 1981 年报告首例 AIDS 以来,目前已有 180 多个国家发生本病。联合国艾滋病规划署(UNAIDS)报告称,全球 2010 年艾滋病病毒(HIV)携带者大约 3400 万人。截至 2011 年底,估计中国存活艾滋病病毒感染者和艾滋病患者 78 万人,女性占 28.6%;艾滋病患者 15.4 万人;全人群感染率 0.058%。估计 2011 年当年中国新发艾滋病病毒感染者 4.8 万人,2011 年艾滋病相关死亡 2.8 万人。目前,我国艾滋病疫情呈现 4 个方面的特点:一是艾滋病疫情上升幅度进一步减缓,艾滋病综合防治效果开始显现;二是性传播持续成为主要传播途径,同性间的传播上升速度明显;三是全国艾滋病总体呈低流行态势,部分地区疫情严重;四是全国艾滋病受影响人群增多,流行模式多样化。我国艾滋病疫情还处于低流行态势,但是中国地域广阔、人口众多,经济发展不平衡,特定人群和部分重点地区已经出现高流行态势,艾滋病疫情正在从高危人群向一般人群扩散,艾滋病流行的危险因素广泛存在,防治形势依然严峻。

HIV 传播需要接触包含游离的病毒或者被感染细胞的体液,尤其是血液、精液、阴道分泌物、母乳、唾液或者伤口或皮肤和黏膜损伤的渗出物,病毒载量越高越容易造成传播。日常生活和工作接触包括握手、拥抱、共用办公用具、共用马桶圈、卧具、浴池等不会传播 AIDS,接吻、共同进餐、咳嗽或打喷嚏等也不会传播。蚊子不是 HIV 的适宜宿主,HIV 在蚊中不繁殖,蚊虫叮咬不会传播 AIDS。

HIV 感染者和艾滋病患者是本病的唯一传染源。患者的传染性最强,无症状感染者在流行病学上意义更大。病毒主要存在于血液、精液、子宫和阴道分泌物中。乳汁、唾液、泪水等均能检出病毒。世界公认的艾滋病的传播途径有三种,即性传播、血液传播及母婴传播。人群对 HIV 普遍易感,各个年龄均可感染,但同性恋和性乱交者,静脉毒瘾者,血友病患者,接受可疑血、血制品或器官移植者,13 岁以下儿童其双亲或双亲之一是 HIV 感染者,受感染的危险比较大,属高危人群,发病年龄主要为 40 岁以下的青壮年。

三、发病机制和病理

(一)发病机制

HIV 对 CD4$^+$ T 淋巴细胞(包括淋巴细胞,单核细胞及巨噬细胞等)有特殊的亲嗜性。根据 HIV 株对不同类型细胞的亲嗜性,可将之分为嗜 T 细胞毒株(X4 型)、嗜巨噬细胞毒株(R5 型)和双嗜性毒株(X4R5 型)。R5 型病毒通常只利用 CCR5 受体,而 X4 型和 X4R5 型病毒常常同时利用 CXCR4、CCR5 和 CCR3 受体,有时还利用 CCR2b 受体作为辅助受体。

1. HIV 进入细胞和复制的过程　HIV 需借助于易感细胞表面的受体进入细胞,包括第一受体(CD4)和第二受体。HIV-1 的外膜糖蛋白 gp120 首先与第一受体结合,然后 gp120 再与第二受体结合,gp120 构象改变,与 gp41 分离,最终导致 HIV 与宿主细胞膜融合进入细胞。HIV 进入人体后,在 24~48 小时内到达局部淋巴结,约 5 天左右在外周血中可以检测到病毒成分。继而产生病毒血症,导致急性感染。

HIV-1 感染人体后,选择性的吸附于靶细胞的 CD4 受体上,在辅助受体的帮助下进入宿主细胞。病毒 RNA 在反转录酶作用下,形成 cDNA,在 DNA 聚合酶作用下形成双股 DNA,在整合酶的作用下,新形成的非共价结合的双股 DNA 整合入宿主细胞染色体 DNA 中。这种整合的病毒双股 DNA 即前病毒。前病毒被活化而进行自身转录时,病毒 DNA 转录形成 RNA,一些 RNA 经加帽加尾成为病毒的子代基因组 RNA;另一些 RNA 经拼接成病毒 mRNA,在细胞核蛋白体上转译成病毒的结构蛋白和非结构蛋白,合成的病毒蛋白在内质网核糖体进行糖化和加工,在蛋白酶作用下裂解,产生子代病毒的蛋白和酶类。Gag 蛋白与病毒 RNA 结合装配成核壳体,通过芽生从胞浆膜释放时获得病毒体的包膜,形成成熟的病毒颗粒。

由于机体的免疫系统不能完全清除病毒,形成慢性感染,在临床上可表现为典型进展者、快速进展者和长期不进展者三种转归。影响 HIV 感染临床转归的主要因素有病毒、宿主免疫和遗传背景等。

2. CD4$^+$ T 淋巴细胞受损伤的方式

(1)直接损伤:HIV 在细胞内大量复制,导致细胞溶解或破裂。

(2)间接损伤:受感染的 CD4$^+$ T 淋巴细胞中的 HIV-env 基因编码 gp120 和 gp41,使受感染的细胞表面有 gp120 表达,后者可与邻近未受感染的 CD4$^+$ T 淋巴细胞结合,形成融合细胞使细胞膜通透性改变,细胞发生溶解破坏。

（3）骨髓干细胞受损：HIV 可以感染破坏干细胞，使 CD4+ T 细胞产生减少。

（4）免疫损伤：血液中游离的 gp120 可以与 CD4+ T 淋巴细胞结合，使之成为靶细胞而被免疫细胞攻击。

3. HIV 对单核 - 巨噬细胞、B 淋巴细胞、自然杀伤细胞的影响　HIV 可以感染并破坏单核 - 巨噬细胞系统，巨噬细胞具有抗 HIV 感染所致的细胞病变作用，但随着病毒不断复制，巨噬细胞功能出现异常，处理抗原的能力减弱，使机体对抗 HIV 感染和其他病原体感染的能力降低。B 淋巴细胞有低水平 CD4 分子的表达，但还不能确定是否有 CCR5，CXCR4 等辅助受体的存在，因此，HIV 是否能直接攻击 B 细胞尚有争论，但 HIV 感染者 B 细胞功能异常是肯定的。随着 CD4+ T 淋巴细胞的功能异常，B 细胞的数量及功能也发生改变。自然杀伤细胞（NK 细胞）具有免疫监督功能、有抗感染和肿瘤的作用，HIV 感染者和 AIDS 患者 NK 细胞计数虽然正常，但功能缺陷，失去监视病原感染和细胞突变的功能。

4. 免疫病理

（1）CD4+ T 淋巴细胞数量减少：HIV 急性感染期以 CD4+ T 淋巴细胞数量短期内一过性迅速减少为特点，大多数感染者未经特殊治疗，CD4+ T 淋巴细胞计数可自行恢复至正常水平或接近正常水平；无症状期以 CD4+ T 淋巴细胞计数持续缓慢减少为特点，CD4+ T 淋巴细胞计数多在 350~800/mm³ 之间，此期持续时间不等（数月至十数年不等），平均约 8 年；进入艾滋病期后 CD4+ T 淋巴细胞再次较快速地减少，多数感染者 CD4+ T 淋巴细胞数在 350/mm³ 以下，部分晚期患者 CD4+T 淋巴细胞计数可降至 200/mm³ 以下。

（2）CD4+ T 淋巴细胞功能障碍：主要表现为 Th1 被 Th2 细胞代替、抗原递呈细胞功能受损、白细胞介素 -2 产生减少和对抗原反应活化能力丧失等，使 HIV/AIDS 患者易发生各种感染。

（3）异常免疫激活：主要表现为 CD4+、CD8+ T 淋巴细胞表达 CD69、CD38 和 HLA2DR 等免疫激活标志物水平异常升高，且与 HIV 血浆病毒载量有良好相关性，同时随疾病进展，细胞激活水平也不断升高。因此，异常的免疫激活状况不仅可以衡量血浆病毒载量的变化，还可以预测 CD4+ T 淋巴细胞减少的速度。

（4）免疫重建：艾滋病患者经高效抗反转录病毒疗法（HAART）后，HIV 感染引起的免疫系统损伤能恢复至正常或接近正常水平，即减少的 CD4+ T 淋巴细胞恢复正常；CD4+ T 淋巴细胞恢复对记忆抗原刺激的正常反应能力；患者体内异常的免疫激活恢复正常。此外，免疫重建还包括 HAART 治疗以后，艾滋病相关的各种机会性感染和肿瘤的发生率下降，病死率和合并症发生率减少。

(二) 病理

AIDS 的病理变化呈多样性,非特异性。可有机会性感染引起的病变,淋巴结病变,中枢神经系统病变和肿瘤性病变。由于存在严重免疫损伤,表现多种机会性病原体反复重叠感染,组织中病原体繁殖多,炎症反应少。机会感染是艾滋患者主要的死亡原因,机会感染发生的危险性和严重程度由 CD4[+] T 细胞计数和病原体的种类所决定。淋巴结和胸腺等免疫器官出现滤泡增殖、融合、淋巴结内淋巴细胞完全消失、胸腺可有萎缩、退行性或炎性病变。可有淋巴瘤,卡波西肉瘤(KS)和其他恶性肿瘤的发生。中枢神经系统病变包括神经胶质细胞的灶性坏死,血管周围炎性浸润和脱髓鞘改变等。

四、临床表现

HIV-1 侵入机体后经 2~10 年左右的无症状期发展为 AIDS,HIV-2 所需的时间更长。

(一) 艾滋病的分期

我国将艾滋病分为三期,即急性感染期、无症状期与艾滋病期。WHO 将成人和青少年 HIV 感染分为 4 期。

1. 急性感染期 感染 HIV 2~4 周后,部分患者出现一过性类似传染性单核细胞增多症样症状,出现发热、出汗、咽痛、头痛、恶心、厌食、全身不适、关节肌肉痛等症状,可有红斑样皮疹、腹泻、全身淋巴结肿大、血小板减少、CD4 淋巴细胞计数 /CD8 淋巴细胞计数比例倒置。血液中 HIV RNA 及 P24 抗原阳性。此期持续 1~3 周。HIV 感染人体初期,血清中虽有病毒和 P24 抗原存在,但 HIV 抗体尚未产生,此时临床检测不出 HIV 抗体,称为窗口期。此期大多为数周,极少数可长至 6 个月。

2. 无症状感染期 本期由急性感染症状消失后延伸而来,临床上没有任何症状,但体内有病毒复制,免疫系统受损,CD4[+] T 淋巴细胞逐渐下降。HIV 抗体阳性,具有传染性。此期可持续 2~10 年或更长。

3. 艾滋病期(AIDS) 本期为 HIV 感染的终末阶段,主要表现为各种机会性感染和肿瘤。外周血 CD4[+] T 淋巴细胞数明显降低甚至耗竭,常在 200/mm^3 以下,HIV RNA 水平明显升高。

HIV 相关症状:主要表现为持续 1 个月以上的发热、盗汗、腹泻;体重减轻常超过 10%。部分患者表现为神经精神症状,如记忆力减退、精神淡漠、性格改变、头痛、癫痫及痴呆等。另外,还可出现持续性全身性淋巴结肿大,其特点为:①除腹股沟以外有 2 个或 2 个以上部位的淋巴结肿大;②淋巴结直径≥1cm,无压痛、无粘连;③持续时间 3 个月以上。

（二）AIDS 患者各系统常见的临床表现

1. 呼吸系统 AIDS 患者中，呼吸道的机会感染极为常见，其中以肺孢菌肺炎（Pneumocystis pneumonia，PCP）、结核分枝杆菌感染、巨细胞病毒肺炎等为主。此外，单纯疱疹病毒、军团菌、弓形体、隐球菌、鸟分枝杆菌、念珠菌等均可引起肺部感染。

PCP 是 AIDS 患者最常见的呼吸系统机会感染疾病，也是 AIDS 患者主要死亡原因之一。PCP 是由耶氏肺孢菌（Pneumocystis jiroveci）引起的呼吸系统真菌感染性疾病，间质性肺炎是其病理和临床特点。在使用 HAART 及对 PCP 进行预防性用药之前，PCP 在艾滋病患者中的发生率为 70%~80%，合并 PCP 的艾滋病患者的病死率为 20%~40%。90% 的 PCP 病例发生在 CD4$^+$ T 淋巴细胞计数 <200/mm^3 的艾滋病患者中。在使用 HAART 治疗及对 PCP 预防性用药后，PCP 的发生率明显下降，但 PCP 仍是我国艾滋病患者常见的机会性真菌感染。PCP 的临床表现以发热、干咳、进行性呼吸困难及低氧血症为主要特征，自觉症状较重而体征较少是本病的重要特征，也是临床上发现本病的重要线索。在痰、胸腔积液、支气管肺泡灌洗液或肺活检组织中找到肺孢菌可确诊本病。

结核病是我国艾滋病患者常见的机会性感染。艾滋病合并结核患者的肺部表现与机体的免疫水平密切相关，当 CD4$^+$T 淋巴细胞大于 350/mm^3 时，临床表现与 HIV 阴性者基本类似：病灶比较局限，可有典型的发热、咳嗽、咳痰、痰血或咯血；胸痛，胸闷或呼吸困难；有盗汗、乏力、食欲缺乏及消瘦等全身表现；病变多位于上肺，空洞多见，淋巴结病变少见，肺外病变发病率约 10%~15%。随着 CD4$^+$ T 淋巴细胞水平的逐渐下降，临床表现开始不典型：①发病急，症状重，病情进展快。多持续高热，明显消瘦，乏力，食欲缺乏明显。②血行播散性肺结核发病率高，肺外结核多见，病变多在下肺和中肺，空洞少见，有报告血行播散性肺结核可高达 87%~96%，常伴有肺门、纵隔淋巴结肿大、肝脾肿大等。肺外结核中以淋巴结结核多见，还可并发胸膜炎、心包炎、腹膜炎、骨关节结核等，分别呈现其相应的症状与特征。③PPD 试验阳性率低，与细胞免疫功能相关，CD4$^+$ T 淋巴细胞计数越低，PPD 试验阳性率越低。

2. 消化系统 消化系统是艾滋病患者最常受到累及的系统之一，受累器官涉及口腔、食道、胃肠道及至肛口周围。

口腔最常见的感染病原为白念珠菌，引起鹅口疮，常提醒医生考虑到 AIDS 的诊断，为艾滋病定义性疾病。单纯疱疹病毒可以导致口腔黏膜或舌部溃疡。EB 病毒感染可导致黏膜毛状白斑，该白斑是 AIDS 特有的表现。放线菌、隐球菌、组织胞浆菌、毛霉菌、巨细胞病毒、人类乳头状瘤病毒等也可引起口腔病变。

食道最常见的是念珠菌感染，常来源于口腔，患者常主诉吞咽疼痛和困难，严重时吞咽水都会疼痛。巨细胞病毒感染,常感染内皮细胞、上皮细胞,并形成包涵体,多数患者在食道远端有多个直径<1cm 的浅表溃疡。食道的巨细胞病毒感染远多于口腔。疱疹病毒食管炎表现为食管的水肿或囊泡,随后形成溃疡。

小肠及结肠常见的感染为寄生虫、巨细胞病毒、念珠菌。寄生虫最常见的是隐孢子虫、小孢子虫、贝氏等孢子虫、溶组织阿米巴、贾第鞭毛虫等等。隐孢子虫常引起顽固性腹泻,每日可达数十次,水样便。巨细胞病毒可累及整个肠道,结肠病变多见,表现为腹痛、腹泻,个别可引起穿孔。单纯疱疹病毒常发生在同性恋中,多引起肛周或直肠内感染,有直肠炎者常有坠胀感及里急后重等。细菌感染常见菌有沙门菌、志贺菌、空肠弯曲菌等,与一般人的感染相近,但同性恋的 AIDS 患者发生率高,AIDS 患者发生沙门菌的菌血症比例也高。其他还有结核分枝杆菌和鸟胞内复合型分枝杆菌(MAC)的肠道感染。

3. 神经系统 HIV 感染期间,神经系统中的大脑、小脑、脑干、脊髓和周围神经均可发生机会感染,其中以隐球菌脑膜炎、弓形体脑炎、巨细胞病毒脑炎、脊髓炎最为多见。HIV 可直接引起进行性亚急性脑炎,HIV 相关的痴呆综合征等。机会性感染有隐球菌脑膜炎、结核性脑膜炎、巨细胞病毒性脑炎、脑弓形体病、类圆线虫性脑炎。诊断主要依靠脑脊液检查,头颅 CT 和 MRI 检查。

4. 泌尿系统 主要是肾损害,机会性感染是引起肾损害的主要原因之一,巨细胞病毒、EB 病毒可引起免疫复合物肾炎、病理变化为局灶性或弥漫性系膜增殖性肾小球肾炎、急性肾小管坏死、肾小管萎缩及局灶性间质性肾炎等。HIV 本身也可引起肾损害,导致 HIV 相关性肾病。临床上均可有蛋白尿、氮质血症、急性肾衰竭或尿毒症等。海洛因相关肾病发展相对缓慢,在 0.5~6 年内进展到尿毒症,而 HIV 相关性肾病可于 2~4 月内迅速发展至尿毒症。

5. 血液系统 常表现粒细胞及血小板减少,贫血以及非霍奇金淋巴瘤等。

6. 皮肤黏膜的临床表现 口腔毛状白斑(oral hairy leucoplakia,OHL),舌两侧缘有粗厚的白色突起,是 EB 病毒、乳头瘤病毒等感染所致,抗真菌治疗无效。有时舌腹面形成白色纤维状毛苔,称为白毛舌。其他常见的有念珠菌等真菌感染,表现为局部黏膜潮红,剧烈触痛,舌苔白,可类似白斑样粗糙表现。用抗真菌药治疗可迅速好转,但会反复发作。同性恋患者可发生肛周传染性软疣,肛周单纯疱疹病毒感染和疱疹性直肠炎。脂溢性皮炎样病变常发生在生殖器、头皮、面、耳及胸等处,表现为红斑样、角化过度的鳞屑斑等。其他可见毛囊炎、脓疱疮、浅部真菌感染、银屑病、皮肤干燥病、黄甲等。

7. 心血管系统 AIDS 伴有各种各样的心血管病变,以心肌炎最多见,由有病毒、原虫、细菌、真菌以及心肌的其他机会性病原体所致。病变一般均较轻,为非特异性炎症浸润。非细菌性血栓性心内膜炎与 AIDS 患者较长时间恶性病变有关,而细菌性心内膜炎患者,可因栓塞骤然出现引起偏瘫及失语作为首发症状,易被误诊。AIDS 患者可有痛觉过敏性假性血栓性静脉炎,表现为突然起病,高热,单侧或双下肢疼痛性肿胀,特别是小腿高度肿胀,刀割样剧痛,触痛明显,局部皮肤淡红色,皮温升高,可触及沿大隐静脉走向排列的索状物或硬结,但静脉造影等无血栓栓塞,病程持续数周或数月,服用抗炎药仅能部分缓解。

8. 卡波西肉瘤(Kaposi's sarcoma) 卡波西肉瘤被认为是 AIDS 的主要症状之一,卡波西肉瘤来源于血管内皮细胞或淋巴管内皮细胞,因此可在各系统内发生。卡波西肉瘤可波及肺、肝、肾、肠道及眼等器官。但多见于皮肤和面部,早期皮肤卡波西肉瘤通常是红色或紫红色斑疹,丘疹和结节,数量多,压之不退色,肿瘤迅速扩大,周围常伴有棕黄色瘀斑,通常分散存在,但在疾病的进展期常融合成斑块,发生在大腿中部触之有橡皮感,多呈圆形,发生在背部、颈部、领口周围,可呈线形,呈血管走向,面部卡波西肉瘤,由于淋巴回流受阻,可出现眶周水肿,卡波西肉瘤早期无疼痛,但在疾病进展期可出现疼痛。我国汉族发生率较低,但新疆维吾尔及其他少数民族多见。

9. 其他系统的临床表现 AIDS 患者眼部受累较常见,但易被忽视,常见的有巨细胞病毒性视网膜炎、弓形体视网膜脉络膜炎、视网膜剥脱等。AIDS 性脊髓病,表现为进行性痉挛性截瘫,共济失调及尿失禁等。AIDS 相关肌病,一般起病缓慢,近端肌无力,肌酶异常,肌肉活检血管周围、肌束膜或间质有炎性细胞浸润。

五、辅助检查

(一)血常规

可有不同程度的贫血、白细胞减少。淋巴细胞明显减少,有浆细胞样淋巴细胞和含空泡的单核细胞出现。

(二)免疫学检查

1. 抗 -HIV 抗体检测 HIV 抗体筛查检测方法主要是酶联免疫吸附试验(ELISA),随着自愿咨询检测工作的开展,也可采用快速检测。HIV 抗体确认试验常用的方法是蛋白质印迹技术(Western blotting)。筛查试验呈阴性反应可出具 HIV-1(或 HIV-2)抗体阴性报告。一般经两次初筛均阳性者,只可出具"HIV 抗体待复查"报告。需再做确认试验,若阳性,方可出具 HIV-1(或 HIV-2)抗体阳性确认报告,并按规定做好咨询、保密和报告工作。

2. P24 抗原检测 有助于 HIV 感染的早期诊断和预后判断。常用酶联免疫吸附试验(ELISA)法检测,若阳性,可作为 HIV 感染的证据,特别在"窗口期"抗 -HIV 尚未出现时,更有意义。

3. CD4+ T 淋巴细胞检测　CD4+ T 淋巴细胞是 HIV 最主要的靶细胞,HIV 感染人体后,出现CD4+ T 淋巴细胞进行性减少,CD4+/CD8+ 比值倒置现象,细胞免疫功能受损。目前,常用的 CD4+ T 淋巴细胞亚群检测方法为流式细胞术,可以直接获得 CD4+ T 淋巴细胞数绝对值,若仅报告百分比,则可通过白细胞分类计数后换算为 CD4+ T 淋巴细胞绝对数。如无条件用流式细胞仪测定 CD4+ T 淋巴细胞,可用淋巴细胞绝对数作为参考。CD4+ T 淋巴细胞计数的临床意义是:了解机体的免疫状态和病程进展,确定疾病分期和治疗时机,判断治疗效果和 HIV 感染者的临床并发症。

(三)病毒载量检测

病毒载量一般用每毫升血浆中 HIV RNA 的拷贝数(拷贝/ml)来表示。病毒载量测定常用方法有反转录聚合酶链反应(RT-PCR)系统、核酸序列依赖性扩增(NASBA)技术、分支 DNA 信号放大系统(bDNA)。病毒载量测定的临床意义包括预测疾病进程、提供开始抗病毒治疗依据、评估治疗效果、指导治疗方案调,也可作为 HIV 感染早期诊断的参考指标。

(四)影像学检查

本病极易并发机会性感染和恶性肿瘤,及时进行胸部及胃肠道 X 线、B 超检查,必要时行 CT、MRI 检查对于明确诊断极为必要。AIDS 患者因肺部感染的病原菌不同,X 线胸片变化较大,可有结核样表现,肺脓肿样表现、肺炎样表现、间质性肺炎样表现等。病变可位于肺尖,一个肺叶,也可弥漫分布。

六、诊断及鉴别诊断

(一)诊断

凡高危人群存在下列情况两项或两项以上者,应考虑 HIV 感染的可能。①3 个月内体重下降 10% 以上;②慢性咳嗽或腹泻 3 个月以上;③间歇或持续发热 1 个月以上;④全身淋巴结肿大 1 个月以上;⑤反复出现带状疱疹或慢性播散性疱疹感染;⑥口咽念珠菌感染。

诊断原则:HIV/AIDS 的诊断需结合流行病学史(包括不安全性生活史、静脉注射毒品史、输入未经抗 HIV 抗体检测的血液或血液制品、HIV 抗体阳性者配偶及所生子女或有职业暴露史等)、临床表现和实验室检查等进行综合分析,慎重作出诊断。诊断 HIV/AIDS 必须是 HIV 抗体阳性(经确认试验证实),而 HIV RNA 和 P24 抗原的检测有助于 HIV/AIDS 的诊断,尤其是能缩短抗体"窗口期"和帮助早期诊断新生儿的 HIV 感染。

1. 急性期诊断标准　患者近期内有流行病学史和临床表现,实验室检查 HIV 抗体由阴性转为阳性;或仅实验室检查 HIV 抗体由阴性转为阳性。

2. 无症状期诊断标准　有流行病学史,临床上无任何症状,但可有全身症状,HIV 抗体阳性;或仅 HIV 抗体阳性。

3. 艾滋病期诊断标准　有流行病学史,HIV 抗体阳性,加上下述 17 项中的任何一项或 HIV 抗体阳性,CD4$^+$ T 淋巴细胞数 <200/mm^3。

(1) 原因不明的 38℃以上持续不规则发热 >1 个月;

(2) 慢性腹泻次数多于 3 次 / 天,>1 个月;

(3) 6 个月之内体重下降 10% 以上;

(4) 反复发作的口腔念珠菌感染;

(5) 反复发作的单纯疱疹病毒感染或带状疱疹病毒感染;

(6) 肺孢子菌肺炎;

(7) 反复发生的细菌性肺炎;

(8) 活动性结核或非结核分枝杆菌病;

(9) 深部真菌感染;

(10) 中枢神经系统占位性病变;

(11) 中青年人出现痴呆;

(12) 活动性巨细胞病毒感染;

(13) 弓形体病;

(14) 马尔尼菲青霉菌感染;

(15) 反复发生的败血症;

(16) 卡波西肉瘤;

(17) 淋巴瘤。

（二）鉴别诊断

本病临床表现复杂多样,易与许多疾病相混淆,重点应与以下疾病相鉴别:

1. 急性期应与传染性单核细胞增多症等病毒感染及结核和结缔组织疾病等相鉴别。

2. 特发性 CD4$^+$ T 淋巴细胞减少症,目前已发现少数 CD4$^+$ T 淋巴细胞明显减少且并发严重机会性感染的患者,通过各种检查未证实有 HIV 感染。鉴别主要依靠 HIV-1 和 HIV-2 病原学检查。

3. 继发性 CD4$^+$ T 淋巴细胞减少,主要见于肿瘤和自身免疫性疾病,或经化疗或免疫抑制治疗后。

4. 淋巴结肿大应与血液系统疾病相鉴别,特别要注意与性病淋巴结病综合征相鉴别,后者淋巴结活检为良性反应性滤泡增生,血清学检查提示多种病毒感染。

七、预后

部分 HIV 感染者的无症状感染期可达 10 年以上,如此时进行有效的抗病毒治疗,部分感染者可停留于无症状感染阶段,而不展为 AIDS。进展至 AIDS 者的,预后凶险,若不进行抗病毒治疗,则病死率极高,主要死因为机会性感染,一般存活期为 6~18 个月,但经抗病毒等综合治疗后能明显提高生存率。目前认为,艾滋病是一种可以治疗但尚难以治愈的慢性疾病,随着新型抗 HIV 药物的不断出现,艾滋病患者的预后将进一步改善,接受抗病毒治疗后免疫功能得到重建(如 CD4$^+$ T 淋巴细胞对于 500/mm^3)的艾滋病患者的病死率与普通疾病患者的病死率相当。

八、治疗

抗病毒治疗是 HIV/AIDS 最重要的治疗措施,对合适的感染者应选择恰当的治疗时机进行抗病毒治疗,同时针对机会性感染和肿瘤采取相应治疗。

抗病毒治疗是艾滋病治疗的关键。高效抗反转录病毒联合疗法(HAART)的应用大大提高了抗 HIV 的疗效,显著改善了艾滋病患者的生存质量和预后,使艾滋病的治疗前进了一大步。随着研究的深入,新型高效、安全抗病毒药物将不断问世,这些新型抗病毒药物将进一步优化抗病毒治疗方案,从而提高抗 HIV 疗效。

(一) HAART 的益处

HAART 是目前治疗艾滋病最有效的措施,HAART 的出现是艾滋病病毒感染和艾滋病治疗史上一个重要的里程碑,HAART 能够将患者体内的艾滋病病毒载量控制在现有方法无法检测的水平(≤50 拷贝/ml),推迟感染的临床进程,有助于患者的免疫重建,提高患者生存质量和存活率,显著降低 HIV 母婴传播的危险性,降低 HIV 的传播风险。HAART 的应用使得艾滋病从一种致命性疾病变为一种可以治疗的慢性疾病。

(二) HAART 的药物

目前艾滋病抗病毒治疗的主要进展为:选择应用毒副作用较小的核苷类药物,如阿巴卡韦(ABC)及替诺福韦(TDF);选择加入利托那韦(RTV)的增效剂型蛋白酶抑制剂,降低耐药发生率,解决未增效的蛋白酶抑制剂引起的耐药和药物依从性差等问题;第三代蛋白酶抑制剂以及融合抑制剂的应用以及 CCR5 抑制剂、整合酶抑制剂的出现,给耐药患者带来新的希望。

(三) HAART 的推荐方案

目前 HAART 的用药方案主要由 2 种核苷类反转录酶抑制剂(NRTI)加上一种非核苷类反转录酶抑制剂(NNRTI)或一种强化蛋白酶抑制剂 PI(加服利托那韦)或整合

酶抑制剂组成。现在的 HAART 一线药物追求更多的是服用方便而且毒性要低。美国卫生与公共事业部门(DHHS)对抗病毒方案进行了规范并加以推荐,推荐的首选方案为:①EFV+TDF+FTC;②RAL+ TDF+FTC;③ATV/RTV(DRV/RTV)+TDF+FTC;④TDF+FTC+DTG;⑤TDF+FTC+EVG。欧洲指南推荐的一线方案中核苷类药物首选TDF+FTC 或 ABC+3TC,非核苷类首选 NVP 或 EFV,蛋白酶抑制剂首选 ATV/RTV、DRV/RTV、LPV/RTV、SQV/RTV。WHO 推荐的一线方案:DF+3TC(FTC)+EFV。我国一线方案为:①TDF+3TC+EFV;②TDF+3TC+LPV/RTV;③TDF+3TC+RAL;④TDF+3TC+ETV。

(四) HAART 的时机

尽管对于艾滋病治疗的时机尚存不同观点,但目前倾向于早治疗。对于急性期 HIV 感染者,无论 CD4$^+$ T 细胞计数为多少,均考虑治疗。美国指南根据 CD4 细胞计数水平来进行推荐,推荐以下情况需要立即抗病毒治疗:CD4$^+$T 淋巴细胞计数 <350/mm^3 时;合并以下情况时(不论 CD4 细胞计数为多少):孕妇、HIV 相关性肾病、合并需要治疗的乙型肝炎。CD4$^+$T 淋巴细胞计数在 350~500/mm^3 时建议治疗。CD4 细胞计数大于 500/mm^3 时暂缓抗病毒副治疗。但是,也有专家认为 CD4$^+$T 淋巴细胞计数大于 500/mm^3 时也应抗病毒治疗。从某种意义上讲,可以给任何患者进行抗病毒治疗。根据现有临床试验结果,WHO 此次将 HIV 开始治疗的时机从 CD4 计数为 500cells/mm^3 修改为 "诊断后立即进行治疗";并呼吁所有具备足够风险的人群进行预防性治疗,而不是某些特定人群。HIV 的防治在临床上取得了重大进展,虽然离临床治愈的距离尚远,然而控制疾病进展的目的已经达到。当前采取更为积极的治疗措施乃是为了降低合并症的发生,为提高艾滋病生存率的新目标提供技术支持与保障。世界卫生组织的新策略充分显示了人类拒绝因 HIV 感染缩短生存期的新目标,是艾滋病防治领域的重大策略转变。

(五) 抗病毒药物的不良反应

由于抗病毒治疗需终生进行,所以药物副作用往往比较常见,而且不良反应还与药物的种类有关:NRTIs 的毒性主要是由于它可以抑制细胞线粒体的 DNA 聚合酶,从而引起乳酸酸中毒、皮下脂肪分布异常、外周神经病变以及胰腺炎等不良反应,其中的乳酸酸中毒和胰腺炎是可以直接导致患者死亡的。另外,各种 NRTIs 药物的线粒体毒性不尽相同,d4T、ddI 和 AZT 毒性相对较高,而 3TC、FTC 和 TDF 的毒性相对较低。NNRTIs 的不良反应常常发生在治疗的早期阶段,主要包括皮肤不良反应(部分 NVP 引起的皮肤反应可以致死)和肝脏毒性等。而 PIs 的不良反应主要是脏器脂肪的堆积和各种代谢紊乱,如胰岛素抵抗(少数可以引起糖尿病)和高脂血症等。另外,心肌梗死也是 HAART 不良反应之一,往往与疗程长短有关。因此,抗病毒治疗后应定期接受随访以检测不良反应和疗效,必要时应进行抗病毒药物的血药浓度监测。

九、预防

预防原则主要是加强对艾滋病的宣传教育工作,普及艾滋病的防治知识,使医务人员和群众对艾滋病有正确的认识。

(一)控制传染源

患者及 HIV 携带者血、排泄物和分泌物应进行消毒,AIDS 进展期患者应注意隔离。

(二)切断传播途径

1. 杜绝不洁注射,严禁吸毒,特别是静脉毒瘾,不共用针头、注射器。

2. 加强血制品管理,血液抗 HIV 阳性者应禁止献血、血浆、器官、组织和精液。加强血站、血库的建设和管理。

3. 开展 AIDS 的防治教育,开展正确的性道德教育,加强与 HIV 及 AIDS 有关的性知识、性行为的健康教育(避孕套的使用等),洁身自好,防止与 HIV 感染者发生性接触。

4. 切断母婴传播,女性 HIV 感染者特别是 HIV 感染者应尽量避免妊娠,以防止母婴传播,HIV 感染的哺乳期妇女应人工喂养婴儿。

5. 消毒隔离,工作实验台面可用 75% 酒精消毒,血液或体液污染的物品或器械用 1:10~100 浓度的次氯酸钠液或 1:10 稀释的漂白粉液擦拭或浸泡,高温消毒也是杀灭 HIV 的有效办法。接触患者的血液或体液时,应戴手套、穿隔离衣,不共用牙刷、刮脸刀片等。

(三)保护易感人群

在进行手术及有创性检查(如胃镜、肠镜、血液透析等)前,应检测 HIV 抗体。对吸毒、卖淫、嫖娼等人群要定期监测,加强对高危人群的监测。

(沈银忠 卢洪洲)

【经血传播的病毒性肝炎(乙型肝炎与丙型肝炎)】

病毒性肝炎(viral hepatitis)是由多种肝炎病毒引起的、以肝脏炎症和坏死性病变为主要特征的一组传染病。目前已确定的肝炎病毒有 5 种,即甲型肝炎病毒(hepatitis A virus,HAV)、乙型肝炎病毒(hepatitis B virus,HBV)、丙型肝炎病毒(hepatitis C virus,HCV)、丁型肝炎病毒(hepatitis D virus,HDV)和戊型肝炎病毒(hepatitis E virus,HEV)。虽然其他病毒感染也可伴随肝脏损害,但主要引起肝脏以外的临床表现,故不包括在本章的讨论范围之内。

一、乙型病毒性肝炎

乙型病毒性肝炎(viral hepatitis type B)是由乙型肝炎病毒(hepatitis B Virus, HBV)引起的、主要通过血液途径传播的肝脏疾病,又简称乙型肝炎。由于受病毒因素(入侵 HBV 量的多少、HBV 复制能力的高低、是否为免疫逃逸株等)、宿主因素(受染时的年龄、易感或拮抗基因多态性、对 HBV 免疫力等)和环境因素(酗酒、合并 HCV 或 HIV 感染等)等影响,HBV 感染后可出现不同的结局或临床类型。与 HBV 感染有关的术语及其定义见表 1-1。

表 1-1　与 HBV 感染有关的术语及其定义

术语	定义
HBV 感染	指感染的宿主体内存在乙型肝炎病毒,主要诊断依据是血清 HBsAg 和(或)HBV DNA 阳性,有时还可参照肝脏的组织学检查
急性 HBV 感染	既往无 HBV 感染,出现一过性血清 ALT 升高、HBsAg 阳性、抗 HBc-IgM 阳性,半年内抗 HBs 转阳、HBsAg 转阴
慢性 HBV 感染	指 HBsAg 阳性在半年以上,可以表现为活动性或者非活动性肝病
活动性肝病	指血清 ALT 升高和(或)存在其他原因不能解释的肝脏炎症的病理学依据
非活动性肝脏疾病	指血清 ALT 水平正常和(或)肝脏炎症的病理学依据缺如或只有轻微改变
慢性乙型肝炎	指 HBV 感染所致的肝脏慢性坏死性炎症,可分为 HBeAg 阳性和 HBeAg 阴性的慢性乙型肝炎。诊断标准:①HBsAg 阳性在半年以上;②血清 HBV DNA 水平一般在 10^5 拷贝 /ml 以上(HBeAg 阴性者,HBV DNA 水平可能低一些,$\geqslant 10^4$ 拷贝 /ml);③ALT 持续或间断升高;④肝活组织检查显示慢性肝炎,伴中、重度坏死炎症
非活动性 HBsAg 携带状态	HBsAg 阳性在半年以上,肝活检无明显的肝脏炎症,ALT 水平持续正常,HBeAg 阴性,抗 HBe 阳性,HBV DNA 水平低于 10^4 拷贝 /ml
乙型肝炎肝硬化	是慢性乙型肝炎发展的结果,肝组织学表现为弥漫性纤维化及假小叶形成,两者必须同时具备才能作出肝硬化病理诊断。代偿期肝硬化一般属 Child-Pugh A 级,失代偿期肝硬化一般属 Child-Pugh B、C 级
乙型肝炎痊愈	曾有 HBV 感染,现无活动性肝病的病毒学、生化或组织学证据。诊断标准:①既往有急性乙肝史,或有慢性乙肝史,或抗 HBc 阳性,抗 HBs 阳性或阴性;②HBsAg 阴性;③HBV DNA 低于检测下限;④ALT 正常
乙型肝炎急性恶化或反跳	ALT 间断性地增高超过 10 倍正常上限值(ULN)或大于基线水平的 2 倍
乙型肝炎再激活	非活动性 HBsAg 携带状态或乙型肝炎痊愈者,其肝脏重又出现活动性坏死性炎症

续表

术语	定义
HBeAg 清除	先前 HBeAg 阳性者,其 HBeAg 消失
HBeAg 血清转换	先前 HBeAg 阳性和抗 HBe 阴性者发生 HBeAg 消失和抗 HBe 转阳,血清 HBV-DNA<10^5 拷贝 /ml
HBeAg 逆转	指先前 HBeAg 阴性、抗 HBe 阳性者再次转为 HBeAg 阳性
隐匿性 HBV 感染	血清 HBsAg 阴性,但血清或肝脏中 HBV DNA 为阳性

(一)病原学

HBV 是一种有包膜的双链 DNA 病毒,属于嗜肝病毒科,HBV 的基因组长度约为 3200bp。在高 HBV DNA 载量患者的血清中,通过电镜观察可以发现 3 种与 HBV 相关的颗粒。完整的 HBV 颗粒(dane particle)的直径为 42nm,其外层为 HBV 表面抗原(HBsAg)组成的包膜,内层是 HBV 核心抗原(HBcAg)构成的核衣壳,后者包裹 HBV 基因组和相关的聚合酶。

HBV 负链包含 4 个开放的读码框架(ORFs),分别编码包膜蛋白(HBsAg)、HBeAg 及核心抗原(HBcAg)、HBV 多聚酶(Pol)和 X 多肽(HBx)。HBcAg 是组成病毒核衣壳的主要成分。HBeAg 是一种分泌型的附属蛋白,在序列上与 HBcAg 大部分是相同的,可诱导免疫耐受。Pol 是一种功能蛋白,可指导 HBV 复制,也是重要的结构蛋白,是 HBV 前基因组 RNA 包装所必要的。HBx 蛋白是 HBV 的第 2 种附属蛋白,与 HBV 致癌性有关。HBV 进入肝细胞后,脱去外膜和核衣壳,通过细胞核小孔转运至细胞核内,转换为共价闭合环状 DNA(covalently closed circular DNA,cccDNA)。HBV cccDNA 是病毒复制的模板,很难被清除,是慢性乙型肝炎容易复发和难以治愈的根源。目前尚无药物可直接作用于 cccDNA。

(二)流行病学

全球约 20 亿人曾感染过 HBV,其中 3.5 亿人为慢性 HBV 感染者,每年约有 100 万人死于 HBV 感染所致的肝衰竭、肝硬化和原发性肝细胞癌(HCC)。根据 HBV 携带情况分别≥8%、2%~7% 和 <2%,可将各国分为高、中、低 HBV 感染流行。最新的流行病学调查结果显示,我国一般人群的 HBsAg 阳性率已降为 7.18%,1~4 岁人群 HBsAg 携带率为 0.96%。我国流行的 HBV 血清型主要是 adrq+ 和 adw2,少数为 ayw3(主要见于新疆、西藏和内蒙古自治区);基因型主要为 C 型和 B 型,西藏等地区主要为 D 型。

1. 传染源 主要是 HBV 携带者和乙型肝炎患者。由于 HBV 慢性携带者人数众多,多无症状,活动范围大,因此,是乙型肝炎最重要的传染源。

2. 传播途径 HBV 主要经血和血制品、母婴、破损的皮肤和黏膜及性接触传播。日常工作或生活接触一般不会传染 HBV。

(1) 母婴传播：围生(产)期传播是母婴传播的主要方式，多为在分娩时接触 HBV 阳性母亲的血液和体液传播。部分婴儿在宫内即受到 HBV 感染，感染率约为 5%~10%。宫内感染是乙肝疫苗不能完全阻断母婴传播的最主要原因。国内的慢性 HBsAg 携带者中，约 40% 是通过母婴传播所致。

(2) 经皮肤黏膜传播：主要发生于使用未经严格消毒的医疗器械、注射器、侵入性诊疗操作和手术，以及静脉内滥用毒品等。其他如修足、纹身、扎耳环孔、医务人员工作中的意外暴露、共用剃须刀和牙刷等也可传播。

(3) 输血传播：由于对献血员实施严格的 HBsAg 筛查，经输血或血液制品引起的 HBV 感染已较少发生。

(4) 性传播：与 HBV 阳性者性接触，特别是有多个性伴侣者，其感染 HBV 的危险性明显增高。

3. 人群易感性　人群对 HBV 普遍易感。新生儿、HBsAg 阳性者的家庭成员、经常接触乙型肝炎患者的医务人员等是重点的易感人群。

4. 流行特征　我国长江以南人群 HBsAg 携带率高于长江以北，农村高于城市，南部沿海地区高于西部边疆。男性的 HBsAg 携带率、HBV 感染率和乙型肝炎的发病率均为高于女性。在 HBsAg 携带者中，HBeAg 阳性率平均为 31.94%。1~14 岁组维持在较高水平，平均为 53.32%，15 岁以后随年龄增长而下降，40~59 岁组下降到 12.3%。HBV 感染无明显季节性，多呈散发性发病。

(三) 发病机制和病理

1. 发病机制　人体受到 HBV 感染后，可出现不同结局，其机制尚未完全清楚，主要由病毒和宿主之间的相互作用所决定。由于 HBV 不会直接引起肝细胞损害，故目前认为乙型肝炎的发病主要与宿主的免疫应答异常有关，主要表现为树突状细胞抗原递呈功能减退、HBV 特异性 T 细胞功能低下，从而导致慢性持续性感染。其他影响预后的因素还包括病毒因素(如病毒的变异、整合等)、宿主的遗传学因素等。

2. 病理改变

(1) 急性乙型肝炎：为全小叶病变，主要表现为肝细胞肿胀、水样变性及气球样变、嗜酸性变，嗜酸性小体形成、肝小叶内有散在的点状及灶状坏死，同时有肝细胞再生、肝窦肝巨噬细胞增生。

(2) 慢性乙型肝炎：根据病变轻重不同，可分：①轻度慢性肝炎(G1~2,S0~2)；②中度慢性肝炎(G3,S1~3)；③重度慢性肝炎(G4,S1~4)。

(3) 肝衰竭：根据病理组织学特征和病情发展速度，肝衰竭被分为四类：①急性肝衰竭:肝细胞呈一次性坏死,坏死面积≥肝实质的2/3;或亚大块坏死,或桥接坏死,伴存活肝细胞严重变性,肝窦网状支架不塌陷或非完全性塌陷。②亚急性肝衰竭:肝组织呈新旧不等的亚大块坏死或桥接坏死;较陈旧的坏死区网状纤维塌陷,或有胶原纤维沉积;残留肝细胞有程度不等的再生,并可见细、小胆管增生和胆汁淤积。③慢加急性(亚急性)肝衰竭:在慢性肝病病理损害的基础上发生新的程度不等的肝细胞坏死性病变。④慢性肝衰竭:主要为弥漫性肝脏纤维化以及异常结节形成,可伴有分布不均的肝细胞坏死。

(四)临床表现

HBV感染的潜伏期为30~160天,平均为60~90天,临床类型呈多样化,可表现为急性肝炎、慢性肝炎、肝衰竭、淤胆型肝炎或HBV慢性携带等。

1. HBV感染的自然史 人感染HBV后,病毒持续6个月仍未被清除者称为慢性HBV感染。感染时的年龄是影响慢性化的最主要因素。在围生(产)期和婴幼儿时期感染HBV者中,分别有90%和25%~30%将发展成慢性感染。在青少年和成人期感染HBV者中,仅5%~10%发展成慢性,一般无免疫耐受期。早期即为免疫清除期,表现为活动性慢性乙型肝炎;后期可为非活动或低(非复制期),肝脏疾病缓解。慢性HBV感染的自然史一般可分为4个期,即免疫耐受期、免疫清除期和非活动或低(非)复制期和再激活期。免疫耐受期的特点是HBV复制活跃,血清HBsAg和HBeAg阳性,HBV DNA滴度较高($>10^5$拷贝/ml),血清丙氨酸氨基转移酶(ALT)水平正常,肝组织学无明显异常。免疫清除期表现为血清HBV DNA滴度$>10^5$拷贝/ml,但一般低于免疫耐受期,ALT/天门冬氨酸氨基转移酶(AST)持续或间歇升高,肝组织学有坏死炎症等表现。非活动或低(非)复制期表现为HBeAg阴性,抗-HBe阳性,HBV DNA检测(PCR法)不到或低于检测下限,ALT/AST水平正常,肝组织学无明显炎症。在其非活动或低(非)复制期的HBV感染者中,部分患者又可再活动,出现HBeAg阳转;或发生前C或C区启动子变异,HBV再度活动,但HBeAg阴性,两者均表现为活动性慢性乙型肝炎。

HBeAg血清学转换通常向非活动性HBsAg携带状态的转变,仅有1%~5%的患者成为HBeAg阴性的慢性乙型肝炎,表现为生化学和肝脏组织学异常,血清HBV DNA的水平也相对较高。没有肝硬化的非活动性携带者的通常预后相对良好,但20%~30%的患者可能出现乙型肝炎的重新激活,其原因主要是HBV的复制的增强,也可能为重叠感其他嗜肝病毒、接受化疗或酗酒等因素所致。在西方国家,每年有1%~2%的携带者出现HBsAg转阴,而在地方性流行的地区,HBsAg的清除率相对较低(每年0.05%~0.08%)。

慢性乙型肝炎患者发展为肝硬化的估计年发生率为2.1%。另一项对HBeAg阴性慢性乙型肝炎进行平均 9 年(1~18.4 年)随访,进展为肝硬化和 HCC 的发生率分别为23% 和 4.4%。发生肝硬化的高危因素包括病毒载量高、HBeAg 持续阳性、ALT 水平高或反复波动、嗜酒、合并 HCV、HDV 或 HIV 感染等。HBeAg 阳性患者的肝硬化发生率高于 HBeAg 阴性者。

慢性乙型肝炎患者中,肝硬化失代偿的年发生率约 3%,5 年累计发生率约 16%。慢性乙型肝炎、代偿期和失代偿期肝硬化的 5 年病死率分别为 0~2%、14%~20% 和70%~86%。

HBV 感染是 HCC 的重要相关因素,HBV 慢性感染者比非感染者患肝癌的概率高102 倍。HBsAg 和 HBeAg 均阳性者的 HCC 发生率显著高于单纯 HBsAg 阳性者。肝癌的发生还与肝病的严重程度有关,代偿性肝硬化患者每年发生肝癌的概率为 6%,而普通 HBV 慢性感染者肝癌的年发生率低于 0.5%。

2. 急性乙型肝炎　根据临床有无黄疸,可分为急性黄疸型和急性无黄疸型。大约30% 的成人急性 HBV 感染者表现为黄疸型肝炎,其中 0.1%~0.5% 表现为暴发性肝炎。

(1)急性黄疸型肝炎:临床特征和其他急性病毒性肝炎类似,通常需依靠血清学检查等鉴别。

(2)急性无黄疸型肝炎:症状较轻,不出现黄疸。急性乙型肝炎多表现为急性无黄疸型,不易被早期诊断,病情迁延可以发展为慢性乙型肝炎。

3. 慢性乙型肝炎　临床症状呈多样性,轻者可无症状或症状轻,重者可出现食欲缺乏、恶心、呕吐、腹胀、全身乏力和黄疸等。慢性乙型肝炎长期或反复发作,可引起肝脏和脾脏肿大、肝病面容、肝掌和蜘蛛痣,部分患者出现出血倾向、内分泌紊乱等。实验室检查显示 ALT、AST、球蛋白及胆红素反复或持续升高,A/G 比例倒置,凝血酶原时间延长,外周血白细胞和血小板减少等。少数慢性乙型肝炎患者还可出现多种肝外表现,如肾小球肾炎、溶血性贫血、再生障碍性贫血、多发性神经炎等。

4. 肝衰竭　临床上表现为迅速加深的黄疸、凝血酶原活动度明显降低(40%)和程度不等的肝性脑病。按其发病经过不同,可以分为急性、亚急性和慢性重型乙型肝炎(见肝衰竭节)。

5. 淤胆型肝炎　临床以急性淤胆型肝炎多见。急性淤胆型肝炎起病类似急性黄疸型肝炎,但乏力和消化道症状较轻,主要表现为肝内胆汁淤积,大便色浅、皮肤明显瘙痒、黄疸较重、尿色呈深茶色。尿胆红素强阳性,但尿胆原和尿胆素减少和消失。血清总胆红素明显升高,以直接胆红素升高为主,血清碱性磷酸酶(ALP)、谷氨酰胺转肽酶(GT)明显升高。血清胆固醇升高,但凝血酶原活动度(PTA)正常。B 超显示肝内、外胆管不扩张,无胆囊肿大,病程常在 3 周以上。

6. 慢性 HBsAg 携带者 常无自觉症状、无肝脏及脾脏肿大、肝功能正常(表 1-1)。

(五) 实验室检查

1. 常规检查 外周血白细胞总数正常或偏低,淋巴细胞增多,较重的慢性乙型肝炎、合并肝硬化者、重型肝炎患者可出现血小板减少及白细胞减少。有黄疸者,可出现尿胆红素阳性.尿胆原和尿胆素增多。合并乙型肝炎相关性肾炎者,可出现蛋白尿、血尿。淤胆型肝炎时,尿胆红素强阳性,但尿胆原和尿胆素减少或消失。

2. 生化学检查

(1) ALT 和 AST:血清 ALT 和 AST 水平一般可反映肝细胞损伤程度,最为常用。

(2) 血清胆红素:通常与肝细胞坏死程度有关,但需与肝内和肝外胆汁淤积所引起的胆红素升高鉴别。肝衰竭患者血清胆红素常较高,且呈进行性升高,每天上升可 ≥1 倍正常值上限(ULN);也可出现胆红素与 ALT 和 AST 分离现象。

(3) 凝血酶原时间(PT)及 PTA:PT 是反映肝脏凝血因子合成功能的重要指标,PTA 是 PT 测定值的常用表示方法,对判断疾病进展及预后有较大价值,近期内 PTA 进行性降至 40% 以下为肝衰竭的重要诊断标准之一,<20% 者提示预后不良。也有用国际标准化比值(INR)来表示此项指标者,INR 值的升高同 PTA 值的下降有同样意义。

(4) 胆碱酯酶:可反映肝脏合成功能,对了解病情轻重和监测肝病发展有参考价值。肝脏损害严重时,可出现胆碱酯酶的下降。

(5) 血清白蛋白:反映肝脏合成功能,慢性乙型肝炎、肝硬化和肝衰竭患者的血清白蛋白下降或球蛋白升高,表现为血清白蛋白 / 球蛋白比值降低。

(6) 甲胎蛋白(AFP):明显升高往往提示 HCC,故用于监测 HCC 的发生;AFP 升高也可提示大量肝细胞坏死后的肝细胞再生,可能有助于判断预后。但应注意 AFP 升高的幅度、持续时间、动态变化及其与 ALT、AST 的关系,并结合患者的临床表现和 B 超等影像学检查结果进行综合分析。

(7) 血氨和血浆氨基酸谱的测定在肝硬化、重型肝炎时可以出现血氨升高,血浆氨基酸谱也可以发生变化,主要是血浆支链氨基酸水平下降,而芳香族氨基酸水平升高,使支链氨基酸与芳香族氨基酸的比值(正常值 ≥3.0)降低。在肝性脑病时,其比值可 ≤1。

(8) 血脂测定:重型肝炎患者的血清总胆固醇水平明显降低,而在淤胆型肝炎时,血清胆固醇水平升高。

(9) 肝纤维化标记物的检测:较常用的肝纤维化标志物包括血清透明质酸(HA)、Ⅲ型前胶原肽(PⅢP)、Ⅳ型胶原(ⅣC)、层黏蛋白等。这些纤维化标记物仅能部分反映肝纤维的程度,而不能代替肝组织活检。

3. 血清学检测 HBV 标志物的检测 常用酶免疫法(EIA),国内外应用较多的是

Abbott 试剂盒。血清 HBsAb 水平≥10mIU/ml 时,对 HBV 感染才有保护作用。在血清中一般不能检测出 HBcAg。HBV 的血清标志物及其意义见表 1-2。

表 1-2　HBV 血清标志物及意义

HBV 血清标志物	急性乙型肝炎	HBV 感染恢复期	慢性乙型肝炎	非活动性携带者	隐匿性乙型肝炎
HBsAg	+	−	+	+	−
HBsAb	−	+	−	−	−/+
HBcAb(total)	+	+	+	+	−/+
HBeAg	+	−	+/−	−	−/+
HBeAb	−	+	−/+	+	−/+
HBV DNA	+	−	+,≥10^5 拷贝/ml	+,<10^4 拷贝/ml	+

4. 血清 HBV DNA 的检测　血清 HBV DNA 是 HBV 复制和传染性的直接标记。血清 HBV DNA 出现早。在慢性 HBV 感染者血清中,HBV DNA 可持续阳性。目前一般采用定量 PCR 法和支链 DNA 法。血清 HBV DNA 的定量检测不仅用于 HBV 感染的诊断,还可作为疗效监测的指标。HBV DNA 检测的结果通常用拷贝/ml 表示,但国际上已改用 IU/ml(1IU=5 拷贝)。

5. HBV 基因分型和耐药变异的检测　常用的方法有:

(1) 特异性引物 PCR 法;

(2) 限制性片段长度多态性分析法(RFLP);

(3) 线性探针反向杂交法(INNO-LiPA);

(4) 基因序列测定法;

(5) 实时 PCR 法(Real-time PCR)等。

6. 肝组织学检查　可以了解肝脏炎症和纤维化的程度,对抗病毒药物的选择、疗效考核、预后判断均具有很大的意义,同时也有助于肝脏疾病的鉴别诊断。

7. 影像学检查　肝脏 B 超、CT 等检查对早期发现肝癌、肝胆疾病的诊断与鉴别诊断具有重要意义。

(六) 诊断和鉴别诊断

根据流行病学资料、临床症状、体征和实验室检查等,很容易诊断出 HBV 感染(表 1-2)。对诊断不明的患者应争取作肝组织学检查。

乙型肝炎需与其他病毒引起的肝炎以及其他引起的 ALT 升高的疾病相鉴别。

(七) 并发症

1. 肝硬化　在我国,乙型肝炎是引起肝硬化最常见的疾病,而肝硬化又是乙型肝炎最常见的并发症。

2. 肝细胞性肝癌（HCC）　在我国,乙型肝炎是引起肝 HCC 最常见的病因(见自然史部分)。

3. HBV 相关性肾炎　多见于慢性乙型肝炎和慢性 HBV 携带者患者。临床表现为急性或慢性肾炎。肾组织检查多为膜性或膜增殖性肾炎。肾组织免疫组化检查在肾小球系膜和毛细血管基底膜上有 HBsAg、HBeAg、HBcAg 及 IgG、IgM 和补体复合物沉积。

4. 其他并发症　如肝衰竭、继发感染等。

（八）预后

随着 α 干扰素和核苷类似物的广泛应用、肝脏移植的开展、早期肝癌诊断率的提高,慢性乙型肝炎的预后得到了显著改善。重型肝炎患者预后较差,急性及亚急性重型肝炎的病死率约50% 左右。而慢性重型肝炎病死率较高,约在70% 以上。对于重型肝炎患者,肝移植是提高生存率最好的方法。

（九）治疗

1. 急性乙型肝炎的治疗　成人急性乙型肝炎一般为自限性疾病,约95% 以上患者经过充分休息、适当的营养和应用一般护肝药物即可痊愈。一般不需要抗病毒治疗。

2. 慢性乙型肝炎的治疗　慢性乙型肝炎治疗的总体目标是:最大限度地长期抑制 HBV,减轻肝细胞炎症坏死及肝纤维化,延缓和减少肝脏失代偿、肝硬化、HCC 及其并发症的发生,从而改善生活质量和延长存活时间。

慢性乙型肝炎治疗主要包括抗病毒、免疫调节、抗炎和抗氧化、抗纤维化和对症治疗,其中抗病毒治疗是关键,只要有适应证,且条件允许,就应进行规范的抗病毒治疗。

抗病毒治疗的适应证:

(1) 一般适应证包括:①HBeAg 阳性者,HBV DNA≥10^5 拷贝 /ml(相当于 20 000IU/ml);HBeAg 阴性者,HBV DNA≥10^4 拷贝 /ml(相当于 2000IU/ml);②ALT≥2×ULN;如用干扰素治疗,ALT 应≤10×ULN,血清总胆红素应 <2×ULN;③ALT<2×ULN,但肝组织学显示 Knodell HAI≥4,或炎症坏死≥G2,或纤维化≥S2。

(2) 对持续 HBV DNA 阳性、达不到上述治疗标准但有以下情形之一者,也应考虑给予抗病毒治疗。

1) 对 ALT 大于正常上限且年龄 >40 岁者,也应考虑抗病毒治疗。

2) 对 ALT 持续正常但年龄较大者(>40 岁),应密切随访,最好进行肝活检;如果肝组织学显示 Knodell HAI≥4,或炎症坏死≥G2,或纤维化≥S2,应积极给予抗病毒治疗。

3）动态观察发现有疾病进展的证据（如脾脏增大）者，建议行肝组织学检查，必要时给予抗病毒治疗。

（3）对于代偿期乙型肝炎肝硬化患者，HBeAg 阳性者的治疗指征为 HBV DNA≥10^4 拷贝/ml，HBeAg 阴性者为 HBV DNA≥10^3 拷贝/ml，ALT 正常或升高。治疗目标是延缓或减少肝功能失代偿和 HCC 的发生。因需要较长期治疗，最好选用耐药发生率低的核苷（酸）类似物治疗，其停药标准尚不明确。干扰素因其有导致肝功能失代偿等并发症的可能，应十分慎重。如认为有必要，宜从小剂量开始，根据患者的耐受情况逐渐增加到预定的治疗剂量。

（4）对于失代偿期肝硬化患者，只要能检出 HBV DNA，不论 ALT 或 AST 是否升高，建议在知情同意的基础上，及时应用核苷（酸）类似物抗病毒治疗，以改善肝功能并延缓或减少肝移植的需求。因需要长期治疗，应好选用耐药发生率低的核苷（酸）类似物治疗，不能随意停药，一旦发生耐药变异，应及时加用其他已批准的能治疗耐药变异的核苷（酸）类似物。干扰素治疗可导致肝衰竭，因此，对失代偿期肝硬化患者属禁忌证。

（5）对于乙型肝炎导致的肝衰竭，由于大部分急性乙型肝炎呈自限性经过，因此不需要常规抗病毒治疗。但对部分重度或迁延、有重症倾向者，应该给予抗病毒治疗。HBV 感染所致的肝衰竭，包括急性、亚急性、慢加急性和慢性肝衰竭，只要 HBV DNA 可检出，均应使用核苷（酸）类似物抗病毒治疗。

在开始治疗前应排除由药物、酒精或其他因素所致的 ALT 升高，也应排除应用降酶药物后 ALT 暂时性正常。在一些特殊病例如肝硬化或服用联苯结构衍生物类药物者，其 AST 水平可高于 ALT，此时可将 AST 水平作为主要指标。为了便于比较不同药物的疗效，目前，已对抗病毒治疗的应答反应按应答类型和评价时间进行了统一的定义。

3. 抗病毒治疗的终点　CHB 患者的抗病毒治疗必须将 HBV DNA 降至尽可能低的水平。抑制病毒复制一方面可使生物化学指标恢复、组织学改善、预防并发症的发生；另一方面还能降低核苷（酸）类似物（NA）的耐药风险，增加 HBeAg 阳性 CHB 患者的 HBeAg 血清学转换率。建议尽可能采用敏感的方法检测 HBV DNA。

4. 疗程　目前推荐的 α 干扰素治疗的疗程为 1 年，但已有专家根据患者的应答情况，适当延长疗程。我国于核苷（酸）类似物治疗疗程的建议是：HBeAg 阳性慢乙肝患者在出现血清学转换后，再巩固至少 1 年（经过至少两次复查，每次间隔 6 个月）仍保持不变、且总疗程至少已达两年者，可考虑停药，但延长疗程可减少复发。对于 HBeAg 阴性慢乙肝，在达到 HBV DNA 低于检测下限、ALT 正常后，至少在巩固 1 年半（经过至少 3 次复查，每次间隔 6 个月）仍保持不变、且总疗程至少已达到两年半者，可考虑停药。由于停药后复发率较高，可以延长疗程。对于失代偿肝硬化和肝移植后肝炎复发者，推荐终生治疗。

5. 治疗的监测和随访　治疗过程中应对相关指标定期监测和随访,以评价疗效和提高依从性:

(1) 生化学指标治疗开始后每月 1 次,连续 3 次,以后随病情改善可每 3 个月 1 次;

(2) 病毒学标志治疗开始后每 3 个月检测 1 次 HBsAg、HBeAg、抗 -HBe 和 HBV DNA;

(3) 根据病情需要,检测血常规、血清磷酸肌酸激酶和肌酐等指标;

(4) HBsAg 和 HBeAg 水平的检测,对疗效预测有重要价值。

(十) 预防

1. 管理传染源　措施包括对患者进行登记及统计,对患者及其家属进行消毒,隔离和预防的指导。HBsAg 携带者和乙型肝炎患者不能献血及从事饮食业,托幼机构的工作。患者应注意个人卫生,食具,水杯,饭菜,洗漱用具(包括牙刷、漱口杯、毛巾)、刮须刀等应与健康人分开。密切接触者包括配偶及家庭其他成员应进行乙肝疫苗的免疫接种。对所有献血员在献血前,应常规做 HBsAg 检查。

2. 切断传播途径　除加强对献血员筛查外,对血制品应做 HBsAg 检测,严格掌握输血及血制品的适应证,对各种医疗器械和用具应实行严格消毒,提倡使用一次性的注射器、检查和治疗用具,防止医源性传播。

3. 保护易感人群　接种乙型肝炎疫苗是预防 HBV 感染的最有效方法。接种对象主要是新生儿,其次为婴幼儿和高危人群。乙型肝炎疫苗全程接种共 3 针,按照 0、1、6 个月程序,即接种第 1 针疫苗后,间隔 1 及 6 个月注射第 2 及第 3 针疫苗。新生儿接种乙型肝炎疫苗越早越好,要求在出生后 24 小时内接种。接种部位新生儿为大腿前部外侧肌肉内,儿童和成人为上臂三角肌中部肌肉内注射。单用乙型肝炎疫苗阻断母婴传播的保护率为 87.8%。对 HBsAg 阳性母亲的新生儿,应在出生后 24 小时内尽早注射乙型肝炎免疫球蛋白(HBIG),最好在出生后 12 小时内,剂量应≥100IU,同时在不同部位接种 10μg 重组酵母或 20μg 中国仓鼠卵母细胞(CHO)乙型肝炎疫苗,可显著提高阻断母婴传播的效果。也可在出生后 12 小时内先注射 1 针 HBIG,1 个月后再注射第 2 针 HBIG,并同时在不同部位接种一针 10μg 重组酵母或 20μg CHO 乙型肝炎疫苗,间隔 1 和 6 个月分别接种第 2 和第 3 针乙型肝炎疫苗(各 10μg 重组酵母或 20μg CHO 乙型肝炎疫苗)。后者不如前者方便,但其保护率高于前者。新生儿在出生 12 小时内注射 HBIG 和乙型肝炎疫苗后,可接受 HBsAg 阳性母亲的哺乳。接种乙型肝炎疫苗后有抗体应答者的保护效果一般至少可持续 12 年,因此,一般人群不需要进行抗 -HBs 监测或加强免疫。但对高危人群可进行抗 -HBs 监测,如抗 -HBs<10mIU/ml,可给予加

强免疫。

二、丙型病毒性肝炎

丙型病毒性肝炎,简称为丙型肝炎,是由丙型肝炎病毒(hepatitis C virus,HCV)引起的肝脏疾病。丙型肝炎主要经血源性传播,临床症状较轻或无明显症状,病程进展缓慢,易慢性化,可导致肝硬化和肝癌。

(一)引起丙型肝炎的病原体

HCV 是一种单股正链 RNA 病毒,归类于黄病毒科(family flaviviridae)的肝炎病毒属(hepacivirus genus),是黄病毒科中唯一的嗜肝病毒。HCV 病毒颗粒呈球形,直径约为 50nm。病毒颗粒的最外层为包膜糖蛋白,其内为蛋白质核衣壳。病毒基因组被核衣壳包裹。HCV 核心颗粒被包膜包裹形成完整的病毒颗粒。HCV 基因组为单链 RNA,长约 9600 个核苷酸,由长约 341 个核苷酸组成的高度保守的 5' 端非编码区(5'NTR)、长约 9033~9099 个核苷酸组成开放读码框架(ORF)和 3' 端非编码区(3'NTR)而构成。HCV 的 ORF 又可分为结构基因区和非结构基因区,分别编码结构蛋白(核心蛋白和包膜蛋白)和非结构蛋白 2。

目前 HCV 可分为 6 个主要的基因型和 100 种以上的亚型。1 型是最常见的基因型,占 40%~80%,呈世界性分布,但不同国家和地区的 HCV 基因型分布有较大的差异。中国、日本、美国等以 1 型为主。3 型常见于印度、巴基斯坦、澳大利亚、苏格兰等,4 型常见于中东地区和非洲,5 型常见于南非,6 型见于中国香港特别行政区和澳门特别行政区等。HCV 基因型与疾病严重性相关。1b 型 HCV-RNA 载量高,肝病理变化较重,易导致肝硬化和肝癌,但也有人认为基因型与疾病严重性无关。HCV 基因型还与 α 干扰素(IFN-)的疗效密切相关,是影响 IFN- 治疗效果的主要因素之一。

(二)流行病学

丙型肝炎呈全球性流行,不同性别、年龄、种族、民族人群均对 HCV 易感。据世界卫生组织统计,全球 HCV 的感染率约为 2.8%,估计约 1.85 亿人感染 HCV,每年因 HCV 感染导致的死亡病例约 35 万例。但是,由于 HCV 感染具有隐匿性,多数感染者并不知道感染 HCV,因此,全球确切的慢性丙型肝炎发病率尚不清楚。

2006 年全国血清流行病学调查显示,我国 1~59 岁人群抗 -HCV 流行率为 0.43%,在全球范围内属 HCV 低流行地区,由此推算,我国一般人群 HCV 感染者约 560 万例,如加上高危人群和高发地区的 HCV 感染者,约 1000 万例。各地抗 -HCV 阳性率有一定差异,以长江为界,北方(0.53%)高于南方(0.29%)。抗 - HCV 阳性率随年龄增长而逐渐上升,1~4 岁组为 0.09%,50~59 岁组升至 0.77%。男女间无明显差异。在 HCV 感染者中,实际上仅有 20% 的患者被诊断出丙型肝炎,因此,还有很多患者尚未被诊断,有必要对高危人群,如输注过可疑 HCV 感染者的血液、血液制品或接受可疑 HCV 感染者器官的移植患者;静脉药瘾者;血友病患者;血液透析者进行抗 HCV 筛查,以发现大量无症状 HCV 感染者。

1. 传染源　主要是丙型肝炎患者和无症状 HCV 携带者。

2. 传播途径　HCV 主要经血液途径传播。但是,在各个国家的传播方式有所不同。在发达国家,最常见的传播方式是静脉吸毒,其次为使用未经 HCV 筛查的血液、血制品和器官。在许多欠发达国家,主要的传播方式是输血,其次为使用未经消毒的注射用具。

(1) 血液传播:主要方式有:①经输血和血制品传播;②经破损的皮肤和黏膜传播。这是目前最主要的传播方式,在某些地区,因静脉注射毒品导致 HCV 传播占 60%~90%。使用非一次性注射器和针头、未经严格消毒的牙科器械、内镜、侵袭性操作和针刺等也是经皮传播的重要途径。一些可能导致皮肤破损和血液暴露的传统医疗方法也与 HCV 传播有关;共用剃须刀、牙刷、文身和穿耳环孔等也是 HCV 潜在的经血传播方式。

(2) 性传播:在 HCV 感染者的精液及阴道分泌物中可检测到 HCV RNA,可导致经性传播。与 HCV 感染者性交及有性乱行为者感染 HCV 的危险性较高。有多个性伴侣、卖淫、同性恋等有性传播疾病风险的人群中流行率为 4%~6%,并且女性的危险性是男性的 3 倍。同时伴有其他性传播疾病者,特别是感染人免疫缺陷病毒(HIV)者,感染 HCV 的危险性更高。有研究结果显示,HCV 感染者配偶的 HCV 感染率为 2.38%。

(3) 母婴传播:抗 HCV 阳性母亲将 HCV 传播给新生儿的危险性为 2%,若母亲在分娩时 HCV RNA 阳性,则传播的危险性可高达 4%~7%;合并 HIV 感染时,传播的危险性增至 20%。HCV 病毒高载量可能增加传播的危险性。对于通过选择性剖宫产来阻断母婴垂直传播的有效性,目前还缺少前瞻性研究予以评价;同样,目前尚没有资料表明抗病毒治疗是否能够减少围产期传播的几率,因为利巴韦林与干扰素在妊娠期间是禁用的。

(4) 其他途径:仍有 15%~30% 散发性丙型肝炎,无输血或肠道外暴露史,传播途径不明。

目前认为,接吻、拥抱、喷嚏、咳嗽、食物、饮水、共用餐具和水杯、无皮肤破损及其他无血液暴露的接触一般不传播 HCV。

3. 易感人群　人群普遍易感,但高危人群为反复、大量输注的血液、血液制品者;接受可疑 HCV 感染者器官的移植患者;静脉药瘾者;血友病患者;血液透析者;HIV 感染者。某些医务人员,如外科医生、检验人员等也为高危人群,并有可能引起医院内交叉感染。

(三)发病机制和病理

1. HCV 感染的发病机制　多种因素可影响 HCV 与宿主之间的相互作用。病毒因素包括 HCV 的复制能力、基因型、病毒多肽的免疫原性、病毒对肝细胞的直接损害作用等;宿主因素包括先天性免疫反应、细胞免疫和体液免疫反应等。其他因素,如饮酒、使用免疫抑制剂等对 HCV 感染的病程也有影响。由于缺乏小动物模型和细胞培养系统,HCV 感染的发病机制的研究受到很大的限制。因此,许多数据是通过观察患者得出的,个体差异较大。HCV 感染的发病机制主要包括免疫介导和 HCV 直接损伤两种。

2. 丙型肝炎的病理改变　丙肝的病理改变与乙肝极为相似,以肝细胞坏死和淋巴细胞浸润为主。汇管区淋巴细胞的聚集是丙型肝炎病毒感染的主要特征,点灶样肝细胞坏死和不同程度的炎症、胆管损伤、肝脂肪变性是丙肝较为常见的病理改变。

(四)临床表现

丙型肝炎的潜伏期为 2~26 周,平均为 50 天。输血后丙肝潜伏期为 7~33 天,平均为 19 天。

1. HCV 感染的自然史　大约有 60%~85% 的急性丙型肝炎会发展成慢性感染,其中有 10%~20% 的慢性丙型肝炎患者会发展成肝硬化,通常可以在感染后的第二或第三个十年中被诊断。即使病情已经进展到肝硬化期,很多患者还可以生存 10 年乃至更长。但是,一旦出现失代偿的情况,如出现黄疸、腹水、静脉曲张破裂出血和肝性脑病等,其生存率则出现急剧下降。在感染 HCV 20 年后,慢性丙型肝炎发生肝细胞癌(hepatocellular carcinoma,HCC)的危险性会增加至 1%~5%,发生 HCC 时,多数患者已存在肝硬化。肝硬化患者每年发生 HCC 的概率为 1%~4%。慢性丙型肝炎的进展速度在不同人群差异很大,已经公认饮酒、合并感染 HBV 或 HIV 是促进肝病进展的主要因素之一。

2. 急性丙型肝炎　急性丙型肝炎多数为无黄疸型肝炎,起病较缓慢,常无发热,仅有轻度消化道症状,伴 ALT 异常。少数为黄疸型肝炎,黄疸呈轻度或中度。急性丙肝中有 15%~40% 为急性自限性肝炎,在急性期 ALT 升高或伴血清胆红素升高,HCV RNA 阳性和抗 HCV 阳性,经 1~3 个月,ALT 恢复正常,黄疸消退,常在 ALT 恢复前 HCV RNA 阴转,抗 HCV 滴度也逐渐降低。有 60%~85% 的急性丙型肝炎患者则发展为慢性持续性感染。单一 HCV 感染极少引起重症肝炎。

3. 慢性丙型肝炎　大部分急性丙型肝炎患者在发病 6 个月后,HCV RNA 持续阳性伴 ALT 异常者,称为慢性丙型肝炎。仅少数慢性肝炎患者能自行清除病毒,大部分患者为慢性持续性感染。慢性丙型肝炎患者常表现为 ALT 反复波动,ALT 水平多在

100U/L 以内,部分患者表现为持续性 ALT 轻度升高。还有近 1/3 的慢性 HCV 感染者肝功能一直正常,抗 HCV 和 HCV RNA 持续阳性,肝活检可见慢性肝炎表现,甚至可发现肝硬化。还有一些 HCV 携带者表现为 ALT 正常,抗 HCV 阴性,而 HCV RNA 为阳性,多见于疫功能低下者、酗酒和老年患者。在我国有 1%~2% 的供血员属此种情况。肝活检仅见轻微肝脏病变,病情进展较缓慢。

4. 儿童丙型肝炎　与成人丙型肝炎相比,儿童 HCV 感染自发性 HCV 清除率较高,接近 50%,病情进展缓慢,病毒血症可持续数月至数年,而无肝炎临床表现。

5. HCV 与 HBV 重叠感染　急性 HCV 和 HBV 混合感染可见于大量输血后,患者可出现抗 HCV 和 HCV RNA 阳性,抗 HBe IgM 阳性伴低水平 HBsAg,HBeAg 和 HBV DNA 可为阴性,提示 HCV 可干扰 HBV 的复制。在我国慢性乙肝患者中,合并抗 HCV 阳性者约占 2%~5%,重叠感染可加剧肝脏损害。

6. HCV 感染的肝外表现　慢性 HCV 感染中仅少数患者可有肝外表现,其原因尚不明。主要肝外表现有冷球蛋白血症、肾小球肾炎、淋巴组织增生紊乱、斯耶格伦综合征(Sjogren's syndrome)等。

7. HCV 感染与肝细胞癌(HCC)　HCC 是慢性丙型肝炎主要的并发症之一,在美国,HCV 感染是 HCC 最常见的病因。如果慢性丙型肝炎未发展至肝硬化,则 HCC 的发生率很低。HCV 感染所致肝硬化患者每年 HCC 的发生率为 1%~2%,在日本和意大利,每年 HCC 的发生率相对较高,可达 2.6%~6.9%。在我国 HCC 患者中,抗 HCV 检出率为 10.96%~59% 不等。

8. HCV 与 HIV 重叠感染患者　HCV 与 HIV 重叠感染具有其特殊性:与 HCV 单纯感染的患者相比,疾病的进展速度加快,加速了 7 倍之多;增加了肝硬化的危险性,也缩短了发展到肝硬化的时间(感染 HCV 后 10 年内);增加了病死率;增加了从代偿期肝硬化转变为失代偿期的可能性,与 HCV 单纯感染的患者相比,其发生肝脏相关死亡的危险性增加达 5 倍之多,HCV 复制增加 8 倍。

9. 终末期肾脏疾病 HCV 感染患者　目前估计,10%~20% 的透析患者感染 HCV,但不同透析中心之间,HCV 的感染率具有很大差异。

（五）实验室检查

1. 血清生化学检测　急性丙型肝炎患者的 ALT 和 AST 水平一般较低,但也有较高者。慢性丙型肝炎患者中,约 30%ALT 水平正常,约 40%ALT 水平低于 2 倍正常值上限。虽然大多数此类患者只有轻度肝损伤,但有部分患者可发展为肝硬化。ALT 水平下降是抗病毒治疗中出现应答的重要指标之一。凝血酶原时间可作为慢性丙型肝炎患者病情进展的监测指标。

2. 血清学检查 临床上最为常用的为酶免疫分析（EIA）。抗 HCV 检测适用于高危人群筛查，也可用于 HCV 感染者的初筛。但抗 HCV 阴转与否不能作为抗病毒疗效的指标。用第三代 EIA 法检测丙型肝炎患者，其敏感度和特异度可达 99%，HCV 感染后 7~8 周抗 HCV 即可阳性。一些透析、免疫功能缺陷和自身免疫性疾病患者可出现抗 HCV 假阳性，因此，HCV RNA 检测有助于确诊这些患者是否合并感染 HCV。

3. 病毒核酸检测（Nucleic acid tests，NAT） 即 HCV RNA 检测，包括定性和定量检测方法，已成为 HCV 感染的确认试验，在暴露后 1~3 周内即可阳性，阳性结果可早于血清学检测数周。NAT 如为阳性，即可诊断为活动性 HCV 感染（即使抗 HCV 阴性）；NAT 如为阴性，一般可认为 HCV 的清除，但在少数情况下仍不能排除 HCV 活动性感染的可能性，如间歇性病毒血症和低病毒血症患者。因此，推荐在 6~12 个月后重复 NAT。在 HCV 急性感染期，在血浆或血清中的病毒基因组水平可达到 10^5~10^7 拷贝/ml。在 HCV 慢性感染者中，HCV RNA 水平在不同个体之间存在很大差异，多数在 $5×10^4$~$5×10^6$ 拷贝/ml 之间。

4. 组织学检查 肝脏组织活检所提示的肝脏纤维化及组织学上的改变是其他任何检查所不能替代的。肝活检组织学检查对慢性丙型肝炎的诊断、了解疾病进展程度、预后判断、疗效评估等均有重要意义。肝活检组织学检查最适合于：①无症状、肝功能正常、HCV RNA 阳性的患者，有助于了解有无肝组织炎症、决定是否给予抗病毒治疗；②脂肪肝和酒精性肝病与慢性丙型肝炎的鉴别；③对抗病毒治疗的组织学应答进行评估；④怀疑慢性丙型肝炎而诊断尚未明确者。

（六）诊断和鉴别诊断

丙型肝炎的诊断需综合流行病学资料、临床表现和病原学检查等，并与其他疾病鉴别。如近期有 HCV 暴露史，临床上有急性肝炎的症状、体征，ALT 升高，血清抗 HCV 阳性，血清 HCV RNA 阳性，可诊断为急性丙型肝炎；如 HCV RNA 阳性持续半年以上，并有反复 ALT 异常，可诊断为慢性丙型肝炎。

丙型肝炎需与其他病毒性肝炎、药物性肝炎、脂肪肝等相鉴别，鉴别方法主要依靠血清学、病毒学检查和组织学检查。

（七）治疗

丙型肝炎的治疗目标是清除 HCV 或长期抑制 HCV 的复制，减轻肝组织炎症反应，阻止肝硬化、肝癌的发生。通过 α 干扰素抗病毒治疗，约有 1/2 或以上的慢性丙型肝炎患者可清除 HCV。

1. 急性丙型肝炎的抗病毒治疗 对急性丙型肝炎的治疗，目前仍无一致的方案。但近年来已进行数个病例数较多的临床试验，观察治疗起始时间及疗程对疗效的影响。研究结果表明,如使用聚乙二醇干扰素 α-2b 注射剂单用,剂量为每周 1.5mg/kg,疗程 24 周,与在起病后 20 周开始治疗相比,在发病后 8 周或 12 周开始治疗可获得较高的 SVR,发病后第 8、12、20 周开始治疗的 SVR 分别为 95%、92% 和 76%。对于基因型 1 型患者,聚乙二醇干扰素 α-2b 注射剂单用的疗程需要 24 周,但对于基因型 2、3、4 型患者,8 周或 12 周疗程也可取得理想的疗效。未见聚乙二醇干扰素 α-2b 注射剂与利巴韦林联合治疗急性丙型肝炎的研究报告。

2. 慢性丙型肝炎的抗病毒治疗　普通 α 干扰素治疗的持久性病毒学应答率(SVR)仅有 13%~25%,疗效仍不理想。到 1998 年,随着利巴韦林(ribavirin,又名病毒唑)的联合应用,α 干扰素治疗慢性丙型肝炎的疗效得到显著的提高。近年来,聚乙二醇技术使 α 干扰素的药物动力学和药效学特性得到了改善,目前,有两种 PEG 干扰素用于慢性丙型肝炎的治疗:一种是聚乙二醇干扰素 α-2b 注射剂,是将 12KD 的线性的 PEG 附加在 IFNα-2b 上制成的,另一种是派罗欣(Pegasys®),它是将 40KD 支链的 PEG 耦合在 IFNα-2a 上制成的。PEG 干扰素与利巴韦林联合应用已成为慢性丙型肝炎标准的治疗方案,可使半数以上的慢性丙型肝炎患者得到治愈,对于亚洲人种,治愈率可接近 80%。

目前,直接抗病毒药物(DAAs)在多个国家已有多种药物获批上市,部分 DAAs 在我国尚处于临床试验阶段,但不久将获批应用于临床。以 DAAs 为基础的抗病毒方案在抗病毒疗效上优于干扰素联合利巴韦林的标准方案。以 DAAs 为基础的方案一般包括 1 个 DAA 联合 PR,DAAs 联合利巴韦林,以及不同 DAA 联合或复合制剂。目前,临床研究暂未有关于 DAAs 药物绝对禁忌证的报道,因此,上述 DAAs 的三种方案可以涵盖几乎所有类型的 HCV 现症感染者的治疗。这些含 DAAs 的方案尤其适用于 PR 治疗后复发或是对 PR 应答不佳的患者。初治患者也可考虑使用含 DAAs 的方案,以缩短疗程,增加耐受性,提高 SVR 率。当患者有干扰素治疗禁忌证时,可考虑使用无干扰素方案;当患者有利巴韦林禁忌证时,可考虑使用不同 DAAs 联合或复合制剂。不同类型 DAAs 有不同的联合方案,某一 DAA 与不同药物联合后适用的感染者人群受病毒基因型的影响。有的 DAAs 联合方案适用于所有基因型 HCV 感染的人群,有的仅适用于某些基因型。DAAs 的适应证同时受疾病状态与药物相对禁忌证的影响。部分 DAAs 的代谢产物对肾功能的影响暂未确定,严重肾功能受损患者的使用需慎重。DAAs 药物是否适宜在儿童中应用也暂不确定,尚需要进一步的研究数据。

(八) 预防

1. 传染源的管理　现症 HCV 感染者不能献血、捐献器官等,在未获治愈前暂不宜从事食品、餐饮、幼教、护理、外科手术等工作。

2. 切断传播途径　是目前控制 HCV 感染的最主要的措施。这些措施包括对献血员进行抗 HCV 和 HCV RNA 筛查、使用一次性注射器、制备血制品时采用严格灭活措施,对外科、妇产科、口腔科和内科所用器具、内镜采用高压灭菌或戊二醛等消毒、加强血透室管理、严格消毒制度、养成良好卫生习惯、使用避孕套等。采用上述措施后,丙型肝炎的流行率已显著下降,输血或血制品引起的传播在多数国家已得到基本控制。

3. 保护易感人群 普通免疫球蛋白制剂不含 HCV 中和抗体,因此,对预防 HCV 暴露后感染无效。HCV 疫苗的应用可能是最终控制丙型肝炎流行的根本措施,但目前尚无理想的 HCV 疫苗。

(张继明 张文宏)

第三节 肠道传播的传染性疾病

【甲型病毒性肝炎和戊型病毒性肝炎】

虽然引起甲型病毒性肝炎(hepatitis A,HA)和戊型病毒性肝炎(hepatitis E,HE)的病原不同,但两者的流行病学和临床特征非常相似,通过粪 - 口途径传播,仅引起急性病毒性肝炎,不会演变为慢性。

一、病原学

HAV 是一种单股线状正链 RNA 病毒,基因组长约 7.5kb,仅含一个读码框架,现归属于小 RNA 病毒科(family Picornaviridae)中的肝病毒属(Hepatovirus)。HAV 颗粒为球形正二十面体,直径为 27nm,无包膜结构。HEV 基因组为单股正链 RNA,全长约 7.5kb,含 3 个读码框架,现归类于戊型肝炎病毒属(Hepevirus),但该属暂不归任何科。病毒颗粒为圆球状,直径为 27~34nm,无包膜。HEV 至少可分为四个基因型。Ⅰ型多见于亚洲和非洲,Ⅱ型主要见于墨西哥和几个非洲国家。Ⅰ型和Ⅱ型又称为 H 类,即仅分离于人类。Ⅲ型分布广泛(但不包括非洲国家),多分离于急性散发病例和(或)猪,Ⅳ型分布于亚洲国家,也分离于患者和(或)猪。Ⅲ型和Ⅳ型又称为 Z 类,主要天然宿主为猪,但已从猪以外的多种动物,如鹿、驴等中分离到该毒株。因此,戊型肝炎也是一种人畜共患病。中国 HEV 病毒株主要为Ⅰ型,一部分为Ⅳ型。

二、流行病学

1. 传染源 患者和隐性感染者是 HA 和基因型Ⅰ和Ⅱ型 HE 的主要传染源。Ⅲ和

Ⅳ型 HE 的主要传染源为猪和患者,鹿、牛、鸡、羊、啮齿动物也可能是 HEV 的自然宿主,成为散发性戊型肝炎的传染源,但不易引起戊型肝炎暴发性流行。

2. 传播途径　HA 和 HE 主要传播途径均为粪 - 口途径。日常生活接触是散发性 HA 的主要传播方式,食入被 HAV 污染的水源和食物是暴发性流行的最主要传播方式,如 1988 年上海甲肝大流行就是食用了 HAV 污染的启东毛蚶引起的。与 HA 不同,人与人之间的接触不易传播 HE。

3. 易感人群　人对 HAV 普遍易感,但多发于儿童,由于抗 HAV IgG 可通过胎盘从母体传给胎儿,因此,6 个月以下的婴儿一般不发生 HAV 感染。随着年龄的增长,血清抗 HAV 抗体阳性率增加,易感性也随之下降。发达国家 HA 的发病率较低,抗 HAV IgG 抗体阳性率仅为 15%~25%,而发展中国家及经济落后国家发病率相对较高,抗 HAV IgG 抗体阳性率可达 80% 以上。HA 痊愈后可获终身免疫力。

人群也对 HEV 普遍易感,青壮年发病率高,儿童和老人发病率较低。由于 HE 愈后仅产生一定的免疫力,故可再次感染 HEV。

4. 流行特征　HA 和 HE 流行情况与社会、经济状况和卫生水平密切相关,多见于经济欠发达的国家。我国 HA 发病率呈逐年下降的趋势,2007 年发病率为 1.66/10 万,主要城市已经达到了世界卫生组织规定的低流行区水平。HA 的流行在温带地区具有季节性,我国多数地区甲型肝炎的流行以冬、春季为主,但近年来,在有些地区这种季节性已不太明显。流行形式一般为散发。戊型肝炎也有明显季节性,流行多发生于雨季或洪水后。水源和食物污染可造成 HA 和 HE 的暴发流行。

三、发病机制和病理

HAV 侵犯的主要靶器官是肝脏。一般认为,HAV 不直接引起肝细胞病变,肝脏损害是机体针对 HAV 感染肝细胞的免疫病理反应所引起的。在 HAV 感染过程中,HAV 特异的 T 细胞毒性作用、细胞因子的直接抗病毒作用以及中和抗体的产生是 HAV 清除的机制。HA 最常见和最早期的肝细胞病变为气球样变。肝组织病变进一步发展,可出现肝细胞灶性坏死与再生。重型肝炎时还可见大量肝细胞坏死。肝脏病变在黄疸消退后 1~2 个月以后才恢复正常。

目前认为,HE 肝细胞损伤也是细胞免疫反应介导的肝细胞溶解所致。戊型肝炎肝组织病理学的特点有别于其他类型的急性肝炎,几乎一半患者存在淤胆型肝炎,表现为毛细胆管内胆汁淤积、实质细胞腺体样转化,而肝细胞变性改变却不明显。另外一些患者,其肝组织的病理改变类似于其他类型的急性病毒性肝炎,主要改变是肝细胞气球样变、门脉区炎症,严重时可有小片状或大面积坏死。

四、临床表现

HAV 感染的潜伏期为 15~45 天,平均 30 天。HEV 感染的潜伏期为 2~10 周,平均 40 天。两者的临床表现类似,可表现为隐性感染、亚临床感染或临床感染,病程一般呈自限性,无慢性化。HAV 感染后病情的轻重主要与年龄有关,年龄越轻,症状相对较轻,年龄小于 1 岁和 5 岁的 HAV 感染者,无症状的比例分别为 99% 和 90%,15 岁以上的 HAV 感染者,显性感染的比例增加至 24%。儿童感染 HEV 后,多表现为亚临床型,成人则多为临床型感染。

1. 急性黄疸型 病程可分为黄疸前期(前驱期)、黄疸期和恢复期,总病程为 1~4 个月,偶有超过 6 个月者,但不会超过 1 年。多以发热起病,随后出现全身乏力、食欲缺乏、厌油、恶心、呕吐,可伴有上腹部不适、腹痛、腹泻。尿色逐渐加深,至本期末呈浓茶状。部分病例以发热、上呼吸道症状等为主要表现。少数病例有关节酸痛、皮疹、荨麻疹。可见肝脏轻度肿大,伴触痛和叩击痛,血清转氨酶显著升高。此期一般持续 3~7 天。到黄疸期,自觉症状可有所好转,发热减退,但尿色继续加深,巩膜、皮肤出现黄染,约于 2 周内达到高峰。此期一般持续 2~6 周。在恢复期,黄疸逐渐消退,症状减轻直至消失,肝、脾回缩,肝功能逐渐恢复正常。HA 患者此期持续 1~2 个月。与甲型肝炎相比,戊型肝炎易出现胆汁淤积,黄疸常在 2~6 个月后消退。

2. 急性无黄疸型 症状类似急性黄疸型肝炎的黄疸前期,但多数无发热,以乏力和消化道症状为主,无黄疸。血清转氨酶 ALT 明显升高。此型易见于 HAV 感染。

3. 亚临床型 此型较多见,症状较轻,仅有乏力、食欲减退等症状,无黄疸,可有肝肿大,血清转氨酶异常升高。

4. 隐性感染 多见于儿童,一般无症状和体征,血清转氨酶正常,但有血清抗 HAV IgM 阳转,粪便中检测出 HAV。

5. 急性重型肝炎(肝衰竭) HAV 感染者急性重型的发生率极低。但孕妇、HBsAg 携带者和老年人感染 HEV 后易发生急性重型肝炎。孕妇感染 HEV 后重症肝炎的发生率为 22.2%,而男性患者重症肝炎的发生率为 2.8%。我国曾调查 379 例孕妇 HE,妊娠早、中、晚期孕妇的病死率分别为 1.5%、8.5% 和 21%,一般为 5%~25%。此外,孕妇感染 HEV 后,常发生流产和死胎。HBsAg 携带者重叠感染 HEV 后病情也较重。印度报道,80.7% 暴发型肝炎、75.5% 亚急性肝坏死为 HBsAg 携带者重叠感染 HEV。一旦发生重型肝炎,病死率很高,如不接受肝移植手术,则很难存活。

6. 急性淤胆型 为急性黄疸型肝炎的一种特殊形式,尤其易见于 HE,表现为肝内胆汁淤积,黄疸较深,持续时间较久,而消化道症状轻肝实质损害不明显。通常在发病 3

周后黄疸达高峰,血清总胆红素一般在 171μmol/L 以上,约 2/3 的患者可达 342μmol/L 以上,直接胆红素的比例多数超过 60%,而血清转氨酶仅为轻至中度升高。多数患者有皮肤瘙痒、粪便颜色变浅、肝脏肿大。黄疸持续时间一般为 2~4 个月,1/5 的患者可超过 4 个月,预后良好。

五、实验室检查

1. 血、尿常规检查　外周血白细胞一般减少或在正常范围,可伴有轻度的淋巴细胞或单核细胞比例增高。病程早期尿中尿胆原增加,黄疸期尿胆红素及尿胆原均增加,淤胆型肝炎时尿胆红素强阳性而尿胆原可阴性。

2. 肝功能检查　以血清 ALT、AST、总胆红素水平的检测最为常用。多数患者的 ALT 在 1000IU/L 以上,不少患者的血清 ALT 水平可超过 10 000IU/L。多数显性感染者伴有血清总胆红素水平的升高。

3. 血清学检查　血清抗 HAV IgM 阳性是早期诊断 HA 最可靠的血清学标志,在病程的早期即可出现,阳性率几乎 100%,假阳性极为少见。同样,血清抗 HEV IgM 阳性也是早期诊断 HE 最可靠的血清学标志。

4. 其他检测方法　HAV 和 HEV 的抗原检测和核酸检测等,如阳性,结合临床和流行病学资料,可确诊。但这些方法一般实验室难以开展,仅限于科研目的。

六、诊断和鉴别诊断

1. 甲型肝炎诊断依据

(1)流行病学资料:起病前进食未煮熟海产品,如毛蚶等;有与 HA 患者密切接触史等,均有利于甲型肝炎的诊断。

(2)临床表现:起病急,有畏寒、发热;有恶心、呕吐等消化道症状;血清 ALT 显著升高;有黄疸、血清总胆红素升高;既往无肝炎病史等,均应首先考虑急性 HA 或 HE 的诊断。但仅从临床表现上一般很难区分 HA 和 HE。HE 的黄疸前期持续时间较长,黄疸期易出现胆汁淤积,病情较重,黄疸较深;在孕妇戊型肝炎中,肝衰竭的发病率较高,以急性肝衰竭为主,在中、轻度黄疸期即可出现肝性脑病,常发生流产和死胎,产后可导致大出血,出血后常使病情恶化,并出现多脏器功能衰竭而死亡。

(3)血清学诊断:如果血清中抗 HAV IgM 抗体阳性或抗 HEV IgM 抗体阳性,结合流行病学和临床资料,均可确诊为 HA 或 HE。

2. 鉴别诊断　应与其他病毒引起的肝炎,如急性乙型肝炎、急性丙型肝炎等相鉴别;也需与其他病因所致肝炎,包括药物性、自身免疫性等肝病鉴别。单独依靠临床表现很难鉴别,鉴别时主要依靠血清学检查。其他原因引起的黄疸,如溶血性黄疸,肝外梗阻性黄疸等,由于各有其特点,常不难加以区分。

七、预后

HA 和 HE 的病程呈自限性,一般预后良好。HA 的病死率低,一般在 0.1% 以下。50 岁以上的患者病死率为 1.8%。孕妇罹患 HA 的预后也很好,这一点与 HE 完全不同。HE 的病死率为 0.5%~4%,孕妇、慢性肝病患者、老年患者罹患 HE 时,病死率显著升高。

八、治疗

HA 或 HE 的治疗无特效药物,以卧床休息和对症治疗为主。对于较重的急性黄疸型肝炎(恶心、呕吐严重,黄疸上升较快者),可用甘利欣 150mg 加入 10% 葡萄糖液 500ml 中,静脉滴注,一日一次。同时补充足量维生素 B、C、K 等。对于急性淤疸型肝炎,上述治疗疗效差或无效时,可酌情应用小量糖皮质激素。也可辅以中药治疗。急性重型肝炎的治疗详见附文"肝衰竭诊疗指南"节。

九、预防

1. 控制传染源　应按消化道传染病隔离至病后 3 周。患者的粪便和排泄物应予以严格消毒。对生产经营食品的人员应定期检查。

2. 切断传播途径　重点搞好环境卫生,养成良好卫生习惯,加强水源保护,饮水消毒、食品卫生、食具消毒等措施。

3. 保护易感人群

(1) HA:普遍接种疫苗是降低发病率以至消灭本病的重要措施,已列入我国计划免疫。易感人群(幼儿、儿童和血清抗 -HAV IgG 阴性者)和高危人群可接种 HA 减毒活疫苗(LA-1 减毒株和 H2 减毒株)或灭活疫苗,后者包括单价疫苗,如贺福立适(进口)和孩儿来福(国产),以及双价疫苗(甲乙肝联合疫苗),如双福立适(进口)和倍儿来福(国产)等。

减毒活疫苗的免疫年龄为 18 个月龄以上的婴幼儿。免疫剂量为 106.5 TCID 50/ml,上臂三角肌皮下注射,成人的接种剂量与儿童相同,一般无需加强。抗体滴度下降者,可在 3 年后加强免疫 1 次。

灭活疫苗以贺福立适为例,儿童剂量 360EIU/ml,成人剂量 720EIU/ml,上臂三角肌肌肉内注射,于第 0、1 个月分别接种 1 剂,6 个月后再加强免疫 1 剂。灭活疫苗的特点是:①接种后抗 -HAV 阳转率为 100%,且抗体水平较高;②根据数学模型推算,

抗 -HAV 至少可持续 20 年;③接种后不会在体内复制,无"返祖"的可能性;④其保存时间较长,无需冷链条件下运输和保存;⑤价格相对较贵。

对于 HAV 暴露者,可在 HAV 暴露后 2 周内注射免疫球蛋白,保护率可达 90%。常用量为 0.02ml/kg 体重,肌肉内注射。但其免疫期限较短,一般为 3~5 个月,且价格较贵。最近,一项研究比较了在 HAV 暴露后 2 周内注射免疫球蛋白或甲型肝炎疫苗的预防效果,两者的有效率分别为 96.7% 和 95.6%,保护效果相似,因此,美国预防接种咨询委员会(Advisory Committee on Immunization Practices,ACIP)已经推荐在 HAV 暴露后 2 周内注射甲肝疫苗,以替代价格较贵的免疫球蛋白。

(2) HE:目前,HE 疫苗Ⅲ期临床试验已经完成,新近在我国已经上市并在部分高危人群中应用。

【霍乱】

1. 霍乱属于甲类传染病,是一种烈性肠道传染病,由饮生水、生食海鲜引发。

2. 发病高峰期在夏季,由霍乱弧菌所致,通常为血清型 O1 的霍乱弧菌,也有非 O1 群的 O139 弧菌。

3. 霍乱弧菌能产生霍乱毒素,造成分泌性腹泻。临床表现轻重不一,典型病例病情严重,在数小时内造成剧烈吐泻、脱水、微循环衰竭、代谢性酸中毒和急性肾衰竭等,治疗不及时将致死亡。

4. 无痛性腹泻和米泔水样粪便是霍乱的特征。及时、足量、正确地补充液体是霍乱治疗的关键。

霍乱(cholera)是由霍乱弧菌(*Vibrio cholerae*)所致的烈性肠道传染病,我国列为甲类传染病。临床表现轻重不一,典型病例病情严重,有剧烈吐泻、脱水、微循环衰竭、代谢性酸中毒和急性肾衰竭等,治疗不及时常易死亡。自 1817 年以来,已经有过 7 次世界大流行。

一、病原

霍乱弧菌有两种生物型即古典生物型(classical biotype)及埃尔托生物型(EL Tor biotype),引起的疾病过去分别称为霍乱和副霍乱,鉴于霍乱弧菌的两个生物型在形态和血清学方面几乎一样,所致感染的临床表现和防治措施也基本相同,故而统称为霍乱。

1. 形态染色 霍乱弧菌革兰染色呈阴性,菌体长 1.5~2.0μm,宽 0.3~0.4μm,弯曲如逗点状,有一根极端鞭毛,其长度为菌体的 4~5 倍。该菌运动活泼,在暗视野悬液中可见穿梭运动,粪便直接涂片检查可见呈"鱼群"样排列的弧菌。

2. 培养特性 O1 和 O139 型霍乱弧菌属兼性厌氧菌,营养要求简单,在普通培养基上生长良好,培养温度以 37℃ 为适宜,钠离子可刺激生长,最适宜 pH 为 7.2~7.4。选择性培养基 pH 常选 8.4~8.6,或 pH9.2,以抑制其他细菌生长。O1 群 /O139 型霍乱弧菌繁殖速度快,在蛋白胨水中生长迅速,初期即可显著超过大肠埃希菌。菌落形态在不同培养基上略有差别。

3. 生化反应 O1/139 型霍乱弧菌均能发酵蔗糖和甘露糖,不发酵阿拉伯糖。大多数埃尔托生物型 V-P 试验阳性,而古典型霍乱弧菌除少数外,均阴性,O139 霍乱弧菌均呈阳性。溶血性方面,古典霍乱弧菌不产生可溶性溶血素,近来的埃尔托弧菌流行株未见出现溶血者。O139 型霍乱弧菌溶血能力弱。

4. 抵抗力霍乱弧菌经干燥 2 小时或加热 55℃ 10 分钟即可死亡,煮沸立即死亡。弧菌接触 1∶5000~10 000 盐酸或硫酸,1∶2000~3000 升汞或 1∶500 000 高锰酸钾,数分钟即被杀灭,在 0.1% 含氯石灰中 10 分钟即死亡。霍乱弧菌在正常胃酸中能生存 4 分钟,在未经处理的粪便中存活数日。在蔬菜水果上能存活 7 日左右,在高盐(15% 以上)、高糖(40% 以上)或干燥食品中,存活 7~14 日。冰箱中的鲜肉、鱼虾和其他水产品上的霍乱弧菌分别存活 2~4 周、1 周和 1~3 周。

5. 抗原结构 霍乱弧菌有耐热的菌体(O)抗原和不耐热的鞭毛(H)抗原。H 抗原为霍乱弧菌属所共有;O 抗原有群特异性和型特异性两种抗原,是霍乱弧菌分群和分型的基础。

6. 分类 WHO 腹泻控制中心将霍乱弧菌分为 3 群。

(1) O1 群霍乱弧菌:包括古典生物型霍乱弧菌和埃尔托生物型。

(2) 非 O1 群霍乱弧菌:本群弧菌鞭毛抗原同 O1 群,而菌体(O)抗原则不同。依 O 抗原内不同,本群早年发现有 137 个血清型(即 O2~O138 型)。一般认为本群仅引起散发的胃肠炎性腹泻,而非霍乱。

1992 年在印度及孟加拉等地发生霍乱暴发流行,后证实流行菌不被 O1 群和非 O1 群的 137 个诊断血清所凝集。被定为 O139 型霍乱弧菌,并被认定为真正的霍乱弧菌,可能是埃尔托弧菌基因突变所形成。

(3) 不典型 O1 群霍乱弧菌:可被多价 O1 群血清所凝集,但该群菌不产生肠毒素,因此无致病性。

二、流行病学

1. 传染源 患者与带菌者是霍乱的传染源 典型患者的吐泻物含菌量甚多,每毫升粪便可含 10^7~10^9 弧菌,对疾病传播起重要作用。轻型患者及健康带菌者不易检出,两者皆为危险传染源。潜伏期带菌者尚无症状而恢复期带菌者排菌时间一般不长,所以两者作为传染源的意义乃居其次,但国内报告排菌时间可长达 4 至 6 个月者,需予注意。

2. 传播途径　本病主要借水传播,污染的食品对传播也甚重要,手及苍蝇等污染细菌后对传播疾病也起一定作用。

海洋甲壳类生物表面可黏附埃尔托弧菌,后者分泌甲壳酶,分解甲壳以供给弧菌作为营养而使之长期存活。当人群进食污染海产品后可造成霍乱感染和流行,国内生食、半生食或盐腌生食所致霍乱占饮食感染的 80%。因此,霍乱的危险因素依次为:喝生水、生食或半生食海产品、喝不卫生饮料等。

3. 人群易感性　男女老幼均对本病易感。在新感染区,成人比儿童易受感染;在老疫区,儿童发病率较成人为高,如在孟加拉国,儿童的发病率为后者的 10 倍。病后再次发生严重感染者少见。志愿者感染霍乱弧菌的实验结果表明,对第二次感染具高度抵抗力,其时间至少可维持 3 年。

流行特征:我国霍乱的流行高峰为 7~11 月份,但全年均有病例发生。本病有暴发及散发两种类型,暴发常有水型及食物型两种,散发是指数周至数月内仅少数病例发生。

O139 霍乱流行的病例无家庭聚集性,发病以成人为主(74%),男性多于女性。主要经水和食物传播,O139 霍乱弧菌在水中存活时间较 O1 群弧菌长,人群普遍易感。现有的霍乱菌苗可能对新流行株(O139)无保护作用。

三、发病机制与病理

人体对霍乱存在非特异性免疫,以抵挡霍乱弧菌等的侵入。其中胃酸起主要作用,胃大部切除后、大量饮水、过量进食均使胃酸稀释进而降低对霍乱弧菌的抵抗力。但正常人食入霍乱弧菌量超过 10^8~10^9 也可发病。霍乱弧菌通过以下致病因子致病。

1. 黏附作用　霍乱弧菌对人体的其他屏障如肠道动力、肠腔黏液、酶及胆盐等可以适应。霍乱弧菌能通过鞭毛活动、黏蛋白溶解酶、黏附素以及细菌的化学趋化作用等,使弧菌成功地黏附于肠黏膜上皮细胞表面,但不侵入细胞内,随着细菌的繁殖,肠毒素起重要的致病作用。

2. 毒素作用　霍乱弧菌存在 9 种毒素,其中霍乱肠毒素最为重要,其他还有小带联结毒素及辅助霍乱肠毒素等。

3. 定居因子　定居因子也起重要作用,包括以下几种:脂多糖(LPS)、毒素协调调解菌毛(Toxin coregulated pilus A,TcpA)、核心编码菌毛(Core encoded pilus,Cep)、鞭毛鞘蛋白、血凝素与外膜蛋白(OMP)等。

4. 其他　①霍乱弧菌分泌的神经氨酸酶可促进肠毒素与受体的结合;②血凝素的功能尚不太清楚;③霍乱弧菌可产生溶血素,除有溶血活性外,尚有细胞毒,心脏毒及致死毒作用。剧烈腹泻和呕吐，导致水和电解质大量丢失，迅速造成严重脱水，随之出现微循环衰竭以及钾、钠、钙和氯化物的丧失，可发生肌肉痉挛、低钠、低钾和低钙血症等。因肠液中大量的水、电解质、黏液和胆汁量少，吐泻物呈米泔水样。碳酸氢盐的丢失导致代谢性酸中毒。由于循环衰竭造成的肾缺血、低钾及毒素对肾脏的直接作用，可引起肾功能减退或衰竭。病理解剖可见小肠仅有轻微炎症。绒毛细胞有变形的微绒毛或无微绒毛相伴的大伪足样胞质突起，自尖端细胞表面伸入肠腔。隐窝细胞也有伪足样突起伸到隐窝腔内。上皮细胞有线粒体肿胀、嵴的消失、高尔基体泡囊数增加、内质网的扩张和囊泡形成。死亡患者的主要病理变化为严重脱水现象：尸僵出现早，皮肤干而呈发绀，皮下组织及肌肉干瘪。内脏浆膜无光泽，肠内充满米泔水样液体，胆囊内充满黏稠胆汁。心、肝、脾等脏器均见缩小。肾小球及间质的毛细管扩张，肾小管浊肿、变性及坏死。其他脏器也有出血、变性等变化。

四、临床表现

潜伏期 1~3 日，短者数小时，长者 7 日，大多急起，少数在发病前 1~2 日有头昏、疲劳、腹胀、轻度腹泻等前驱症状。古典生物型与 O139 型霍乱弧菌所致者症状较严重，埃尔托型引起的多数为轻型或无症状者。

（一）病例病程

典型病例病程分 3 期。

1. 泻吐期　绝大多数患者以急剧腹泻开始，继而出现呕吐。一般不发热，仅少数有低热。腹泻为无痛性，少数患者可因腹直肌痉挛而引起腹痛，不伴里急后重。大便开始为泥浆样或水样，带粪质；迅速变为米泔水样或无色透明水样，无粪臭，略有淡甜或鱼腥味，含大量片状黏液，少数重症患者偶有出血时，则大便呈洗肉水样，出血多可呈柏油样，出血患者以埃尔托型所致者为多。大便量多，每次可超过 1000ml，每日 10 余次，甚至难以计数。呕吐多在腹泻后出现，常为喷射性和连续性，呕吐物先为胃内容物，以后为清水样。严重者可为白色浑浊的"米泔水"样，轻者可无呕吐。本期持续数小时至 1~2 日。

2. 脱水期　由于频繁的腹泻和呕吐，大量水和电解质丧失，患者迅速出现脱水和微循环衰竭。患者神志淡漠、表情呆滞或烦躁不安，儿童可有昏迷。口渴、声嘶、呼吸增快、耳鸣、眼球下陷、面颊深凹、口唇干燥、皮肤凉、弹性消失、手指皱瘪等。肌肉痉挛多见于腓肠肌和腹直肌。腹舟状，有柔韧感。脉细速或不能触及，血压低。体表体温下降，成人肛温正常，儿童肛温多升高。此期一般为数小时至 2~3 日。

3. 恢复期　患者脱水得到及时纠正后，多数症状消失而恢复正常，腹泻次数减少甚至停止。发音恢复、皮肤湿润，尿量增加。约 1/3 患者有反应性发热，极少数患者，尤其是儿童可有高热。

（二）临床类型

根据临床表现,霍乱可分为 5 型。

1. 无症状型 感染后无任何症状,仅呈排菌状态,称接触或健康带菌者,排菌期一般为 5~10 日,个别人可迁延至数月或数年,成为慢性带菌者。

2. 轻型 患者微感不适,每日腹泻数次,大便稀薄,一般无呕吐,无脱水表现,血压、脉搏均正常,血浆相对密度在 1.026~1.030,尿量无明显减少。

3. 中型 吐泻次数较多,每日达 10~20 次。大便呈米泔水样,有一定程度的脱水。血压降低(收缩压为 90~70mmHg),脉搏细速,血浆相对密度为 1.031~1.040,24 小时尿量在 500ml 以下。

4. 重型 吐泻频繁,脱水严重,血压低,甚至不能测出,脉速弱常不能触及,血浆相对密度 >1.041,尿极少或无尿。

5. 暴发型 也称干性霍乱,甚罕见。起病急骤,不待泻吐出现,即因循环衰竭而死亡。

五、并发症

1. 肾衰竭 由于休克得不到及时纠正和低血钾所引起,表现为尿量减少和氮质血症,严重者出现尿闭,可因尿毒症而死亡。

2. 急性肺水肿 代谢性酸中毒可导致肺循环高压,后者又因补充大量不含碱的盐水而加重。

3. 其他低钾综合征、心律不齐及流产等。

六、实验室检查

（一）血液检查

血液检查红细胞和血红蛋白增高,白细胞计数 $(10~20)×10^9/L$ 或更高,中性粒细胞及单核细胞增多。血清钾、钠、氯化物和碳酸盐降低,血 pH 下降,尿素氮增加。治疗前由于细胞内钾离子外移,血清钾可在正常范围内,当酸中毒纠正后,钾离子移入细胞内而出现低钾血症。

（二）尿检查

少数患者尿中可有蛋白质、红白细胞及管型。

（三）病原菌检查

1. 常规检查

（1）粪便镜检:可见黏液和少许红、白细胞。取粪便或早期培养物涂片作革兰染色镜检,可见革兰阴性稍弯曲的弧菌,无芽孢,无荚膜。O139 群弧菌除了可产生荚膜外,其余与 O1 群弧菌同。

(2)悬滴检查:将新鲜粪便作悬滴或暗视野显微镜检,可见运动活泼呈穿梭状的弧菌。

2. 培养

(1)增菌培养:所有疑为霍乱患者的粪便,除作显微镜镜检外,均应作增菌培养。粪便留取应在使用抗菌药物之前,且应尽快送到实验室作培养。增菌培养基一般用 pH 8.4 的碱性蛋白胨水,36~37℃培养 6~8 小时后表面能形成菌膜。应进一步作分离培养、动力观察和制动试验。

(2)分离培养:常用庆大霉素琼脂平皿或碱性琼脂平板。前者为强选择性培养基,36~37℃培养 8~10 小时霍乱弧菌即可长成小菌落。采用后者则需培养 10~20 小时。选择可疑或典型菌落,用霍乱弧菌"O"抗血清作玻片凝集试验,若阳性即可出报告。近年来国外也有应用霍乱毒素基因的 DNA 探针作菌落杂交,可迅速鉴定出产毒素 O1 群霍乱弧菌。

3. 免疫学试验　制动试验取急性期患者的水样粪便或碱性胨水增菌培养 6 小时左右的表层生长物,先作暗视野显微镜镜检,观察动力。如有穿梭样运动物时,则加入 O1 群多价血清一滴,若是 O1 群霍乱弧菌,由于抗原抗体作用,则凝集成块,弧菌运动停止。如加 O1 群血清后,不能制止运动,应再用 O139 血清重复试验。

七、诊断与鉴别诊断

(一)诊断标准

诊断标准具有下列之一者,可诊断为霍乱。

1. 有腹泻症状,粪便培养霍乱弧菌阳性。

2. 霍乱流行期间,在疫区内有典型的霍乱腹泻和呕吐症状,迅速出现严重脱水、循环衰竭和肌肉痉挛者。虽然粪便培养未发现霍乱弧菌,但并无其他原因可查者。如有条件可作双份血清凝集素试验,滴度 4 倍上升者可诊断。

3. 疫源检索中发现粪便培养阳性、前 5 日内有腹泻症状者,可诊断为轻型霍乱。

(二)疑似诊断

疑似诊断具有以下之一者:

1. 具有典型霍乱症状的首发病例,病原学检查尚未肯定前。

2. 霍乱流行期间与霍乱患者有明确接触史,并发生泻吐症状,而无其他原因可查者。

疑似患者应进行隔离、消毒,作疑似霍乱的疫情报告,并每日作大便培养,若连续 2

次大便培养阴性,可作否定诊断,并作疫情订正报告。

典型霍乱的临床表现也可由非 O1 群弧菌和产生肠毒素的大肠埃希菌(ETEC)引起。前者多数患者的腹泻伴剧烈腹痛和发热;1/4 的患者粪便呈血性。大肠埃希菌引起的腹泻一般病程较短。两者与霍乱的鉴别有赖于病原学检查。霍乱应与各种细菌性食物中毒相鉴别,如金黄色葡萄球菌、变形杆菌、蜡样芽孢杆菌及副溶血弧菌引起者,各种食物中毒起病急,同食者常集体发病,常先吐后泻,排便前有阵发性腹痛,粪便常为黄色水样,偶带脓血。部分患者的粪便呈洗肉水样或痢疾样,则需与细菌性痢疾鉴别,后者多伴腹痛和里急后重,粪便量少,呈脓血样。急性砷中毒以急性胃肠炎为主要表现,粪便为黄色或灰白水样,常带血,严重者尿量减少,甚至尿闭及循环衰竭等。检查粪便或呕吐物砷含量可明确诊断。

八、治疗

治疗包括严格隔离、补液、抗菌及对症等。

(一)隔离确诊及疑诊病例

隔离确诊及疑诊病例应分别隔离,彻底消毒排泄物。患者症状消除后,粪便连续两次培养阴性方可解除隔离。

(二)补液

在霍乱治疗中,补液是首要的治疗和抢救措施。

1. 口服补液　霍乱患者口服钾盐和碳酸盐可以吸收,对葡萄糖的吸收能力也无改变,且葡萄糖可促使氯化钠和水分的吸收。因此,对轻、中型患者可予口服补液,对重症患者先予以静脉补液,待休克纠正、情况改善后,再改为口服补液。口服补液配方虽多,但均大同小异。补液加温后口服或经鼻饲管注入。在第一个 6 小时,成人口服液量为700ml/h,儿童每小时 15~25ml/kg,腹泻严重时入液量可适当增加。以后每 6 小时口服量按前一个 6 小时出液量的 1.5 倍计算,呕吐物量应计算在出液量中,呕吐并非口服补液的禁忌。碳酸氢盐可以柠檬酸盐代替,后者较为稳定,不易潮解,也有良好纠酸作用,且能促进钠离子在小肠的吸收。蔗糖代替葡萄糖也可获得满意的疗效,但蔗糖用量为葡萄糖的 1 倍。甘氨酸也能促进水和电解质的吸收,可加入口服补液中,每 1000ml 溶液含 110mmol 甘氨酸。经甘氨酸治疗的患者粪便量、腹泻日数及口服液用量均显著减少。

2. 静脉补液　通常选择与患者所失去的电解质浓度相似的 541 液,其每升含 NaCl5g,NaHCO$_3$ 4g,KCl 1g,为防低血糖,常另加 50% 葡萄糖液 20ml,配制时可用 0.9% NaCl 550ml,1.4% NaHCO$_3$ 300ml,10% KCl 10ml,10% 葡萄糖液 140ml 比例配制。

静脉输液的量与速度:24 小时的补液量依失水轻重而定,按临床分型判断:

（1）轻度失水者应以口服补液为主，若有呕吐无法口服者给予静脉补液 3000~4000ml/d，初 1~2 小时宜快速，5~10ml/min。

（2）中度失水者补液 4000~8000ml/d，最初 1~2 小时快速滴入，至血压、脉搏复常后，乃减至 5~10ml/min。

（3）重度失水者需每日补 8000~12 000ml，需二条静脉管道，先以 40~80ml/min，以后减至 20~30ml/min，待休克纠正后减速，直至脱水纠正。

儿童患者的粪便含钠量较低而含钾量较高，失水较严重，病情发展较快，易发生低血糖昏迷、脑水肿和低钾血症，故应及时纠正失水和补充钾盐。轻者 24 小时补液量为 100~150ml/kg，中、重型患儿 24 小时静脉补液各为 150~200ml/kg，200~250ml/kg，可用 541 液。婴幼儿可适当增加。最初 15 分钟内 4 岁以上儿童每分钟补液 20~30ml，婴幼儿 10ml/min。根据血浆相对密度计算，相对密度每升高 0.001 婴幼儿的补液量为每千克体重 10ml，其总量的 40% 于 30 分钟内输入，余量于 3~4 小时输完。

碱性药物的补充使代谢性酸中毒迅速得到纠正也是治疗成功的重要条件。碳酸氢钠能迅速纠正酸中毒，乳酸盐和醋酸盐则于 1~2 小时内使酸中毒徐缓得到纠正。钾盐也需及时适当补充，可由静脉或口服给予。每 1000ml 静脉补液中含 10~15mmol/L 氯化钾，口服方中每 1000ml 水中含有醋酸钾、枸橼酸钾和碳酸氢钾各 100g，成人每日 3 次，每次 10ml，儿童适当减量。

（三）抗菌治疗

抗菌药物作为液体疗法的辅助治疗，可缩短病程，减少腹泻次数。目前常用药物如下：

首选药物：①环丙沙星：成人 1000mg 口服单剂。多西环素成人每日 200mg，小儿每日 6mg/kg 分 2 次口服。②阿奇霉素：儿童 20mg/kg，口服或静脉，单剂治疗，最大 1000mg/ 剂；成人 1000mg 口服或静脉单剂治疗。四环素成人 500mg，每日 4 次，连用 3 日，儿童禁用。③红霉素：儿童 12.5mg/kg 口服，每天 4 次，治疗 3 天，最大 250mg/ 剂；成人 250mg，口服，每天 4 次，疗程 3 天。环丙沙星成人每次 250~500mg，每日 2 次口服，也可采用静脉滴注，剂量为 200mg，1 日 2 次，以上药物任选一种，连用 3 日。

次选药物：①四环素：>8 岁儿童，12.5mg/kg，口服，每天 4 次，疗程 3 天，最大 500mg/ 剂；成人 500mg，每日 4 次，疗程 3 天。复方新诺明，每片含甲氧苄啶（TMP）80mg，磺胺甲噁唑（SMZ）400mg，成人每次 2 片（即 960mg），每日 2 次。小儿每次 5mg/kg，1 日 2 次。②多西环素：>8 岁儿童，6mg/（kg·d）口服或静脉，单剂治疗；成人 300mg，口服或静脉单剂。国外对多重耐药者采用红霉素治疗，疗效可达 50% 以上，孕妇及 7 岁以下儿童也可应用。

（四）对症治疗

1. 纠正酸中毒　重型患者在输注 541 溶液的基础上尚需根据 CO_2 结合力情况,应用 5% 碳酸氢钠酌情纠酸。

2. 纠正低血钾　补液过程中出现低血钾者应静脉滴入氯化钾,浓度一般不宜超过 0.3%。轻度低血钾者可口服补钾。

3. 纠正休克和心力衰竭　少数患者经补液后血容量基本恢复,皮肤黏膜脱水表现已逐渐消失,但血压未复常者,可用地塞米松 20~40mg 或氢化可的松 100~300mg,静脉滴注,并可加用血管活性药物多巴胺和间羟胺(阿拉明)静脉滴注。如出现心衰、肺水肿,则应暂停或减慢输液速度,应用毛花苷丙(西地兰)0.4mg 或毒毛花苷 K 0.25mg 加葡萄糖 20ml,缓慢静脉注射。必要时应用呋塞米 20~40mg 静脉注射,也可应用哌替啶(杜冷丁)50mg 肌注镇静。

4. 抗肠毒素治疗　目前认为,氯丙嗪对小肠上皮细胞的腺苷酸环化酶有抑制作用,临床应用能减轻腹泻,可应用 1~2mg/kg 口服或肌注。小檗碱(黄连素)有抑制肠毒素和抗菌作用,成人每次 0.3g,每日 3 次口服。小儿 50mg/(kg·d)分 3 次口服。

九、预防

1. 控制传染源　及时检出患者,尽早予以隔离治疗,对密切接触者应严密检疫,进行粪便检查和药物治疗,粪便培养应每日 1 次,连续 2 日,第一次粪检后给予服药可减少带菌者,一般应用多西环素 200mg 顿服,次日口服 100mg。儿童每日 6mg/kg,连服 2 日。也可应用诺氟沙星,每次 200mg,每日 3 次,连服 2 日。同时,应作好国境卫生检疫和国内交通检疫,一旦发现患者或疑似患者,应立即进行隔离治疗,并对交通工具进行彻底消毒。

2. 切断传播途径　加强饮水消毒和食品管理,对患者和带菌者的排泄物进行彻底消毒。此外,应消灭苍蝇等传播媒介。

3. 提高人群免疫力　以往应用全菌死菌苗或并用霍乱肠毒素的类毒素疫苗免疫人群,由于保护率低,保护时间短,且不能防止隐性感染和带菌者,因而已不提倡应用。目前,国外应用基因工程技术制成并试用的有多种菌苗,现仍在扩大试用,目前有 60 多个国家应用。

（金嘉琳　潘孝彰）

【感染性腹泻】

感染性腹泻系指各种病原体肠道感染引起之腹泻。本文主要对除国家甲类传染病霍乱、乙类传染病痢疾、伤寒、副伤寒等病原体引起的腹泻之外的感染性腹泻作介绍,主要包括细菌、病毒、原虫等病原体引起之肠道感染。临床表现均可有腹痛、腹泻,并可有发热、恶心、呕吐等症状。感染性腹泻诊断包括临床诊断与病原学诊断;处理上应注意对轻中度脱水患者进行低渗口服补液以及对中毒脱水患者进行静脉补液,急性水样便腹泻(排除霍乱后)常规不使用抗菌药物;黏液脓血便多为侵袭性细菌感染,需用抗菌药物。

一、定义

感染性腹泻广义是指各种病原体肠道感染引起之腹泻。狭义的感染性腹泻则仅指除霍乱、痢疾、伤寒、副伤寒等病原体引起的腹泻,为《中华人民共和国传染病防治法》中规定的丙类传染病,主要包括细菌、病毒、原虫等病原体引起之肠道感染,较常见的如沙门菌肠炎、致泻性大肠杆菌肠炎、致泻性弧菌肠炎、空肠弯曲菌肠炎、小肠结肠炎耶尔森菌肠炎、轮状病毒肠炎、蓝氏贾第鞭毛虫肠炎等。临床表现均可有腹痛、腹泻,并可有发热、恶心、呕吐等症状。处理原则也相似,但不同病原体引起之腹泻,在流行病学、发病机制、临床表现及治疗上又有不同特点,最后确诊须依赖病原学检查。

二、流行病学

在 2009 年,发展中国家估计有 150 万人死于腹泻,是儿童死亡的主要原因。1 岁以下儿童腹泻的发病率和死亡率最高,此后逐步下降。在贫困的国家,儿童腹泻导致的其他直接后果包括营养不良、生长缓慢和认知发育受损。在发达国家,虽然只有少数患者会死于腹泻,但它仍然是一个重要致病因素。在贫穷落后的国家与地区,易出现水型或食物型暴发流行。弧菌属、气单胞菌属、类志贺毗邻单胞菌适合在 pH 高的沿海水域生存,由于海产品污染,相应疾病主要发生在沿海。

在季节分布上感染性腹泻全年均可发病,夏秋季节为发病、暴发与流行的高峰。但有些感染(如轮状病毒、诺如病毒所致腹泻)主要发生在冬春季节。小儿尤其是 2 岁以下的婴幼儿腹泻,夏季以产肠毒素性大肠杆菌为常见,秋冬季以轮状病毒肠炎可能性大;成人水样腹泻要考虑诺如病毒肠炎,发生在夏季则以产肠毒素性大肠杆菌肠炎的可能性较大。老年人腹泻最常见的病原为沙门菌属细菌,但艰难梭菌、大肠埃希菌 O157:H7 也不少见。

三、病原学

(一)细菌

肠道细菌感染非常普遍,发病的高峰期常在夏季。致泻性大肠杆菌是发展中国家引起腹泻的常见病原菌,致泻性大肠杆菌(diarrhoeagenic *Escherichia coli*,DEC)是细菌性腹泻的常见病原菌,它包括肠致病性大肠杆菌(EPEC)、产肠毒素大肠杆菌(ETEC)、侵袭性大肠杆菌(EIEC)、肠出血性大肠杆菌(EHEC)和肠聚集性大肠杆菌(EAEC)以及近来发现的肠产志贺样毒素且具侵袭力的大肠杆菌(ESIES)。产肠毒素大肠杆菌(ETEC)是旅行者腹泻常见病原,同时还是发展中国家婴儿和儿童腹泻的常见病原。肠致病性大肠杆菌(EPEC)则是 2 岁以下儿童与儿童慢性腹泻常见的病原,罕见于成人。肠出血性大肠杆菌(EHEC)可致血性腹泻,在发达国家较为常见,严重的出血性结肠炎中 6%~8% 发生溶血尿毒症综合征,家畜是 EHEC 的主要宿主。

弯曲杆菌属普遍存在于成人,也是发展中国家婴儿和儿童粪便中分离到的最常见细菌之一。弯曲杆菌属过去曾划归弧菌属,呈逗点状或 S 形,微需氧,革兰染色阴性。本属菌中的空肠弯曲杆菌是引起婴幼儿急性腹泻的重要病原之一。在发展中国家,无症状性感染非常普遍,这与家畜密切接触有关。可表现为水样腹泻和偶尔出现痢疾(急性血性腹泻)。弯曲杆菌在 2 岁和 2 岁以下的儿童中分离的阳性率最高。格林 - 巴利综合征是弯曲杆菌感染后发生的少见并发症。在发达国家,家禽是弯曲杆菌感染的一个重要来源。

沙门菌属的所有血清型(>2000 种)对人类均致病。婴儿和老人最易被感染。动物是沙门菌的主要宿主。表现为急性恶心、呕吐和水样或痢疾样腹泻。70% 被感染的儿童出现发热。菌血症发生率为 1%~5%,其中绝大多数出现在婴儿。

(二)病毒

轮状病毒是儿童严重脱水性胃肠炎的主要病因。在发达国家和发展中国家中,几乎所有的儿童在他们 3~5 岁时都感染过轮状病毒。在儿童中,临床发病高峰出现在 4~23 个月的年龄段,新生儿感染也很常见,但多无症状。轮状病毒感染常伴随中度以上的胃肠炎。

人类杯状病毒(HuCVs)属于杯状病毒科,包括诺如病毒和札幌病毒家族。以前分别被称为"诺沃克样病毒"和"札幌样病毒"。诺如病毒是胃肠炎暴发的最主要原因,所有年龄组均可受到感染。札幌病毒主要感染儿童。可能是继轮状病毒之后第二个最常见的致病病毒,占幼儿重症胃肠炎的 4%~19%。

腺病毒感染最常引起呼吸系统疾病。然而,由于感染病毒的血清型不同,在儿童患者中还能引起胃肠炎。

巨细胞病毒(CMV)是免疫功能缺陷患者中常见的机会感染病原体,可致严重的水样泻。

(三)寄生虫

寄生虫肠道感染中,蓝贾第鞭毛虫、小隐孢子虫、溶组织阿米巴和环孢子虫是儿童急性腹泻的最常见病因。罕见于发达国家,通常限于旅行者。蓝贾第鞭毛虫在发达国家儿童中发病率低(约2%~5%),但在发展中国家高达20%~30%。隐孢子虫和环孢子虫常见于发展中国家儿童,通常无症状,在免疫功能缺陷患者中则引起机会感染,应予以重视。

四、临床表现

仅根据临床线索通常很难确定各腹泻患者的病原体,但根据腹泻的临床特点可以获得病原体线索,为经验治疗提供依据。根据不同病原体所致感染性腹泻的潜伏期不同,有助于临床经验性判断引起腹泻的病原菌(表1-3)。

表1-3　常见病原所致感染性腹泻的潜伏期

潜伏期	常见的致病原
<6 小时	金黄色葡萄球菌和蜡样芽孢杆菌分泌的毒素
6~24 小时	产气荚膜杆菌和蜡样芽孢杆菌分泌的毒素
16~72 小时	诺如病毒,肠道产毒素大肠埃希菌,志贺菌,空肠弯曲杆菌,产志贺毒素大肠埃希菌,环孢子菌虫,隐孢子虫

通过腹泻的临床表现可以提示相关的病原体。按照疾病的缓急程度可分为急性腹泻与持续性腹泻。急性腹泻指24小时内出现3次或更多次的松散、水样腹泻;持续性腹则指腹泻持续超过14天。

按照大便性状又可分为炎症型腹泻(inflammatory diarrhea)与分泌性腹泻(secretory diarrhea)。

炎症性腹泻指病原体侵袭肠上皮细胞,引起炎症而导致的腹泻。常伴有发热,粪便多为黏液便或脓血便,镜检有较多的红白细胞,如侵袭性大肠杆菌肠炎、空肠弯曲菌肠炎等。

分泌型腹泻指病原体刺激肠上皮细胞,引起肠液分泌增多和(或)吸收障碍而导致的腹泻。患者多不伴有发热,粪便多为稀水便。镜检红白细胞不多,如肠产毒大肠杆菌肠炎、轮状病毒肠炎等。

五、诊断

(一)诊断原则

引起腹泻的病因比较复杂,除细菌、病毒、寄生虫等病原体可引起感染性腹泻外,其他因素,如饮食不当、化学药品等还可引起非感染性腹泻,故本组患者的诊断必须依据流行病学资料、临床表现和粪便常规检查来综合诊断。由于本组疾病包括范围较广,而上述资料基本相似,故病原确诊须依据从粪便检出有关病原体,或特异性核酸,或从血清中检测出特异性抗体。

（二）诊断标准

1. 流行病学资料 一年四季均可发病,一般夏秋季多发。有不洁饮食(水)和(或)与腹泻患者、腹泻动物、带菌动物接触史,或有去不发达地区旅游史。如为食物源性则常为集体发病及有共进可疑食物史。某些沙门菌(如鼠伤寒沙门菌等)、肠致病性大肠杆菌(EPEC)、A 组轮状病毒、诺如病毒和柯萨奇病毒等感染则可在婴儿室内引起暴发流行。

2. 临床表现

(1) 腹泻、大便每日≥3 次,粪便的性状异常,可为稀便、水样便,也可为黏液便、脓血便及血便,可伴有恶心、呕吐、食欲缺乏、发热、腹痛及全身不适等。病情严重者,因大量丢失水分引起脱水、电解质紊乱甚至休克。

(2) 已除外霍乱、痢疾、伤寒、副伤寒等《中华人民共和国传染病防治法》中规定的乙类传染病。

3. 实验室检查

(1) 粪便常规检查:粪便可为稀便、水样便、黏液便、血便或脓血便。镜检可有多量红白细胞,也可有少量或无细胞。

(2) 病原学检查:粪便中可检出霍乱、痢疾、伤寒、副伤寒以外的致病微生物,如肠致泻性大肠杆菌、沙门菌、轮状病毒或蓝氏贾第鞭毛虫等。或检出特异性抗原、核酸或从血清检出特异性抗体。

临床诊断:具备 2.(1),2.(2) 及 3.(1)者,流行病学史供参考。

病原确诊:临床诊断加 3.(2)。

六、治疗

（一）补液治疗

1. 口服补液治疗 轻中度脱水可以采用,口服补液疗法(ORT)指口服液体,以防止或纠正腹泻导致的脱水。ORT 是急性胃肠炎有效的和成本效益比最高的标准治疗方法。口服补液溶液(ORS)是为 ORT 特别研制的液体。近年来,世界卫生组织推荐低渗 ORS,即将钠浓度降到 75mmoL/L、葡萄糖浓度降低到 75mmol/L、总的渗透压降低至 245mOsm/L 的"低渗" ORS(hypoosmolarity ORS)配方有助于缩短腹泻持续时间,减少大便的量以及减少静脉补液。WHO 和联合国儿童基金会(UNICEF)在 2005 年联合发表了新修订的腹泻管理推荐指南,该指南得到美国国际开发署和全世界许多专家的协助支持。新指南推荐使用"低渗"ORS 配方取代以前的 ORS 配方，并且强调所有患儿在腹泻发生时及早补充锌。

这种低渗透压的 ORS 现已供全球使用。低渗性 WHO-ORS 也被推荐用于治疗成人和儿童霍乱。但是，对于有低血容量性休克或肠梗阻的儿童，ORT 是禁忌的。对于无法耐受口服 ORS 的儿童（有持续性呕吐），可通过放置鼻胃管给予 ORS。全球 ORS 普及率仍低于 50%，因此，必须努力提高其普及率。

2. 静脉补液治疗　轻至中度脱水一般不需静脉补液治疗。如果有持续性呕吐，患者（儿童或成人）将无法口服 ORS，而可能需要静脉补液。重度脱水的补液可参考霍乱章节。但需要注意到用 5% 葡萄糖和 1/4 张生理盐水来治疗因感染性腹泻导致严重脱水的患者是不安全的。细菌感染（霍乱，产肠毒素大肠杆菌）常导致钠从粪便大量丢失（60~110mmol/L），从而出现重度脱水。1/4 张生理盐水溶液含有钠 38.5mmol/L，这无助于平衡钠的丢失。因此，静脉补充 5% 葡萄糖和 1/4 张生理盐水会导致严重的低钠血症、抽搐和意识丧失。建议使用乳酸林格氏液，只有当缺少乳酸林格氏液时，才使用 5% 葡萄糖和 1/2 张标准生理盐水。

（二）病原治疗

1. 治疗原则　①儿童急性水样便腹泻在排除霍乱后，多为病毒性或产肠毒素性细菌感染，常规不使用抗菌药物，针对引起腹泻的病原体只有在必要时给予相应的抗微生物治疗，如黏液脓血便多为侵袭性细菌感染，须用抗菌药物；②成人患者存在持续的志贺菌、沙门菌、弯曲杆菌属或者寄生虫感染可给予抗菌药物治疗；③感染发生在老年人、免疫功能低下者和抵抗力下降者、败血症或体内有假体移植物（如人工心脏瓣膜、人工关节等）的患者应予以抗菌药物治疗；④中/重度的旅行者腹泻或伴有发热和（或）血便的腹泻可给予短程抗菌药物治疗；⑤应用抗菌药物前应首先行粪便标本的细菌培养和病原体检测，以便依据分离出的病原体及药物敏感试验结果选用和调整抗菌药物。

2. 药物选择　对于治疗多种常见细菌性感染，阿奇霉素的推荐剂量为 250mg 或 500mg，每日 1 次，连用 3~5 天。对于儿童，阿奇霉素剂量范围（取决于体重）每公斤体重每天 5~20mg，每日 1 次，连用 3~5 天。在成人患者中，喹诺酮类药物首选（次选复方新诺明）。对于喹诺酮类耐药的弯曲菌，阿奇霉素是恰当的治疗药物。治疗阿米巴病最好采取序贯疗法，在使用甲硝唑之后服用二氯尼特，以祛除甲硝唑治疗后残留的包囊。病毒感染通常不需使用抗菌药物。

（三）营养治疗

腹泻患者多有营养障碍，如病情允许，应继续进食（喂养）适宜的食物。在口服补液或静脉补液开始后 4 小时内应恢复进食。除特殊年龄外，应该给予：与年龄匹配的饮食，无论 ORT 使用的是何种液体；婴幼儿需要给予母乳喂养或人工喂养，母乳喂养儿继续母乳喂养，小于 6 个月的人工喂养患儿可继续喂配方乳；少吃多餐（6 餐／天），优先进食热量和微量元素丰富的食物（谷类、肉类、水果和蔬菜），尽可能增加热量摄入；对于儿童患者，大于 6 个月的患儿可继续食用已经习惯的日常食物，如粥、面条、稀饭、蛋、鱼沫、肉末、新鲜果汁，鼓励患儿进食，如进食量少，可增加喂养餐次。避免给患儿喂食含粗纤维的蔬菜和水果以及高糖食物。病毒性肠炎常有继发性双糖酶（主要是乳糖酶）缺乏，对疑似病例可暂时给予改为低（去）乳糖配方奶，时间 1~2 周，腹泻好转后转为原有喂养方式。避免罐装果汁，灌装果汁往往是高渗性的，会加重腹泻。

对于少数重症病例，不能耐受口服营养物质、伴有重度营养不良及低蛋白血症者，可以考虑静脉营养。对于急性腹泻病患儿能进食后即予以补锌治疗，大于 6 个月的患儿，每天补充含元素锌 20mg，小于 6 个月的患儿，每天补充元素锌 10mg，共 10~14 天。元素锌 20mg 相当于硫酸锌 100mg，或葡萄糖酸锌 140mg。

（四）其他治疗方法

有助于改善腹泻病情、缩短病程的其他治疗方法包括：

1. 应用肠黏膜保护剂　如蒙脱石散，可以减轻水样腹泻的症状，并对侵袭性炎症腹泻有保护肠道黏膜的作用。

2. 应用微生态疗法　给予益生菌如双歧杆菌、乳酸杆菌等；益生菌是特殊的活的微生物，如乳酸杆菌 GG（ATCC 53103），已证明对人体健康有益。临床对照研究及 Meta 分析支持使用特定的益生菌菌株和产物治疗和预防婴幼儿轮状病毒感染性腹泻。然而，所有的疗效都是菌株特异性的，而且每一种菌株都还需要在临床研究中验证。一种菌株有治疗效果并不能推断其类似物也有效。

3. 应用抗动力药与抗分泌药物　用于分泌性腹泻，多用于轻、中度的旅行者腹泻（无侵袭性腹泻的临床症状）。因其抑制肠道蠕动并有轻度的抑制分泌的特性，应避免用于血性或疑似炎性腹泻。发热与明显腹痛是炎性腹泻的特征，应该避免使用抗动力药。抑制分泌药，如次水杨酸铋能减少儿童粪便排出量或减轻旅行者腹泻患者的腹泻、恶心、腹痛等症状。消旋卡多曲是一种脑啡肽酶抑制剂（非阿片制剂），具有抑制分泌的活性。目前已证实对于小儿腹泻有效，但对于成人霍乱却无效。

七、预防

应以切断传播途径为主，同时加强对传染源的管理，采取综合性预防措施，对重点人群、集体单位及临时性大型工地应特别注意预防暴发和流行。

（张文宏）

第四节 虫(蚊)媒或动物源性传染病

【疟疾】

疟疾(malaria)俗称"打摆子",是由疟原虫经按蚊叮咬传播的传染病。临床上以周期性定时发作的寒战、高热、出汗退热以及贫血和脾大为特点。因原虫株、感染程度、免疫状况和机体反应性等差异,临床症状和发作规律表现不一。

疟疾是一种古老的疾病,远在公元 2000 年前《黄帝内经·素问》中即有《疟论篇》和《刺论篇》等专篇论述疟疾的病因、症状和疗法,并从发作规律上分为"日作"、"间日作"与"三日作"。然而,直到 1880 年法国人 Laveran 在疟疾患者血液中发现疟原虫;1897 年英国人 Ross 发现蚊虫与传播疟疾的关系,它的真正病因才弄清楚。

疟疾广泛流行于世界各地,据世界卫生组织统计,目前仍有 92 个国家和地区处于高度和中度流行,每年发患者数为 1.5 亿,死于疟疾者愈 200 万人。新中国成立前,我国疟疾连年流行,尤其南方,由于流行猖獗,病死率很高。新中国成立后,全国建立了疟疾防治机构,广泛开展了疟疾的防治和科研工作,疟疾的发病率已显著下降。

一、病原学

寄生于人体的疟原虫有四种:间日疟原虫(*P. vivax*)、恶性疟原虫(*P. falciparum*)、三日疟原虫(*P. malariae*)和卵形疟原虫(*P. ovale*)。在我国,前两种最为常见,三日疟原虫多见于受血患者,卵形疟仅发现几例。各种脊椎动物(主要是禽类、鼠和猿猴类)的疟原虫有 100 多种,仅灵长类的疟原虫偶可感染人。

疟原虫的发育过程分两个阶段,即在人体内进行无性增殖(裂体增殖)和在蚊体内进行有性增殖与孢子增殖。四种疟原虫的生活史基本相同(图 1-3)。

(一)疟原虫在人体内的发育增殖

疟原虫在人体内发育增殖分为两个时期,即寄生于肝细胞内的红细胞外期和寄生于红细胞内的红细胞内期。

1. 红细胞外期(exoerythrocytic stage) 当受染的雌性按蚊吮吸人血时,疟原虫子孢子随蚊唾液进入人体血循环,约半小时全部侵入肝细胞,速发型子孢子即进行裂体增殖,迟发型子孢子则进入休眠状态。在肝细胞内裂体增殖的疟原虫,经过 5~40 天发育成熟,胀破肝细胞逸出成千上万的裂殖子(merozoite)进入血流。进入血流的裂殖子部

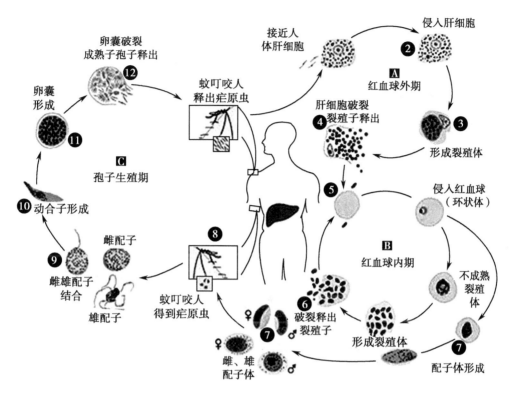

图 1-3　疟原虫的生活史

分被吞噬细胞吞噬杀灭,部分侵入红细胞并在其内发育增殖,称为红细胞内期。迟发型子孢子经过休眠后,在肝细胞内增殖,释放裂殖子入血,即造成疟疾的复发。恶性疟疾无复发,是由于恶性疟原虫子孢子无休眠期。

2. 红细胞内期(erythrocytic stage)　裂殖子侵入红细胞内,初期似戒指状,红色的核点,蓝色环状的胞浆,称为环状体即小滋养体。环状体发育长大,胞膜可伸出不规则的伪足,以摄取噬血红蛋白,此为阿米巴滋养体或大滋养体。未被利用的血红蛋白分解成正铁血红素颗粒蓄积在原浆内呈棕褐色,称为疟色素(malaria pigment)。大滋养体继续发育,其核与原浆进行分裂,形成裂殖体(schizont)。不同种的疟原虫其裂殖体中裂殖子的数目也不一样,一般间日疟成熟后裂殖子数为 12~24 个,恶性疟为 18~36 个,三日疟和卵形疟为 6~12 个。成熟的裂殖体破裂,裂殖子逸出,一部分再侵入正常红细胞,一部分被吞噬细胞吞噬。释出的疟色素也被吞噬。

经过细胞内 3~5 次裂体增殖后,部分进入红细胞的裂殖子在红细胞内不再进行无性分裂,而逐渐发育成为雌或雄配子体。配子体在人体内可生存 2~3 个月,此期间如被雌性按蚊吸入胃内,则在蚊体内进行有性增殖。

（二）疟原虫在蚊体内的发育

雌性按蚊叮咬疟原虫受染患者，雌、雄配子体进入蚊胃内，雄配子体的胞核很快分裂，并由胞浆向外伸出 4~8 条鞭毛状细丝，碰到雌配子体即进入，雌雄配子结合成为圆形的合子（zygote）。合子很快变成能蠕动的合子（ookinete）。它穿过胃壁，在胃壁外弹力纤维膜下发育成囊合子（oocyst），囊内核和胞浆进行孢子增殖。孢子囊成熟，内含上万个子孢子，囊破裂子孢子逸出，并进入唾液腺，待此按蚊叮人时子孢子即随唾液进入人体。

二、流行病学

（一）传染源

疟疾患者及带虫者是疟疾的传染源。且只有末梢血中存在成熟的雌雄配子体时才具传染性。配子体在末梢血液中的出现时间、存在时间及人群的配子体携带率，随虫种不同而异。如间日疟在无性体出现 2~3 天之后出现配子体；而恶性疟则在无性体出现 7~10 天后。复发者出现症状时血中即有成熟的配子体。疟区的轻症患者及带虫者，没有明显临床症状，血中也有配子体，这类人员也可成为传染源。

传染期：间日疟 1~3 年；恶性疟 1 年以内；三日疟 3 年以上，偶达数十年；卵形疟 2~5 年。

猴疟偶可感染人类，成为动物传染源。

（二）传播途径

疟疾的自然传播媒介是按蚊。按蚊的种类很多，可传播人疟的有 60 余种。据其吸血习性、数量、寿命及对疟原虫的感受性，我国公认中华按蚊、巴拉巴按蚊、麦赛按蚊、雷氏按蚊、微小按蚊、日月潭按蚊及萨氏按蚊 7 种为主要传疟媒介按蚊。人被有传染性的雌性按蚊叮咬后即可受染。

输入带疟原虫的血液或使用含疟原虫的血液污染的注射器也可传播疟疾。罕见通过胎盘感染胎儿。

（三）人群易感性

人对疟疾普遍易感。多次发作或重复感染后，再发症状轻微或无症状，表明感染后可产生一定免疫力。高疟区新生儿可从母体获得保护性 IgG，但疟疾的免疫不但具有种和株的特异性，而且还有各发育期的特异性。其抗原性还可连续变异，致宿主不能将疟原虫完全清除。原虫持续存在，免疫反应也不断发生，这种情况称带虫免疫（premunition）或伴随免疫。

人群发病率因流行程度及机体状况而不同。在高疟区成人发病率较低，儿童和外来人口发病率较高。婴儿血中胎儿血红蛋白不适于疟原虫发育,故先天疟疾和婴儿疟疾少见。某些先天性因素,如地中海贫血、卵形红细胞血症、G-6-P 脱氢酶缺乏者等对疟原虫有抗性。血型因素,东非人为 Duffy 血型,西非人则多为 FyFy 型,Duffy 血型抗原为间日疟原虫的入侵受体,所以西非黑人对间日疟不易感,而东非间日疟一直流行。此外,营养好的儿童发生重症疟疾者较瘦弱者多。

(四)流行特征

疟疾分布广泛,北纬 60° 至南纬 30° 之间,海拔 2771 米高至海平面以下 396 米广大区域均有疟疾发生。我国除青藏高原外,遍及全国。一般北纬 32° 以北(长江以北)为低疟区;北纬 25°~32° 间(长江以南,中国台北地区、桂林,昆明连线以北)为中疟区;北纬25° 以南为高疟区。但实际北方有高疟区,南方也有低疟区。间日疟分布最广;恶性疟次之,以云贵、两广及海南为主;三日疟散在发生。

本病流行受温度、湿度、雨量以及按蚊生长繁殖情况的影响,温度高于 30℃低于16℃则不利于疟原虫在蚊体内发育。适宜的温度、湿度和雨量利于按蚊滋生。因此,北方疟疾有明显季节性,而南方常终年流行。疟疾通常呈地区性流行。然而,战争、灾荒、易感人群介入或新虫株导入,可造成大流行。

三、发病机制与病理

(一)发病机制

疟疾是由疟原虫引起的疾病。由于被寄生的肝细胞周围没有明显炎症反应,推测红外期不引起宿主临床症状。从疟疾症状发作与疟原虫红内期成熟时间一致情况看,认为是疟原虫在红细胞内摄噬血红蛋白产生代谢产物及疟色素,当裂殖体成熟后胀破红细胞,随同裂殖子一起进入血流,作用于体温调节中枢引起发热及其他有关症状。不同种的原虫裂体增殖时间不一致,因而临床发作周期也不一致,一般间日疟和卵形疟为隔日一次,三日疟隔两天一次,恶性疟由于原虫发育不整齐,遂使发作不规律,且恶性疟原虫的红细胞内期裂体增殖多在内脏微血管内进行,易致内脏损害。

疟疾的发作还与原虫的数量有关,导致发热所需每毫升血内最低原虫数目称为发热阈值。间日疟为 10~500 只 /ml,恶性疟为 500~1300 只 /ml,三日疟 140 只 /ml。变化幅度与个体的耐受力与免疫力有关。

新近研究认为,子孢子侵入肝细胞是由子孢子内的分泌物而启动,是与肝细胞膜的位点特异黏附、主动入侵的过程。裂殖子侵入红细胞也是在特异受体介导下完成。体液和细胞免疫均参与清除疟原虫。尤其是巨噬细胞在疟原虫诱导下产生肿瘤坏死因子(TNF),TNF 增强巨噬细胞活性,促使疟原虫被吞噬并释放活性氧,活性氧再杀灭疟原虫。另一方面,TNF及活性氧又引起机体组织器官的损伤和典型的临床症状。

关于凶险型疟疾的发病机制,过去提出的栓塞说、炎症说、DIC说均属推测。近年来的深入研究认为是寄生疟原虫的RBC与宿主、内脏血管内皮细胞特异黏附导致微血管床阻塞、组织缺氧以及免疫活性细胞释放的TNF等细胞活素、活性氧共同作用,造成组织器官严重的病理损害。

(二) 病理

疟疾的病理变化主要由单核巨噬细胞增生所致。在脾内大量吞噬细胞吞噬含原虫的红细胞及被原虫破坏的红细胞碎片与疟色素,因而患者脾肿大,肿大的脾脏质硬、包膜厚;切面充血,马氏小体不明显。显微镜下可见大量含疟原虫的红细胞及疟色素;反复发作者网状组织纤维化,因而病愈后脾肿不能缩小。肝脏轻度肿大,肝细胞混浊肿胀与变性,小叶中心区尤甚。Kupffer细胞大量增生,内含疟原虫及疟色素。高疟区患者脾脏巨大,血清IgM及疟疾抗体升高,但其疟原虫数不多,抗疟治疗有效,称此为热带巨脾综合征(tropical splenomegaly syndrome)。可能是与遗传有关的异常免疫反应。

贫血:疟原虫破坏红细胞因虫种差异及疟原虫侵犯红细胞的类型不一而不同。恶性疟原虫繁殖迅速,且侵犯不同年龄的红细胞,所以短期内即有10%的红细胞破坏,因而贫血发生早而显著。间日疟常侵犯网织红细胞,受染红细胞不超过2%,故贫血较轻。三日疟原虫侵犯衰老的红细胞,破坏不超过1%,贫血常不显著。事实上红细胞破坏的数量往往几倍于受染红细胞数,这可能是疟原虫的抗原成分沾染了正常红细胞,而导致机体免疫识别有关。恶性疟疾时红细胞大量破坏,发生DIC,可出现溶血性黄疸。

凶险发作可致脑组织充血、水肿;大脑白质内散在出血点、充血;软脑膜显著充血水肿,重者沟回变浅。显微镜下毛细血管充血,内含大量染疟原虫的红细胞及不含虫而聚集的红细胞。还可见环形出血灶、Durcl肉芽肿、局灶性脱髓鞘和退行性病变。其他器官如骨髓、肾、胃肠、肺、心、肾上腺等也有不同程度的吞噬细胞增生,并可见吞噬有含疟原虫的红细胞和疟色素,毛细血管内有含疟原虫的红细胞,甚者微血管阻塞,内皮脱落、变性坏死等。

四、临床表现

从人体感染疟原虫到发病(口腔温度超过37.8℃),称潜伏期。潜伏期包括整个红外期和红内期的第一个繁殖周期。一般间日疟、卵形疟14天,恶性疟12天,三日疟30天。感染原虫量、株的不一,人体免疫力的差异,感染方式的不同均可造成不同的潜伏期。温带地区有所谓长潜伏期虫株,可长达8~14个月。输血感染潜伏期7~10天。胎传疟疾,潜伏期就更短。有一定免疫力的人或服过预防药的人,潜伏期可延长。

（一）间日疟（tertian malaria）

多急起,复发者尤然。初次感染者常有前驱症状,如乏力、倦怠、打呵欠;头痛,四肢酸痛;食欲缺乏,腹部不适或腹泻;不规则低热。一般持续2~3天,长者一周。随后转为典型发作。分为三期。

1. 发冷期 骤感畏寒,先为四肢末端发凉,继而觉背部、全身发冷。皮肤起鸡皮疙瘩,口唇,指甲发绀,颜面苍白,全身肌肉关节酸痛。进而全身发抖,牙齿打战,有的人盖几床被子不能制止,持续约10分钟,乃至1小时许,寒战自然停止,体温上升。此期患者常有重病感。

2. 发热期 冷感消失以后,面色转红,发绀消失,体温迅速上升,通常发冷越显著,则体温就愈高,可达40℃以上。高热患者痛苦难忍,有的辗转不安,呻吟不止;有的谵妄,摸空,甚至抽搐或不省人事;有的剧烈头痛,顽固呕吐;患者面赤,气促,结膜充血;皮灼热而干燥;脉洪而速;尿短而色深。多诉说心悸,口渴,欲冷饮。持续2~6小时,个别达10余小时。发作数次后唇、鼻常见疱疹。

3. 出汗期 高热后期,颜面手心微汗,随后遍及全身,大汗淋漓,衣服湿透,约2~3小时体温降低,可至35.5℃。患者感觉舒适,但十分困倦,常安然入睡。一觉醒来,精神轻快,食欲恢复,又可照常工作。此刻进入间歇期。

整个发作过程约6~12小时,典型者间歇48小时又重复上述过程。一般发作5~10次,因体内产生免疫力而自然终止。

多数病例早期发热不规律,可能是血内有几批先后发育成熟的疟原虫所致。部分患者在几次发作后,由于某些批的疟原虫被自然淘汰而变得同步。

数次发作以后患者常有体弱,贫血,肝脾肿大。发作次数愈多,脾大,贫血愈显著。由于免疫力的差异或治疗的不彻底,有的患者可成慢性。

（二）三日疟（quartan malaria）

发作与间日疟相似,但为三日发作一次,发作多在早晨,持续4~6小时。脾大贫血较轻,但复发率高,且常有蛋白尿,尤其儿童感染,可形成疟疾肾病。三日疟易混合感染,此刻病情重很难自愈。

（三）卵形疟（ovale malaria）

与间日疟相似,我国仅云南及海南有个例报道。

（四）恶性疟（subtertian malaria）

起病缓急不一,临床表现多变,其特点:①起病后多数仅有冷感而无寒战;②体温高,热型不规则。初起经常呈间歇发热,或不规则,后期持续高热,长达20余小时,甚至一次刚结束,接着另一次又发作,不能完全退热;③退热出汗不明显或不出汗;④脾大、贫血严重;⑤可致凶险发作;⑥前驱期血中即可检出疟原虫;无复发。

（五）凶险型疟疾

88.3%~100% 由恶性疟原虫引起,偶可因间日疟或三日疟发生。在暴发流行时 5 岁以下的幼儿、外来无免疫力的人群其发生率可呈 20 倍的增长;即便当地人群,治疗不及时也可发生。临床上可观察患者原虫数量作为监测项目,若厚片每视野达 300~500 个原虫,就可能发生;如每视野 600 个以上则极易发生。临床上主要有下列几种类型。

1. 脑型 最常见。其特点:①常在一般寒热发作 2~5 天后出现,少数突然晕倒起病;②剧烈头痛,恶心呕吐;③意识障碍,可烦躁不安,进而嗜睡,昏迷;④抽搐,半数患者可发生,儿童更多;⑤如治疗不及时,发展成脑水肿,致呼吸、循环或肾衰竭;⑥查体有脾大,2/3 的患者在出现昏迷时肝脾已肿大;贫血、黄疸、皮肤出血点均可见;神经系统检查,脑膜刺激征阳性,可出现病理反射;⑦实验室检查:血涂片可查见疟原虫。腰椎穿刺脑脊液压力增高,细胞数常在 50 个 /μm 以下,以淋巴细胞为主;生化检查正常。

2. 胃肠型 除发冷发热外,尚有恶心呕吐、腹痛腹泻,泻水样便或血便,可似痢疾伴里急后重。有的仅有剧烈腹痛,而无腹泻,常被误为急腹症。吐泻重者可发生休克、肾衰而死。

3. 过高热型 疟疾发作时,体温迅速上升达 42℃或更高。患者气迫,谵妄,抽搐,昏迷,常于数小时后死亡。

4. 黑尿热 是一种急性血管内溶血,并引起血中血红蛋白骤增超过肾阈和溶血性黄疸,重者发生急性肾功能不全。其原因可能是奎宁、伯氨喹宁类抗疟药杀死大量疟原虫产生的代谢产物所引起变态反应、自身免疫反应,还可能与 G-6-PD 缺乏有关。临床上以骤起寒战高热、腰痛、酱油色尿、排尿刺痛感以及严重贫血、黄疸,蛋白尿,管型尿为特点。本病地理分布与恶性疟疾一致,国内除西南和沿海个别地区外,其他地区少见。

（六）其他疟疾

1. 输血疟疾 潜伏期 7~10 日,临床症状与蚊传者相似。只有红细胞内期,故治疗后无复发。

2. 婴幼儿疟疾 临床多不典型,或低热,或弛张热,或高热稽留,或不发热。热前常无寒战,退热也无大汗。多有吐泻、抽搐或微循环障碍。病死率高。检查有脾大、贫血、血中有大量疟原虫。

3. 孕妇疟疾 易致流产、早产、死产,即便生下婴儿也可患先天疟疾,成活率极低,所以妊娠疟疾应及时治疗。

（七）再燃和复发

疟疾发作数次后,由于机体产生的免疫力或经彻底治疗而停止发作,血中原虫也被彻底消灭,但迟发型子孢子经过一段休眠期的原虫增殖后再入血流并侵入红细胞,引起发作,称为复发。而复发主要见于间日疟和三日疟。再燃指经治疗后临床症状受到控制,但血中仍有疟原虫残存,当抵抗力下降时,疟原虫裂体增殖临床症状出现。再燃多在初发后3个月内。间日疟复发多在一年内;三日疟在二年内,个别达几十年还可复发。

五、实验室检查

1. 血象　在多次发作后患者的红细胞和血红蛋白下降,恶性疟尤重;白细胞总数初发时可稍增,后正常或稍低,白细胞分类单核细胞常增多,并见吞噬有疟色素颗粒。

2. 疟原虫检查

（1）血液涂片（薄片或厚片）:染色查疟原虫。并可鉴别疟原虫种类。

（2）骨髓涂片:染色查疟原虫,阳性率较血片高。

3. 血清学检查　疟疾抗体一般在感染后2~3周出现,4~8周达高峰,以后逐渐下降。现已应用的有间接免疫荧光、间接血凝与酶联免疫吸附试验等,阳性率可达90%,一般用于流行病学调查。

六、诊断

（一）流行病学

有在疟疾流行区居住或旅行史,近年有疟疾发作史或近期曾接受过输血的发热患者都应被怀疑。

（二）具周期性寒战、发热、出汗等典型临床表现的可作初步诊断

不规律发热,而伴脾、肝大及贫血,应想到疟疾的可能。凶险型多发生在流行期中,多急起,高热寒战,昏迷与抽搐等。流行区婴幼儿突然高热、寒战、昏迷,也应考虑本病。

（三）实验室检查

主要是查找疟原虫,通常找到即可确诊。血涂片找疟原虫应当在寒战发作时采血,此时原虫数多、易找。需要时应多次重复查找。并一定要做厚血片检验。如临床高度怀疑而血片多次阴性,可做骨髓穿刺涂片查找疟原虫。

（四）治疗性诊断

临床表现疑及疟疾,但经多次检查未找到疟原虫。可试用杀灭红内期原虫的药物（如氯喹）,治疗48小时发热控制者,可能为疟疾。但注意耐氯喹虫株。

七、鉴别诊断

（一）一般非典型疟疾应与下列疾病相鉴别

1. 败血症　疟疾急起高热,热型呈稽留或弛张者,类似败血症。但败血症全身中毒

症状重;有局灶性炎症或转移性化脓病灶;白细胞总数及中性粒细胞增高;血培养可有病原菌生长。

2. 钩端螺旋体病 本病流行多在秋收季节,与参加秋收接触疫水有密切关系。临床典型症状"寒热酸痛一身乏,眼红腿痛淋巴大"可供鉴别。

3. 丝虫病 急性丝虫病有时需与疟疾鉴别,鉴别主要依据离心性淋巴管炎,血片中找到微丝蚴。

4. 伤寒、副伤寒 一般起病不急,持续高热,常无寒战及大汗,有听力减退,相对缓脉,玫瑰疹,白细胞减少,嗜酸性粒细胞消失,肥达氏反应阳性,血或骨髓培养阳性等特点,不难鉴别。

5. 急性血吸虫病 来自流行区,近期接触过疫水,有皮疹,嗜酸性粒细胞明显增高,血吸虫皮试阳性,大便孵化阳性,即可确诊为血吸虫病。

6. 其他 如粟粒性结核、胆道感染引起的长程发热也要注意鉴别。

(二)脑型疟疾

本病发生易与流行性乙型脑炎、中毒性痢疾、中暑相混淆。通常要仔细反复查找疟原虫。中毒性痢疾还应做粪常规培养。一时弄不清可先用抗疟药治疗以等待结果。

黑尿热应与急性溶血性贫血鉴别,如胡豆黄、阵发性血红蛋白尿。

八、治疗

(一)间日疟、三日疟和卵形疟治疗

成人氯喹总量 1.2~1.5g,3 日分服(第 1 日 0.6g,第 2、3 日各 0.3 或 0.45g),加伯氨喹 90~180mg,4~8 日分服(每日 22.5mg)。

(二)恶性疟治疗

1. 对氯喹未产生抗性地区的恶性疟治疗 成人氯喹总量 1.2~1.5g,3 日分服(第 1 日 0.6g,第 2、3 日各 0.3 或 0.45g),联合伯氨喹 67.5mg,3 日分服(每日 22.5mg)。

2. 对氯喹产生抗性地区的恶性疟治疗 任选以下方案之一:

哌喹 1.5g,3 日分服,联合伯氨喹 45mg 或 67.5mg,2 日或 3 日分服;

咯萘啶 1.2g 联合磺胺多辛 1.0g,2 日分服,联合伯氨喹 45mg 或 67.5mg,2 日或 3 日分服;

咯萘啶 0.8~1.0g 联合磺胺多辛 1.0~1.5g 加乙胺嘧啶 50~75mg,均 2 日分服;

青蒿琥酯钠 600mg,5 日分服(第 1 日 100mg×2 次,第 2~5 日每日 50mg×2 次),联合伯氨喹 67.5mg,3 日分服(以上均为成人量)。

九、预防

要控制和预防疟疾,必须认真贯彻预防为主的卫生工作方针。进入疟区前,应及时做好流行病学调查,针对疟疾流行的三个基本环节,采取综合性防治措施。

(一)管理传染源

及时发现疟疾患者,并进行登记、管理和追踪观察。对现症者要尽快控制,并予根治。对带虫者进行休止期治疗或抗复发治疗,通常在春季或流行高峰前一个月进行。

(二)切断传播途径

在有蚊季节正确使用蚊帐,户外作业时使用防蚊剂及防蚊设备。灭蚊措施除大面积应用灭蚊剂外,最重要的是消除积水、根除蚊子孳生场所。

(三)保护易感者

进入疟区,特别是流行季节,在高疟区必须服药预防。一般自进入疟区前 2 周开始服药,持续到离开疟区 6~8 周。在高度流行区,对儿童、工地民工、疫点居民和流动人口,在流行季节成人用乙胺嘧啶 50mg 联合伯氨喹 22.5mg 顿服,孕妇改用氯喹或哌喹 0.3g 顿服,均每 10 日一次。在氯喹抗性地区用哌喹 0.6g,或磺胺多辛 500mg 联合乙胺嘧啶 37.5mg,均每 10 日一次,首次连服 2 日。

(陈明泉)

【流行性乙型脑炎】

流行性乙型脑炎(epidemic encephalitis B,简称乙脑),由乙脑病毒所致的中枢神经系统感染,该病经蚊传播,流行于夏秋季,主要分布于亚洲和东南亚地区。临床上起病急,有发热及不同程度中枢神经系统症状。重型患者病后常留有后遗症。此病首先在日本发现,故又名"日本脑炎"。在广泛接种乙脑疫苗后,发病率明显下降。

一、病原

乙脑病毒属披盖病毒科中黄病毒属,为 B 组虫媒病毒,呈球形,直径 30nm,含单股正链 RNA,长约 11kb。RNA 基因组编码单个多肽,裂解产生衣壳蛋白(C)、膜蛋白(M)和包膜蛋白(E),以及 7 个非结构蛋白(NSI、2A、2B、3、4A、4Band5)。E 蛋白是主要的免疫原,在受感染的神经细胞膜上表达,被认为是细胞受体的结合蛋白,介导病毒侵入细胞。乙脑病毒与圣路易斯、Murry Valley、西尼罗脑炎病毒和登革热病毒的抗原间有相关性。

乙脑病毒具有较强嗜神经性,对温度、乙醚、酸等都很敏感,能在乳鼠脑组织内传代,在鸡胚、猴、肾及 Hela 细胞中可以生长并复制,适宜在蚊内繁殖的温度为 25~30℃。

二、流行病学

(一)传染源

猪为主要传染源。每年大批新生仔猪在流行季节被蚊虫叮咬后,乙脑病毒的感染率近乎 100%。感染率依次为马、牛、羊、狗。猫、鸡、鸭、鹅等也可感染。猪的感染高峰期比人类流行高峰早 1~2 个月。人感染后仅有短暂的病毒血症和低滴度的病毒载量,因此不是主要传染源。

(二)传播途径

三带喙库蚊传播乙脑病毒的能力最强,伊蚊和按蚊也能传播本病。已从 10 种库蚊、4 种按蚊和 3 种 mansonia 蚊体内分离出乙脑病毒。病毒在蚊肠道细胞繁殖 5 万 ~10 万倍后移行至唾液腺。蚊感染后 10~12 日能传播乙脑病毒,并可经卵传代越冬,是乙脑病毒的长期储存宿主,自羽化幼蚊中可分离出病毒。此外,受感染的候鸟、蝙蝠也是乙脑病毒越冬宿主。人与人之间传播未见报道,但有实验室感染病例发生。

(三)流行特征

乙脑分布在以亚洲为主的东南亚地区,如日本、中国、朝鲜、越南、缅甸、印度、马来西亚、菲律宾等国家及太平洋一些岛屿。20 世纪末,澳大利亚及其他国家也出现乙脑暴发流行。热带地区全年散发,亚洲温带和热带北部地区呈季节性传播。我国流行季节是 7~9 月。影响流行的因素有人群免疫水平、蚊虫密度、降雨量及季节消长情况。我国自乙脑疫苗接种纳入计划免疫后,大部分地区已不再出现大流行,散发病例也大幅度减少,从复旦大学附属儿科医院近 40 年来收治乙脑的情况看出乙脑发病的变化:1965—1972 年 733 例,1985—1992 年 172 例,1995—2002 年 51 例。当人群免疫水平降低时,又可发生暴发流行,2003 年在广东、广西等局部地区又发生乙脑小流行,应予以重视。

(四)易感性

流行地区主要感染对象是 10 岁以下儿童,以 2~6 岁发病最高,母体抗体对小婴儿有一定的保护作用。病后 1 周血清中出现特异性抗体,有持久免疫力。流行区血清流行病学研究显示成人几乎均接触过乙脑病毒,每年有近 10% 的易感人群被感染。

三、发病机制和病理

带乙脑病毒的蚊虫叮咬人体后,病毒在局部和淋巴结繁殖,经过短暂的病毒血症后病毒侵入中枢神经系统,哺乳动物研究显示神经细胞存在特异受体。该受体介导病毒进入细胞内,在神经细胞内病毒主要在粗面内质网和高尔基体内复制和成熟,最终导致细胞破坏。

发病与否取决于病毒的数量、毒力和机体的免疫力。绝大多数呈隐性感染。当病毒数量多、毒力强、机体免疫力不足时发生感染。有时只形成短暂病毒血症,不进入中枢神经系统,但可获终身免疫。体液免疫和细胞免疫均参与免疫反应。原发感染后,7天内血清和脑脊液中可检出 IgM 抗体。乙脑病毒激发单核细胞及星状细胞产生大量 TNF,后者参与炎症过程,如脱髓鞘、神经胶质细胞坏死等。

乙脑病毒主要累及丘脑、中脑、大脑皮层和小脑。脑实质基本病变为:①血管内皮细胞损害,血管周围套式细胞浸润;②神经细胞变性、坏死,形成大小不等的软化灶,伴单核细胞浸润;③局部胶质细胞增生,形成胶质小结。

乙脑病毒可通过胎盘感染胎儿,造成流产或死产。

四、临床表现

潜伏期通常为 5~15 日,可长至 14 天。大多呈隐性感染或轻症,仅少数出现中枢神经系统症状。典型患者病程分为 4 个阶段。

(一)初热期

病初 3 日,为病毒血症期。有发热、神萎、食欲缺乏、轻度嗜睡及头痛。体温持续在 39℃左右。此时常无明显神经系统症状,易误诊为上呼吸道感染。

(二)极期

病程 3~10 日,体温持续上升达 40℃以上并持续不退直至极期结束。全身症状加重,出现明显神经系统症状及体征。意识障碍加重,渐转入昏迷,并出现惊厥。严重者惊厥可反复发作,出现肢体强直性瘫痪,昏迷加重,深浅反射均消失,颈强直等脑膜刺激症状明显。也可出现锥体束症状及四肢不自主运动。患者有不同程度脑水肿和颅内高压。颅内压轻度增高的表现为:①面色苍白、剧烈头痛、频繁呕吐、血压升高、惊厥、脉搏先加速后减慢;②早期神志可清楚,但表情淡漠,或出现烦躁及谵妄;③呼吸加快。重度脑水肿表现为:①反复或持续惊厥、肌张力增高、体温升高;②呈浅昏迷或深昏迷;③瞳孔大小不等或对光反应迟钝;④呼吸节律改变,进展至中枢性呼吸衰竭,甚至发生脑疝。

(三)恢复期

极期过后即进入恢复期。体温下降,昏迷者经短期的精神呆滞或淡漠后而渐清醒。神经系统体征逐渐改善或消失。可表现为:①中枢性发热,低温持续不退 2 周以上;②神经系统功能紊乱,如多汗、失眠等;③神志呆滞、反应迟钝,部分记忆力丧失、精神及行为异常;④肢体强直性瘫痪或有癫痫样发作。半年后,上述症状仍不能恢复者称为后遗症。

（四）后遗症

5%~20% 患者有不同程度后遗症，主要为意识异常、智力障碍、痴呆、癫痫样发作及肢体强直性瘫痪等。国外有发生灰髓炎样弛缓性瘫痪的报道。

根据病情轻重，乙脑可分为四型：

1. 轻型　神志清，体温 38~39℃，嗜睡、轻度颈强直及脑膜刺激症状，一般无惊厥。病程 1 周，无后遗症。

2. 普通型　体温 39~40℃，昏睡、头痛、呕吐，出现浅昏迷。脑膜刺激症状明显，深浅反射消失，有 1 次或数次短暂惊厥。病程约 10~14 日，无或有轻度恢复期神经精神症状，一般无后遗症。

3. 重型　体温持续在 40℃或更高，出现不同程度昏迷，反复或持续惊厥。病程在 2 周以上。部分患者留有不同程度后遗症。

4. 极重型　初热期体温迅速上升达 40.5~41℃或更高，伴反复发作并难以控制的持续惊厥。于 1~2 日内转入深昏迷，肢体强直，有重度脑水肿的表现，发生中枢性呼吸衰竭或脑疝。病死率高，存活者均有严重后遗症。

少数极重型患者可出现循环衰竭，其原因是延髓血管舒缩中枢严重病变或因乙脑病毒引起心肌炎心功能不全所致。

乙脑患者临床表现以轻型和普通型为多，约占 2/3。

五、诊断

主要依靠流行病学资料、临床表现和实验室检查。

（一）流行病学资料

本病多见于 7~9 月份蚊季，易感者以 10 岁以下儿童为多。

（二）主要症状和体征

起病急，有发热、头痛、呕吐、嗜睡等表现。重症患者有惊厥及昏迷，颈强直及脑膜刺激症状阳性。

（三）实验室检查

1. 血象　白细胞总数 $(10~20)\times10^9$/L，儿童可达 40×10^9/L。病初中性粒细胞可高达 80% 以上，1~2 日后，淋巴细胞占优势。部分患者血象始终正常。

2. 脑脊液　呈无色透明，压力增高，白细胞计数 $(50~500)\times10^6$/L，个别高达 1000×10^6/L。病初 1~2 日以中性粒细胞为主，以后则单核细胞增多。蛋白质轻度增高，糖及氯化物正常。极少数患者脑脊液常规和生化均正常。

3. 影像学检查　CT 在丘脑、基底节、中脑、脑桥和延髓可见低密度影，一些恢复期儿童出现皮层萎缩。MRI 显示神经系统病变比 CT 更敏感,T2 加权影像在丘脑、大脑和小脑显示广泛增强影。

4. 脑电图　呈非特异性及弥漫性改变。

5. 血清学检查　特异性抗体检测方法常用。酶联免疫法在脑脊液或血中检测 IgM。特异性 IgM 抗体测定:乙脑病毒 IgM 抗体在感染后 4~7 天出现,2~3 周达高峰。IgM 抗体捕获酶联免疫法(MAC ELISA)的敏感性和特异性均高达 95%,单一脑脊液或血清标本阳性即可诊断,是目前最常用的早期诊断检测方法。由此改良的方法还有 IgM 捕获斑点酶免疫测定法(Mac DOT),不需要特殊的技术和设备,因此适合基层医院,其他还有抗体捕获放射免疫试验(ACRIA)及抗生物素免疫斑点法等。血凝抑制试验、补体结合试验、中和试验和间接荧光抗体试验均需间隔 14 天的配对血清检测,抗体 4 倍以上升高可确诊。但是,乙脑病毒与黄病毒属中其他病毒有交叉抗体反应,如登革热、黄热病和西尼罗病毒。免疫荧光法检测发现急性期交叉反应率 4%~10%,恢复期 IgG 抗体交叉反应率 16%~71%。由此产生的血清学诊断问题主要见于同时有数种黄病毒流行的地区。

6. 抗原检测　采用反向被动血凝、免疫荧光、多克隆或单克隆金葡菌凝集试验及单克隆抗体/免疫金/银染色(M-IGSS,用于检测单核细胞和脑脊液)等方法。

7. 病毒分离　乙脑病毒主要存在于脑组织中,血及脑脊液不易分离出病毒。

8. 核酸　用 RT-PCR 方法可检测脑脊液病毒。

六、鉴别诊断

(一)中毒性菌痢

与乙脑季节相同,多见于夏秋季。起病也急骤,数小时内出现高热、惊厥、昏迷、休克、甚至呼吸衰竭。一般不出现颈强直及脑膜刺激症状。用生理盐水灌肠,粪便有黏、脓、血,镜检和粪便培养可明确诊断。特殊情况下可进行腰椎穿刺取脑脊液检查,中毒性菌痢脑脊液无变化。

(二)化脓性脑膜炎

多发生在冬、春季,脑脊液混浊,其中白细胞可数以万计,中性粒细胞在 80% 以上,糖及氯化物量均减低,蛋白质升高。脑脊液涂片及培养有细菌生长。

(三)其他病毒所致脑炎

1. 腮腺炎脑炎　在病毒性脑炎中较常见,好发于冬、春季,大多有腮腺炎接触史或腮腺肿大。血清及脑脊液腮腺炎病毒抗体升高。

2. 肠道病毒脑膜脑炎　埃可或柯萨奇病毒所致脑膜脑炎一般发生在上呼吸道炎后,

婴幼儿可发生在腹泻后。临床症状较轻,无明显脑水肿及惊厥等症状,恢复快。

3. 单纯疱疹病毒脑炎　病情重,发展迅速,常有额叶及颞叶受损的症状,CT 或 MRI 常显示该二叶受损病灶,脑电图显示局限性慢波。脑脊液疱疹病毒抗体升高。

4. 其他相似症状的病　蛛网膜下腔出血、脑出血、在疟疾流行区的脑型疟疾等,如在夏季发生,也应与乙脑鉴别。

七、预后

重型及极重型乙脑由于重度脑水肿、中枢性呼吸衰竭及脑疝等后遗症发生率高。病死率仍在 10% 左右。

八、治疗

(一) 急性期治疗

1. 一般治疗　保证足够的营养。高热、惊厥者易有脱水,应静脉补液,补液量根据有无呕吐及进食情况而定,成人一般每日 1500~2000ml,小儿每日 50~80ml/kg。昏迷者用鼻饲,注意口腔卫生。观察患者精神、意识、呼吸、脉搏、血压及瞳孔变化等。

2. 对症治疗

(1) 高热:高热可加快脑代谢、增加脑血流量,促进脑水肿形成即颅内高压,应采用药物及物理降温,使体温保持在 38℃ 左右,室温应维持在 25℃ 以下。

(2) 控制颅内压:保持 15°~30° 半卧体位,利于脑脊液引流和脑静脉回流,降低颅内压,改善脑灌注压;高热、疼痛、惊厥等均会导致颅内压升高,除控制体温外,还需应用镇静剂,积极控制惊厥,中重度昏迷者需控制液体输入量。降颅内压的方法有:①机械通气的患者可采用过度通气,降低二氧化碳使脑血管收缩从而降低颅内压。过度通气对紧急降低颅内压有一定作用,但持续过度通气可导致脑灌注减少、气道气压伤和低血压。②甘露醇,是最常用的药物,快速输注甘露醇对降低颅内压十分有效,但是作用持续时间短。③呋塞米,其作用是干扰脑脊液形成和远端肾小管水排泌。单独使用时降低颅内压作用缓慢,但联合甘露醇使用,可使颅内压快速降低且持续时间较长。④巴比妥钠,在其他治疗无效时应用,持续静脉给予与硫喷妥钠一样可通过降低脑血流和脑代谢而降低颅内压,同时还有镇静作用。但有低血压等副作用,因此不作为首选。

(3) 惊厥:用止痉剂,如地西泮、水合氯醛、苯巴比妥(鲁米那)、阿米妥钠等,并对发生惊厥的原因采取相应的措施:①因脑水肿所致者,应以脱水剂治疗为主,可用 20% 甘露醇(0.5~1g/kg)30 分钟内静脉滴完,必要时 4~6 小时重复使用,同时可合用呋塞米(速尿)、肾上腺皮质激素等,以防止应用脱水剂后的反跳;②因气道分泌物堵塞致脑细胞缺氧者,应吸痰、保持呼吸道通畅,必要时气管插管或切开;③儿童因高热所致惊厥,应迅速降温。

(4)呼吸障碍和呼吸衰竭:深昏迷患者喉部痰液增多影响呼吸时,应加强吸痰。出现中枢性呼吸衰竭应立即气管插管或气管切开,机械呼吸。

(5)循环衰竭:如为心源性心力衰竭,应用强心药物如毛花苷(西地兰)及洋地黄类。如因高热、昏迷、脱水过多,造成血容量不足而致循环衰竭,则应以扩容为主。

(6)其他:无特异的抗病毒治疗药物,病初可用广谱抗病毒药如利巴韦林静脉滴注。α干扰素有增强机体细胞抗病毒的能力,但一项随机双盲安慰剂对照临床试验未证实其有效。尽管肾上腺皮质激素有抗炎、退热、降低毛细血管通透性、保护血脑屏障、减低脑水肿、抑制免疫复合物形成、并有保护细胞溶酶体膜等作用,但双盲试验也未证实有效,因此,目前在临床被经验性使用,重症患者可早期短程应用,一般不超过3~5日。

(7)中医中药治疗:醒脑静有苏醒作用,可每隔2~4小时静脉推注一次。

(二)恢复期及后遗症治疗

康复治疗的重点在于功能锻炼,可用理疗、体疗、中药、针灸、按摩、推拿等。

九、预防

(一)人群免疫

接种乙脑疫苗是保护易感人群的有效措施。初次免疫年龄为8月龄,基础免疫:乙脑灭活疫苗需接种2次,每剂间隔7~10日;减毒活疫苗接种1次。加强免疫:分别在18~24月龄和6岁时各接种1剂。保护率为70%~90%。疫苗接种的反应很少,可有注射处红肿及发热。

(二)灭蚊

为预防乙脑的主要措施。要消除蚊虫的孳生地,喷药灭蚊能起到有效作用,可杀灭蚊虫、孑孓及虫卵。使用蚊帐、蚊香,搽用防蚊剂等防蚊措施易被广泛采用。

(三)动物宿主的管理

猪是乙脑传播的主要动物。在乡村及饲养场要做好环境卫生。有条件者最好对母猪进行免疫接种,以控制猪感染乙脑病毒,可有效地降低局部地区人群乙脑发病率。

【登革热】

登革热(dengue fever)是由登革病毒(dengue virus)经蚊媒传播引起的急性传染病。主要表现为高热、头痛、肌肉、骨关节剧烈酸痛、皮疹、淋巴结肿大、白细胞减少等,病死率低;严重者出现休克、出血或多脏器功能损伤等,病死率高,是东南亚儿童住院和死亡的主要原因之一。

一、病原学

登革病毒属于黄病毒科黄病毒属(flavivrus),为有包膜的、单股正链 RNA 病毒,呈哑铃形、杆状或球形,球形直径 50nm。迄今,登革病毒可分 4 个血清型,DENV 3 型毒力最强,2 型和 4 型次之,1 型最弱。各型之间、与其他黄病毒属的病毒之间有交叉反应。

登革病毒不耐热,50℃ 30 分钟或 100℃ 2 分钟均可灭活;但耐干燥和低温。登革病毒对酸、脂肪溶剂媒、洗涤剂敏感,易被乙醚、0.65% 甲醛、紫外线照射灭活。

二、流行病学

(一)传染源

患者和隐性感染者为主要传染源。患者从发病前 1 日至发病后 3 日内传染性最强。少数患者在热退后第 3 日还可从血液中分离到病毒,表明仍有传染性。同时,登革病毒感染的非人灵长类动物以及带毒的媒介伊蚊也是传染源。

(二)传播媒介

蚊虫是本病的主要传播媒介,其中,伊蚊是传播登革病毒的主要蚊种,包括埃及伊蚊和白纹伊蚊。埃及伊蚊分布范围较窄,主要在东南亚和我国南方沿海地区,如海南、广东、广西等省,其中以海南省分布最广。白纹伊蚊分布较广,尤以长江以南地区为普遍。伊蚊受染后终身有传染性。

(三)易感性

人群普遍易感,但感染后仅有部分人发病。登革病毒感染后,人体可对同型病毒产生持久免疫力,但对异型病毒感染不能形成有效保护,若再次感染异型或多个不同血清型病毒,机体可能发生免疫反应,从而导致严重的临床表现。

(四)流行特征

本病呈世界性分布,尤其在热带和亚热带地区。东南亚地区好发,其次是北非、非洲赤道地区、南非北部等。我国各省均有输入病例报告,广东、云南、福建、浙江、海南等南方省份可引发本地登革热流行,主要发生在夏秋季,居家待业和离退休人员较多。

三、发病机制和病理

登革热的发病机制迄今尚未完全阐明。登革病毒通过伊蚊叮咬进入人体后,在单

核 - 巨噬细胞系统增殖达一定数量后进入血循环,形成第一次病毒血症。继而再侵入单核 - 巨噬细胞和淋巴组织中,复制后再释入血液,形成第二次病毒血症。登革病毒与血液中已存在的抗登革病毒抗体结合形成免疫复合物,并激活补体系统,引起血管通透性增加、血浆外渗,血液浓缩。同时,病毒可抑制骨髓,使血小板和白细胞减少,发生出血倾向。

登革热患者肝、肾、心和脑均有退行性变。心内膜、心包、胸膜、腹膜、胃肠黏膜、肌肉、皮肤及中枢神经系统有不同程度的出血。皮疹中小血管内皮肿胀、血管周围水肿及单核细胞浸润。瘀斑中广泛血管外溢血。

登革出血热的主要病变为全身血管损害引起的血管扩张、充血,导致出血和血浆外渗。

四、临床表现

潜伏期 2~15 日,平均 6 日左右,其长短与侵入的病毒量有一定关系。登革病毒感染可表现为无症状隐性感染、非重症感染及重症感染等。登革热是一种全身性疾病,临床表现复杂多样。典型的登革热病程分为三期,即急性发热期、极期和恢复期。根据病情严重程度,可将登革热感染分为普通登革热和重症登革热两种临床类型。

(一) 发热期

典型病例常见的症状有:

1. 发热　起病突然,体温达 39℃以上,持续 2~7 日,然后突然降至正常,热型不规则,部分病例于病程的第3~5日体温降至正常,1日后又再升高,呈双峰热型或马鞍热型。儿童起病缓慢,热度也较低。发热时伴有头痛、背痛和肌肉关节疼痛(故曾有"断骨热"之称),眼眶痛和眼球后痛(眼球转动时尤甚)等全身症状。颜面和眼结膜常显著充血,颈及上胸皮肤潮红。发热期可出现相对缓脉,严重者疲乏无力,呈衰竭状态。

2. 皮疹　于发病后2~5日出现,初见于掌心、脚底或躯干及腹部,渐次延及颈和四肢,部分患者也见于面部。可为斑丘疹、麻疹样皮疹、猩红热样皮疹、红斑疹,压之褪色,稍有瘙痒,偶有奇痒。也有在发热最后 1 日或在热退后,于脚、腿背后、踝部、手腕背面、腋窝等处出现细小瘀斑,1~3 日内消退,短暂遗留棕色斑。皮疹持续3~4日,一般与体温同时消退,但也有体温下降后皮疹反见明显者。退疹后无脱屑、色素沉着。

3. 出血　于发热后 5~8 日,25%~50% 病例可出现不同部位、不同程度的出血。如鼻出血、皮肤瘀点、胃肠道出血、咯血、血尿、阴道出血等。

4. 淋巴结肿大　全身淋巴结可有轻度肿大,伴轻触痛。

5. 其他　可有肝大,脾大不常见。

在发热期,患者若有腹痛或腹部压痛、持续呕吐、体液积聚、黏膜出血、昏睡、烦躁不安、肝增大 2cm 以上,红细胞比容增高而血小板减少等预警指标,提示向重症登革热发展。

(二)极期

在病程 3~7 天,体温下降至 37.5~38℃或以下,毛细血管通透性增加同时伴有红细胞比容增高,血浆渗漏,白细胞进行性下降伴血小板减少。血浆渗漏持续 24~48 小时,伴胸腹腔积液。同时可伴有:

1. 休克 在病程 4~5 天,一般持续 12~24 小时,患者烦躁不安,昏睡、四肢厥冷,脸色苍白,皮肤出现花纹,体温下降,呼吸快而不规则,脉搏细弱,脉压进行性缩小,血压下降甚至测不出。发生代谢性酸中毒、DIC。病程中还可出现脑水肿,偶有昏迷。若不及时抢救,4~10 小时死亡。

2. 出血 出血倾向严重,有鼻出血、皮肤出现大批瘀斑,呕血、便血、咯血、血尿、阴道出血,甚至颅内出血等。常有两个以上器官出血,出血量大于 100ml。此时,血白细胞可升高。

3. 多脏器功能受损 因血流灌注不足,可出现多脏器损伤。但有些患者无明显血浆渗漏和休克,也可出现重症肝炎、脑炎、心肌炎或严重出血。患者常因病情发展迅速和中枢性呼吸衰竭以及出血性休克而死亡。

患者若热退后无毛细血管通透性增加及血浆渗漏,则为非重症登革热,进入恢复期。也有部分患者无体温下降,就出现血浆渗漏,进入极期,全血细胞计数的改变有助于判断是否有血浆渗漏。

(三)恢复期

在病程 5~7 天,在极期后的 48~72 小时出现。患者开始食欲恢复、胃肠道症状有改善、血流动力学稳定,出现多尿。一些患者也会出现皮肤瘙痒、心动过缓。病后患者常感虚弱无力和抑郁,完全恢复常需数周。

多数患者表现为普通登革热,少数患者发展为重症登革热,个别患者仅有发热期和恢复期。

重症登革热的预警指征:

1. 高危人群

(1)二次感染患者。

(2)伴有糖尿病、高血压、冠心病、肝硬化、消化性溃疡、哮喘、慢阻肺、慢性肾功能不全等基础疾病者。

(3)老人或婴幼儿。

（4）肥胖或严重营养不良者。

（5）孕妇。

2. 临床指征

（1）退热后病情恶化。

（2）腹部剧痛。

（3）持续呕吐。

（4）血浆渗漏表现。

（5）嗜睡，烦躁。

（6）明显出血倾向。

（7）肝大 >2cm。

（8）少尿。

3. 实验室指征

（1）血小板快速下降。

（2）HCT 升高。

五、并发症

可出现中毒性肝炎、心肌炎、输液过量、电解质及酸碱失衡、二重感染、急性血管内溶血等。

六、实验室检查

（一）一般检查

登革热患者白细胞总数下降，伴中性粒细胞减少，有核左移现象，可见少量异常淋巴细胞，血小板减少。重症登革热患者白细胞总数正常或增多，一般在 $10×10^9$/L，高者可达 $(20~40)×10^9$/L，血小板减少。

尿检可有少量白细胞、红细胞、蛋白和管型等。

（二）病毒分离

取患者急性期（病程 1~3 日）的血清接种于 C6/C36 白纹伊蚊传代细胞中，进行病毒分离，阳性率高达 60%~80%。

（三）血清免疫学检查

包括补体结合试验、中和试验及血凝抑制试验等，其中血凝抑制试验的灵敏性较高，而中和试验最具特异性。血凝抑制试验单份血清效价 >1280 或双份血清效价递增 4 倍以上可确诊。国内常用 ELLISA 方法检测特异性 IgM 抗体。

（四）PCR 方法

目前,可用荧光定量 PCR 方法检测登革病毒 RNA,具有特异性高,敏感性强、检测时间短等优点。

（五）其他

可有出凝血、肝功能异常等。

七、诊断与鉴别诊断

根据流行病学、临床表现、实验室检查等进行综合分析作出诊断。凡在流行区或到过流行区,在流行季节有突然起病,发热,剧烈肌肉、骨关节痛,颜面潮红,相对缓脉,浅表淋巴结肿大,热后 2 日出现皮疹、白细胞和血小板减少等症状者,应考虑为登革热。病毒分离和血清学检测为确诊的依据。

登革热需与流行性感冒、黄热病、钩端螺旋体病、斑疹伤寒、疟疾、伤寒、药疹等相鉴别。登革出血热需与流行性出血热、脑膜炎双球菌败血症等鉴别。鉴别主要依赖于病毒分离和血清学检查。

八、预后

登革热为一自限性疾病,预后良好,非重症患者病死率低于 1%。重症登革热有较高的病死率,尤其是出现休克者,病死率可高达 10%~40%;如休克或出血处理得当,则病死率可降至 5%~10%。

九、治疗

登革热主要采用综合治疗措施,无特效疗法。急性期患者宜卧床休息,恢复期时不宜过早活动,饮食以流质或半流质为宜,食物应富于营养并容易消化。高热患者以物理降温为主,解热镇痛药宜慎用。高热不退和中毒症状严重者,可短期适量使用肾上腺皮质激素或加用亚冬眠疗法。也可酌情静脉输液,每日 1000~1500ml,但需注意防止脑水肿。重症登革热有休克、出血等严重症状,需积极处理。休克者应及时补充血容量,可选用右旋糖酐 40、平衡盐液等,必要时可输用血浆或加用血管活性药物等。大出血患者应输新鲜血液、血小板等。上消化道出血者,可用奥美拉唑、维生素 K_1 等止血治疗。有脑水肿者可用 20% 甘露醇和地塞米松等静脉滴注。

十、预防

灭蚊、防蚊是预防登革热的主要措施。

对可疑患者应进行医学观察。患者应隔离在有纱窗纱门的病室内,隔离时间不少于5日。

(黄玉仙)

【寨卡病毒病】

寨卡病毒病并非新发传染病。而是一种长期被忽略的症状轻微的热带病。寨卡病毒(Zika virus)与它同类的黄热病毒以及登革热病毒相比长期不被重视,即使是感染病专科医生也对此甚为陌生。此次寨卡病毒在巴西流行并可能导致严重神经系统不良后果,引发了全球的关注。正确对待该病毒感染引起的相关疾病并把握其流行趋势对本病的诊治与防控具有重要意义。

一、寨卡病毒是长期被忽略的黄病毒科病毒

寨卡病毒病并非新发传染病,寨卡病毒是 1947 年在非洲乌干达寨卡森林(Zika forest)的恒河猴中被英国科学家分离到,1952 年在乌干达和坦桑尼亚联合共和国的人体中分离到并被确认。寨卡病毒在当地的非洲伊蚊体内也被发现,从而确立了传播该病毒的媒介昆虫。

寨卡病毒属于黄病毒科病毒,黄病毒科(*Flaviviridae*)是一大群具有包膜的单正链 RNA 病毒。这类病毒通常通过吸血的节肢动物(蚊、蜱、白蛉等)传播,故过去曾归类为虫媒病毒(arbovirus)B 组。该病毒的自然宿主是人类和其他哺乳动物,主要通过节肢动物(主要通过蜱与蚊)传播。黄病毒科(*Flaviviridae*)的命名来自于黄热(yellow fever)病,*flavus* 在拉丁文中乃是黄色之意,与最初黄热病(属于黄病毒科黄病毒属)引起的黄疸症状有关。目前已知黄病毒科包括 3 个病毒属,即黄病毒属(*flavivirus*)、瘟病毒属(*pestivirus*)和丙型肝炎病毒属(*hepacivirus*),共有 60 多种病毒。黄病毒属包括黄热病毒、西尼罗病毒、登革热以及寨卡病毒。

寨卡病毒属黄病毒科黄病毒属,为单股正链 RNA 病毒,直径 40nm,有包膜,包含 10 794 个核苷酸,编码 3419 个氨基酸。根据基因型别分为非洲型和亚洲型,本次巴西流行的为亚洲型。从病毒的基因分型来看,非洲散发病例与亚太以及南美的基因型不同,前者属于非洲型,亚太与美洲流行的病毒基因型为亚洲型。提示病毒进化可能与该病的迅速传播与暴发有关。在巴西一例寨卡病毒感染孕妇引产的胎内发育迟缓症婴儿中分离到了寨卡病毒,目前已经完成全基因测序,发现有多个位点的变异。这些证据提示病毒离开非洲后经历了一系列的病毒进化,流行程度的增高可能与病毒变异有关,当然也可能与宿主以及媒介昆虫的聚集度有关。

黄热病、登革热早已经在全球流行,寨卡病毒病则长期以来因症状轻微、诊断困难不被重视且报道不多。直至 2007 年,寨卡病毒在西太平洋的雅浦群岛上暴发,70% 的居民受到感染,随后疫情蔓延至太平洋的其他岛屿。2014 年,寨卡病毒在法属波西尼西亚暴发,最终约有 3.2 万感染案例。此后,快速传播到南美洲、中美洲、墨西哥和加勒比海地区。当前寨卡病毒进入巴西是该病实现全球流行的重要标志。

二、与小头症高发相关是被忽略的传染病引发全球关注的主要原因

从历史上来寨卡病毒病多分布在非洲以及亚洲狭窄的赤道区域,症状比较温和。普通人群中 80% 的感染者无临床症状,其余 20% 的感染者也仅出现轻度的发热、皮疹、关节疼痛和结膜炎等表现。但自 2007 年以来,寨卡病毒首次跨越地理分布范围传播至太平洋岛国。2013 年至 2014 年,其他太平洋岛国先后报告了 4 起寨卡疫情。这些疫情中部分患者出现的神经系统症状引起了关注。在 3 万例的感染者中有 74 例出现了吉兰巴雷综合征或者自身免疫性中枢神经系统疾病症状,17 例则与胎儿宫内发育迟缓或者小头症有关。

尽管在 2014 年法属波利尼西亚已经发现与寨卡病毒感染相关的吉兰巴雷综合征、婴儿神经系统发育异常以及神经系统自身免疫性疾病等系列聚集性病例,但例数仍较少。2015 年在美洲(巴西和哥伦比亚)和非洲(佛得角)报告的疫情则发现巴西出现了婴儿小头症发病率呈不正常的聚集性分布,较疫情暴发前出现 20 倍以上的增高,分布地区与寨卡病毒暴发地区吻合。

该病虽无高致死率,但以小头症为主的神经系统并发症却后果严重;其次,该病已经显示出极为明显的跨境传播特点,一旦在亚洲大陆暴发则因人群聚集度更高,后果也必定更为严重。当前尚未能确定寨卡病毒与这些聚集性神经系统累及病例的因果关系,但由于这些聚集性病例发生在新受到寨卡病毒感染的地区,且尚未发现此外的其他病因,世界卫生组织专家凭借在公共卫生实践方面的丰富经验,强调应采取积极措施减少寨卡病毒感染,特别是孕妇和育龄妇女。近日在巴西在两例小头症宫内发育迟缓死亡婴儿的组织病理检测也发现该病毒具有极强的嗜神经性,这些直接的证据也促使美国 CDC 确认寨卡病毒与小头症的强相关性并对孕妇发出到南美、中美以及加勒比地区的旅游警告。

三、寨卡病毒的传播链形成关键在于是否形成病毒的蚊媒贮存库

寨卡病毒病从历史上来看多分布在非洲、亚洲狭窄的赤道区域,其传播媒介主要是热带地区的埃及伊蚊,与传播登革热、基孔肯雅热和黄热病的蚊媒相同。此外,非洲伊蚊、

黄头伊蚊和多种伊蚊属蚊虫均可以传播本病毒。

塞卡病毒人 - 蚊 - 人传播链已经较为明确,蚊虫为塞卡病毒传播媒介,感染了病毒的成蚊通过吸血将病毒传染给猴子等宿主动物并由此维持病毒在自然界的循环。鉴于塞卡病毒与登革热病毒同属黄病毒科黄病毒属,感染后均成急性表现,病毒血症期较短,人 - 人传播目前已知主要限于母婴传播与性途径传播。由于感染者的病毒血症期短,仅7天左右,故人传人不是疫情扩散的关键环节。疫情扩大的关键点还是在于携带了病毒的蚊媒孳生,形成较大规模的病毒贮存库。当具有传染性的病毒贮存库与无群体免疫力的人群结合时必然会产生较大的疫情。此次巴西的疫情暴发正是与巴西人群不具有有效的免疫力有关,一旦携带病毒的蚊媒扩大到一定程度则极易引起人群传播。

从美洲的塞卡病毒暴发来看,启动因素应该是伊蚊在美洲广泛分布,当国际间活动使得感染的人群(来自于太平洋岛国疫区或者非洲疫区的感染者)有机会使被伊蚊叮咬而使后者获得病毒。或者,携带塞卡病毒的伊蚊通过国际间船运或者飞行器从非洲或者太平洋岛国疫区进入美洲,这些传播途径均可能造成病毒贮存库迅速扩大,为进一步感染人群造成流行奠定基础。至于塞卡病毒亚洲型是否携带特别易于传播的基因突变可能并非问题的关键。病毒贮存库一旦形成则出现疾病流行与疫情只是时间问题。

目前,塞卡病毒已经在非洲、南美洲、大洋洲和亚洲的 20 余个国家流行。邻近我国的泰国、菲律宾、越南、马来西亚、柬埔寨和印度等亚洲国家均已有塞卡病毒流行报道。可见本病毒已经形成在亚太的蚊媒贮存库。我国南方地区与东南亚地区具有相同的或者类似的蚊媒分布区,因此,需要通过蚊媒病毒监测和塞卡病毒病疑似病例的疾病监测才能明确我国是否已经形成病毒贮存库。一旦在我国出现了非输入性的本地病例,则标志着我国已经存在塞卡病毒的贮存库。

四、中国形成塞卡病毒疫情的风险评估

2016 年 2 月 9 日,国家卫生计生委通报一例输入性塞卡病毒感染病例,患者发病前有委内瑞拉旅行史。患者为 34 岁男性,于 1 月 28 日在委内瑞拉出现发热伴头晕、头痛症状,曾在当地医院接受门诊治疗,后于 2 月 2 日从委内瑞拉出发,途经我国香港特区和广东省深圳市,于 2 月 5 日抵达江西省赣州市赣县。江西省卫生计生部门结合患者流行病学史、临床表现及当地实验室检测结果,判定该病例为疑似塞卡病毒感染病例并上报国家卫生计生委,同时,于当晚将标本送中国疾病预防控制中心进行复核检测。9 日,国家卫生计生委组织的专家组根据患者流行病学史、临床表现和中国疾病预防控制中心对患者标本复核检测结果,确诊该病例为我国首例输入性塞卡病毒感染病例。输入性病例的确认标志着中国有可能出现塞卡病毒的疫情,但离真正出现疫情还需要具备疾病流行

的多个环节条件,主要的标志是出现本地病例。目前,因未发现本地病例,过早判断在中国将发生疫情还为时过早。

赛卡病毒输入中国并在中国落地的路径有两条。一是输入性病例在我国通过蚊媒叮咬,蚊媒携带病毒并孳生,进而建立庞大的赛卡病毒感染贮存库,引发疫情。二是携带赛卡病毒的蚊媒从疫区通过交通工具(如卡车、船运、飞行器)随着人员货物流通直接进入我国。当前,东南亚地区国家已经率先出现赛卡病毒流行,太平洋岛国疫情通过东南亚国家的跳板在亚洲大陆建立了赛卡病毒蚊媒贮存库,进而通过陆地边境进入我国可能性很大。这种流行方式与西尼罗病毒逐渐从美国东部向西部侵入的方式一致。也就是说,传染病并无国界,赛卡病毒也一样。由于伊蚊并不能飞越去离栖息地几百米以外的地方,赛卡病毒的跨地区大范围传播主要是依赖携带赛卡病毒的患者或者通过人员货物流通使携带赛卡病毒的蚊媒进入非疫区进行传播。赛卡病毒一旦被携带到任何一个地方,就能够通过蚊媒迅速建立病毒贮存库,为快速传播引发疫情创造条件。

只要传染病流行的各大要素存在,即传染源、丰富的传播媒介、没有免疫力的人群,疾病的发生只是时间问题。当前,东南亚已经形成疫情所需的所有条件,也已经有疫情存在。我国难以阻止蚊虫从邻近国家与地区获得病毒并建立病毒贮存库。从地理位置看,我国云南省、广西壮族自治区与老挝、缅甸、越南等已经存在赛卡病毒贮存库的国家接壤,特别是生态环境类似的境外野生动物或蚊虫等很容易迁徙或播散到我国,造成赛卡病毒在我国境内的播散。

中国属于北半球,随着蚊媒孳生季节的到来,将面临疫情暴发的巨大压力。春夏之际,随着登革热疫情的再燃,应是同时监测赛卡病毒贮存库是否建立的最佳时机。此时,取决于我国国家疾控部门的主动监测能力与各大医院的被动检测能力是否到位,若是我国的监测与检测能力到位,则可以明确判断是否赛卡病毒感染已经在我国出现或者即将出现疫情。

五、诊断依据与未解决的问题

当前,中国疾病预防控制中心已经完成在网络直报平台的《传染病报告信息管理系统》疾病分类中增加"赛卡病毒病"的报告病种选项。疾控部门对于该病的主动监测与临床部门对疾病被动检测传报都依赖于有效的诊断手段。赛卡病毒感染的检测与其他病毒如丙型肝炎以及登革热等黄病毒科病毒监测相似,包括抗体监测与核酸。赛卡病毒感染后,血液、尿液中采用 real-time reverse transcription-polymerase chain reaction(rRT-PCR)技术检测病毒核酸,是病原学确诊的依据,方法简单可靠。但目前并无成熟的试剂盒可供各大医院使用,仅仅疾控部门和有研究能力的医院通过自身技术力量使用内部试剂来检测。同时,因寨卡病毒病的病毒血症期短,rRT-PCR 应在出现症状 2 周内进行检测,病程的后期临床检测往往呈阴性。因此,一个阳性的 rRT-PCR 的结果可以确诊寨卡病毒感染,但一个阴性的 rRT-PCR 结果却不能排除该诊断,应进一步进行抗体检测。目前研究已证实,在男性的精液中,寨卡病毒可存活至数月,因此,对于男性,可采用对精液标本进行 rRT-PCR 的检测方法,以明确是否存在性传播的风险。

抗体检测为当前最为方便的方法,临床可采用酶联免疫吸附法(ELISA)、免疫荧光法等对血液进行检测寨卡病毒的 IgM,或者采用空斑减少中和试验(PRNT)检测血液中和抗体。IgM 抗体检测在感染后的 4 天即可呈阳性,并可在血液中持续存在 12 周。因此,若血液、尿液中 rRT-PCR 结果阳性,应尽量采集急性期和恢复期双份血清开展检测。中和抗体属于病毒特异性 IgG 水平的检测,若恢复期血清寨卡病毒中和抗体水平出现 4 倍以上升高,一般认为具有较高的临床诊断意义。所以,对于怀疑该病又无检测能力的医院和单位要保留发病期与恢复期双份血清,以待后送明确诊断。

即便如此,寨卡病毒感染的确诊仍存在较大困难。对于输入性病例,来医院就诊时其病毒血症期大多已经结束,此时再检测核酸往往呈阴性。因此,特异性与敏感性俱佳的抗体检测是最为关键的检测手段。但是,寨卡病毒抗体与登革病毒、黄热病毒和西尼罗病毒等有较强的交叉反应,易于产生假阳性。因此,一方面世界卫生组织在号召加紧寨卡病毒试剂盒的开发,同时,在诊断寨卡病毒时若登革热病毒、黄热病毒和西尼罗病毒检测阴性也是非常重要的排除依据。在我国,由于登革热病毒疫情每年均有不同程度存在,如何与寨卡病毒感染鉴别,特别是在寨卡病毒与登革热病毒合并感染病例中诊断寨卡病毒感染均存在困难。

所以,一旦明确我国有本地病例后,临床上对检测试剂的要求将极为急迫。目前,国际与国内均已经在做相关的技术准备。

六、治疗与预防的关键点

寨卡病毒病通常相对温和,除了对孕妇外,对其他人群的影响甚微。普通人群中 80% 无症状,其余患者仅有轻微症状。只有少数患者会出现吉兰巴雷综合征和自身免疫性神经系统疾病,也只需对症处理即可。因此,从治疗角度看,感染病医生不需要作特别处理,以对症治疗为主,酌情服用解热镇痛药。在登革热被排除之前则尽量避免给予阿司匹林等非甾体类抗炎药物治疗。

由于目前证实病毒血症的时间为 1 周左右,故建议在发病第一周内,实施有效的隔离、防蚊措施,目的是为了预防本病的传播。对于未建立本病蚊媒贮存库的国家,重点是加强各个环节的检疫,阻止携带病毒的蚊媒进入本地区。然而,传染病并无国界,当前,东南亚已经出现疫情,事实上已经很难阻止我国广大南方地区面临本病的威胁。在巴西受到本病威胁之后,美国疾控中心当前采取的措施主要是灭蚊、加强诊断试剂研发、使用疫苗以及对加强高危人群的防蚊措施,包括旅游警告。这些措施对我国也有较大的借鉴意义。

【流行性出血肾综合征】

肾综合征出血热(HFRS)是由病毒引起的,经鼠传播的自然疫源性疾病。临床上以发热、低血压、出血、肾脏损害等为特征。主要病理变化是全身小血管和毛细血管广泛性损害,是我国较常见的急性病毒性传染病。

一、病原学

引起本病的病毒属布尼亚病毒科(Bunyaviridae)汉坦病毒属(Hantavirus genus),汉坦病毒(hantanvirus,HV)。1978年,韩国学者李镐汪首次从韩国出血热疫区的黑线姬鼠肺组织中分离到该病毒,我国学者于1981年和1982年也相继从黑线姬鼠和褐家鼠体内成功地分离到汉坦病毒。本病毒是由双层包膜的、单链负股的RNA病毒,呈圆形、卵圆形或长形,直径为70~210nm大小。

根据血清学检查,汉坦病毒至少可分成30个血清型,不同鼠类携带不同血清型的病毒,临床表现轻重程度也不一致。目前,经WHO汉坦病毒参考中心认定的主要为四型。Ⅰ型是汉滩病毒(Hantaan virus),主要宿主动物是姬鼠,又称野鼠型,所致疾病属重型;Ⅱ型是汉城病毒(Seoul virus),主要宿主动物是褐家鼠,又称家鼠型,所致疾病属中型;Ⅲ型是普马拉病毒(Puumala virus),主要宿主动物是欧洲棕背鼠平,又病者属轻型;Ⅳ型是希望山病毒(Prospect hill virus),主要宿主动物是美国田鼠,但迄今未见人致病。我国主要流行Ⅰ型和Ⅱ型。

汉坦病毒对脂溶剂敏感,如乙醚、氯仿、丙酮,苯、氟化碳、去氧胆酸盐等均可灭活该病毒。一般消毒剂及戊二醛、水浴60℃1小时及紫外线照射30分钟也可灭活病毒。

二、流行病学

(一)传染源

啮齿类动物是主要传染源。感染病毒的鼠的各类分泌物中含有病毒,但鼠本身不发病。黑线姬鼠是亚洲地区的主要传染源,欧洲棕背鼠是欧洲地区的主要传染源。在国内,农村的主要传染源是黑线姬鼠和褐家鼠。东北林区的主要传染源是大林姬鼠。城市的主要传染源是褐家鼠,实验动物的主要传染源是大白鼠。

（二）传播途径

本病的传播途径迄今还未完全阐明。目前认为,可能有如下 3 种:

1. 虫媒传播　寄生于鼠类身上的革螨或恙螨通过叮咬吸血而将病毒传播给人类。

2. 动物源性传播　人类由于接触带病毒的宿主动物及其排泄物而受感染。

（1）呼吸道传播:是本病的主要传播方式。携带病毒的鼠类排泄物如尿、粪、唾液等污染尘埃后形成的气溶胶,能通过呼吸道感染人体。

（2）消化道传播:进食被鼠类携带病毒的排泄物所污染的食物,可经口腔和胃肠黏膜而感染。

（3）接触传播:被鼠咬伤或破损伤口接触带病毒的鼠类血液和排泄物也可感染。

3. 垂直传播　孕妇感染本病后,病毒可经胎盘感染胎儿。

（三）人群易感性

人群普遍易感,但以青壮年、农民多见,儿童发病少见。隐性感染率较低。

（四）流行特征

1. 地区性　本病分布广泛,在世界 5 大洲 78 个国家的人或动物均有汉坦病毒感染,但主要分布于欧、亚两大洲,我国疫情最重。我国 31 个省市和自治区均有病例报告,其中,黑龙江、辽宁、吉林、山东、山西等五省发病率最高。

2. 季节性　虽然本病一年四季均可发病,但有明显的高峰季节。流行季节有双峰型和单峰型。双峰型系指春、夏季(5~6 月份)有一小峰,秋、冬季(10~12 月份)有一流行高峰;单峰型只有秋、冬季一个高峰。野鼠型以秋、冬季为多,家鼠型以春、夏季为多。

3. 人群分布　以男性青壮年农民和工人发病校多,年龄主要分布在 20~50 岁。

三、发病机制与病理

（一）发病机制

流行性出血热的发病机制迄今仍未完全阐明。近年来研究提示,汉坦病毒感染为本病发病的启动因子,病毒感染后又激发机体的免疫反应并产生免疫病理损害,从而导致一系列复杂的病例生理过程,产生发热、低血压休克、出血和肾衰竭等临床经过。

（二）病理生理

关于本病发生休克、出血和急性肾功能不全的机制如下:

1. 休克　病程 3~7 天出现休克为原发性休克,主要原因为血管通透性增加,血浆外渗使血容量下降。由于血浆外渗使血液黏稠度升高和 DIC 的发生致血液循环淤滞,进一步降低有效血容量。少尿期以后的休克为继发性休克,主要原因是大出血、继发感染和多尿期水与电解质补充不够,导致有效血容量不足。

2. **出血**　血管壁的损伤、血小板减少和功能障碍、肝素类物质增加和 DIC 所致的凝血机制异常是主要原因。

3. **急性肾衰竭**　原因包括肾血流不足,肾小球和肾小管基膜的免疫损伤,肾间质水肿和出血,肾小球微血栓形成和缺血性坏死,肾素、血管紧张素的激活,以及肾小管管腔被蛋白、管型所阻塞等。

本病的基本病理变化为全身小血管(包括小动脉、小静脉和毛细血管)的广泛性损害,血管内皮细胞肿胀、变性甚至坏死,从而导致各组织、器官的充血、出血、变性甚至坏死,以肾脏、垂体前叶、肾上腺皮质、右心房内膜、皮肤等处病变尤为显著。

四、临床表现

潜伏期 4~46 天,一般为 2 周。10%~20% 的患者有上呼吸道卡他症状或胃肠道功能失调等前驱症状。临床上可分为发热期、低血压期、少尿期、多尿期、恢复期等五期,但部分重症患者出现发热期、低血压期和少尿期交叉重叠。

(一)发热期

起病急骤,有畏寒、发热,体温一般在 39~40℃,热型以弛张热为多,少数呈稽留型或不规则型,体温越高、热程越长,病情越严重。头痛、腰痛、眼眶痛等"三痛"症状明显。颜面及眼眶区有明显充血,似酒醉貌,上胸部潮红。球结膜水肿、充血,有出血点或出血斑。软腭可见散在针尖大小的出血点,腋下出血点呈条索状或抓痕样。肋椎角有叩痛,尿中含大量蛋白质,镜下可见红细胞、白细胞及管型。本期一般持续 3~7 日。

(二)低血压休克期

一般于病程 4~6 日出现,也可出现于发热期。轻者血压略有波动,持续时间较短,重者血压骤然下降甚至不能测出。早期伴有皮肤潮红,温暖、出汗多,以后出现四肢厥冷、口渴、呕吐加重,尿量减少,脉搏细速,可出现奔马律或心力衰竭。同时有烦躁不安、谵语、摸空等精神症状,重者有狂躁、精神错乱等。若休克长时间不能纠正,可向 DIC、脑水肿、ARDS 和急性肾衰竭等方向发展。本期一般持续 1~3 日。

(三)少尿期

多出现于病程第 5~7 日。尿量明显减少(24 小时内少于 400ml),甚至尿闭(24 小时尿量少于 50ml)。此期,胃肠道症状、神经精神症状和出血症状最为显著,是病程中最危重的一期。患者有口渴、呃逆、呕吐、腹痛、谵语、摸空、幻觉、抽搐、鼻出血、呕血、便血、咯血、尿血、肋椎角叩痛显著等,皮肤、黏膜出血点增多。血压大多升高,脉压增大。病情严重者可出现酸中毒、高钾血症等。由于尿少或尿闭加上血浆等的大量再吸收,可出现高血容量综合征而引起心力衰竭、肺水肿等。本期一般持续 1~4 日。

（四）多尿期

多始于病程第 10~12 日。此期可分为：①移行期：尿量每日由 500ml 增至 2000ml，此期尿量虽增加，但血肌酐、尿素氮仍上升，症状加重；②多尿早期：尿量每日超过 2000ml，氮质血症无改善，症状仍较重；③多尿后期：每日可排出超过 3000ml 低比重的尿液，并逐日增加，甚至可达 10 000ml 以上，全身症状明显改善。尿液的大量排出可导致失水和电解质紊乱，特别是低钾血症，同时易继发细菌感染。本期一般持续数日至数周。

（五）恢复期

一般在病程的第四周开始恢复，尿量逐渐恢复正常，夜尿消失，尿浓缩功能恢复。

以上各期并非每一病例都有，重者可前 2 期或 3 期交叉重叠，轻者或非典型者可跃期，仅有发热期和多尿期。

按病情轻重，本病临床分型可分四型：

1. 轻型　体温在 38℃左右，中毒症状轻；血压基本在正常范围；除皮肤和黏膜有出血点外，其他处无明显出血现象；肾脏损害轻微，尿蛋白在"+"~"++"，没有明显少尿期。

2. 中型　体温在 39~40℃，全身中毒症状较重，有明显的球结膜水肿；病程中收缩压低于 90mmHg，或脉压 <26mmHg；皮肤、黏膜及其他部位有明显出血现象；肾脏损害明显，尿蛋白可达"+++"，有明显的少尿期。

3. 重型　体温≥40℃，全身中毒症状及外渗现象严重，或出现中毒性精神症状者；病程中收缩压低于 70mmHg，或脉压 <20mmHg，伴休克；出血现象较重，如皮肤瘀斑、腔道出血；肾脏损害严重，少尿持续在 5 日以内，或尿闭 2 日以内者。

4. 危重型　在重型基础上，出现以下任何严重症候群者：难治性休克；出血现象严重，有重要脏器出血；肾脏损害极为严重，少尿期超过 5 日，或尿闭 2 日以上，或尿素氮超过 42.84mmol/L；心力衰竭、肺水肿；出现脑水肿、脑出血或脑疝等中枢神经系统合并症；严重继发感染。

五、并发症

主要有严重的腔道出血、急性心力衰竭、急性呼吸窘迫综合征、自发性肾脏破裂；脑水肿、脑出血或脑疝等中枢神经系统合并症；支气管肺炎及其他继发感染等。

六、实验室检查

（一）血、尿常规

外周血中白细胞总数增多，可达(15~30)×10⁹/L，分类中早期以中性粒细胞为主，以后淋巴细胞增多，异常淋巴细胞可达 10% 以上；从发热至低血压期因血液浓缩，红细胞总数和血红蛋白升高；血小板明显减少。尿常规中有明显红、白细胞以及蛋白、管型等。

（二）血液生化

多数患者在低血压休克期、少数患者在发热后期开始出现血肌酐、尿素氮增高，移行期末达高峰，多尿后期开始下降。部分患者血 ALT、AST 也有轻度升高。

（三）凝血因子

凝血酶时间、凝血酶原时间、纤维蛋白原等凝血功能可有不同程度的异常。

（四）血清学检测

若患者血清中抗 HV-IgM 阳性（1∶20 阳性）或 IgG 双份血清（间隔 1 周以上时间检测）滴度 4 倍以上升高有诊断意义。

（五）病毒核酸检测

采用 RT-PCR 方法检测患者血或尿中病毒核酸，该方法具有特异性强、敏感度高等特点，有助于疾病早期诊断。

七、诊断与鉴别诊断

根据流行病学资料、临床表现和实验室检查结果可作出诊断。本病早期应与上呼吸道感染、流行性感冒、败血症、伤寒、钩端螺旋体病相区别；有皮肤出血者应与血小板减少性紫癜相鉴别；蛋白尿应与急性肾盂肾炎、急性肾小球肾炎相鉴别。腹痛应与急性阑尾炎、急性胆囊炎相区别；消化道出血应与溃疡病出血相鉴别；咯血应与支气管扩张、肺结核咯血相区别。本病有典型临床表现和独特的病期经过，以及血清学检测等，均有助于鉴别。

八、预后

目前，本病的病死率一般在 1%~1.5% 左右，与病型轻重以及治疗是否及时、得当密切相关。

九、治疗

早诊断、早休息、早治疗、就地或就近治疗是本病治疗的关键。

（一）发热期的治疗

1. 一般治疗　患者应卧床休息，给予高热量、高维生素半流质饮食。补充足够的液体量。输液应以盐液为主，宜用平衡盐液、葡萄糖盐水等，每日 1000~2000ml 静脉滴注，疗程 3~4 日。

2. 抗病毒治疗　早期抗病毒治疗，有利于减轻病毒引起的病理损伤，阻断病情的进展。利巴韦林剂量为 10~15mg/（kg·d），疗程 5~7 日。

3. 预防 DIC 可给予丹参、10% 右旋糖酐等静脉滴注。

4. 肾上腺皮质激素 对高热中毒症状重者，可短期选用氢化可的松 100~300mg/d 加入液体中静脉滴注。

（二）低血压休克期的治疗

一旦休克发生，应积极补充血容量，调整血浆胶体渗透压，纠正酸中毒，调节血管舒缩功能，防止 DIC 形成，提高心脏搏出量。

1. 补充血容量，调整血浆胶体渗透压 按先补充胶体后补充晶体、补液速度先快后慢的原则进行治疗。每日补液总量一般不超过 2500~3000ml。输 25% 白蛋白 10~20g，血浆 300~400ml，本期有血液浓缩，不宜输全血。

2. 血管活性药物的应用 如休克不能得到及时纠正，应及时加用血管活性药物，以调整血管舒缩功能。可予间羟胺、去甲肾上腺素等治疗。

3. 纠正酸中毒 根据血气分析或血 pH 适量补充 5% 碳酸氢钠。

4. 防止心功能衰竭 心功能不全而休克持续者，可适量使用强心药物，改善心功能。

（三）少尿期的治疗

1. 一般治疗 通常给予高热量、高维生素半流质饮食，限制入液量，可根据患者排出量决定摄入量，即前一日尿量、大便与呕吐量加 400ml。当发生少尿或无尿时，液体要严格控制，24 小时进液量不宜超过 1000ml，并以口服为主。

2. 功能性肾损害阶段治疗 可给予利尿剂治疗。

3. 肾脏器质性损害阶段治疗 尽早采用血液透析。

4. 出血治疗 少尿期出血现象突出，出血明显者需给予新鲜血或血小板。消化道出血的治疗同溃疡病出血。

5. 抽搐的治疗 可给予静脉推注安定、肌内注射 5% 苯妥英钠等。

6. 继发感染的治疗 多见为呼吸道感染和泌尿道感染，可根据病情和致病菌种类及其药敏试验选用对肾无毒性的抗菌药物。

（四）多尿期的治疗

多尿期主要注意纠正血电解质紊乱。

患者恢复后，需继续休息 1~3 个月，病情重者，休息时间宜更长。体力活动需逐步恢复。

十、预防

需做好灭鼠和防鼠工作，灭鼠是防止本病的关键；灭螨和防螨，对发热患者的血、尿和宿主动物尸体及其排泄物等做好消毒工作;疫苗接种。

(黄玉仙)

第五节　出疹性传染疾病

【麻疹】

麻疹(mealses,rubeola)是由麻疹病毒(mealses virus)引起的一种严重危害儿童健康的急性呼吸道出疹性呼吸道传染病。

一、病原学

麻疹病毒归属于副黏液病毒科麻疹病毒属,基因组为单股负链RNA,只有一种血清型。麻疹病毒只感染人类和灵长类动物。麻疹病毒血凝素(hemagglutinin,H)蛋白和融合(fusion,F)蛋白诱导机体产生保护性中和抗体。麻疹病毒对外界抵抗力不强,对热、强光、酸、干燥和一般消毒剂都很敏感。在日光照射或流通空气中20分钟即失去致病力,56℃30分钟,37℃5日可使病毒灭活。

二、发病机制

麻疹病毒进入人体的口咽部后,吸附并侵袭呼吸道上皮,并向局部淋巴管播散,第二或第三天发生细胞相关的病毒血症。病毒在局部或远端网状内皮系统复制,第二次病毒血症出现在感染后5~7天发生。侵入人体后7~14天,麻疹病毒在全身包括呼吸道、皮肤和其他脏器中复制,临床表现为上呼吸道症状、发热、皮疹。

健全的体液免疫和细胞免疫对于维持正常的麻疹免疫都是重要的。中和抗体介导持久免疫,可预防麻疹再感染,而细胞免疫在急性期对于临床症状恢复具有重要性。麻疹病毒感染后可导致暂时性细胞免疫抑制。

三、流行病学

麻疹流行主要发生在冬春季节,其他季节可有散发。患者是唯一的传染源,婴幼儿最为易感。病毒主要通过感染者呼吸道分泌物产生的气溶胶粒子传播,病毒粒子在环境中能存活1小时以上,因此可通过吸入感染。麻疹传染性很强,所有易感暴露人群都会发生症状性感染。急性期患者从潜伏期末1~2天至出疹后5天内都有传染性,以前驱期最强,出疹后迅速减弱。

我国自 1965 年广泛开展麻疹减毒活疫苗接种后,麻疹的发病率和死亡率明显下降,但在流动人口中,由于未按时接种麻疹疫苗而导致麻疹散发或局部流行。

四、临床表现

典型麻疹的潜伏期一般 8~12 天,最短 6 天,最长 21 天,接受过被动免疫的病例可延长至 21~28 天。临床病程可分三期:①前驱期,从发热至出疹(3~4 日)。起病急,以发热、卡他症状、咳嗽、声音嘶哑等为主要症状,起病后 2~3 天约 90% 患者口腔出现麻疹黏膜斑(柯氏斑,Koplik spots);②出疹期,多于发热 3~4 天开始出疹,持续 3~5 天,皮疹自耳后发际,逐渐波及额面部和颈部,自上而下顺序蔓延至躯干四肢达手掌和足底。皮疹为红色斑丘疹,疹间皮肤正常,可融合成片。此期全身中毒症状加重,体温升高,咳嗽加剧,全身淋巴结、肝、脾可轻度肿大,肺部可闻及少量干、湿啰音,也可出现各种并发症;③恢复期,出疹 3~5 天后,体温开始下降,全身情况改善,皮疹按出疹顺序消退,疹退后留下棕褐色色素沉着及糠麸样脱屑,1~2 周后消失。若无并发症,整个病程为 10~14 天。

重型麻疹的发生主要是由于感染的病毒量大、毒力过强、感染者体质虚弱尤其患有严重慢性基础疾病或者细胞免疫缺陷者。临床表现为高热或体温不升,中毒症状严重,常并发重症肺炎、心功能不全或循环障碍、脑炎或脑病等,部分患者皮疹呈出血性形成紫斑。病程长,预后差,病死率高。

轻型麻疹常发生于机体有部分免疫者,如近期注射过丙种球蛋白、母传抗体不足的小婴儿或曾经接种疫苗但保护性抗体低下者。感染麻疹后临床表现可比较轻微,潜伏期延长(3~4 周),前驱期短,临床症状轻微,常无柯氏斑,皮疹稀疏且色淡,出疹期短,少见脱屑,不留色素沉着。无并发症,病程约 1 周。

成人麻疹的发病率有所上升,临床表现大多典型,但与小儿相比其中毒症状更明显,高热多见,前驱期短,大多于 3 日内出疹。肺炎等并发症较儿童少见,但肝功能损害较常见,主要表现为肝酶轻、中度升高。

孕妇妊娠期间患麻疹可致流产或死胎,产前 2 周感染本病,产时正患麻疹,则小儿出生时可见皮疹,称为先天性麻疹。

五、并发症

1. 肺炎　为麻疹最常见并发症,也是引起麻疹患者死亡的主要原因。麻疹病毒本身可引起间质性肺炎,继发性肺炎的常见病原为肺炎链球菌、流感嗜血杆菌、金黄色葡萄球菌或腺病毒等。大多数发生于出疹期,以 5 岁以下小儿多见,小婴儿病情严重,病死率高。

2. 喉炎　主要发生在小儿麻疹,可由麻疹病毒引起或继发细菌感染,易发生喉梗阻,出现"三凹征",重者可窒息死亡。

3. 中耳炎　主要发生于小儿,可由麻疹病毒引起或继发细菌感染。

4. 心肌炎、心功能不全　多见于2岁以下并发肺炎或营养不良的患儿。

5. 脑炎　发病率为0.001%~0.5%,多见于婴幼儿,可见于麻疹病程各期,发病与麻疹病情轻重无关,病死率达10%~30%,存活者20%~40%有后遗症如智力障碍、癫痫、偏瘫等。亚急性硬化性全脑炎(subacute sclerosing panencephalitis,SSPE)是一种罕见的致死性慢性进行性脑退行性病变,大多发生于儿童中,一般在2岁前患过麻疹,少数有接种麻疹活疫苗史,发病率1/100万。起病隐匿,先出现智力和情绪改变,不久发生阵挛性肌肉抽搐,遍及全身,最终呈去大脑强直状态,脑脊液γ球蛋白升高,存在麻疹抗体寡克隆带,脑电图(EEG)异常,脑CT显示脑萎缩。

6. 其他　可有肝功能轻度损害、营养障碍如营养不良性水肿、维生素A缺乏症性角膜软化致失明、口腔炎等。原有结核感染者可因麻疹而致结核恶化播散,发展为粟粒性肺结核或结核性脑膜炎。

六、实验室检查

实验室检查表现为外周血白细胞总数减少,淋巴细胞增高。继发或合并细菌感染者白细胞总数和中性粒细胞比率可上升,C反应蛋白升高。重型麻疹可出现血小板减少。目前,常用的对临床早期诊断有帮助的病原学检查方法是采用免疫酶联法检测血清特异性麻疹IgM抗体。

七、诊断与鉴别诊断

1. 诊断　麻疹的诊断主要根据流行病学史,临床各期典型表现如前驱期麻疹黏膜斑,出疹期出疹与发热的关系,出疹顺序和皮疹形态,恢复期退疹顺序以及疹退色素沉着及糠麸样脱屑等确立临床诊断,确诊有赖于病原学检查结果。

2. 鉴别诊断

(1)风疹:由风疹病毒引起。全身症状轻,口腔黏膜光整,无黏膜斑。起病1~2天出疹,迅速遍及全身,皮疹色淡,2~3天消退,无色素沉着和脱屑,出疹时耳后、枕部淋巴结可肿大。

(2)幼儿急疹:主要由疱疹病毒6型所致。起病急,骤起高热,持续3~5天,热度下降或体温正常后全身红色斑疹或斑丘疹,疹退后无色素沉着。

(3)猩红热:由A组β型溶血性链球菌引起。多见于学龄前或学龄儿童,急性发热,皮疹于病后数小时至 1 天出现，皮疹针尖大小，高出皮面，痒，疹间无正常皮肤，疹退后指、趾皮肤有明显的大片脱皮。伴咽痛，扁桃体红肿甚至化脓，也有杨梅舌或口周苍白圈。

（4）药物疹：有用药史。无黏膜斑，皮疹多样性，停药后皮疹逐渐消退。多见的为氨苄西林和阿莫西林所引起的麻疹样皮疹。

（5）川崎病（皮肤黏膜淋巴结综合征）：多见于婴幼儿，以持续发热、睑球黏膜充血、口唇皲裂、颈淋巴结肿大、指趾端梭型红肿及恢复期指趾端脱皮等为主要表现，病程中也可出现皮疹，但缺少典型的麻疹样出疹顺序，疹退后无色素沉着，口腔黏膜尽管可充血但无黏膜斑。外周血白细胞和中性粒细胞升高，血小板升高，C 反应蛋白升高，血沉增快。抗菌药物治疗无效。

（6）其他病毒感染：肠道病毒、EB 病毒感染等也会出现皮疹，但缺少典型的出疹顺序及口腔黏膜斑，疹退后无色素沉着，并具有其他相应的临床表现，血清学和病原学结果有助于诊断。

（7）Epstein-Barr 病毒（EBV）感染：好发于学龄前和学龄儿童。典型临床三联征表现为发热，咽峡炎伴咽部渗出和颈淋巴结肿大，部分患者伴皮疹，皮疹经常发生于使用氨苄西林、阿莫西林和一些 β- 内酰胺类抗生素后 1 周，但缺少典型的出疹顺序及口腔黏膜斑，疹退后无色素沉着。外周血白细胞升高，淋巴细胞比例≥50%，且异型淋巴细胞比例≥10%。

八、治疗

对麻疹病毒至今无特异抗病毒药。

1. 加强护理，保持眼、耳、鼻和口腔清洁，及时清除分泌物。

2. 对症支持治疗　高热时以物理降温为主，慎用或小剂量退热剂应用；保证足够的热卡和水分。

3. 并发症治疗　对于继发细菌性肺炎患者，酌情使用抗菌药物，抗菌谱覆盖常见的社区呼吸道致病菌，根据治疗反应和药敏结果调整抗菌方案。给予维生素 A、D 制剂，可有助于麻疹的康复。

九、预防

预防麻疹的主要措施是接种麻疹疫苗。目前，我国麻疹疫苗接种程序为 8 个月初种，1 年后加强，入学前再复种。易感者接触麻疹患者后 72 小时内接种疫苗，可提供免疫保护或减轻病情。凡体弱多病或有慢性病者，暴露麻疹 6 天内予以丙种球蛋白肌肉注射，肌肉注射 0.25~0.5ml/kg，可制止发病或减轻病情。

免疫功能正常的麻疹患者需要隔离至出疹后 5 天，并发肺炎者隔离至出疹后 10 天，免疫抑制的个体需要隔离至疾病完全缓解。住院患者暴露麻疹后需要呼吸道隔离至暴露后 5~21 天。

【水痘和带状疱疹】

水痘和带状疱疹（varicella，herpes zoster）是由水痘-带状疱疹病毒（varicella-zoster virus，VZV）感染所致的一种传染性极强的出疹性疾病。

一、病原学

VZV 属于疱疹病毒 α 亚科，也被称为疱疹病毒 3 型，为双链 DNA 病毒。原发感染引起水痘（也称为 chickenpox），VZV 原发感染后在背根神经节建立潜伏感染，一旦激活引起带状疱疹（也称为 shingles）。人类是 VZV 唯一的宿主。

二、流行病学

传染源为水痘和带状疱疹患者，通过呼吸道或者直接接触患者疱疹液传播，传染期为出疹前 1~2 天至皮疱疹干燥结痂为止。人群普遍易感，疫苗前时代，90%~95% 人群在儿童期感染 VZV，冬春季流行。继发感染率在家庭接触者中为 70%~90%，在学校教室或医院暴露的情况下为 12%~33%。带状疱疹主要见于老年人和免疫抑制人群，至少 20% 人群发生带状疱疹。

三、发病机制

VZV 接种在易感者呼吸道黏膜后发生原发感染，随后病毒播散至局部淋巴结内的单核细胞，引起原发性病毒血症，再感染肝组织等网状内皮系统细胞，潜伏末期发生第二次病毒血症，导致皮肤感染。潜伏末期 VZV 被带回至呼吸道黏膜。原发感染后 VZV 在背根神经节细胞主要是神经元细胞建立潜伏感染。VZV 激活引起局部疱疹，常沿单根感觉神经的皮区分布。病毒在激活期存在于带状疱疹内，不会被释放至呼吸道。

原发性 VZV 感染诱导中和抗体产生，具有免疫保护性。完整的细胞免疫对于宿主终止病毒血症和病毒在局部皮损处复制是重要的。

四、临床表现

潜伏期通常为 14~16 天，可短至 10 天，最长达 21 天。暴露后易感儿童发生亚临床水痘很少见。约半数儿童有前驱症状，在皮疹出现前 24~48 小时出现发热、不适、恶心、头痛，偶尔有腹痛。皮疹出现后 24~72 小时全身症状明显。皮疹先出现在头皮、面部或躯干,渐延至四肢,皮疹分批出现,向心分布。皮疹初为红色斑疹,后依次转为丘疹、疱疹、痂疹,期间间隔数小时。皮疹早期患者常有明显痒感。疱疹壁薄易破,基部有红晕,疱液初清后微浊,继发感染可呈脓性,无继发感染者皮疹凹陷结痂,脱落后不留瘢痕。口咽部、结膜或者阴道黏膜可见疱疹或小的溃疡。健康儿童新发皮疹在 1~7 天内相继出现,大部分在 3~6 天出现。重者皮疹密集,伴高热,可出现出血性、播散性水痘,主要见于免疫缺陷患者。年龄越大,病情也越重。

孕妇分娩前 1~2 周或分娩后 1 周内患水痘常引起新生儿水痘,若孕妇在分娩前 5 天患病,其新生儿可从母体获得抗 VZV 抗体以减轻感染,多在生后 4 天内发病,常不严重。若孕妇在分娩前 5 天内和分娩后 2 天内患病,其新生儿常在生后 5~10 天发生严重致死性出血性水痘,常累及肺和肝脏,病死率高达 30%。

五、并发症

免疫抑制患者、新生儿、青少年、有皮肤和肺部慢性疾病患者易发生并发症。

1. 继发皮肤细菌感染　最常见的并发症,病原多见于 A 组 β 溶血性链球菌和金黄色葡萄球菌,发生率 5%,可继发脓疱疹、蜂窝组织炎、淋巴结炎和皮下脓肿。

2. 脑炎　是第二常见的并发症,多发生于出疹后第 2~6 天,也可发生在出疹前或病愈后,临床表现与一般性病毒性脑炎相似。

3. 肺炎　多见于免疫缺陷儿童和新生儿,常于出疹后 1~6 天发生,增加病死率。

4. 其他少见的并发症　包括肝炎、心肌炎、血小板减少、肾炎等。

六、诊断和鉴别诊断

1. 诊断　普通水痘根据水痘接触史和典型水痘皮疹特征,不难作出临床诊断。实验室诊断通常对于免疫功能正常儿童是不必要的。

2. 鉴别诊断

(1) 全身单纯疱疹病毒(herpes simplex virus,HSV)感染:由 HSV1 型或者 2 型感染所致,免疫抑制个体和湿疹患者可发生弥漫性 HSV 感染。湿疹小儿发生 HSV 感染后,在湿疹处发生急性疱疹样皮炎,称之为疱疹样湿疹或 Kaposi 水痘样疹。临床表现为在原先湿疹部位突然出现群集性水疱,随后变成脓疱,中央可出现脐凹,与水痘皮疹极为相似。主要依靠病原学诊断鉴别。

(2) 丘疹性荨麻疹:皮疹为红色丘疹,大小形态不一,伴有痒感。

(3) 脓疱病:皮疹为化脓性疱疹,由细菌感染所致。

(4) 手足口病:由肠道病毒感染所致,皮疹分布于手足心、臀部,伴口腔黏膜疱疹或溃疡。

七、治疗

阿昔洛韦为目前首选的抗 VZV 药物,出疹后 24 小时内用药可减轻症状,为用药最佳时间,适用于中重度水痘患者和免疫抑制患者。口服给药每次 20mg/kg,每日 4 次,连用 5~7 天,对于重症水痘、新生儿水痘和免疫低下患者,推荐静脉给药,剂量每次 5~10mg/kg,每 8 小时 1 次,静脉滴注时间不少于 1 小时,连用 7~10 天。

八、预防

1 岁以上未患过水痘的小儿可接种水痘减毒活疫苗进行主动免疫预防。接种 1 剂疫苗的儿童仍可发生突破性 VZV 感染,因此,最佳接种策略为 2 剂疫苗,对于青少年和成人尤为必要。易感者暴露水痘患者后 3~5 天内接种疫苗或 4 天内注射 VZV 免疫球蛋白(VZIG)可预防水痘或减轻疾病。7 天疗程的阿昔洛韦(每天 80mg/kg,每日 4 次)可以用于免疫抑制易感成人的暴露后预防。

对水痘患者应采取呼吸道和接触隔离措施,对于带状疱疹采取接触隔离。隔离期为出疹至皮疹全部结痂后,免疫功能受损的患儿需延长至 1 周以上。对于暴露的易感住院患儿,接触水痘患者后第 10~21 天内也需要避免空气和接触传播,接受医学检疫,如易感者接受过丙种球蛋白,检疫隔离期延长至接触后 28 天。

【猩红热】

猩 红 热(scarlet fever, scarlatina)为 由 A 组 β 型 溶 血 性 链 球 菌(group A streptococcus, GAS)引起的急性呼吸道传染病。

一、病原学

GAS 也称之为化脓性链球菌(streptococcus pyogenes)为革兰阳性球菌,其菌壁上具有多种蛋白抗原成分,以 M 蛋白最重要,据其抗原性不同分为 200 余种血清型。GAS 可产生致热性外毒素即红疹毒素,使皮肤出现红疹,此外,还可产生溶血素、链激酶、透明质酸酶等,起到协同致病作用。GAS 在环境中生存力较强,可寄居在人体口咽部,在痰液和脓液中可生存数周之久,56℃加热 30 分钟及一般化学消毒剂均可将其杀灭。

二、流行病学

猩红热全年发病,但以冬春季为主,冬春季多见,多见于学龄前和学龄儿童,多为散发,学校等集体机构可发生流行。急性期患者及健康带菌者为主要传染源,通过鼻咽分泌物飞沫传播或直接密切接触传播。病菌也可通过污染的玩具、生活用品和食物等经口传播,还可以通过皮肤创伤或产道入侵,成为"外科型"或"产科型"猩红热。猩红热患者自发病前 24 小时至疾病高峰时期传染性最强。

三、发病机制

三种机制与 GAS 所致疾病有关:化脓性炎症导致咽炎、脓皮病、淋巴结炎和蜂窝组织炎;细菌产生外毒素由局部吸收入血产生全身中毒症状;免疫介导的炎性反应导致风湿热和急性肾小球肾炎。感染后机体可获得血清型特异性抗菌免疫,且较持久。

四、临床表现

潜伏期 1~7 天,通常 2~4 天。典型患者临床表现以发热、咽峡炎、皮疹为特点,骤起发热,体温高低不一,伴明显咽痛,扁桃体充血可伴脓性渗出,有"杨梅舌"改变,可伴全身不适等中毒症状。发热 24 小时内皮肤出现红疹,1 天内遍及全身,皮疹呈猩红色细小丘疹,疹间皮肤潮红,压之褪色,皮肤皱褶处出现"帕氏征",面部充血无皮疹,口周不充血呈现"口周苍白圈",2~4 天皮疹消退,可出现碎屑样或膜样脱屑。轻型患者发热短暂或无热,咽峡炎和皮疹等临床表现轻,病程短。

近年来多见。中毒型患者病情重,常伴高热,中毒症状明显,甚至出现意识障碍、惊厥或昏迷,咽、扁桃体化脓炎症明显,易并发心肌炎、化脓性颈淋巴结炎、肝损害及中毒性休克,临床病死率高。"外科型"或"产科型"病菌自皮肤创伤处或产道侵入致病,可有局部化脓性病变。皮疹从创口先出现且明显,由此波及全身,无咽峡炎。

五、并发症

化脓性并发症包括中耳炎、乳突炎、淋巴结炎、扁桃体周围脓肿、咽喉壁脓肿及蜂窝组织炎,严重者细菌随血行播散引起败血症、脑膜炎、骨髓炎和心包炎。非化脓性并发症包括风湿热和急性肾小球肾炎,发生在患病后 2~3 周。目前,给予及时有效的抗菌药物治疗,并发症已少见。

六、实验室检查

外周血象白细胞升高,以中性粒细胞升高为主,严重者出现核左移及中毒颗粒。咽扁桃体及伤口处分泌物培养可分离到 GAS,有助于明确病原。检测血清中抗溶血素 O 抗体、抗 DNAase 抗体、抗透明质酸酶及抗链激酶抗体,可提示链球菌属近期感染。

七、诊断与鉴别诊断

1. 诊断　根据临床表现包括发热、咽峡炎、杨梅舌、典型皮疹和外周血象,临床可作诊断。咽拭子细菌培养可以确诊病原。

2. 鉴别诊断　需要与麻疹、风疹、药疹和川崎病鉴别(详见麻疹鉴别诊断),还需与金黄色葡萄球菌感染鉴别,后者也可发生猩红热样皮疹、杨梅舌等,但皮疹持续时间短暂,疹退后全身症状不减轻,病情进展快,常有脓毒症表现。需要依据细菌学检查。

八、治疗

GAS 对青霉素等其他 β- 内酰胺类抗生素都敏感,因此,应首选青霉素治疗,青霉素过敏者可选用第一代头孢菌素,如对头孢菌素也过敏,可选用大环内酯类抗生素或克林霉素,但应注意国内 GAS 对大环内酯类药物和克林霉素耐药率较高。抗菌疗程 10 天。早期和足疗程治疗可有效预防风湿热和急性肾小球肾炎。

对于明确暴露确诊化脓性链球菌感染病例的接触者,如果咽部携带化脓性链球菌但为无症状带菌者,通常不需要抗菌药物治疗。以下情况可以考虑对带菌者治疗:①社区暴发风湿热、链球菌感染后肾小球肾炎、侵袭性化脓性链球菌感染;②封闭或者部分封闭社区暴发化脓性链球菌感染;③有家庭风湿热史或者带菌者有风湿热病史;④家人对于化脓性链球菌感染过于焦虑;⑤因为咽部慢性带菌考虑切除扁桃体。

九、预防与隔离措施

对咽炎患者采取呼吸道隔离,对于伤口继发感染,采取接触隔离,有效抗生素起始治疗 24 小时后可解除隔离。密切接触者需检疫 1 周,在流行机构,对带菌者给予抗生素治疗。

【手足口病】

手足口病(hand-foot-mouth disease)是由肠道病毒引起的一种以口腔溃疡和手足等部位皮疹为特征表现且具有高度传染性的出疹性疾病。

一、病原学

肠道病毒属于微小核糖核酸病毒科肠道病毒属,以肠道病毒 71 型(EV71)及柯萨奇病毒 A 组 16 型(CVA16)最为常见。肠道病毒适合在湿、热的环境下生存与传播,75% 酒精和 5% 来苏不能将其灭活,对紫外线和干燥敏感,各种氧化剂(高锰酸钾、漂白粉等)、甲醛、碘酒以及 56℃ 30 分钟可以灭活病毒。

二、流行病学

手足口病四季均可发病,在温带和亚热带地区夏秋季出现流行高峰,在热带地区季节性不明显。该病主要见于 5 岁以下幼托机构儿童,青少年和成人多通过隐性感染获得免疫保护,但也可发病。患者和无症状感染者为传染源,肠道病毒可经粪 - 口途径传播,也可经呼吸道(飞沫、咳嗽、打喷嚏等)传播,也可因接触患者口鼻分泌物、皮肤或黏膜疱疹液及被污染的手及物品等造成传播。感染者在疾病第 1 周传染性最强。

三、发病机制

病毒在上呼吸道和远端小肠淋巴组织复制,形成小病毒血症,病毒播散至远端淋巴结、肝、脾和骨髓进一步复制,接着产生大病毒血症,病毒播散至目标组织器官如皮肤、中枢神经系统等。在大病毒血症发生前由于机体防御机制使病毒复制得到控制,因此,大部分感染者无症状。症状出现与大病毒血症同时发生,脏器受累系病毒复制产生的炎性反应所致。宿主因素与肠道感染的严重性有关。原发感染后可获得持久稳定的型特异性免疫,但不同型别的肠道病毒感染后不能提供交叉免疫保护,因此,机体可重复感染。

四、临床表现

潜伏期通常 2~5 天。临床表现以口腔溃疡和手足等部位的皮疹为特征,口腔疱疹为 2~8mm 的红色粟米样斑丘疹或薄壁水疱疹,破溃后形成周围有红晕的黄灰色溃疡。肢体皮疹分布在手足心、臀部或下肢膝盖周围,为红色斑丘疹或疱疹,或平或凸,2~3mm 大小,疱疹呈圆或椭圆形,扁平凸起,内有混浊液体,斑丘疹在 5 天左右由红变暗,消退前结硬皮,不留疤痕。大部分无患儿预后良好,一般 5~7 天自愈。少数患儿因并发重型脑干脑炎和神经源性肺水肿而在发病短期内死亡,多为 EV71 感染所致,多见于 3 岁以下婴幼儿。

五、并发症

1. 中枢神经系统　并发脑炎、无菌性脑膜炎、急性暂时性迟缓性瘫痪。严重者并发脑干脑炎,表现为肌痉挛、共济失调、眼球震颤、动眼神经麻痹、延髓麻痹,出现呼吸衰竭、循环衰竭、休克、昏迷、眼反射消失、呼吸停止,可伴自主神经系统失调,出现循环系统异常,表现为出冷汗、皮肤发绀、气促、心动过速、高血压、高血糖,一些患儿很快进展至肺水肿或肺出血,预后差,病死率高。

2. 呼吸系统　并发肺水肿和或肺出血,常在发病后 72 小时内出现,病死率很高。肺水肿可单独出现,但常伴随脑干脑炎和自主神经系统失调之后出现,临床表现有呼吸窘迫,伴心率增快、气促、肺部湿啰音、咳泡沫痰。对于并发肺水肿患者需与重症肺炎做鉴别诊断。

3. 其他 心肌炎、肝炎等。

六、实验室检查

对于重症病例需做外周血象(白细胞计数明显增高)检测,疑似脑膜脑炎需做脑脊液和脑电图检查,对于脑干脑炎和肺水肿患者,监测血糖、血气、血电解质、肝肾功能和心肌酶谱,酌情检查脑脊髓磁共振、胸部 X 摄片和超声心动图来辅助病情判断。

七、诊断和鉴别诊断

1. 诊断 对于手、足、口和臀部出现特征性的斑丘疹和水疱疹的患者,临床即可明确诊断。对于发病早期或皮疹不典型患者,需结合流行病学资料作出临床判断,随访观察,必要时做病原学检测来确诊。对于重症患者和暴发病例需作病原学诊断,包括病毒分离或核酸检测,也可以双份血清抗体检测来证实感染。

2. 鉴别诊断

(1)疱疹性龈口炎:主要由单纯疱疹病毒 1 型所致,但也可由 2 型感染所致,主要表现为疱疹性龈口炎,口唇、舌头和颊黏膜水疱破溃留下浅表性溃疡,一般无皮疹。

(2)水痘:由水痘带状疱疹感染所致,皮肤相继出现和同时存在丘疹、水疱疹和痂疹,皮疹全身分布,通常先见于面部、头皮或躯干,可伴黏膜疹。

八、治疗

尚无特异抗病毒药物。

1. 护理 做好口腔和皮肤护理,建议休息和清淡饮食。

2. 对症支持治疗 包括退热、止痛,脱水患者给予补液。

3. 重症病例转重症监护病房治疗,早期给予静脉丙种球蛋白支持,甘露醇降颅内压,酌情给予激素,机械通气。

九、预防与隔离措施

患儿需居家或住院隔离治疗和观察,避免交叉感染。我国疾病预防控制中心规定隔离期 2 周。接触者加强手卫生,看护人接触儿童前、替幼童更换尿布、处理粪便后均要洗手。

（曾 玫）

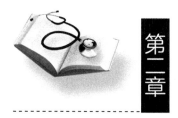

第二章 突发公共卫生事件应急处理和报告

一、本课程主要学习内容

1. 突发公共卫生事件的概述。

2. 突发公共卫生事件的监测、预警与报告。

3. 突发公共卫生事件的界定与判定；应急处理的工作原则、流程和方法。

二、本课程教学目的

1. 了解突发公共卫生事件的概念、分类、分级、分期及特点。

2. 掌握突发公共卫生事件的监测、预警与报告的方法和流程。

3. 掌握突发公共卫生事件的应急处理措施和流程。

4. 熟悉几种重要突发卫生事件的具体应急处置措施。

5. 熟悉我国发布的有关突发公共卫生事件的应急预案。

三、本课程学习安排（即学时和学分）

1. 根据师资条件和学生人数，安排18学时。

2. 建议授予学分2分。

四、推荐阅读的参考书目及网站

1. 《突发公共卫生事件应急条例》

http://www.gov.cn/gongbao/content/2011/content_1860801.htm

2. 《国家突发公共卫生事件应急预案》

http://www.gov.cn/yjgl/2006-02/26/content_211654.htm

3. 《国家突发公共事件医疗卫生救援应急预案》

http://www.360doc.com/content/10/1204/23/3477225_75100024.shtml

4. 潘孝彰.新发传染病.第2版.北京:人民卫生出版社,2008.

5. 《国家突发公共卫生事件相关信息报告管理工作规范（试行）》

http://www.moh.gov.cn/mohbgt/pw10601/200804/27519.shtml

6. 《中华人民共和国传染病防治法》

http://www.nhfpc.gov.cn/zhjcj/s9138/200804/2778e751494e40bd9cc0c77463c9473e.shtml

7. 《传染病及突发公共卫生事件报告和处理服务规范》

http://www.wiki8.com/chuanranbingjitufagonggongweishengshijianbaogaohechulifuwuguifan_118854/

8. 国家卫生计生委《群体性不明原因疾病应急处置方案（试行）》

http://www.nhfpc.gov.cn/zwgkzt/pzxgzya/201306/1f48477eef764d39ae63da8a76ced4e0.shtml

9. 卫生部办公厅关于印发流感样病例暴发疫情处置指南（2012年版）的通知

http://www.nhfpc.gov.cn/jkj/s3577/201211/ef27b0759a014ad9951cf9dccafd9958.shtml

五、思考题

1. 简述突发公共卫生事件的概念、分类及分级。

2. 结合具体的突发公共卫生事件,简述突发公共卫生事件的特点及其危害性。

3. 简述突发公共卫生事件监测的内容及方法。

4. 何谓突发公共卫生事件预警,如何进行预警?

5. 简述突发公共卫生事件报告的范围和标准。

6. 简述突发公共卫生事件报告的内容,如何报告?

7. 突发公共卫生事件应急的工作原则和应急反应原则是什么?

8. 突发公共卫生事件的应急准备包括哪些基

本内容?

9. 简述现场流行病学调查的概念、目的和步骤。

10. 突发公共卫生事件现场应急处理主要包括哪些工作?

第一节 概 述

一、突发公共卫生事件的概念

突发公共事件是指突然发生,造成或者可能造成严重社会危害,需要采取应急处置措施予以应对的自然灾害、事故灾难、公共卫生事件和社会安全事件。根据社会危害程度以及影响范围等因素,可将突发公共事件分为四级:Ⅰ级(特别重大)、Ⅱ级(重大)、Ⅲ级(较大)和Ⅳ级(一般)。突发公共事件的构成要素:突然暴发、难以预料、必然原因、严重后果、需紧急处理。国务院颁布的《国家突发公共事件总体应急预案》将突发公共事件主要分为以下四类:①自然灾害:主要包括水旱灾害、气象灾害、地震灾害、地质灾害、海洋灾害、生物灾害和森林草原火灾等。②事故灾难:主要包括工矿商贸等企业的各类安全事故、交通运输事故、公共设施和设备事故、环境污染和生态破坏事件等。③公共卫生事件:主要包括传染病疫情、群体性不明原因疾病、食品安全和职业危害、动物疫情以及其他严重影响公众健康和生命安全的事件。④社会安全事件:主要包括恐怖袭击事件、经济安全事件和涉外突发事件等。

突发公共卫生事件是指突然发生,造成或可能造成社会公众健康严重损害的重大传染病疫情、群体性不明原因疾病、重大食物和职业中毒以及其他严重危害公众健康和生命安全的突发公共事件。突发公共卫生事件不单指重大传染病疫情,群体性不明原因疾病、重大食物和职业中毒以及其他严重影响公众健康的事件也属于突发性公共卫生事件的范畴。重大传染病也不专指甲类传染病,乙类与丙类传染病暴发或多例死亡、罕见的或已消灭的传染病、临床及病原学特点与原有疾病特征明显异常的疾病、新发传染病的疑似病例等均包含其中。

二、突发公共卫生事件的分类

(一) 根据事件的表现形式分类

1. 在一定时间、一定范围、一定人群中,当病例数累计达到规定预警值时所形成的事件。例如:传染病、不明原因疾病、中毒(食物中毒、职业中毒)、预防接种反应、菌种及毒株丢失等,以及县以上卫生行政部门认定的其他突发公共卫生事件。

2. 在一定时间、一定范围内,当环境危害因素达到规定预警值时形成的事件,病例为事后发生,也可能无病例。例如:生物、化学、核和辐射事件(发生事件时尚未出现病例),包括:传染病菌种、毒株丢失;病媒、生物、宿主相关事件;化学物泄漏事件、放射源丢失、受照、核污染辐射及其他严重影响公众健康事件(尚未出现病例或病例事后发生)。

(二)根据事件的成因和性质分类

1. 重大传染病疫情　是指某种传染病在短时间内发生、波及范围广泛,出现大量的患者或死亡病例,其发病率远远超过常年的发病率水平。如:1988 年在上海发生的一次甲型病毒性肝炎暴发疫情中,有 30 万人受到感染;2004 年青海鼠疫疫情;2008 年的手足口病疫情等。

2. 群体性不明原因疾病　是指在短时间内,某个相对集中的区域内,同时或者相继出现具有共同临床表现的患者,且病例数不断增加,范围不断扩大,又暂时不能明确诊断的疾病。如传染性非典型肺炎疫情发生之初,由于对病原体方面认识不清,只知道这是一组同一症状的疾病,但对其发病机制、诊断标准、流行途径等认识不清,这便是群体性不明原因疾病的典型案例。2003 年 4 月 16 日,世界卫生组织(WHO)根据包括中国内地和香港地区,加拿大、美国在内的 11 个国家和地区的 13 个实验室通力合作研究的结果,宣布此次疫情的病因是一种新型的冠状病毒(SARS-CoV),并将由此引起的急性呼吸道传染病改称为重症急性呼吸综合征(severe acute respiratory syndromes,SARS)。2013 年,在上海市出现了集聚性不明原因肺炎病例,后来证实是由甲型 H7N9 禽流感病毒引起,此后人感染甲型 H7N9 禽流感病例在我国多个省市出现。

3. 重大食物中毒和职业中毒　是指由于食品污染和职业危害的原因,而造成的人数众多或者伤亡较重的中毒事件。如学校等场所发生的食物中毒等。

4. 新发传染病　是指近 30 年来由新发现的新种或新型病原微生物引起的传染病,可造成地域性或国际性公共卫生问题。新发传染性疾病狭义是指全球首次发现的传染病,广义是指一个国家或地区新发生的、新变异的或新传入的传染病。2009 年开始,甲型 H1N1 流感在全球范围内大规模流行。2010 年 8 月,WHO 宣布甲型 H1N1 流感大流行期已经结束,此后,该病在世界各地均有不同程度流行。中东呼吸综合征(middle east respiratory syndrome,MERS)是由一种新型的冠状病毒(MERS-CoV)引起的新发传染病,该病最早于 2012 年在沙特被发现和报道,大多数病例主要发生在中东地区尤其是沙特。

5. 群体性预防接种反应和群体性药物反应和重大环境污染事故　群体性预防接种

反应和群体性药物反应是指在实施疾病预防措施时,出现免疫接种人群或预防性服药人群的异常反应。这类反应原因较为复杂,可以是心因性的,也可以是其他异常反应。重大环境污染事故是指在化学品的生产、运输、储存、使用和废弃处置过程中,由于各种原因引起化学品从其包装容器、运送管道、生产和使用环节中泄漏,造成空气、水源和土壤等周围环境的污染,严重危害或影响公众健康的事件。如2004年4月,重庆江北区某企业发生氯气储气罐泄漏事件。2013年8月上海市某企业发生液氨泄漏事故,造成15人死亡,25人受伤。

6. 核事故和放射事故、生物、化学、核辐射、恐怖事件　核事故和放射事故是指由于放射性物质或其他放射源造成或可能造成公众健康严重影响或严重损害的突发事件。生物、化学、核辐射恐怖事件是指恐怖组织或恐怖分子为了达到其政治、经济、宗教、民族等目的,通过实际使用或威胁使用放射性物质、化学毒剂或生物战剂,或通过袭击或威胁袭击化工(核)设施(包括化工厂、核设施、化学品仓库、实验室、运输槽车等)引起有毒有害物质或致病性微生物释放,导致人员伤亡或造成公众心理恐慌,从而破坏国家和谐安定,妨碍经济发展的事件。如1995年发生在日本东京地铁的沙林毒气事件。

7. 自然灾害导致的人员伤亡和疾病流行,以及其他影响公众健康的事件　自然灾害是指自然力引起的设施破坏、经济严重损失、人员伤亡、人的健康状况及社会卫生服务条件恶化超过了所发生地区的所能承受能力的状况。主要有水灾、旱灾、地震、火灾等。如2008年5月12日汶川地震造成大量人员伤亡,是新中国成立以来破坏力最大的地震,也是唐山大地震后伤亡最严重的一次。

三、突发公共卫生事件的分级

根据突发公共卫生事件的性质、危害程度和涉及范围,《国家突发公共卫生事件应急预案》将其划分为一般(Ⅳ级)(蓝色)、较大(Ⅲ级)(黄色)、重大(Ⅱ级)(橙色)和特别重大(Ⅰ级)(红色)四级。

特别重大突发公共卫生事件(Ⅰ级)主要包括:

1. 肺鼠疫、肺炭疽在大、中城市发生并有扩散趋势,或肺鼠疫、肺炭疽疫情波及2个以上的省份,并有进一步扩散趋势。

2. 发生传染性非典型肺炎、人感染高致病性禽流感病例,并有扩散趋势。

3. 涉及多个省份的群体性不明原因疾病,并有扩散趋势。

4. 发生新传染病或我国尚未发现的传染病发生或传入,并有扩散趋势,或发现我国已消灭的传染病重新流行。

5. 发生烈性病菌株、毒株、致病因子等丢失事件。

6. 周边以及与我国通航的国家和地区发生特大传染病疫情,并出现输入性病例,严重危及我国公共卫生安全的事件。

7. 国务院卫生行政部门认定的其他特别重大突发公共卫生事件。

重大突发公共卫生事件(Ⅱ级)主要包括:

1. 在一个县(市)行政区域内,一个平均潜伏期内(6天)发生5例以上肺鼠疫、肺炭疽病例,或者相关联的疫情波及2个以上的县(市)。

2. 发生传染性非典型肺炎、人感染高致病性禽流感疑似病例。

3. 腺鼠疫发生流行,在一个市(地)行政区域内,一个平均潜伏期内多点连续发病20例以上,或流行范围波及2个以上市(地)。

4. 霍乱在一个市(地)行政区域内流行,1周内发病30例以上,或波及2个以上市(地),有扩散趋势。

5. 乙类、丙类传染病波及2个以上县(市),1周内发病水平超过前5年同期平均发病水平2倍以上。

6. 我国尚未发现的传染病发生或传入,尚未造成扩散。

7. 发生群体性不明原因疾病,扩散到县(市)以外的地区。

8. 发生重大医源性感染事件。

9. 预防接种或群体预防性服药出现人员死亡。

10. 一次食物中毒人数超过100人并出现死亡病例,或出现10例以上死亡病例。

11. 一次发生急性职业中毒50人以上,或死亡5人以上。

12. 境内外隐匿运输、邮寄烈性生物病原体、生物毒素造成我境内人员感染或死亡的。

13. 省级以上人民政府卫生行政部门认定的其他重大突发公共卫生事件。

较大突发公共卫生事件(Ⅲ级)主要包括:

1. 发生肺鼠疫、肺炭疽病例,一个平均潜伏期内病例数未超过5例,流行范围在一个县(市)行政区域以内。

2. 腺鼠疫发生流行,在一个县(市)行政区域内,一个平均潜伏期内连续发病10例以上,或波及2个以上县(市)。

3. 霍乱在一个县(市)行政区域内发生,1周内发病10~29例,或波及2个以上县(市),或市(地)级以上城市的市区首次发生。

4. 一周内在一个县(市)行政区域内,乙、丙类传染病发病水平超过前5年同期平均发病水平1倍以上。

5. 在一个县(市)行政区域内发现群体性不明原因疾病。

6. 一次食物中毒人数超过 100 人,或出现死亡病例。

7. 预防接种或群体预防性服药出现群体心因性反应或不良反应。

8. 一次发生急性职业中毒 10~49 人,或死亡 4 人以下。

9. 市(地)级以上人民政府卫生行政部门认定的其他较人突发公共卫生事件。

一般突发公共卫生事件(Ⅳ级)主要包括:

1. 腺鼠疫在一个县(市)行政区域内发生,一个平均潜伏期内病例数未超过 10 例。

2. 霍乱在一个县(市)行政区域内发生,1 周内发病 9 例以下。

3. 一次食物中毒人数 30~99 人,未出现死亡病例。

4. 一次发生急性职业中毒 9 人以下,未出现死亡病例。

5. 县级以上人民政府卫生行政部门认定的其他一般突发公共卫生事件。

四、突发公共事件医疗卫生紧急救援分级

《国家突发公共事件医疗卫生救援应急预案》将突发公共事件医疗卫生紧急救援分为四级:根据突发公共事件导致人员伤亡和健康危害情况,将医疗卫生救援事件分为特别重大(Ⅰ级)、重大(Ⅱ级)、较大(Ⅲ级)和一般(Ⅳ级)四级。

特别重大事件(Ⅰ级):

1. 一次事件伤亡 100 人以上,且危重人员多,或者核事故和突发放射事件、化学品泄漏事故导致大量人员伤亡,事件发生地省级人民政府或有关部门请求国家在医疗卫生救援工作上给予支持的突发公共事件。

2. 跨省(区、市)的有特别严重人员伤亡的突发公共事件。

3. 国务院及其有关部门确定的其他需要开展医疗卫生救援工作的特别重大突发公共事件。

重大事件(Ⅱ级):

1. 一次事件伤亡 50 人以上、99 人以下,其中,死亡和危重病例超过 5 例的突发公共事件。

2. 跨市(地)的有严重人员伤亡的突发公共事件。

3. 省级人民政府及其有关部门确定的其他需要开展医疗卫生救援工作的重大突发公共事件。

较大事件(Ⅲ级):

1. 一次事件伤亡 30 人以上、49 人以下,其中,死亡和危重病例超过 3 例的突发公共事件。

2. 市(地)级人民政府及其有关部门确定的其他需要开展医疗卫生救援工作的较大

突发公共事件。

一般事件(Ⅳ级):

1. 一次事件伤亡 10 人以上、29 人以下,其中,死亡和危重病例超过 1 例的突发公共事件。

2. 县级人民政府及其有关部门确定的其他需要开展医疗卫生救援工作的一般突发公共事件。

五、突发公共卫生事件的分期

突发公共卫生事件的发生可分为以下五期:间期、前期、打击期、处理期和恢复期。各期均有不同的任务和控制措施。

(一) 间期

突发公共卫生事件发生之前的平常期。此期的控制措施主要包括:①制定各种应急预案并定期更新;②建立健全各类突发公共卫生事件的预防策略和措施;③建立和维护预警系统和紧急处理系统;④应急人员贮备和培训。

(二) 前期

突发公共卫生事件的酝酿期和前兆期。此期的控制措施主要包括:①疏散可能受到影响的公众;②保护即将受波及的设施;③动员紧急救援人员待命;④发布突发公共卫生事件预警;⑤协助公众做好应对准备。

(三) 打击期

突发公共卫生事件的作用和危害期。不同突发公共卫生事件的打击期长短不一。比如,地震的打击期可能只有数秒钟,传染病暴发则可持续数月之久。2014 年西非埃博拉病毒病疫情暴发持续时间之长,感染及死亡人数之多,波及范围之广,都达到历史最高。

(四) 处理期

灾害救援或暴发控制期。此期主要任务因事件类型不同而各有侧重:

1. 自然灾害　①救治伤员;②展开紧急公共卫生监测;③预防或处理次生灾害。

2. 疾病暴发　①封锁疫源地;②对可能被污染的物品和场所进行消毒;③紧急展开疫苗接种和个人防护。

3. 人为事故　①调查事故原因,终止危害的扩大;②消除环境中残留的隐患;③稳定社会情绪。

(五) 恢复期

突发公共卫生事件平息期。此期主要是尽快让事发或受灾地区恢复正常秩序,此期工作重点包括:①受害人群的康复,评估其心理健康状况;②预防和处理可能产生的"创伤后应激障碍";③修建和复原相应卫生设施,提供正常医疗卫生服务。

六、突发公共卫生事件的原因及发生条件

突发公共卫生事件的原因包括:生物性有害因素(病原微生物、微生物产生的毒素、病媒生物等);化学性有害因素;物理性有害因素(核泄漏、酷暑等)。生物病原体所致疾病主要包括:传染病、寄生虫病和地方病区域性流行、暴发流行或出现死亡;预防接种或预防服药后出现群体性异常反应;群体性医院感染等。近年来,新发和再现传染病已成为突发公共卫生事件的重要原因。

突发公共卫生事件的发生条件:自然地理环境(洪涝灾害、地震、火山爆发、泥石流、台风等);环境污染;生活方式和生活习惯(如上海甲肝流行);市场监管不到位(如三鹿奶粉事件);宣传力度和信息网络不够健全;缺乏健康教育措施;劳动场所卫生条件差;公共预防意识淡薄,应急机制不健全;公共卫生经费投入不足等。

七、突发公共卫生事件的特点

突发公共卫生事件是一种高危害性事件,既具有传播的全球性,又具有事件的地方性特点;既有事件发生的不可确定性,又具有事件发生先兆的可监测性特点;既有对生命健康直接危害,又有对公众心理健康影响和对社会经济发展的冲击的特点。

(一)事件的突发性

突发公共卫生事件往往突然发生,突如其来,且具有不确定性。虽然突发公共卫生事件的发生可能存在一些先兆和预警,但常很难对其作出准确预测和及时识别与应对。一般情况下,突发公共卫生事件的确切发生时间和地点具有不可预见性。如各种恐怖事件、自然灾害引起的重大疫情和食物中毒等。其次是突发公共卫生事件的形成常需要一个过程,开始时其危害范围和程度较小,对其蔓延范围和发展速度、趋势和结局很难预测。尽管突发公共卫生事件不易准确预测,但其发生与转归也具有一定的规律性,随着科学技术的发展,某些自然灾害的预报准确率正在逐步提高;随着公共卫生体制和预警机制的不断健全和完善,更多的突发公共卫生事件是有可能预料或预见的,使我们可以有计划地应对。既往发生的突发公共卫生事件对人们今后应对类似事件的发生具有一定参考和警示作用。正因为此类事件具有突发性的特点,应对起来有时常缺乏及时性和针对性,各种应急能力的贮备是应对突发公共卫生事件的重要措施。

(二)公共属性

突发公共卫生事件并不是针对特定的人,而是危害不特定的社会群体,在事件影响范围内的人均有可能受到伤害。突发公共卫生事件并非仅仅影响少数人的健康,而是

涉及广泛的社会群体,尤其是对儿童、老人、妇女和体弱多病者等特殊人群的影响更加突出。一些新发传染病往往在短时间内向更大范围甚至全球蔓延,全世界均受到累及。当然,不同的突发公共卫生事件的影响范围和人群并不完全相同,这与具体事件的特点、成因以及人们的应对等有关。突发公共卫生事件的公共属性决定了其应对需要整个社会群体的共同参与和合作。

(三)危害程度大

突发公共卫生事件可对公众健康和生命安全、社会经济发展、生态环境等造成不同程度的危害,这种危害既可以是对社会造成短期的严重损害,也可以是从发展趋势看对社会造成严重影响的事件。如2003年发生的SARS对我国公众健康和政治经济影响极大,此次事件也对我国公共卫生体系建设产生了巨大的深远影响。

(四)成因复杂多样

突发公共卫生事件主要包括各种重大传染病、群体性不明原因疾病、重大食物和职业中毒以及其他严重危害公众健康和安全的突发公共事件。这些事件的出现常涉及多方面的因素,引起公共卫生事件的因素多种多样。不同的传染病由不同的病原体所致,传染病的暴发和流行本身又受到环境、社会、人类活动、政治及经济等因素的影响。近年来不断出现各种新发和再现传染病的暴发和流行就充分说明了这一点。许多公共卫生事件与自然灾害有关,如地震、水灾、海啸、火灾等。2010年海地大地震造成巨大人员伤亡和财产损失,地震后又出现霍乱流行。2014年西非埃博拉病毒病的大流行与当地的葬礼习俗密切相关。公共卫生事件与事故灾害也密切相关,如环境污染、生态破坏、交通事故等。社会安全事件如生物恐怖等也是形成公共卫生事件的重要原因。其他因素还有动物疫情、致病微生物、药品危险、食物中毒和职业性危害等。我国食源性疾病和食物中毒所致突发公共卫生事件较为多见,如2001年苏皖地区肠出血性大肠埃希菌食物中毒、2004年劣质奶粉事件以及2006年北京暴发的广州管圆线虫病等。

(五)分布的差异性

传染病的流行和分布具有明显的时间和空间差异性。人为原因引起的突发公共卫生事件的事件分布多无规律;由自然原因导致的灾害,尤其是气象灾害的时间分布常呈一定的季节性,如洪水多发生在春夏两季,而雪灾一般只会在冬季发生。甲型H1N1流感和人感染H7N9禽流感多在冬春季流行,肠道传染病则多在夏季发生,登革热、流行性乙型脑炎和寨卡病毒感染等由蚊传播引起,多在气温比较温暖的夏秋季以及热带和亚热带地区流行。不同性质的突发公共卫生事件的地点分布极不相同。地震多发生于地壳板块交界处;水灾多发生于临近湖海、地势低平的圩区;食物中毒和流感暴发可发生在任何地区。随着环境的变化以及疾病的演变,一些疾病的流行区可发生变化,如2014年埃博拉病毒病开始主要流行于西非,后来不断向全球播散。目前艾滋病主要流行于非洲,但在全球均有分布,结核病则主要流行于印度、印度尼西亚、中国、尼日利亚、巴基斯坦和南非等国家,而欧洲和美洲病例数较少。

（六）传播的广泛性

传染病具有广泛传播的特点,传染病一旦具备了三个基本传播环节即传染源、传播途径以及易感人群,它就可能在毫无国界情况下广泛传播。随着全球化趋势的发展,国内外人员流动和交流的增多以及人们生产生活方式的变化,某一种疾病可以通过现代交通工具跨国流动,而一旦造成传播,就会成为全球性的传播。2009 年的甲型 H1N1 流感从"南美洲"首次报道后,迅速向全球播散而导致全球流行。寨卡病毒(zika virus)病主要在全球热带及亚热带地区流行。1952 年,在乌干达和坦桑尼亚的人体中分离到该病毒,此后,多个国家有散发病例报道。2007 年,首次在西太平洋国家密克罗尼西亚的雅普岛发生寨卡病毒感染疫情暴发。2015 年至 2016 年,此病迅速在全球扩散,以巴西疫情最为严重,我国也有输入性病例报道。截至 2016 年 9 月全球累计有 72 个国家和地区报告有寨卡病毒病疫情。WHO 于 2016 年 2 月 1 日针对寨卡病毒召开紧急委员会会议,并宣布寨卡病毒的扩散已构成"全球关注的紧急公共卫生事件"。

（七）处理的综合性和系统性

突发公共卫生事件的应对需要多方面的协同配合,需要多部门多学科共同参与才能很好地完成应对任务。既要有技术人力的投入,也要有资金的投入,需将国内外资源结合起来,把公共卫生事业的建设阶段任务和长期发展规划结合起来。突发公共卫生事件的发生和应对不仅仅是一个公共卫生问题,往往涉及社会诸多方面,是一个社会问题。公共卫生突发事件现场抢救,控制和转运救治,原因调查和善后处理涉及多系统多部门,政策性强,必须在政府领导下综合协调处理。

此外,突发公共卫生事件还具有频发性、阶段性和国际性等特点。

八、突发公共卫生事件的危害

突发公共卫生事件往往影响严重,涉及范围广,常导致大量伤亡和伤害公众的身心健康。突发公共卫生事件对公众健康的影响表现为直接危害和间接危害两类。直接危害一般为事件直接导致的即时性损害,即直接对公众的身体造成损害。间接危害一般为事件的继发性损害或危害,例如,事件引发公众恐惧、焦虑情绪等以及对社会、政治、经济产生影响,有时还伴有后期效应(如放射事故)。

1. 对人类生命健康的威胁　突发公共卫生事件对人类生命和健康构成严重威胁,常可造成群死群伤。

2. 造成心理伤害　突发公共卫生事件在伤害人类躯体的同时,也伤害了人类的心理。灾难的来临,事件的发生,疾病的暴发对于受害者和旁观者的心理都是一种强烈的刺激。严重的突发公共卫生事件,特别是各种灾难过后,必然也有许多人产生焦虑、抑郁等精神症状,严重时导致精神疾病的发生。

3. 造成经济损失和影响经济发展　突发公共卫生事件可以使一个地区、国家乃至全球的经济受到影响。突发公共卫生事件的处理需要高昂的医疗费用;伤亡和病患所造成的劳动力损失,也无形地阻碍着经济的复苏;传染病暴发地区的畜牧业、林业、水产业、旅游业、运输业等行业都有可能受到强烈冲击,最终可能严重影响经济发展。

4. 影响社会稳定和发展　突发公共卫生事件可以彻底毁坏居民的房屋,剥夺家庭成员的生命;破坏基础设施,妨碍医疗机构提供正常的医疗健康服务;学校和其他公共场所也有可能在突发公共卫生事件中被破坏。突发公共卫生事件破坏了正常的社会秩序和居民的正常生活,影响到社会的稳定和发展。

5. 造成环境危害　如地震后大量有害物质散落在外环境中,火灾后产生了污染空气的烟尘,人为事故导致有毒物质的释放,传染病暴发后,病原体污染环境等。

第二节　突发公共卫生事件的监测、预警与报告

一、突发公共卫生事件的监测

突发公共卫生事件监测是指长期、连续、系统地收集疾病与健康相关事件、危险因素的信息资料。核对信息资料后,分析疾病和健康相关事件及其影响因素的分布及动态变化,并及时反馈给卫生行政部门、信息提供者,便于及时采取干预措施。

突发公共卫生事件具有高度不确定性,包括发生时间、范围、强度等不可完全预测,因此,要在规范的日常基本卫生信息监测中加以预警。一旦发生突发公共卫生事件,需要对事件发生的处置和演变的全过程加以监测,以及时提供准确的决策信息,事件结束后还需评价应对的效果。因此,监测贯穿于突发公共卫生事件应急处置的全过程。

1. 突发公共卫生事件监测的主要工作内容

(1) 通过长期、连续、系统地收集突发事件的资料,总结突发事件的发生规律和发展趋势,分析和评估突发事件发生、疾病暴发/流行的可能性。

(2) 调查跟踪可疑病例,评估其对公众健康的影响及其发展趋势,监测治疗效果。

(3) 对原始资料的整理分析,将收集的资料转化为信息,提出并评估预防控制措施的

效果。

(4) 将信息及时向有关人员和部门反馈。

2. 突发公共卫生事件监测的主要对象 包括：主要传染病病种、不明原因肺炎病例、群体性不明原因疾病、重大食物和职业中毒报告事件、自然灾害所致伤害事件等。

3. 突发公共卫生事件监测的内容

(1) 突发公共卫生事件相关信息监测（由卫生行政部门认定的医疗机构、疾控部门执行）；

(2) 常规传染病疫情监测（各级医疗机构执行）；

(3) 相关症状监测（由卫生行政部门认定的医疗机构执行）；

(4) 基本公共卫生监测；

(5) 突发公共卫生事件主动监测。

4. 监测资料主要来源 包括以下方面：①监测点信息；②媒体报道；③主动搜索；④举报；⑤食品、职业、放射、环境卫生相关信息以及卫生资源。

5. 突发公共卫生事件监测分为应急状态监测和常规状态监测，并根据情况进行转换、调整或撤销。监测的方法包括：

(1) 利用网络进行监测：可使用的网络包括"国家疾病监测报告信息管理系统"、"突发公共卫生事件报告管理信息系统"等；

(2) 主动监测：传染病疫情漏报调查、职业病筛查等；

(3) 现场或专题调查：针对潜在/已经发生的突发公共卫生事件开展流行病学调查，分析事件的性质、强度及发展趋势；

(4) 设立哨点监测：医疗机构、流动人口哨点、基础哨点。

6. 突发公共卫生事件监测的工作流程 ①制定监测计划；②完善监测网络；③组织培训，统一方法；④实施监测，质量控制；⑤定期检查督导；⑥及时总结分析。

《国家突发公共卫生事件应急预案》中规定：国家建立统一的突发公共卫生事件监测、预警与报告网络体系。各级医疗、疾病预防控制、卫生监督和出入境检疫机构负责开展突发公共卫生事件的日常监测工作。省级人民政府卫生行政部门要按照国家统一规定和要求，结合实际，组织开展重点传染病和突发公共卫生事件的主动监测。国务院卫生行政部门和地方各级人民政府卫生行政部门要加强对监测工作的管理和监督，保证监测质量。

二、突发公共卫生事件的预警

突发公共卫生事件的预警是指根据收集、整理的公共卫生事件相关信息资料，分析和评估事件发展趋势及危害程度,在事件发生之前或早期发出警报,以便相关责任部门和事件影响目标人群及时作出反应,预防或减少事件的危害。突发公共卫生事件预警是通过分析突发公共卫生事件的国内外历史资料以及监测结果等数据,预期其发生、发展变化趋势和危害程度。预警分析是指通过对突发公共卫生事件征兆进行检查、识别、诊断与评价并及时报警的管理活动。预警监控是指根据预警分析的结果,对灾害征兆的不良趋势进行纠正、预防与控制的管理活动。预警系统是一个由信息监测系统、预警评价指标体系、预警评价与推断系统、报警系统和预警反应启动系统等部分构成的复杂系统,各子系统之间存在着相互影响、相互依赖的关系。信息收集和交流是整个预警系统的基础,是保证预警和应急机构获得高质量信息,充分识别和正确分析事件的前提条件。

《国家突发公共卫生事件应急预案》中要求:各级人民政府卫生行政部门根据医疗机构、疾病预防控制机构、卫生监督机构提供的监测信息,按照公共卫生事件的发生、发展规律和特点,及时分析其对公众身心健康的危害程度、可能的发展趋势,及时做出预警。

(一)预警系统的特点

1. 及时性　及早识别突发公共卫生事件的发生,迅速采取措施以降低事件产生的损失是事件应对的主要目标,预警的及时性显得尤为重要。在信息调查、收集、传输、分析、发布和采取措施方面均要体现及时性。

2. 高效性　尽可能多角度、全方位收集收集信息,尽可能准确作出预测,避免采取不必要的应对措施。

3. 准确性　判断是否正确关系到整个突发预警和应急管理的成效,准确性可以避免不必要的消耗。

4. 可操作性　需要符合我国国情和各地的实际情况,预警必须建立在相应人员和物资储备的基础上,操作简单易行。

5. 可持续性　预警系统具有持续发展的空间,可根据实际情况增加或减少预警的种类。

6. 可拓展性　预警系统能根据具体情况不断增减预警的目标事件,具有可拓展的空间,并不断调整和改善预警能力。

7. 社会性和相应的法律效应　预警涉及的行业和部门较多,只有预警具有法律效应,才能在短时间能发挥效应和预警的作用。

8. 与应急系统的关联性　预警系统的建立是与反应系统密切联系的,其目的在于能够迅速启动公共卫生干预措施,减少突发公共卫生事件对公众健康的影响。预警和应急是两个连续的过程,没有准确的预警,应急就很难顺利进行。

（二）预警的原则

前瞻性和客观性、连续性、系统性、综合性、敏感性、定性分析和定量分析相结合。

（三）预警的分类

按照时间分类：短期预警、中期预警和长期预警；按照严重程度分类：红色预警（特别重大）、橙色预警（重大）、黄色预警（较大）、蓝色预警（一般）。还可分为征兆预警和早期预警：征兆预警是对可能危及公众健康和生命的突发事件的相关前兆语法预警；早期预警是早期对公众健康和生命的突发事件发出警报。突发公共卫生事件发生前很难发现征兆，只能在事件发生初期启动预警。早期预警有症候群预警（通过对症候群监测，发现某一症候群信息在时空上的异常变化而发出的预警，如不明原因肺炎、流感样病例监测）、传染病早期预警（如：发现个别特殊病例、早期发现集聚性病例）、类似事件预警（在某社区或区域发生中毒、疾病暴发等突发公共卫生事件时，向有可能发生类似事件的地区发出预警）等。

（四）预警信息来源

预警的基础是监测，日常监测信息是预警信息的主要来源，即疾病控制部门、卫生监督部门和医疗机构等卫生系统的内部信息（包括传染病报告系统、突发公共卫生事件报告系统、医院信息管理系统、重点传染病监测和公共卫生监督监测等来源的资料信息）。其次是来源于与卫生系统建立信息交流机制的部门如气象、水利、农业、林业、检疫等的信息。此外，大众媒体也可提供一些信息。

（五）预警方法

将收集到的监测信息与同期基线信息对比分析，如出现超常规的情况，就应向有关部门发出警报。对收集的监测资料、历史有关资料进行综合描述分析，依次用红色、橙色、黄色和蓝色来表示特别重大、重大、较大和一般四个级别预警。

（六）预警工作流程

1. 制定预警指标。

2. 资料收集，分类汇总。

3. 分析预警。

4. 论证评估，分析总结。

5. 上报预警信息。

三、突发公共卫生事件的报告

突发公共卫生事件的报告是保障突发公共卫生事件监测系统有效运行的主要手段，也是各级政府和卫生行政部门及时掌握突发公共卫生事件信息、提高处置能力的保证。

依据《国家突发公共卫生事件相关信息报告管理工作规范(试行)》进行报告。

任何单位和个人都有权向国务院卫生行政部门和地方各级人民政府及其有关部门报告突发公共卫生事件及其隐患,也有权向上级政府部门举报不履行或者不按照规定履行突发公共卫生事件应急处理职责的部门、单位及个人。县级以上各级人民政府卫生行政部门指定的突发公共卫生事件监测机构、各级各类医疗卫生机构、卫生行政部门、县级以上地方人民政府和检验检疫机构、食品药品监督管理机构、环境保护监测机构、教育机构等有关单位为突发公共卫生事件的责任报告单位。执行职务的各级各类医疗卫生机构的医疗卫生人员、个体开业医生为突发公共卫生事件的责任报告人。突发公共卫生事件责任报告单位要按照有关规定及时、准确地报告突发公共卫生事件及其处置情况。

报告范围:包括可能构成或已经发生的突发公共卫生事件相关信息。根据《国家突发公共卫生事件相关信息报告管理工作规范》(试行)规定,我国突发公共卫生事件相关信息报告按照 12 大类事件进行报告:传染病、食物中毒、职业中毒、其他中毒、环境因素事件、意外辐射照射事件、传染病菌和毒丢失、预防接种和预防性服药群体性不良反应、医源性感染事件、群体性不明原因疾病、高温中暑事件、各级人民政府卫生行政部门认定的其他事件。具体报告的范围和标准如下:

(一)传染病

1. 鼠疫　发现 1 例及以上鼠疫病例。

2. 霍乱　发现 1 例及以上霍乱病例。

3. 传染性非典型肺炎　发现 1 例及以上传染性非典型肺炎病例患者或疑似患者。

4. 人感染高致病性禽流感　发现 1 例及以上人感染高致病性禽流感病例。

5. 炭疽　发生 1 例及以上肺炭疽病例;或 1 周内,同一学校、幼儿园、自然村寨、社区、建筑工地等集体单位发生 3 例及以上皮肤炭疽或肠炭疽病例;或 1 例及以上职业性炭疽病例。

6. 甲肝／戊肝　1 周内,同一学校、幼儿园、自然村寨、社区、建筑工地等集体单位发生 5 例及以上甲肝／戊肝病例。

7. 伤寒(副伤寒)　1 周内,同一学校、幼儿园、自然村寨、社区、建筑工地等集体单位发生 5 例及以上伤寒(副伤寒)病例,或出现 2 例及以上死亡。

8. 细菌性和阿米巴性痢疾　3 天内,同一学校、幼儿园、自然村寨、社区、建筑工地等集体单位发生 10 例及以上细菌性和阿米巴性痢疾病例,或出现 2 例及以上死亡。

9. 麻疹　1 周内,同一学校、幼儿园、自然村寨、社区、建筑工地等集体单位发生 10 例及以上麻疹病例。

10. 风疹　1 周内,同一学校、幼儿园、自然村寨、社区等集体单位发生 10 例及以上风疹病例。

11. 流行性脑脊髓膜炎　3 天内,同一学校、幼儿园、自然村寨、社区、建筑工地等集体单位发生 3 例及以上流脑病例,或者有 2 例及以上死亡。

12. 登革热　1 周内,一个县(市、区)发生 5 例及以上登革热病例;或首次发现病例。

13. 肾综合征出血热　1 周内,同一自然村寨、社区、建筑工地、学校等集体单位发生 5 例(高发地区 10 例)及以上肾综合征出血热病例,或者死亡 1 例及以上。

14. 钩端螺旋体病　1 周内,同一自然村寨、建筑工地等集体单位发生 5 例及以上钩端螺旋体病病例,或者死亡 1 例及以上。

15. 流行性乙型脑炎　1 周内,同一乡镇、街道等发生 5 例及以上乙脑病例,或者死亡 1 例及以上。

16. 疟疾　以行政村为单位,1 个月内,发现 5 例(高发地区 10 例)及以上当地感染的病例;或在近 3 年内无当地感染病例报告的乡镇,以行政村为单位,1 个月内发现 5 例及以上当地感染的病例;在恶性疟流行地区,以乡(镇)为单位,1 个月内发现 2 例及以上恶性疟死亡病例;在非恶性疟流行地区,出现输入性恶性疟继发感染病例。

17. 血吸虫病　在未控制地区,以行政村为单位,2 周内发生急性血吸虫病病例 10 例及以上,或在同一感染地点 1 周内连续发生急性血吸虫病病例 5 例及以上;在传播控制地区,以行政村为单位,2 周内发生急性血吸虫病 5 例及以上,或在同一感染地点 1 周内连续发生急性血吸虫病病例 3 例及以上;在传播阻断地区或非流行区,发现当地感染的患者、病牛或感染性钉螺。

18. 流感　1 周内,在同一学校、幼儿园或其他集体单位发生 30 例及以上流感样病例,或 5 例及以上因流感样症状住院病例,或发生 1 例及以上流感样病例死亡。

19. 流行性腮腺炎　1 周内,同一学校、幼儿园等集体单位中发生 10 例及以上流行性腮腺炎病例。

20. 感染性腹泻(除霍乱、痢疾、伤寒和副伤寒以外)1 周内,同一学校、幼儿园、自然村寨、社区、建筑工地等集体单位中发生 20 例及以上感染性腹泻病例,或死亡 1 例及以上。

21. 猩红热　1 周内,同一学校、幼儿园等集体单位中,发生 10 例及以上猩红热病例。

22. 水痘　1 周内,同一学校、幼儿园等集体单位中,发生 10 例及以上水痘病例。

23. 输血性乙肝、丙肝、HIV　医疗机构、采供血机构发生 3 例及以上输血性乙肝、丙肝病例或疑似病例或 HIV 感染。

24. 新发或再发传染病　发现本县(区)从未发生过的传染病或发生本县近 5 年从

未报告的或国家宣布已消灭的传染病。

25. 不明原因肺炎 发现不明原因肺炎病例。

（二）食物中毒

1. 一次食物中毒人数 30 人及以上或死亡 1 人及以上。

2. 学校、幼儿园、建筑工地等集体单位发生食物中毒，一次中毒人数 5 人及以上或死亡 1 人及以上。

3. 地区性或全国性重要活动期间发生食物中毒，一次中毒人数 5 人及以上或死亡 1 人及以上。

（三）职业中毒

发生急性职业中毒 10 人及以上或者死亡 1 人及以上的。

（四）其他中毒

出现食物中毒、职业中毒以外的急性中毒病例 3 例及以上的事件。

（五）环境因素事件

发生环境因素改变所致的急性病例 3 例及以上。

（六）意外辐射照射事件

出现意外辐射照射人员 1 例及以上。

（七）传染病菌、毒种丢失

发生鼠疫、炭疽、非典、艾滋病、霍乱、脊灰等菌毒种丢失事件。

（八）预防接种和预防服药群体性不良反应

1. 群体性预防接种反应 一个预防接种单位一次预防接种活动中出现群体性疑似异常反应；或发生死亡。

2. 群体预防性服药反应 一个预防服药点一次预防服药活动中出现不良反应（或心因性反应)10 例及以上；或死亡 1 例及以上。

（九）医源性感染事件

医源性、实验室和医院感染暴发。

（十）群体性不明原因疾病

2 周内，一个医疗机构或同一自然村寨、社区、建筑工地、学校等集体单位发生有相同临床症状的不明原因疾病 3 例及以上。

（十一）高温中暑事件

24 小时内，1 个县（市）区域，中暑人数达 30 人以上，或者死亡 1 人以上。

（十二）各级人民政府卫生行政部门认定的其他突发公共卫生事件

突发公共卫生事件报告遵循依法报告、统一规范、属地管理、准确及时、分级分类的原则,分为初步报告、进程报告和结案报告。①初步报告:事件发生后或到达现场对事件进行初步核实后,根据事件发生情况及初步调查结果所撰写的调查报告,目的是及时汇报事件发生的相关情况,并为下一步调查提供依据。②进程报告:动态反映事件调查处理过程中的主要进展、预防控制效果及发展趋势,以及对前期工作的评估和对后期工作的建议。③结案报告:事件调查处结束后,对整个应对过程进行全面回归和总结,包括事件的发现、患者的救治、调查研究工作的开展及其结果、预防控制措施及其效果、事件发生及调查处理过程中暴露的问题、经验教训、预防类似事件的建议等。

报告的内容:主要是《突发公共卫生事件相关信息报告卡》中的相关内容,包括:①事件信息(事件名称、级别、发生时间、地点、涉及范围、人数、主要症状体征、可能原因、采取措施、发展趋势、下步工作计划等)。②事件发生、发展、控制过程信息(初步报告内容包括事件名称、初步判定的事件类别和性质、发生地点、发生时间、发病人数、死亡人数、主要症状体征、可能原因、已采取措施、报告单位、报告人及通讯方式等;进程报告包括事件的发展与变化、处置进程、事件的诊断或可能因素、势态评估、控制措施等,工作中存在的问题及下一步工作打算,并对初次报告的内容进行补充和修正;结案报告是在事件结束后,由相应级别卫生行政部门组织评估,在确实事件终止后2周内,对事件发生和处理情况进行总结,分析其原因和影响因素,并重点提出今后防范和处置类似事件的建议)。注意初步报告和进程报告的时效性和简要性。

报告方式、时限和程序:责任报告单位和责任人接到事件信息后,在2小时内以电话或传真的方式向属地卫生行政部门指定的专业机构报告,具备网络直报条件的同时进行网络直报。专业机构在接到信息后进行信息审核,确认其真实性,2小时内进行网络直报,并以电话或传真的方式向同级卫生行政部门报告。卫生行政部门接到报告后尽快组织专家进行现场调查,如确认实际发生突发公共卫生事件,应根据不同级别,及时组织此案的相信措施,并在2小时内向本级人民政府报告,并同时向上一级卫生行政部门报告。如未达到突发公共卫生事件标准的,由专业机构密切跟踪事态发展,随时报告时态变化情况。

《突发公共卫生事件应急条例》规定,有下列情形之一的,省、自治区、直辖市人民政府应当在接到报告1小时内,向国务院卫生行政主管部门报告:①发生或者可能发生传染病暴发、流行的;②发生或者发现不明原因的群体性疾病的;③发生传染病菌种、毒种丢失的;④发生或者可能发生重大食物和职业中毒事件的。国务院卫生行政主管部门对可能造成重大社会影响的突发事件,应当立即向国务院报告。发生突发公共卫生事件的省、地、市、县级卫生行政部门,应视事件性质、波及范围等情况,及时与临近省、地、市、县之间互通信息。

依据 2011 年《传染病及突发公共卫生事件报告和处理服务规范》，发现甲类传染病和乙类传染病中的肺炭疽、SARS、脊髓灰质炎、人感染高致病性禽流感患者或疑似患者，或发现其他传染病、不明原因疾病暴发和突发公共卫生事件信息时，应按照有关要求 2 小时内报告。发现其他乙类、丙类传染病患者、疑似患者和规定报告的传染病病携带者，应于 24 小时内报告。

第三节　突发公共卫生事件的应急处理

一、突发公共卫生事件应急的工作原则

突发公共卫生事件应急的工作原则：①预防为主，常备不懈；②统一领导，分级负责；③反应及时，措施果断；④依靠科学，加强合作。

应急处理专业技术机构：医疗机构、疾病预防控制机构、卫生监督机构、出入境检验检疫机构是突发公共卫生事件应急处理的专业技术机构。

二、突发公共卫生事件的应急反应原则

《国家突发公共卫生事件应急预案》中规定：发生突发公共卫生事件时，事发地的县级、市(地)级、省级人民政府及其有关部门按照分级响应的原则，做出相应级别应急反应。同时，要遵循突发公共卫生事件发生发展的客观规律，结合实际情况和预防控制工作的需要，及时调整预警和反应级别，以有效控制事件，减少危害和影响。要根据不同类别突发公共卫生事件的性质和特点，注重分析事件的发展趋势，对事态和影响不断扩大的事件，应及时升级预警和反应级别；对范围局限、不会进一步扩散的事件，应相应降低反应级别，及时撤销预警。

突发公共卫生事件应急处理要采取边调查、边处理、边抢救、边核实的方式，以有效措施控制事态发展。

事发地之外的地方各级人民政府卫生行政部门接到突发公共卫生事件情况通报后，要及时通知相应的医疗卫生机构，组织做好应急处理所需的人员与物资准备，采取必要的预防控制措施，防止突发公共卫生事件在本行政区域内发生，并服从上一级人民政府卫生行政部门的统一指挥和调度，支援突发公共卫生事件发生地区的应急处理工作。

三、突发公共卫生事件的界定与判定

判定依据:不同地区疾病特点;社会反应程度;预警和处置能力;危害程度。

当发现可能存在突发公共卫生事件时,疾病预防控制机构应立即组织专家对事件进行流行病学调查、标本采集与检测;结合当地的历史资料,初步判定事件的类型和级别;按照分级要求,及时提出预警和启动突发公共卫生事件应急预案的建议;报同级卫生行政部门确认和分级。突发公共卫生事件报告处置流程为:①现场流调、标本采集、检测;②判定类型和级别;③提出预警、启动预案;④卫生部门确认、分级。

四、突发公共卫生事件的应急准备

应急准备基本原则:预防为主、平战结合。完善应急机制、健全信息网络、加强队伍建设、提高处置能力。

应急准备的基本内容:制定应急预案、指导物资准备、组建专业队伍、开展培训演练。突发公共卫生应急预案的制定需要法律、法规、规章、技术规范及上级相关预案的相关要求,并应覆盖各级各类突发公共卫生事件;需要根据情况变化以及实施中发现的问题及时进行更新、修订和补充;每次突发公共卫生事件发生后,需要对原预案进行重新评估和修订,一般需要定期进行修订。应急物资的贮备:采样器材、消毒药械、消毒药品、预防药品与生物制品、防护用品、通讯器材、办公设备、车辆配置、现场隔离带警示带、工具书、记录文书,等等。设立突发公共卫生事件应急处置办公室。对医疗单位、社区卫生服务中心和公共卫生监测点进行应急相关知识培训。培训的主要内容包括:①突发公共卫生事件的报告程序,处置原则方法;②个人防护措施;③现场监测、处置技能;④现场流行病学调查方法;⑤常见传染病的诊断和疫情报告制度。

五、现场流行病学调查

现场流行病学主要以突发公共卫生事件应急为目的,采用现代流行病学和其他学科的理论和方法,及时做出科学的调查结论,并采取有效的控制措施。现场流行病学是流行病学应用于疾病预防控制实践,同时吸取其他相关学科理论和方法,而逐渐形成和发展起来的交叉学科,是流行病学向群体和宏观应用方面发展而产生的分支学科。现场流行病学调查是指通过描述性调查、现况调查、病例对照调查、队列调查、生态学调查或相关性调查,验证突发公共卫生事件假设和修订假设,并对已采取的控制措施进行评估调查。其主要目的是:①查明病因或寻找病因线索及危险因素,为进一步调查研究提供依据;②控制疾病进一步发展,终止疾病暴发或流行;③预测疾病暴发/流行的发展趋势;

④评价控制措施效果。现场流行病学调查首要应考虑其科学性,同时也应考虑现场限制条件、社会压力和工作责任对调查人员的影响。

疾病预控机构到达现场后,尽快制定流行病学调查计划和方案,对突发公共卫生事件累及人群的发病情况、分布特点进行调查分析,提出并实施有针对性的预防控制措施;对传染病患者、疑似患者、病原携带者及其密切接触者进行追踪调查,查明传播链,向相关部门通报情况。

调查的内容:①对突发公共卫生事件进行流行病学调查;②了解暴露、健康的状况;③事件发生情况;④确定事件发生原因;⑤划分隔离污染区;⑥危险因素的监测与检测;⑦暴露人群的观察与保护;⑧因果分析。调查收集的基础资料包括:①人口资料;②死因资料;③自然因素资料;④社会因素资料;⑤重要的传染病流行史资料;⑥病情资料。

现场流行病学调查的步骤:①组织准备:成立现场调查组,明确调查的目的和任务;调查组应由流行病学、实验室、临床医学等专业人员组成,各自明确职责;准备相应的器材,如调查表、调查器材、现场预防控制器材、采样设备和试剂、现场联系资料和设备、电脑、相机、个人防护装备以及合适的交通工具;还需对事件的相应情况有所了解,如"首例"病例和"首诊"医生,已开展的调查及报告,可能出现的敏感问题等。②核实诊断:通过访视例、查阅原始记录以及核实实验室检测结果等方式来排除误诊或实验室检测错误。③确定暴发或流行的存在:建立敏感的疾病监测系统以明确疾病的基线状况,将观察到的病例数与基线比较,看是否超过既往的平均水平,注意排除引起报告病例数增多的因素。④建立病例定义:基于四项要素来进行疾病定义,即临床和(或)实验室信息、患者特征、地点(位置)信息、具体时间。⑤核实病例并计算病例数:努力找出所有可能的病例,排除非病例;⑥描述性分析(三间分布:时间、地区和人群分布):明确事件所危害的人群、提供有关病因、传播方式以及对事件其他方面可供检验的假设。⑦建立并检验假设:综合分析临床、实验室和流行病学特点,假设可能的暴露因素,找出致病危险因素。⑧迅速采取控制措施:调查过程中调查和控制处理同时进行。控制措施包括:去除暴露源;减少与暴露因素的接触;防止进一步暴露;保护危险人群。⑨完善现场调查:进行补充调查。⑩报告交流反馈:记录调查情况、结果和建议,报告分为初步报告、进程报告和总结报告。

六、样本采集与检测

根据现场初步调查情况,立即组织现场采样,开展现场快速检测和相关检测,必要时开展动物毒理实验。其作用表现在以下方面:①及时查明原因、确定性质、明确诊断;②追溯病原物质的来源;③指导医疗救治;④为制定突发公共卫生事件预防控制措施提供依据。

现场采样:按照及时、准确、代表性和安全的原则采样,常见样本包括:血液、尿液、排泄物、呕吐物、鼻咽拭子、肛拭子等。胃内容物是确定中毒的最好样品之一,血液是确诊中毒最主要的样本,尿液是进行毒物检测重要样品。

实验室检测:样品采集后尽快送回实验室进行检测,结合临床表现和流行病学调查结果,尽快出具检测报告。

七、突发公共卫生事件的现场处置

遵循突发公共卫生事件发生发展的客观规律,结合实际情况和预防控制工作的需要。现场处置的基本原则:控制优先、实事求是、现场调查和实验室相结合。

突发公共卫生事件的现场应急处理主要包括以下方面的内容:

1. 现场控制(现场封锁) 拟定控制方案,指导实施控制措施,对控制效果进行检测、评价,并及时调整控制方案,最终控制和消除突发事件。对现场采取应急控制措施和消除致病、中毒和污染因素的措施;对传染病划分疫点和疫区;影响范围广的疫区或污染中毒事故应根据情况及时向卫生行政部门提出疫区封锁、人员疏散方案,经批准后组织实施。根据初步调查情况,针对性开展消毒、杀虫、灭鼠和污染物消除等措施。

现场控制的原则:贯穿调查始终;控制暴发、预防再次发生、探讨病因。现场控制是通过实施控制措施达到控制病原的来源,阻断传播以及增加机体反应的目的,并预防复发。

病原来源的控制措施包括:①移走污染源;②移走暴露人群;③消毒(灭菌);④隔离和(或)治疗感染者。阻断传播的措施包括:①阻断环境源;②控制媒介传播;③促进个人卫生。增加机体反应的措施包括:①免疫易感者;②药物预防。

食物中毒现场控制措施:①救治患者;②暴露者医学观察;③现场卫生学处理;④食品控制。

职业中毒事现场控制措施:①人员疏散;②检伤分类;③患者急救和医学观察;④健康危害卫生学评价;⑤提出控制建议;⑥健康教育和心理干预。

核和辐射事件的现场救援措施:①判定和救治伤员;②估计受照剂量分类处理;③指导个人防护;④心理干预;⑤食品、饮用水监测。

2. 医疗救治 制定救治方案,现场救治。迅速对患者进行病情分类,对于危重患者进行紧急救治;维持危重患者气道通畅、供养、维持血液循环,维持生命体征稳定;迅速把患者转运至最近有救治能力的医院进行救治。

3. 现场流行病学调查 流调的目的是查明病因线索及危害因素,控制危害进一步发展。

4. 卫生学评估　快速的应急现场卫生学评估,有助于确定正确的公共卫生服务方向,实施有效的措施和工作有效地开展。评估小组成员包括卫生行政官员、流行病学专家、食品营养、环境卫生等公共卫生专家。评估内容:与传染病/污染源有关的生物、物理、化学指标分析,潜在危害的评价。综合各方面的资料,最后形成书面报告。

5. 应急现场调查的思维方式　①核实事实,确定性质;②查"三间"分布(时间、地区和人群分布);③把握全局,注重细节;④根据事实分析问题;⑤救治、调查、控制并举;⑥寻找病因与查清传播途径并重。

现场处理的一般过程:①及时上报;②立即抢救受害者;③迅速保护高危人群;④尽快查明事件原因;⑤清理现场。

查明事件原因一般从以下方面着手:

(1) 临床检查、化验和诊断:①通过对受害者的检查来明确原因;②根据相关症状体征选择相应的辅助检查,从而明确原因。对于已知病因的事件通过医院的相关检查常可明确诊断。

(2) 流行病学调查和实验室检验:通过现场流行病学调查和实验室检验结果,分析突发公共卫生事件发生的原因,控制事件发展,并对控制措施和策略的效果进行评估。

八、不同性质的突发公共卫生事件的应急处理

突发公共卫生事件包括重大传染病疫情、群体性不明原因疾病、重大食物和职业中毒以及其他严重危害公众健康和生命安全的突发公共事件。不同性质的突发公共卫生事件的应急处理应遵循突发公共卫生事件应急处理原则和措施,具体的应急处理可参见本文的网络版以及国家相关的预案如《卫生部核事故和辐射事故卫生应急预案》、《卫生部突发中毒事件卫生应急预案》以及《群体性不明原因疾病应急处置方案(试行)》等。

九、突发公共卫生事件应急反应的终止

突发公共卫生事件应急反应的终止需符合以下条件:突发公共卫生事件隐患或相关危险因素消除,或末例传染病病例发生后经过最长潜伏期无新的病例出现。突发公共卫生事件结束后,应对突发公共卫生事件的处理情况进行评估。评估内容主要包括事件概况、现场调查处理概况、患者救治情况及所采取措施的效果。

(沈银忠)

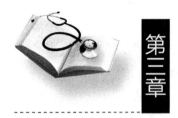

第三章 院前常用急救技术

一、本课程主要学习内容

1. 心肺复苏的徒手操作。

2. 心脏电复律术。

3. 气管内插管术。

4. 气道异物梗阻的手法排除。

5. 胸腔穿刺术。

6. 三腔二囊管的应用。

7. 环甲膜穿刺术或切开术。

8. 心包穿刺术。

9. 洗胃法。

10. 静脉切开术。

11. 外伤四项基本救护技术。

二、本课程教学目的

1. 熟悉正确识别需要采取院前急救的各种场景。

2. 掌握各种院前急救技术的适应证。

3. 掌握心肺复苏技术、心脏电复律技术、气管内插管技术、气道异物排除技术、外伤四项基本救护技术。

4. 了解环甲膜穿刺技术、胸腔穿刺技术、心包穿刺技术、三腔二囊管应用、静脉切开技术、洗胃法。

三、本课程学习安排（学时和学分）

1. 根据师资条件和学生人数，安排讲课8学时，操作培训8学时。

2. 建议授予学分2分。

四、思考题

1. 急救人员进入急救现场应注意的问题是什么？

2. 心肺复苏步骤与方法。

3. 心脏非同步及同步直流电除颤的适应证、禁忌证及方法。

4. 气道异物的排除方法有哪些？

5. 气胸及血胸的穿刺部位，胸腔穿刺的注意事项。

6. 张力性气胸的急救方法。

7. 心包穿刺的适应证、穿刺部位选择。心包穿刺的注意事项。

8. 三腔二囊管的正确使用方法。

9. 常用的紧急止血方法有哪几种？

10. 使用止血带止血的注意事项。

第一节 心肺复苏的徒手操作

心肺复苏（CPR）的徒手操作，也称基本生命支持（BLS），是针对由于各种原因导致的心脏骤停，在4~6分钟内所必须采取的急救措施之一。单人心肺复苏的徒手操作步骤如下：

1. 评估现场环境的安全性。

2. 判断有无意识、呼吸及颈动脉搏动。

3. 立即启动 EMS（拨打急救电话 120）。

4. 将患者放置为复苏体位。

5. 胸外心脏按压。

6. 开放气道。

7. 人工呼吸。

一、单人心肺复苏徒手的操作步骤

（一）立即评估现场环境是否安全

急救人员进入现场前，首先应由经验丰富的人员迅速组织、观察、了解整个现场环境情况。现场情况往往能够提示已经发生事件的性质、已经造成的伤亡、将可能继续发生的危险以及可能继续造成的损伤等。可根据不同性质、不同程度的灾难事故，进行具体评估，举例如下：

1. 车祸　发动机是否熄火、车辆是否稳定（手刹）、有无油料泄漏及起火、爆炸的可能，道路现场有无明显的安全警示标志、是否有人维持交通秩序等。

2. 触电　有无电线脱落、是否断电，触电者是否已脱离电源。

3. 火灾　有无易燃、易爆品或可燃性气体，有无毒气泄漏、液体泄漏等，风向以及火势蔓延的方向、速度等。

4. 地质灾害　地震有无余震、有无洪水、泥石流、山体滑坡的可能。

5. 气象灾害　闪电、雷击等。

6. 车间　运转的机器、毒气泄漏等。

7. 建筑工地　有无塌方或物体倒塌或坠落的可能等。

8. 化学因素　有无异常气味（毒气泄漏）、起火、爆炸等可能。

9. 动物伤害　如野蜂、毒蛇、狂犬、猛兽等。

10. 人员因素　酗酒、精神异常或犯罪者情况、有无暴力行为等。

根据现场环境的具体情况，急救人员应采取必要的防护措施。只有确保急救人员自身的安全，才能保证救援伤员，否则，可能事与愿违，反而造成更大的损失。应尽快排除各种险情后，方可进入现场。必要时，马上请求消防队、工程救险等具备专业技能及专业器材的救援人员到现场支持。

如果需要急救人员必须冒着危险进入现场，应对现场可能出现的危险进行充分评估，选择快速而安全的进出路线，并注意有无可以紧急避险的掩体等；还应充分利用防护装备，如头盔、反光背心、防护手套、安全眼镜、防护胶靴、防毒面具、防火服等等。既要尽量减少与避免不必要的伤亡,又能挽救更多的生命。

(二)判断患者意识、呼吸及颈动脉搏动是否存在

轻拍患者双肩部,并高声询问:"喂!你怎么啦?"如果患者意识丧失,立即用5~10秒的时间,观察患者胸腹部是否有起伏,如无起伏则无呼吸(或呈无效的喘息样呼吸),则绝大多数患者已经心跳停止。在判断有无呼吸的同时,还可分别触摸患者双侧颈动脉是否搏动。绝不可因做心电图等检查而延误了抢救。

(三)启动 EMS 系统(院前急救医疗服务系统)

1. 患者如无反应,立即拨打急救电话120,及时启动 EMS 系统。现场只有一名抢救者,应同时高声呼救、寻求旁人帮助。

2. 如现场只有一名抢救者,而又不能寻求到旁人的帮助,应立即拨打急救电话120,启动 EMS。建议充分利用手机的免提功能,一边按压一边与急救中心通话。

3. 对于溺水、创伤、药物中毒及 8 岁以下儿童,先进行徒手 CPR 一分钟后,再打急救电话求救。

(四)将患者置于复苏体位

凡不是仰卧位一律摆放成仰卧位,仰卧位在这里又称"复苏体位"。

1. 患者如为俯卧位或侧卧位,抢救者应迅速跪在患者身体一侧,将患者双上肢向上伸直,再将外侧下肢搭在内侧下肢上;一手固定其颈后部,另一手固定其一侧腋部;将患者整体翻转成为仰卧位,即头、颈、肩、腰、髋必须同在一条轴线上,同时转动,避免脊柱扭曲或弯曲,以防脊柱脊髓损伤。

2. 患者应仰卧在坚实的平面,而不应是软床或沙发。

3. 患者头部不得高于胸部,以免导致气道受压而影响气体交换,并可避免因脑血流灌注减少而影响心肺复苏的效果。

(五)胸外心脏按压

胸外心脏按压是心肺复苏徒手操作过程中最重要的环节,是重建循环的重要方法,正确的操作可使心排血量达到正常时的 25%~30%、脑血流量可达到正常时的 30%,这就可以保证机体最低限度的需要。胸外心脏按压的具体操作介绍如下:

1. 抢救者站立或跪在患者身体的任何一侧均可,身体对正患者乳头,两膝分开,与肩同宽;两肩正对患者胸骨上方,两臂基本伸直,肘关节不得弯曲;两臂与胸壁基本垂直。以髋关节为轴,利用上半身的体重及肩、臂部的力量垂直向下按压胸骨(图3-1)。

2. 按压部位 原则上是胸骨下半部。准确的定位是心肺复苏徒手操作过程中最重要的步骤之一。

(1)一手中指压在患者的一侧乳头上,手掌根部放在两乳头连线中点,不可偏左或偏

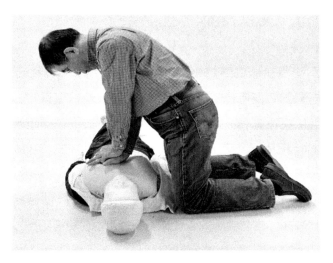

图 3-1　两臂基本伸直,与胸壁基本垂直

右。否则,可发生肋软骨与肋骨分离或肋骨骨折。如果女性患者乳头偏下,可将一手中指置于一侧胸部第四肋间与同侧锁骨中线交叉处(图 3-2)。

　　(2) 另一手重叠其上,手掌根部重叠,双手十指交叉相扣,确保手掌根部接触胸骨正中位置。按压过程中,掌根部不要离开胸壁,以免因按压位置移动,而发生肋骨骨折(图 3-3)。

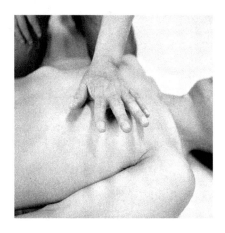

图 3-2　手掌根部放置位置

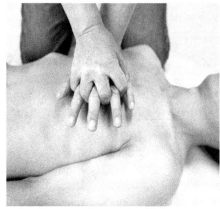

图 3-3　十指相扣,按压过程中,掌根部不要离开胸壁

　　(3) 放松时,手掌根部既不要离开胸壁,以保证按压位置始终准确;又不要对胸壁施加任何压力,以便每次按压后使胸廓充分回弹,以免回心血量减少。

　　3. 按压深度　5~6cm 或胸部前后径的 1/3(婴儿约 4cm)。按压时,以触摸到颈动脉搏动最为理想。

4. 按压频率 100~120 次／分钟。

（六）开放气道

当心脏骤停后,全身肌张力下降,包括咽部肌张力下降,导致舌后坠,造成气道梗阻。如果使头部充分后仰,便可使气道开放。如发现口腔内有异物,如食物、呕吐物、血块、脱落的牙齿、泥沙、义齿等,均应尽快清理,否则也可造成气道阻塞。开放气道时,应使耳垂与下颌角的连线和患者仰卧的平面垂直,气道方可开放。开放气道方法如下(图3-4):

压额提颏法:站立或跪在患者身体一侧,用一手小鱼际放在患者前额向下压迫;同时,另一手示指、中指并拢,放在颏部的骨性部分向上提起,使得颏部及下颌向上抬起、头部后仰(下颌角和耳垂的连线,与患者平卧的平面垂直),气道即可开放。

（七）人工呼吸

见图3-5。

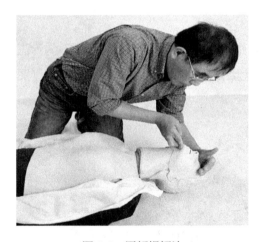

图 3-4　压额提颏法

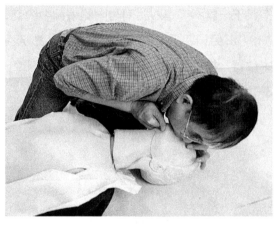

图 3-5　人工呼吸,口对口吹气

1. 立即用自己的嘴严密包绕患者的嘴,同时用示指和拇指紧捏患者双侧鼻翼,连续向患者肺内吹气。每吹一次气后,立即松开紧捏双侧鼻翼的手指。

2. 每次吹气持续 1 秒钟,吹气时见到患者胸部出现起伏即可。切勿过度吹气,以免胃部膨胀、胃内压增高而压迫肺脏,使得肺通气量进一步减小;并可能导致胃内容物反流而造成气道阻塞。

胸外心脏按压与口对口吹气的比例为 30:2,即每做 30 次胸外心脏按压后,立即做 2 次口对口吹气。按压应稳定地、有规律地进行,不要忽快忽慢、忽轻忽重,不要间断,以免影响心排血量;不要冲击式地猛压猛放,以免造成胸骨、肋骨骨折或重要脏器的损伤。

每做30次胸外心脏按压,再做2次口对口吹气,为一个循环(大约2分钟)。最初,做5个循环后,检查一次颈动脉是否恢复了搏动。如已恢复搏动,则应停止按压;如未恢复搏动则继续按压,以后每隔5分钟检查一次颈动脉搏动。用示指、中指确定甲状软骨的位置,再分别滑向两侧胸锁乳突肌内侧缘、检查两侧颈动脉(位于)是否搏动,而绝不可选择桡动脉,每次检查时间不得超过10秒钟。

二、双人心肺复苏的徒手操作

双人心肺复苏徒手操作时,对患者的评估及基本操作与单人操作相同。一人做胸外心脏按压,另一人保持气道通畅及人工呼吸,并检查颈动脉搏动,评价按压效果。按压频率至少100次/分钟,按压/通气比为30:2。操作开始的2分钟后检查一次颈动脉搏动,以后每5分钟检查一次,每次检查时间不得超过10秒钟。

第二节　心脏电复律术

心脏电复律术包括非同步直流电除颤与同步直流电转复,是将除颤器释放的一定强度的电流通过心脏,使全部或大部分心肌细胞在瞬间同时除极,然后引起自律性最高的窦房结重新发放冲动,恢复正常心脏节律。除颤器是急救工作中最重要、最常用的急救设备之一,必须熟练掌握除颤器的使用,方可提高院前抢救成功率。

一、非同步直流电除颤

心室颤动时已无心动周期,心电图见不到QRS波,无从避开心室易损期,应即刻在任何时间放电,故称非同步电除颤。

(一)适应证

1. 非同步电除颤是用于抢救心室颤动、心室扑动唯一最有效的方法。心脏骤停最常见的心律失常是心室颤动,其发生率约占80%以上,如能在发生心脏骤停后1分钟内行电除颤,复苏成功率可高达90%,而每延误1分钟,成功率则下降7%~10%,能否早期(指1~3分钟内)电除颤,是心肺复苏成败最为关键的因素。应积极提倡在广大群众中普及自动体外除颤器(AED)的早期使用,无疑将会起到医护人员所不能替代的作用。对于顽固性室颤,必要时可静脉注射利多卡因、普鲁卡因胺、溴苄胺、胺碘酮等;如为细颤,可静脉注射肾上腺素,使其变成粗颤,再行电除颤。

2. 有时快速室性心动过速或预激综合征合并快速心房颤动时,均有宽大的QRS波与T波,除颤器在同步状态下无法识别QRS波,而不能放电。此时,也可选用低电能(50J)非同步电除颤,以免延误病情。

(二) 操作步骤

1. 开启除颤器,使其处于非同步状态。

2. 首次充电200J,同时将导电膏均匀涂抹在两侧电极板上。

3. 抢救者双手各握持一电极板分别放置于患者左侧腋前线的心尖水平处与右侧胸骨旁第二至第三肋间处,紧贴皮肤。

4. 充电完毕,周围人员离开床边,放电。

5. 如除颤无效,仍有室颤,可反复除颤,每次可比前次递增电能量50J。

6. 非同步电除颤用于QRS波与T波宽大的室性心动过速或预激综合征合并快速心房颤动、除颤器在同步状态下无法识别QRS波时。如患者意识清楚,应先静注地西泮,待入睡后,再行转复。

二、同步直流电转复

任何异位快速心律,只要有心动周期,心电图可见到R波,放电时需与R波同步,以避开心室的易损期。如果电转复时在心室的易损期放电则可导致心室颤动。除颤器具备同步装置,放电时电流恰好与R波同步,使电流落在心室肌的绝对不应期,自动避开心室易损期,故称同步电转复。

(一) 适应证

主要用于除心室颤动以外的异位快速型心律失常。

1. 任何异位快速型心律失常,如经药物治疗未能纠正,或血流动力学受到明显影响,如室性心动过速伴有心绞痛、意识障碍、血压下降、急性肺水肿等,应立即果断采取同步电转复,不可因反复选用药物治疗而延误了抢救。如转复不成功或转复后仍反复发作,应注意及时纠正缺氧与电解质紊乱,有时静注利多卡因、溴苄胺等可提高同步电转复的效果。

2. 室上性心动过速经药物治疗无效,且因发作持续时间较长而出现血流动力学改变,如晕厥、心绞痛、急性心力衰竭、血压下降、休克等,应立即同步电转复。

3. QRS波增宽而又不能辨清性质的快速型心律失常,可立即同步电转复。

4. 急性心房颤动,心室率 >140 次 / 分;经药物治疗后,24~48 小时仍无好转;或已发生晕厥、心绞痛、急性心力衰竭、血压下降、休克等血流动力学改变,应立即同步电转复。

5. 心房扑动是一种很难用药物控制的快速型心律失常,但却是同步电转复的最佳适应证。当心房扑动以 1∶1 的比例下传时,可因心室率过快而导致血流动力学迅速恶化,甚至危及生命,此时立即采取电转复,成功率几乎 100%。

(二) 禁忌证

洋地黄中毒导致的快速型心律失常、病态窦房结综合征、严重的房室传导阻滞、低钾血症等均禁用同步电转复。

(三) 操作步骤

1. 患者取仰卧位,必要时吸氧。

2. 选择一 R 波高耸得导联,持续心电监护。

3. 建立静脉通道。

4. 地西泮 10~20mg 缓慢静脉注射,同时嘱患者数数"1、2、3、4……",直至意识消失、数数停止或睫毛反射消失,立即停止推药。

5. 务必使除颤器处于同步状态!

6. 充电 50~100J。

7. 将两电极板均匀涂抹导电膏后,分别放置于左侧腋前线的心尖水平处与右侧胸骨旁第二至第三肋间处,紧贴皮肤。

8. 周围人员离开床边,放电。

9. 同时观察并记录心电图变化。如无效可重复电转复,每次递增电能量 50J。

10. 转复过程中与转复成功后,均须严密监控心电图、意识、呼吸、脉搏、血压等病情变化。

第三节　气管内插管术

气管内插管术适用于心搏、呼吸骤停及呼吸衰竭、呼吸肌麻痹等患者。操作步骤如下:

1. 患者取仰卧位,撤掉枕头。术者站或跪在患者头顶端。

2. 清除口咽部分泌物、呕吐物、血块、义齿等异物;双手固定两侧下颌,使头部充分后仰,使耳垂与下颌角的连线和患者身体长轴一致,口、咽、喉三点在一直线上。

3. 术者左手持喉镜,右手将患者上、下齿分开,将喉镜叶片沿口腔右颊侧伸入,将舌体推向左侧,即可见到悬雍垂。再继续深入,即可见到会厌,将喉镜向上提起,不得以牙齿当支点,并挑起会厌,充分暴露声门。

4. 术者右手持气管导管,对准声门,插入 8~9cm(气囊越过声门 1~2cm 即可。如有管芯,随即拔出。然后用注射器向气囊内注入空气5~7ml。

5. 气管导管与球囊连接后,挤压球囊,同时用听诊器听取两肺呼吸音,如听到呼吸音,立即退出喉镜,用胶布将气管导管与牙垫固定牢固。气管导管也可与呼吸机或氧气连接。

6. 注意事项

(1) 气管导管插入过深,则易进入右侧支气管内,而造成左侧肺不张,左侧呼吸音消失;插入过浅则易脱落或气管导管的气囊压迫声门引起水肿或缺血。

(2) 气管导管内如有分泌物,应及时吸出,以免窒息。

(3) 气管导管气囊,每隔2小时放气1次,每次5~10分钟,以免气管受压时间过长而缺血、坏死。留置气管导管一般不大于48小时。

第四节 气道异物梗阻的排除方法

气道内进入异物,可导致完全性或不完全性梗阻,导致通气功能障碍,如不立即排出异物,严重者可迅即窒息、死亡。因此,必须尽快排出异物,方可有望挽救生命。

一、排除方法

针对气道异物梗阻发生的不同情况,除立即鼓励患者咳嗽外,可采用以下相应的排除方法,并可同时启动 EMS。

(一) 上腹部冲击法

此法是通过冲击上腹部而使膈肌抬高,肺内压力骤然增高,造成人工咳嗽,肺内气流将气道内异物冲击出来,从而解除气道梗阻。

1. 立位或坐位的上腹部冲击法 此法适用于意识清楚的成人患者。患者如取立位,抢救者站在患者身后,一腿在前,插入患者两腿之间呈弓步,另一腿在后伸直;同时双臂环抱患者腰腹部,一手握拳,拳眼置于脐与剑突之间,另一手固定拳头,并突然、连续、用力向患者上腹部的后上方冲击,直至气道内异物排出或患者意识丧失。

2. 仰卧位的上腹部冲击法 此法适用于儿童或意识丧失的成人患者。立即将患者置于仰卧位,抢救者双膝骑跨于患者两腿外侧,将一手掌根部置于患者脐与剑突之间,另一手重叠其上,并突然、连续、用力向患者上腹部的后上方冲击。每冲击5~6次后,应检查口腔内有无异物,如发现异物应及时用示指将其清除。如无效则应继续冲击,直至气道内异物排出。

（二）胸部冲击法

此法用于妊娠后期或身体肥胖的患者。

1. 立位或坐位的胸部冲击法　此法用于意识清楚的患者。患者如取立位，抢救者站在患者身后，一腿插在患者两腿之间呈弓步，另一腿在后伸直，两臂从患者腋下通过，环抱胸部，一手握拳，拳眼置于胸骨中部，另一手固定拳头，突然、连续、快速、用力向后方冲击胸骨，直至气道内异物排出或患者意识丧失。

2. 仰卧位的胸部冲击法　此法用于意识丧失的患者。立即将患者置于仰卧位，抢救者双膝骑跨与患者身体两侧，一手掌根部置于胸骨正中，另一手重叠其上，突然、连续、快速、用力、垂直冲击胸骨（也可站立或双膝跪于患者身体一侧，一手掌根部置于胸骨中部，另一手重叠其上，冲击胸骨，与胸外心脏按压时的身体姿势、按压部位相同），每冲击 5~6 次，应检查口腔内有无异物，如发现异物应及时用示指将其清除。如无效则应继续冲击，直至将气道内异物排出。

二、儿童气道异物排除方法

（一）头低俯卧拍背法

可使其俯卧于抢救者一侧前臂上，并用手固定住其下颌部、头低臀高，另一手掌根部突然、连续、快速拍击其肩胛间区 5 次。然后，将婴儿身体翻转，面部朝上，检查口腔内有否异物。

（二）胸部冲击法

婴儿取仰卧位，抢救者一手固定头部、后仰，使其气道开放。另一手用两指置于婴儿两乳头连线下一横指处（与婴儿胸外心脏按压的定位相同），突然、连续、快速冲击胸部。

建议以上两种方法交替使用，每拍击背部 5 次后，均应将其身体翻转、面部朝上，检查口腔内有无异物，如发现异物，用示指或小指将其清除。

另外，采用以上任何一种方法时，均必须避免冲击剑突及肋骨，以免骨折而导致脏器损伤；腹部冲击法也有可能造成胃内容物反流、误吸，应予注意。

第五节　环甲膜穿刺术或切开术

环甲膜穿刺术或切开术适用于气道异物、吸入性损伤、喉头水肿等各种原因导致的急性气道梗阻。因现场急救条件的限制，凡须做气管切开者，均以环甲膜穿刺或切开替

代,往往可使患者解除窒息,转危为安;环甲膜穿刺也可作为心肺复苏时的给药途径。操作步骤如下:

1. 患者的体位 取仰卧位,撤掉枕头,将肩部垫起,使头部后仰;也可取半卧位,头部后仰。

2. 环甲膜的位置 环甲膜位于环状软骨与甲状软骨之间正中凹陷处(图 3-6)。

3. 常规局部皮肤消毒后,以 2% 利多卡因 1ml 局部麻醉。情况特别紧急时,可不必消毒;如患者已意识丧失,可不必麻醉,以免浪费时间而延误抢救。

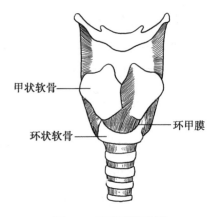

图 3-6 环夹膜的位置

4. 环甲膜穿刺术 术者以左手示指、中指分别固定环甲膜两侧,右手持注射器,针头斜面向下,从环甲膜正中处垂直刺入,刺穿时可感觉到阻力突然消失,并可抽出空气,患者可出现咳嗽反射。针头固定于垂直位置,可注入丁卡因等少量表面麻醉剂,然后再换 15~18 号大针头刺入,以解除气道梗阻导致的通气障碍(图 3-7)。

5. 环甲膜切开术 可在环甲膜皮肤处做一长约 1.5cm 的横向切口,然后用刀尖将环甲膜切开,根据情况可再用止血钳将切口稍行扩大,再插入气管套管或钢笔杆、塑料管等,必须注意插入深浅适度,以防过深插到气管后壁而无法通气,或过浅容易脱落(图 3-8)。

6. 如发生皮下气肿或少量出血,可对症处理。

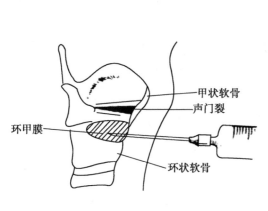

图 3-7 环甲膜穿刺

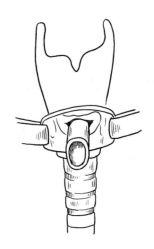

图 3-8 环甲膜切开

第六节　胸腔穿刺术

胸腔穿刺术适用于气胸、血胸减压等。操作步骤如下：

一、患者体位

1. 患者骑坐在椅子上，两臂交叉、伏在椅背上，头部伏在两臂上。

2. 患者取半卧位，双手或患侧手抱头。

二、穿刺部位（图3-9）

1. 气胸穿刺部位于患侧锁骨中线稍外第二肋间。

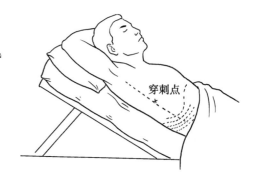

图3-9　胸腔穿刺部

2. 血胸穿刺部位，一般选择叩诊呈实音、听诊呼吸音消失的部位。可选腋中线第六肋间、腋后线第七肋间、肩胛下角下方第八肋间。

三、操作步骤

1. 常规局部皮肤消毒。

2. 术者戴无菌手套，铺无菌孔巾，用2%利多卡因，注射器针头沿下一肋骨上缘进针，自皮肤至胸膜逐层麻醉。

3. 麻醉后，用胸腔穿刺针（止血钳夹紧胶管）沿原麻醉点缓慢进针，进针方向与胸壁垂直，直至阻力突然消失，即表示进入胸膜腔，松开止血钳，抽出气体或积血。助手用止血钳固定穿刺针，以防针头脱出或过深，注射器抽满后，再夹住胶管，以防空气进入。排除注射器内气体或积血，如此反复进行，也可连接闭式引流瓶（图3-10）。

4. 如为张力性气胸，胸腔穿刺抽气解除胸腔内高压状态后，不要拔出针头，在穿刺针尾部

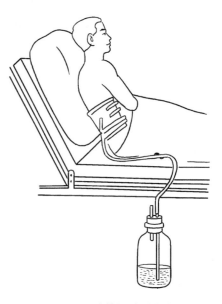

图3-10　连接闭式引流瓶

套上并结扎一橡皮指套,指套顶端剪开一 1cm² 裂口,以起到单向活瓣作用,只能排出气体,不能吸入气体。

5. 在穿刺过程中应避免咳嗽,并随时观察患者的变化。如有面色苍白、出汗、头晕、心慌、脉搏变弱,应立即停止穿刺。并让患者平卧,必要时给氧气吸入,并根据具体病情做相应处理。

第七节 洗 胃 法

口服洗胃及漏斗式简易洗胃器洗胃法适用于急需清除胃内毒物而又无电动洗胃机时,尤其适用于现场急救。

一、口服洗胃法

口服洗胃法适用于意识清楚而又能合作的患者。

二、漏斗式简易洗胃器洗胃法(图 3-11)

1. 患者取侧卧位或仰卧位,清除口腔内异物。

2. 术者以一手分开患者的口,必要时使用开口器。

3. 另一手持漏斗式简易洗胃器的胃管的前端(胃管可先涂以液体石蜡),缓缓插入食管内,当胃管前端进入食管后,立即提高漏斗端。如患者出现呛咳、呼吸困难,说明胃管异物入气道内,应立即拔除,重新插入食管。

4. 当胃管插入深度达到 50cm 刻度处即可。

5. 检查胃管确实插入胃内无误,抽出胃液后,可将漏斗提高,至少高出患者头部 50cm,并将灌洗液 300ml 缓缓灌入胃内。

6. 灌入液体后,再将漏斗放低,低于患者头部,胃内液体即可流出。胃管中段有一球囊,可以用手挤压球囊,以加快液体流出的速度。

7. 当胃内液体经胃管流出停止后,再将漏斗提高,继续灌入液体。如此反复洗胃。

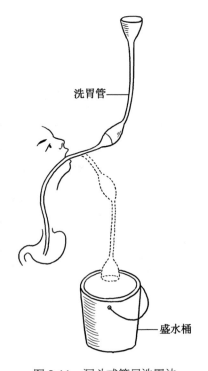

洗胃管

盛水桶

图 3-11　漏斗式简易洗胃法

三、便携式全自动洗胃机洗胃法

便携式全自动洗胃机体积小、重量轻、携带方便、使用简便、效果可靠,特别适合院前急救使用。便携式全自动洗胃机的种类、型号较多,但使用方法大致相同,介绍如下:

1. 患者取侧卧位或仰卧位。

2. 经口腔或鼻腔插入胃管约 40~55cm,并固定。

3. 抽取胃液(留标本送检)、有无气泡冒出、听气过水声。

4. 将洗胃机、洗胃液桶及接污液桶置于床旁。

5. 注射器接胃管抽尽胃内容物并留送检标本。

6. 洗胃机接头与胃管连接,进水管一端置于洗胃机液桶内,排水管置于污桶中。

7. 接通电源,洗胃机设于出胃状态,按计数复位键设"零",计洗胃机次数。

8. 按下"自动"开关,反复清洗至胃内排出澄清为止。

9. 需要留置胃管时,应固定好接负压瓶,清醒患者要与其交代注意事项。

四、洗胃的注意事项

1. 毒物进入消化道 6 小时内,均应洗胃,洗胃越早效果越好。

2. 强酸、强碱等腐蚀性毒物进入胃内,禁止洗胃,以免造成胃穿孔。

3. 每次灌入液体 300ml,不得 >500ml,以免胃内压力增高,反而促进毒物进入肠道而被吸收。

4. 水温以接近体温为宜,最好为 28~30°C。如水温过高,可使胃肠道毛细血管扩张,反而促进毒物吸收;水温过低,可使胃痉挛,反而促进毒物进入肠道吸收,还可使胃黏膜皱襞收缩,使毒物不易洗出。

5. 洗胃过程中,应多次变换患者体位,并做胃部按摩,以便使得胃内各个部位能够尽量洗净。

6. 洗胃应反复多次进行,直至洗出液无色无味、清亮透明。洗胃液体总量应达 10 000~20 000ml 以上,并注意出入量必须一致。

7. 第一次抽出液或洗出液应留做毒物分析。

第八节 三腔二囊管的应用

三腔二囊管适用于食管、胃底静脉曲张破裂出血患者的止血。操作步骤如下(图

3-12)：

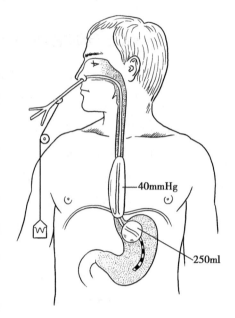

图 3-12　三腔二囊管的应用

1. 三腔二囊管分别有胃囊与食道囊各一个；三个管腔中，有两个分别与胃囊和食道囊相通，另一管腔与其末端开口相通。使用前，必须检查管腔是否通畅、气囊是否漏气。

2. 三腔二囊管 60cm 刻度以下及气囊表面涂以液体石蜡，并嘱患者口服液体石蜡 20ml。

3. 将三腔二囊管自患者一侧鼻孔插入食管内，随其吞咽动作缓缓送至 60cm 刻度处。送管过程中，如患者出现呛咳，应考虑是否误入气管内。

4. 送入三腔二囊管后，先向胃囊内注入空气约 200ml，可用血压计去掉袖带直接测压，使囊内压力为 50~60mmHg，并扎紧管腔开口。然后，将三腔二囊管向外牵拉，以使胃囊紧紧压迫胃底静脉而达到止血的目的。

5. 如仍有出血，再向食管气囊内注入空气 100ml，压力为 30~40mmHg，并扎紧管腔开口。最后，用胶布将三腔二囊管固定于鼻孔外。

6. 首次胃囊充气压迫可持续 24 小时，24 小时后每 12 小时将气囊放气 1 次，每次 10~20 分钟，3 日后将三腔二囊管取出。食管气囊压迫持续时间以 8~12 小时为妥，放气 15~30 分钟。取管或放气前先口服液体石蜡 20ml，取管时将气囊内残气抽尽，加紧开口处，观察 12~24 小时，如无再度出血，可将三腔二囊管徐徐拔除。

第九节　心包穿刺术

心包穿刺术适用于心脏刺创等，抽出心包积血或心包积液，以迅速解除急性心脏压塞症状。操作步骤如下：

一、姿势

患者取半卧位，休克者取 30° 角半卧位。

二、穿刺部位

1. 取剑突与左侧肋弓交汇处进针,针头与腹壁成 30°~40° 角,针头沿胸骨后稍向脊柱、心底部及左肩方向缓慢进针,直至阻力突然减小,也可边进针边回抽,一般进针 3~4cm 即可达到心包(图 3-13)。

2. 取左侧锁骨中线第五肋间,心脏叩诊浊音区内侧 1~2cm 处,针头向后内、脊柱方向进针 3~5cm,如感到心脏搏动,应将针头稍向后退(图 3-14)。

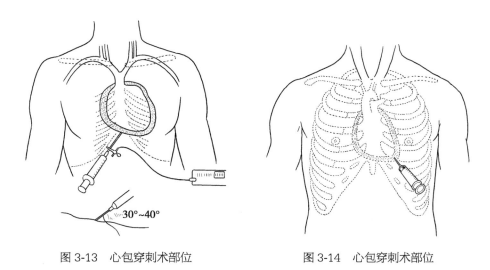

图 3-13　心包穿刺术部位　　　　　　图 3-14　心包穿刺术部位

三、操作步骤

1. 常规皮肤消毒,同时心电监护。
2. 术者戴无菌手套,铺无菌孔巾,用 2% 利多卡因局部及心包壁层麻醉。
3. 麻醉后,将胶管用止血和钳夹住,以免空气进入心包,然后穿刺针继续刺入心包内,边进针边抽吸,至吸出液体时即停止进针,抽出积血或积液后,可拔出针头,用敷料覆盖、固定;也可用止血钳夹住针头,并用胶布将止血钳牢固固定于胸壁;也可将针头与三通管、引流瓶连接。

四、注意事项

1. 应在心电监护下进行,发现异常时,酌情处理或停止操作。
2. 穿刺过程中患者不要咳嗽或深呼吸。
3. 抽液过程中应注意随时夹闭胶管,以免空气进入心包腔,抽液速度要慢,首次抽液量不超过 500ml。为减轻急性心脏压塞症状,可抽 500~1000ml,抽液时多过快可导致心脏急性扩张或回心血量过多而引起肺水肿。

4. 术后静卧，每半小时测 1 次脉搏、血压，共 4 次，以后每一小时一次，共观察 24 小时。

第十节　静脉切开术

静脉切开术适用于需要紧急抢救，而静脉穿刺困难，无法建立静脉通道的患者。操作步骤如下(图 3-15)：

1. 患者取仰卧位，下肢外旋，充分暴露手术部位。

2. 以内踝上方约 3~5cm 处大隐静脉为中心，局部皮肤常规消毒后，以 2% 利多卡因局部麻醉。

3. 在大隐静脉处，做一长约 1.5~2cm 的横向皮肤切口，暴露静脉。切勿过深，以免伤及血管。用小弯止血钳将静脉与皮下组织分离。

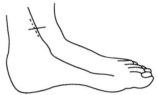

图 3-15　静脉切开的部位

4. 用小弯止血钳在静脉下面引过两条丝线，并将静脉远心端结扎，近端的丝线暂不结扎。

5. 牵引已经结扎的丝线，将静脉提起，刀尖斜向近心端，在静脉壁上刺一小斜口(或用小剪刀剪开)。

6. 插入静脉导管。左手提起远端结扎线，右手将已经准备好的塑料管(将头皮针的针头斜行剪掉，使塑料管剪成斜面，斜面不可太尖锐，以免刺破静脉)轻轻插入静脉切口内约 6~7cm 深。插管时动作要轻巧准确，以免撕破或拉断静脉或将导管插入静脉管壁的夹层中。若出现上述情况则扩大切口，在原静脉切口的近心端另作切口，重新插管。若静脉壁已瘪缩，导管不能插进时，可用微型止血钳轻轻提起血管切口的上缘，张开切口后，再行插管。仔细观察液体输入是否畅通、局部有无肿胀、血管是否穿破。

7. 将静脉导管连接输液瓶，如液体输入顺利，即可在导管部位结扎近心端丝线，以防漏血或渗液以使导管在静脉内固定。

8. 缝合皮肤切口后，以无菌敷料覆盖、胶布固定。必要时，可用绷带、胶布以及木板、硬纸板、报纸、杂志等固定肢体。

9. 静脉导管留置时间不要超过 5 日，以免发生静脉炎或血栓形成。如发生静脉炎，应拔出塑料管，抬高患肢，局部热敷，并防止感染。

第十一节　外伤四项基本救护技术

当今人类有四大死亡原因,即心脏病、脑血管病、癌症及意外人身伤害事故。意外伤害已成为城市居民的第四位死因、农村居民的第五位死因,更成为危害青少年生命的第一杀手(已成为 44 岁以下人群的第一死因——WHO),意外伤害事故已占 35 岁以下青少年全部死亡原因的 50% 以上。灾难性事故的发生有它的必然性和偶然性,完全避免事故的发生是不可能、不现实的。怎样对灾难性事故进行防范和紧急救援(重点包括紧急医疗救援),如何使事故造成的损失降低到最低限度等,这些均已成为各国政府组织和建立的专门机构认真研究的课题。

据统计,人类猝死 87.7% 发生在医院以外的各种场合,而意外伤害导致的死亡则更多地发生在事故现场。

即刻死亡(数秒 ~ 数分)占 50%

早期死亡(2~3 小时)占 30%

后期死亡(伤后数周内)占 20%

针对各种外伤,应及时采用外伤四项救护技术,包括止血、包扎、固定、搬运,这四项救护技术均为院前临时急救措施,并根据情况进行其他紧急处理,如抗休克、对症处理后,随即应将伤员尽快安全送往医院进行后续救治。

一、止血

血液是维持生命活动的重要物质,成人全身总血量约占自身体重的 8%。当出血量达到全身总血量的 20% 时,则可发生休克;当出血量达到全身总血量的 40% 时,则可迅速危及生命。出血的危险程度不仅与破损血管的口径有关,也与出血的速度成正比。如心脏、胸主动脉、腹主动脉、颈动脉、锁骨下动脉、肱动脉及股动脉等大血管破裂出血,往往来不及送往医院,可于数分钟内在现场死亡;中等口径的血管破裂出血,也可迅速导致休克而危及生命。可见,急性大出血是人体受伤后早期致死的主要原因。因此,在现场采取及时、有效的止血措施是挽救生命最首要的环节。

(一)出血的类别

1. 按损伤的血管分类

(1)动脉出血:颜色鲜红,血液从伤口喷射而出,危险性大。

(2)静脉出血:颜色暗红,血液从伤口持续涌出,相对比动脉破裂出血危险性小。但大静脉断裂,同样十分危险,如颈静脉内呈负压,断裂后立即将空气吸入心腔,而使心脏无血可排,同样可导致当即死亡。

(3)毛细血管出血:颜色鲜红,血液从创面呈点状或片状渗出,几乎无危险性。

2. 按出血的部位分类

(1)外出血:受伤后,血液通过破损的皮肤、黏膜流至体外,可从体表见到流出的血液,极易识别。

(2)内出血:深部组织、器官损伤,血液从破裂的血管流入组织、器官的间隙或体腔内或经气道、消化道、尿道排出,而未通过破损的皮肤、黏膜流出,体表见不到流出的血液。如颅内血肿、肝脾破裂等。

(二)常用止血方法

1. 指压止血法　抢救者用手指将出血部位近端的动脉血管按压在骨骼上,使血管闭塞、血流中断而达到止血的目的。这种方法是用于动脉破裂出血的临时止血措施,虽可立竿见影,但不宜持久采用,随即应根据具体情况再选用其他有效的止血方法,如加压包扎止血法、填塞止血法、止血带止血法等。

2. 直接压迫伤口止血法　出血部位覆盖敷料、手帕等后,以手指或手掌直接用力压迫,一般压迫5~10分钟,出血往往可以停止,再选用加压包扎止血法等(图3-16)。

3. 加压包扎止血法　伤口覆盖较厚敷料后,再用绷带或三角巾等适当增加压力包扎(图3-17)。

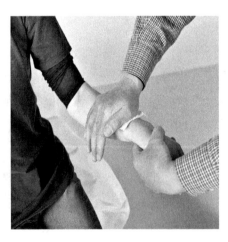 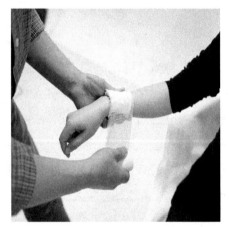

图3-16　直接伤口压迫止血法　　　　图3-17　加压包扎止血法

4. 填塞止血法　用于腹股沟、腋窝、鼻腔、宫腔出血以及盲管伤、组织缺损等。用无菌或洁净的布类填塞伤口,填满填紧后再选用加压包扎止血法。

5. 止血带止血法　此法是用于四肢大动脉破裂大出血时的重要救命方法（图3-18~图3-22）。

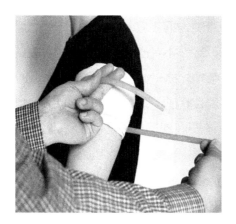
图 3-18　一手拇指与食、中指拿好止血带

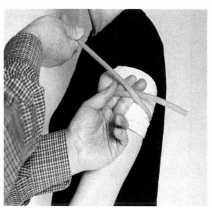
图 3-19　压住止血带的起始端

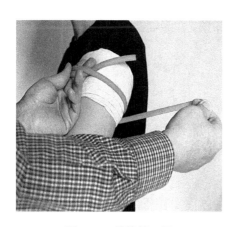
图 3-20　缠绕第二周

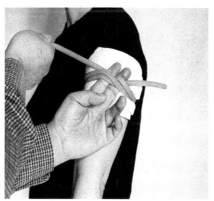
图 3-21　用食、中指夹住止血带末端

特别要强调的是如果此止血法使用不当，也可造成远程肢体缺血坏死、神经损伤、急性肾衰竭等。因此，在使用止血带时必须注意以下事项：①止血带不要直接结扎在皮肤上，应先用三角巾、毛巾或衣服等做成平整的衬垫垫好，再结扎止血带。②结扎止血带的部位应在伤口的近端。上肢结扎在上臂的上 1/3 段，避免结扎在中 1/3 以下，以防损伤桡神经；下肢结扎在大腿中段。也有人主张，把止血带结扎在靠近伤口的部位，有利于最大限度地保

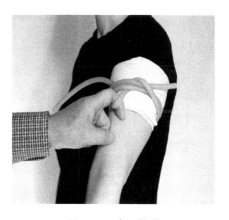
图 3-22　向下拉出

存肢体。③止血带松紧要适度,以停止出血或远程动脉搏动消失为度。过紧可造成局部神经、血管、肌肉等组织的损伤;过松往往只压迫住静脉,使静脉血液回流受阻,而动脉血流未被阻断,形成有动脉出血而无静脉回流,反而使得有效循环血量更加减少,从而导致休克或加重休克,甚至危及生命。④结扎止血带的时间不宜超过 2~3 小时,每隔 40~50 分钟松解 1 次,以暂时恢复远程肢体的供血。此时如有出血,仍用指压止血法。松解 2~3 分钟后,在比原结扎部位稍低的位置重新结扎止血带。松解时如仍有大出血或肢体已无保存价值,在转运途中可不必再松解止血带,以免加重休克。⑤结扎好止血带后,在明显部位加上标记,注明结扎止血带的时间。不要在现场做不必要的停留,尽快将伤员送往有条件的医院救治。⑥禁用无弹性的铁丝、电线、绳子等做止血带使用。⑦解除止血带,应在补充血容量与其他有效的止血措施后进行。如组织已明显广泛坏死,在截肢前则不宜松解止血带。

二、包扎

受伤部位经有效止血后,均应用绷带、三角巾或衣服等替代品进行包扎。

(一)包扎的目的

1. 包扎时施加压力,可起到止血作用。

2. 保护伤口,避免再损伤与再污染。

3. 固定敷料与夹板。

4. 扶托伤肢,减轻痛苦,并有心理安慰作用。

(二)包扎的要求

1. 轻、准、快、牢、美,避免碰触伤口,以免加重损伤、出血、污染与痛苦。

2. 迅速充分暴露伤口,以便准确判断伤情。

3. 受伤部位禁止用水冲洗,不要涂以任何药物。

4. 尽可能先用无菌敷料或洁净的手帕、毛巾等覆盖伤口,再行包扎。

5. 避免在受伤部位或坐卧时受压的部位打结。

6. 包扎松紧适度,以免滑脱或压迫局部,从而造成神经、血管、肌肉等组织的损伤。四肢损伤应尽量暴露末端,以便随时观察血液循环情况。

(三)常用的包扎材料

院前常用的包扎材料为绷带、三角巾以及就便取材,而四头带与多头带在实际救护工作中已不使用。

1. 绷带　绷带有不同长度与宽度,可根据伤员身材的大小、伤口的部位与范围等具体情况分别选择不同长度与宽度的绷带。

2. 三角巾　制式三角巾为一等腰三角形,底边长 130cm,两侧边各长 85cm,三角巾高 65cm,顶角带长 45cm;也可将一块边长 85~100cm 的正方形普通白布或纱布对角剪开,即成为两块三角巾;如再将三角巾对折剪开,又可分成两块小三角巾;三角巾可根据使用时不同的需要折叠成不同宽度的条带状或燕尾巾等。折叠条带状时,均应对折,将三角巾的顶角与底边折叠在条带的当中。

3. 就便取材　如无专用包扎材料,则可就便取材,如洁净的床单、窗帘、毛巾、围巾、衣服等布类均可容易得到、巧妙利用。

三、骨折固定

(一)骨折的分类

骨折的分类方法很多,对于院前急救而言,以下分类最有意义:

1. 闭合性骨折　指骨折处无皮肤、黏膜破损,骨的断端未与外界相通。

2. 开放性骨折　指骨折处有皮肤、黏膜、肌肉等软组织的破损,甚至骨的断端已与外界相通。

(二)骨折固定的目的

凡发生骨折或疑似骨折的伤员,均必须立即在现场采取骨折临时固定措施。

1. 限制肢体活动,从而避免或避免加重骨折的断端对血管、神经、肌肉及皮肤等组织的损伤。

2. 减轻痛苦,防止休克。

3. 便于搬运。

(三)骨折固定常用的材料

材料繁多,如充气夹板、真空夹板、SAM 夹板(铝芯塑形夹板)、躯干夹板、颈托、头部固定器等;如现场无专业使用的夹板,则应就便取材,如木板、木棍、竹片、竹竿、雨伞、手杖、硬纸板、报纸、杂志等均可利用。

(四)骨折抢救的注意事项

1. 遵循先救命、后治伤的原则,如心跳、呼吸已停止,应立即进行 CPR;如有大血管破裂出血,应同时采取止血措施。

2. 开放性骨折,必须先止血、再包扎、最后固定,顺序不可颠倒;闭合性骨折直接固定即可。

3. 下肢或脊柱骨折,应就地固定,尽量不要移动伤员。

4. 夹板必须扶托整个伤肢,夹板长度应包括骨折部位两端的关节。

5. 夹板等固定材料不要直接与皮肤接触,要用棉垫、毛巾、衣物等柔软物垫好,尤其骨突部位与悬空部位更要垫好。

6. 肱骨或尺、桡骨骨折固定时,均应使肘关节屈曲,角度略 <90°,约呈 80°~85°,再用悬臂带将前臂悬吊于胸前;股骨或胫、腓骨骨折固定时,均应使膝关节伸直。

7. 严禁将断端送回伤口内,以免加重污染与损伤。

8. 固定的目的只是为了限制肢体活动,不要试图复位。如肢体过度畸形,可根据伤情沿伤肢长轴方向牵拉、旋转骨折远端肢体,使其大致对位对线即可,然后固定。

9. 四肢骨折固定时,应先固定近端、后固定远程。如顺序相反,可能导致骨折再度移位。

10. 四肢骨折固定时,应露出指(趾)端,以便观察血液循环情况,如出现苍白、青紫、发冷、麻木等表现,应立即松解,查清原因,重新固定,以免肢体缺血、坏死或损伤伤神经。

四、搬运

急性危重伤病员经现场的止血、包扎、固定等抢救后,还须安全、迅速送往医院进行后续救治。如果搬运方法不当,同样可以事与愿违、前功尽弃,造成伤员终生残疾、甚至危及生命。因此,掌握正确的搬运技术也是抢救伤员的重要组成部分。

(贾大成)

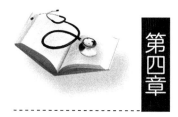

第四章 临床用血

一、本课程主要学习内容

1. 血液成分输注适应证。
2. 输血管理。
3. 输血风险及处理。
4. 输血的基本操作。
5. 输血病历的书写规范。

二、本课程教学目的

1. 熟悉红细胞输注的适应证及不同红细胞制品的临床应用特点。
2. 掌握新鲜血浆输注的适应证和相对禁忌证。
3. 掌握各类血小板制品的特点、临床应用适应证和相对禁忌证。
4. 了解输血前评估及输血后疗效评价,掌握临床输血的流程方法及监测。
5. 掌握临床输血反应的诊断、处理及预防。
6. 掌握临床输血文件(病历、知情同意书等)书写的规范。

三、本课程学习安排(学时和学分)

1. 根据师资条件和学生数,安排讲课 8 学时。

2. 建议授予学分 2 分。

四、推荐阅读的参考书目及网站

1. 刘景汉,汪德清.临床输血学.北京:人民卫生出版社,2011.
2. 付涌水.临床输血.第 3 版.北京:人民卫生出版社,2013.

五、思考题

1. 如何降低输血风险? 降低输血风险的主要技术有哪些?
2. 常见的输血不良反应有哪些分类? 如何处理急性溶血性输血不良反应?
3. 正确选择血液成分的适应证原则有哪些?
4. 洗涤红细胞主要用于哪些适应证?
5. 为何要提倡成分输血? 成分输血有哪些优点?
6. 血小板输注无效的主要原因有哪些? 如何预防血小板输注无效?
7. 输血相关移植物抗宿主病的发病机制是什么? 如何预防?

第一节 血液成分输注适应证

一、红细胞输注

从 200ml 全血制备的各种红细胞制品为 1 单位。1 单位的悬浮红细胞和 1 单位的全血具有相同的携氧能力,且红细胞制品引起循环超负荷的风险较小。红细胞输注的主要目的是纠正贫血,改善缺氧状态。目前,国内最常用的是悬浮红细胞制品。

（一）红细胞制品

红细胞制品有悬浮红细胞、浓缩红细胞、洗涤红细胞、去白细胞悬浮红细胞、冰冻解冻去甘油红细胞、辐照红细胞、年轻红细胞等。

（二）适应证

1. 急性失血　急性失血的患者，首先是止血和恢复血容量，在此基础上合理输血，主要是输注红细胞。

（1）据循环失血量判断红细胞的输血需求

1）血容量减少 15%（成人失血量约 750ml）：应用晶体液补充血容量，无须输血。除非患者原有贫血、或伴有严重的心脏或呼吸系统疾病，心肺代偿功能差。

2）血容量减少 15%~30%（成人失血量约 750~1500ml）：需要输注晶体液或人造胶体溶液，不一定需要输注红细胞，除非患者原有贫血、心肺代偿功能低下或继发出血。

3）血容量减少 30%~40%（成人失血量约 1500~2000ml）：应用晶体液和人造胶体液快速扩容，可输注红细胞。

4）血容量减少 40% 以上（成人失血量 >2000ml）：应输注晶体液和人造胶体液快速扩容，需要输注红细胞。

（2）据 Hb 浓度及患者病情决定红细胞输血需求

Hb>100g/L 时，无须输红细胞。

Hb<70g/L 时，提示需要输注红细胞。

Hb 介于 70~100g/L 时，是否需要输注红细胞应根据患者的贫血症状、心肺代偿功能、有无代谢率增高以及年龄等因素决定。

对于贫血耐受力较差的患者，如年龄 65 岁以上、患有心血管或呼吸系统疾病，需要输注红细胞的 Hb 阈值应适当提高。

2. 围术期

（1）术中失血应首先使用晶体液和人造胶体液来维持有效血容量和血压。

患者有大量失血或有缺血表现时应及时测定 Hb 或 Hct。年轻及平素健康的患者 Hb<60g/L 通常需要输注红细胞。

（2）Hb 在 60~100g/L 者应根据患者的年龄、心肺代偿功能及氧耗情况决定是否需要输注红细胞。

（3）Hb>100g/L 时不必输注红细胞。

（4）需要或要求自体输血的患者可在入院前行储存式自体输血。

3. 慢性贫血　慢性贫血应积极查找病因，针对病因治疗。只要能采用其他治疗手段就不应轻易输注红细胞。一般认为，Hb<60g/L，并伴有明显的贫血症状时需要输注红

细胞。

（三）不同红细胞制品的临床应用特点

1. 悬浮红细胞　悬浮红细胞又名添加剂红细胞、红细胞悬液，是国内目前应用最广泛的红细胞制品。悬浮红细胞采用针对红细胞保存而设计的添加剂悬液，使红细胞在体外保存效果更好，静脉输注时较流畅，一般不需要在输注前加入生理盐水进行稀释。悬浮红细胞主要适用于补充红细胞、提高血液携氧能力的患者。

2. 浓缩红细胞　浓缩红细胞制品与全血相比主要是去除了全血中的大部分血浆，特点为：①补充红细胞和提高机体携氧能力的作用与全血相同；②由于比全血的容量更少，降低了输血引起循环超负荷的风险；③去除血浆的同时，也将大部分全血保存液中的枸橼酸、钠、钾、氨等成分移出，使患者代谢负担减轻；④浓缩红细胞内残余的白细胞、血小板成分与全血几乎相同，发生同种免疫和非溶血性发热性输血反应概率与全血相同；⑤两者被细菌污染的概率没有差别。目前，该制品主要用于不能耐受添加剂的新生儿输血，如新生儿换血。

3. 去白细胞悬浮红细胞　不仅起到预防非溶血性发热性输血反应的作用，还可以预防人类白细胞抗原（HLA）同种免疫、亲白细胞病毒感染，因此，被广泛用于多次妊娠或反复输血产生非溶血性发热性输血反应的患者，准备做造血干细胞移植和其他器官移植的患者，需要长期反复输血的患者。

4. 洗涤红细胞　洗涤红细胞适用于输全血或血浆蛋白过敏而又需要继续输血治疗的患者、自身免疫性溶贫、高钾血症及肝、肾功能障碍的患者，或由于反复输血发生溶血性发热反应、新生儿溶血病及宫内输血等患者。通常要求在洗涤后尽快输注，因故未能及时输注的可在4℃条件下保存24小时。

5. 冰冻解冻去甘油红细胞　主要用于稀有血型和自身红细胞的长期保存，以便应急使用。

6. 辐照红细胞　辐照红细胞是对各种红细胞制品进行特殊的辐照处理，杀灭有免疫活性的淋巴细胞，达到预防输血相关移植物抗宿主病（TA-GVHD）的目的。主要适用于免疫缺陷或有免疫抑制以及接受Ⅰ、Ⅱ级亲属血液的患者输血。

7. 年轻红细胞　年轻红细胞主要适用于需要长期、反复输血的患者。因长期、反复输血的患者铁容易在其体内积聚，并在组织器官中沉积下来引起含铁血黄素沉着症或继发性血色病。

（四）剂量和方法

1. 剂量　一般情况，对一个体重60kg、血容量正常的贫血患者，输注1单位的红细胞可提高Hb浓度5g/L，但经去白膜、洗涤、过滤等过程制备的红细胞制品丢失

10%~30% 的红细胞,在计算用量时应作适当调整。更合理的办法是在输血后 24 小时测定患者的 Hb 或 Hct,然后根据测定结果调整红细胞的输注剂量。

2. 方法 输注前充分混匀,用标准输血器进行输注,根据病情决定输注速度。成人可按 $1~3ml/(kg·h)$ 速度输注,有心血管疾病的患者应减慢输注速度,以免发生循环超负荷,而急性大量失血患者应加快输血速度。

(五) 疗效判断

输注 1 单位的红细胞和 1 单位的全血提高患者的 Hb 水平相似,其疗效判断也基本相同。

(六) 注意事项

1. 新生儿溶血病患者红细胞制品的选择 对 ABO 新生儿溶血病患者,应选用 O 型洗涤红细胞加 AB 血浆。Rh 血型不合的新生儿溶血病需要输注红细胞时,应使用与患儿 ABO 血型相同、Rh 血型与母亲相同的血液(保存 5~7 天内)。

2. 应避免洗涤红细胞的滥用 洗涤红细胞具有许多优点,但不足之处也显而易见:①由于只去除了 80% 以上的白细胞,起不到预防 HLA 同种免疫和亲白细胞病毒感染的作用;②采用开放式洗涤红细胞,经过多次反复的洗涤,增加了血液被微生物污染的机会;③制备过程中会丢失部分红细胞,直接影响输注疗效;④部分洗涤红细胞不能长时间保存;⑤制备成本高、时间长,难以满足急救治疗的需要。

3. 使用白细胞过滤器去除悬浮红细胞中白细胞的时机选择 目前多选择在血站血液储存前或在临床使用前去除白细胞,其中以在血站血液储存前去除白细胞的效果最好,因临床使用前的悬浮红细胞已经较长时间的低温冷藏保存,白细胞多已崩解,释放出细胞因子,此时再采用白细胞过滤器过滤,效果就较差。

二、血浆输注

(一) 血浆制品

1. 新鲜冰冻血浆 采集后储存于冷藏环境中的全血,最好在 6 小时(保养液为 ACD)或 8 小时(保养液为 CPD 或 CPDA-1)内,但不超过 18 小时将血浆分离出并速冻呈固态的成分血。

2. 病毒灭活新鲜冰冻血浆 采集后储存于冷藏环境中的全血,按要求分离出血浆在速冻前采用亚甲蓝病毒灭活技术进行病毒灭活并速冻呈固态的成分血。

3. 单采新鲜冰冻血浆 使用血细胞分离机在全封闭的条件下自动将符合要求的献血者血液中的血浆成分分离出并在 6 小时内速冻呈固态的单采成分血。

4. 冰冻血浆 采用特定的方法在全血的有效期内,将血浆分离出并冰冻呈固态的成分血,或从新鲜冰冻血浆中分离出冷沉淀凝血因子后将剩余部分冰冻呈固态的成分血。

5. 病毒灭活冰冻血浆　采用亚甲蓝病毒灭活技术对在全血的有效期内分离出的血浆或从新鲜冰冻血浆中分离出冷沉淀凝血因子后剩余的血浆进行病毒灭活并冰冻呈固态的成分血。

(二)血浆保存与融化方法

1. 新鲜液体血浆保存　采血后 6 小时内全血分出的血浆,含有全部凝血因子,包括第 V 因子和第Ⅷ因子两个不稳定的凝血因子。制备后尽快输注或在 4℃冷藏箱保存,保存期不超过 24 小时。

2. 新鲜冰冻血浆保存　新鲜冰冻血浆几乎保留了血浆中的所有有效成分。新鲜冰冻血浆在 −18℃以下冰箱保存,有效保存时间为 1 年。保存 1 年后,多数凝血因子保持与新鲜时近似,第Ⅶ、Ⅸ、第Ⅻ因子相当于新鲜时的 80%,最不稳定的第Ⅷ因子约下降 65%,但在输血时此制剂有良好的止血效果。保存期满若仍未使用,可改为普通冰冻血浆,保存期 4 年。

3. 普通冰冻血浆保存　全血采集后的有效期内,经自然沉淀或离心后分出的血浆,或从新鲜冰冻血浆中分离出冷沉淀凝血因子后的冷上清血浆置 −18℃以下冰箱保存,有效期 5 年。

4. 冰冻血浆融化方法　冰冻血浆使用前应在 37℃恒温水浴中快速融化,完全融化的血浆应尽快输注,不可在室温放置超过 2 小时,不能反复冻融。水浴温度过低,冰冻血浆融化时间延长,可使血浆中的纤维蛋白析出,不稳定凝血因子失活,因此,在融化过程中应密切检测水浴箱的温度。

(三)新鲜血浆输注适应证和相对禁忌证

1. 适应证

(1)单个凝血因子缺乏;

(2)大量输血引起的凝血功能障碍;

(3)口服抗凝剂过量引起的出血;

(4)抗凝血酶Ⅲ缺乏症;

(5)微血栓 - 出血综合征(TTP);

(6)血浆置换;

(7)大面积烧伤;

(8)DIC。

2. 相对禁忌证

(1)血浆过敏;

（2）扩容；

（3）补充白蛋白；

（4）增强免疫力；

（5）严重心肾功能不全患者。

（四）输注的剂量和方法

1. 剂量　国内剂量单位为 ml，常用规格为 200ml/ 袋、100ml/ 袋、50ml/ 袋，允许容量误差范围为 ±10%。一般情况下，凝血因子达到 25% 的正常水平基本能满足止血要求。国家标准要求 FFP 中因子Ⅷ含量应≥0.71IU/ml。一般成年患者常规剂量按 10~15ml/kg 体重计算。

2. 用法　FFP 和冰冻血浆都应在 −20℃以下保存，使用前垂直放置在 37℃恒温水浴箱中，融化时间应控制在 10 分钟内。禁止将冰冻血浆在室温中自然融化或用自来水融化。FFP 和冰冻血浆融化后不能再重新冰冻保存，暂不输注只能放入 4℃冰箱保存，不能超过 24 小时。原则上 FFP 融化后应立即输注，避免不稳定的凝血因子Ⅴ、Ⅷ的活性下降。

血浆输注前不要求交叉配血，原则上选择 ABO 同型或相容输注，输注速度从慢到快逐步调节，一般控制≤10ml/min。

（五）注意事项

Rh 阴性供者的血浆，可能存在抗 D 抗体而导致 Rh 阳性患者红细胞溶血。除常见的 ABO、Rh 血型不合外，在供者血浆中还可能存在其他红细胞血型不相合的血型抗体，引起患者的溶血。没有采取病毒灭活处理的血浆存在一定的疾病传播风险，应加强对血浆输注传播疾病的预防。

Rh 血型非同型血浆输注原则：Rh 阴性患者输注少量血浆时可按 ABO 同型或相容性输注，不考虑 Rh 血型。但如果输注大量的 Rh 阳性血浆，如进行血浆置换时，仍能产生同种免疫反应，此时，对有生育需求的女性输注 Rh 阴性血浆。只有在紧急情况才能输注 Rh 阳性血浆。

所有 Rh 非同型血液输注都应该征得患者或家属的书面同意，并在《输血治疗同意书》上注明可能产生抗 D 抗体，将来只能输 Rh 阴性血液或可能发生流产、死胎或新生儿溶血病，以免引起医疗纠纷。

（六）血浆制剂的特性和临床应用

【白蛋白】

人血白蛋白是一种高度可溶性对称性蛋白质，呈轻度不均一性。主要在单核、吞噬细胞系统和胃肠道中完成代谢。其生理功能：维持胶体渗透压；结合与运输血液中小分子物质。

1. 适应证

（1）血浆置换疗法；

（2）纠正低蛋白血症；

（3）体外循环；

（4）补充血容量、维持血液的胶体渗透压；

（5）新生儿高胆红素血症；

（6）失血创伤、烧伤引起的休克

（7）用于心肺分流术、烧伤的辅助治疗、血液透析的辅助治疗和成人呼吸窘迫综合征。

2. 注意事项

（1）对白蛋白制品有过敏史、血浆白蛋白水平正常或偏高、血容量负荷过重的患者均应慎用白蛋白制品；

（2）对于正在服用血管紧张素转换酶抑制剂治疗的患者，在输注白蛋白时，应减慢滴注速度，否则可能会引起低血压、心动过缓等不良反应；

（3）白蛋白肽链中所含的必需氨基酸甚少，不宜用于静脉内补充营养；

（4）在急性失血引起血容量不足时，应先用晶体溶液充分扩容、恢复组织灌注，若未充分扩容就输注白蛋白，反而可能会加重组织灌注不足，导致组织器官功能衰竭。

【免疫球蛋白】

常规应用的人免疫球蛋白制剂包括三种形式：一是肌内注射免疫球蛋白（IMIG）；二是静脉注射免疫球蛋白（IVIG）；三是皮下注射免疫球蛋白（SCIG）。特异性免疫球蛋白包括静脉注射特异性高效价免疫球蛋白和肌内注射特异性高效价免疫球蛋白。正常人免疫球蛋白制剂主要含有 IgG，具有抗病毒、抗细菌和抗毒素的抗体，而 IgA 和 IgM 的含量甚微。主要用于病毒感染、细菌感染和新生儿 Rh 溶血病。

1. 肌肉注射免疫球蛋白

适应证：①获得性免疫缺陷；②感染、毒素损伤或需暂时性被动免疫；③免疫调节紊乱。

不良反应：①过敏反应；②抑制对疫苗的抗体反应；③臀部纤维化或局部皮下萎缩；④病原体感染。

2. 静脉注射免疫球蛋白

适应证：①先天性免疫缺陷；②获得性免疫球蛋白缺乏继发的疾病；③感染性疾病；④自身免疫性疾病。

不良反应:①普通不良反应;②严重急性反应;③肾功能不全;④血栓形成。

3. 皮下注射免疫球蛋白

适应证:主要用于原发抗体缺陷和混合免疫缺陷。

不良反应:在注射点出现局部肿胀和红斑。

4. 特异性免疫球蛋白

适应证:①破伤风免疫球蛋白;②狂犬病免疫球蛋白;③乙型肝炎免疫球蛋白;④人抗-D免疫球蛋白;⑤巨细胞病毒免疫球蛋白;⑥肠病毒免疫球蛋白。

不良反应:类同于肌肉注射和静脉注射免疫球蛋白。

【因子Ⅷ浓缩剂】

FⅧ浓缩剂又称抗血友病球蛋白,根据FⅧ与血管性血友病因子(vWF)含量的不同分为极高纯度的FⅧ浓缩剂和高纯度和中纯度vWF/FⅧ浓缩剂。

1. 适应证　①血友病A;②血管性血友病(vWD)。

2. 不良反应和注意事项　可能产生抗FⅧ抗体,导致FⅧ制品输注无效,可引起的溶血反应。

【纤维蛋白原浓缩剂】

临床使用的纤维蛋白原浓缩剂每瓶含量为0.5~2.0g,相当于125~500ml血浆或250~1000ml全血中的含量。

1. 适应证　主要用于严重的创伤后大量失血、产科并发症引起的出血、弥散性血管内凝血(DIC)、肝病引起的纤维蛋白原缺乏等。

2. 注意事项　DIC时,有急性低纤维蛋白原血症,如未行肝素治疗,禁止输用纤维蛋白原;如果伴有其他凝血因子水平严重降低,应输注新鲜冰冻血浆;如果有严重血小板减少,要输注血小板;如果纤维蛋白原水平很低,推荐使用纤维蛋白原。

【凝血酶原复合物】

凝血酶原复合物含有凝血因子Ⅱ、Ⅶ、Ⅸ和Ⅹ等。

1. 适应证　用于治疗先天性因子Ⅱ、Ⅶ、Ⅸ和Ⅹ缺乏症,特别是因子Ⅸ缺乏的血友病B、肝病和过量口服抗凝剂而引起的严重出血。

2. 不良反应　一些患者有暂时性发冷发热、头疼等一般反应,手术后易发生血栓形成。

(七)血浆代用品的特性和临床应用

血浆代用品指用天然形成或人工合成的高分子物质制成的人造胶体颗粒溶液。血浆代用品属血浆容量扩充剂,主要用于纠正低血容量和救治低血容量性休克。目前,可供临床应用的血浆代用品有右旋糖酐、羟乙基淀粉和明胶制品等三类。

【右旋糖酐类】

右旋糖酐类是大分子葡萄糖聚合物,属于第二代人工胶体。主要制品有两种:中分子右旋糖酐和低分子右旋糖酐。

1. 适应证 扩充血浆容量;改善微循环;预防术后深静脉血栓形成。

2. 禁忌证 对右旋糖酐过敏、严重出血性疾病、充血性心力衰竭或肾衰竭患者,禁用右旋糖酐。

【羟乙基淀粉类】

羟乙基淀粉的分子结构与糖原类似,是高度分支的支链淀粉。

1. 适应证 主要用于大出血、大面积烧伤、重症监护或手术患者,用以扩充血容量,改善微循环。

2. 不良反应 影响凝血功能;肾脏毒性;蓄积作用;皮肤瘙痒。

【明胶制品】

常用明胶制品共有 3 种,氧化聚明胶、琥珀酰明胶和尿联明胶。

1. 适应证 适用于各种原因所致低血容量性休克的扩容治疗,也用作治疗性血浆置换术的置换液以及体外循环的预充液。

2. 不良反应与注意事项 可引起轻重不同的类过敏反应,个别可有致死反应。尿联明胶制品中钙离子浓度较高,经同一输液管道输入枸橼酸钠抗凝血或新鲜冰冻血浆会产生凝块,输血或输血浆前应先用生理盐水冲管。接受强心苷治疗的患者应慎用尿联明胶。

三、血小板输注

(一) 血小板制品及特点

血小板制品有浓缩血小板和机采血小板。输注的主要目的是预防或治疗因血小板减少或功能障碍引起的出血。

1. 浓缩血小板

(1) 手工制备血小板的回收率大于 70%,1 单位全血分出的 PC $\geq 2.0 \times 10^{10}$ 个,混入的红细胞 $<1.0 \times 10^9$,白细胞 $<2.5 \times 10^8$;白膜法制备的浓缩血小板回收率低,白细胞混入少。

(2) 浓缩血小板的保存因血袋而异,国外一般为 5~7 天,国内为 3~5 天。血小板的 pH 在 6.0~7.4,pH 过高过低都预示着血小板功能及活性受到损伤。

(3) 手工浓缩血小板一般需要 10~12 个单位,多次输注,大约有 30%~70% 患者产生同种免疫,多为 HLA 抗体,导致血小板输注无效。有的患者会产生发热反应。

2. 机采血小板

（1）节省献血者：应用血细胞分离机采集浓缩血小板仅需1位献血者，即可为1位成年患者提供多于$2.5×10^{11}$个的血小板。

（2）质量优于手工制备的浓缩血小板：各种型号的血细胞分离机通常能制备大于$2.5×10^{11}$个/单位的高浓度浓缩血小板，血小板制品的容量低于手工浓缩血小板，白细胞污染率$1.0×10^7$个/单位左右，红细胞污染量极少。

3. 少白细胞的血小板　清除或减少血小板制品中白细胞污染，以预防输血发热反应和同种免疫等反应。

（1）离心法减除浓缩血小板中的白细胞：离心法制备少白细胞血小板的特点　仅能去除70%~95%的白细胞，多个单位离心法有细菌污染的可能，处理后的血小板必须在24小时内输注。输注后的发热反应下降，HLA抗体阳性率也相对降低。

（2）白细胞滤器过滤法：白细胞滤器具有操作简便、白细胞滤除率高、血小板回收率高等优点，可以有效地避免同种免疫的发生，是一种比较理想的减除血小板中白细胞的方法。

（3）新型血细胞分离机采集少白细胞血小板：采得血小板纯度高，白细胞残留量低于$1.0×10^6$个/单位即为少白细胞血小板，不必再用白细胞过滤器进行过滤。

4. 洗涤血小板　一般用生理盐水、盐缓冲液加ACD-A或枸橼酸盐组成的洗涤液洗涤血小板。洗涤后的血小板回收率为90%，血浆去除达95%，可预防或减少发热、荨麻疹和过敏反应，洗涤后血小板中的白细胞无显著性改变。洗涤后的血小板必须在4小时内输注。洗涤血小板主要去除血浆中对患者有害的抗体和引起输血小板不良反应的物质。有IgA抗体的患者，只能输洗涤血小板。

（二）适应证和相对禁忌证

1. 适应证

（1）治疗性血小板输注：因血小板数量减少或功能异常而导致的出血，输注血小板制品以达到迅速止血的目的。主要有以下几种临床情况：血小板生成障碍引起血小板减少；稀释性血小板减少；血小板功能异常引起的出血。

（2）预防性血小板输注：预防性血小板输注是指通过输注血小板使各种血小板生成障碍患者的血小板计数提高到某一安全水平，防止出血。一般认为，下列情况需要预防性输注血小板：血小板计数$<20×10^9$/L，并伴有导致血小板消耗或破坏增加的因素时，如感染、发热、脾肿大、弥散性血管内凝血（DIC）等；病情稳定，无发热、出血、血管异常，血小板计数$<10×10^9$/L者。

（3）血小板计数$<5×10^9$/L，无论有无出血症状，均必须输注血小板。此外，血小板

计数低于 $50×10^9$/L 需要作硬膜外麻醉、经皮肤的导管置入、支气管活检及腹部手术时。对于关键部位的手术,如脑部手术、内眼的手术等,血小板计数要提高到 $100×10^9$/L 或以上。

(4) 手术及创伤输血小板:用于患者血小板数量减少或功能异常伴有出血倾向或表现。

血小板计数 $>100×10^9$/L,可以不输。

血小板计数 $<50×10^9$/L,应考虑输。

血小板计数在 $(50~100)×10^9$/L,应根据是否有自发性出血或伤口渗血决定。

如术中出现不可控渗血,确定血小板功能低下,输血小板不受上述限制。

手术患者在血小板 $>50×10^9$/L 时,一般不会发生出血增多.血小板功能低下(如继发于术前阿司匹林治疗)对出血的影响比血小板计数更重要。手术类型和范围、出血速率、控制出血的能力、出血所致后果的大小以及影响血小板功能的相关因素(如体外循环、肾衰、严重肝病用药)等,都是决定是否输血小板的指征。分娩妇女血小板可能会低于 $50×10^9$/L(妊娠性血小板减少)而不一定输血小板,因输血小板后的峰值决定其效果,缓慢输入的效果较差,所以,输血小板时应快速输注,并一次性足量使用。

(5) 内科输血小板:血小板计数和临床出血症状结合决定是否输注血小板,血小板输注指征:

血小板计数 $>50×10^9$/L 一般不需输注。

血小板 $(10~50)×10^9$/L 根据临床出血情况决定,可考虑输注。

血小板计数 $<5×10^9$/L 应立即输血小板防止出血。

预防性输注不可滥用,防止产生同种免疫导致输注无效。有出血表现时应一次足量输注并测血小板计数增加校正指数(CCI)。

2. 相对禁忌证

(1) 血栓性血小板减少性紫癜。

(2) 免疫性血小板减少 如原发性或特发性血小板减少性紫癜(ITP)患者输注血小板的指征是:①血小板明显减少($<20×10^9$/L),伴有无法控制的危及生命的出血,或疑有中枢神经系统出血者;②脾切除治疗的术前或术中渗血不止,或患者血小板计数极低而又需要紧急手术者。

(3) 药物诱发的血小板减少和脾功能亢进引起的血小板减少。

(三)输注剂量和方法

1. 剂量 一般情况下,输入 10 单位的浓缩血小板可使患者血小板升高 $36×10^9$/L,单采血小板国家标准为 1 个治疗量的血小板含血小板数 $≥2.5×10^{11}$ 个。成人每次输注

1 个治疗量。严重出血或已产生同种免疫者应加大输注剂量,如一次输注 2 个治疗量。儿童患者应根据患儿年龄和病情将 1 个治疗量的血小板分 2~4 次输注。对于新生儿,一次可输注成人剂量的 1/10~1/5,容量控制在 20~30ml。输入的血小板存活期约为 5 天,故应 2~3 天输 1 次。

2. 方法　从输血科取回的血小板应立即输注,输注前轻摇血袋,使血小板和血浆充分混匀。输注速度宜快,以患者可以耐受为准。血小板要求 ABO 同型输注。

(四)疗效判断

血小板的输注疗效可根据实验室指标和临床疗效来判断。一般认为,预防性血小板输注需观察输注后血小板计数是否增加,而治疗性血小板输注需观察输注后出血是否减轻或停止,血小板计数增加与否不作为疗效评价的唯一指标,因为止血需消耗血小板。

血小板回收率(PRR)是通过检测患者输注血小板 1 小时或 24 小时后血小板计数来评价血小板输注后的实际效果。通常认为,输注 1 小时后的 PPR<30% 或 24 小时后的 PPR<20%,应考虑血小板输注无效。计算公式为:

$$PPR = \frac{(输血后血小板计数 - 输血前血小板计数)/L \times 血容量(L)}{输入血小板总数 \times 2/3}$$

2/3 表示输入的血小板有 1/3 进入脾脏的血小板储存池。

输注后校正 CCI。

输注 1 小时后的校正血小板增加指数 <7.5 或输注 24 小时后的 CCI<4.5,应考虑血小板输注无效。计算公式为:

$$CCI = \frac{[输注后的血小板计数(\times 10^9/L) - 输注前的血小板计数(\times 10^9/L)] \times S(m^2)}{N(\times 10^{11})}$$

$$S = 0.0061 \times H(cm) + 0.0128 \times W(kg) - 0.01529$$

S 为患者的体表面积(m^2),H 为患者的身高(cm),W 为患者体重(kg),N 为血小板的输注剂量(10^{11})。

(五)血小板输注无效的原因及对策

是指患者在输注合适剂量的血小板后,效果不佳或完全无效,输入的血小板在人体内存活期很短,血小板输注的校正计数增加值很差。一般认为血小板输入无效的诊断标准是输注后 1 小时 CCI<10,PPR<60%;输注 24 小时 CCI<5,PPR<40%。

影响血小板输注效果的因素:

1. 血小板的质量　采集的血小板数量不足、离心损伤、不合适的保存温度和振荡频率、保存容器的通透性能差、运输过程和输注过程操作不当等因素,均会影响血小板的输注效果。

2. 非免疫因素 脾功能亢进、严重感染、发热、药物作用、DIC 等病理性因素,均可使血小板破坏或消耗增加而影响输注效果。

3. 免疫因素 同种免疫反应是引起血小板输注无效的主要原因。

血小板表面有多种抗原,包括 HLA 抗原、HPA 抗原、ABH 抗原。其中 HLA 抗原的同种免疫作用是导致血小板输注无效的最主要原因,约占 80%。可以选择 HLA、HPA 相合的供者血小板,或采取血小板交叉配合试验选择合适的血小板进行输注。

(六) 不良反应

血小板输注除常见的发热、过敏、溶血反应外,还有下列集中特有的不良反应:

1. 感染 血小板在 (22 ± 2)℃保存,容易发生感染。

2. 输血相关移植抗宿主病 含有免疫活性的淋巴细胞的血小板输注给免疫功能缺陷或低下的患者可能发生 TV-GVHD,经 25~30Gy 的 γ 射线照射可预防。

3. 输血相关的急性肺损伤 主要由血浆的 HLA 抗体所引起,应避免输注多次妊娠妇女的血小板或血浆。

4. 循环超负荷 特别是儿童或老年人,应输注机采血小板。

5. 输血传播的病毒性疾病 未经灭活处理的血小板可以传播病毒性疾病,如乙型肝炎、丙型肝炎、艾滋病等。

四、冷沉淀输注

冷沉淀凝血因子以往简称冷沉淀,是新鲜血浆快速冰冻并置 -80℃冻存 2 周后在 1~5℃条件下不溶解的白色沉淀物,其被加热至 37℃时呈溶解的液态。它是由美国科学家 Pool 博士在 1964—1965 年期间发现的,主要含有Ⅷ因子、纤维蛋白原、von Willebrand 因子(vWF)以及先连蛋白(FN)等组分。

输注适应证和禁忌证

1. 输注适应证

(1) 血友病 A:血友病 A 的治疗主要是补充 FⅧ,冷沉淀是除 FⅧ浓缩剂外的最有效制剂之一。

(2) 先天性或获得性纤维蛋白原缺乏症:对严重创伤、烧伤、白血病和肝衰竭等所致的纤维蛋白原缺乏,输注冷沉淀可明显改善预后。

(3) 先天性或获得性 FⅫ缺乏症:由于冷沉淀中含有较丰富的 FⅫ,故常用作 FⅫ浓缩剂的替代物。

(4) 血管性血友病(vWD):vWD 表现为血浆中 vWF 缺乏或缺陷。vWD 代偿治疗理想制剂之一就是冷沉淀,其中含有较高的 FⅧ和 vWF。

（5）获得性纤连蛋白缺乏症：纤连蛋白是重要的调理蛋白。在发生严重创伤、烧伤、严重感染、血友病、皮肤溃疡和肝衰竭等疾病时，血浆纤连蛋白水平可明显下降。冷沉淀可用于这些获得性纤连蛋白缺乏症患者。

2. 输注禁忌证　冷沉淀输注的禁忌证是除适应证以外的其他凝血因了缺乏症。

3. 输注剂量及用法

（1）剂量：冷沉淀输注的常用剂量为 1~1.5IU/10kg，存在剂量依赖性特点，即初次治疗效果较差者，增大剂量重复使用，可获得较好的效果。

（2）用法：冷沉淀在 37℃水浴中完全融化后必须在 4 小时内输注完毕，应采用标准输血器静脉滴注，输注袋数较多时，可事先将数袋集中混合在一个血袋中静脉滴注，也可采用"Y"形输液器由专人负责在床边换袋处理。以患者可以耐受的速度快速输注冷沉淀。冷沉淀选择 ABO 同型或相容输注。

4. 冷沉淀输注的注意事项

（1）冷沉淀中不含凝血因子 V，一般不单独用于治疗 DIC。

（2）冷沉淀融化后应尽快输注，在室温放置过久可使 FⅧ失活，因故未能及时输用，不应再冻存。

（3）冷沉淀融化时温度不宜超过 37℃，以免 FⅧ失活。若冷沉淀经 37℃加温后仍不完全融化，提示纤维蛋白原已转变为纤维蛋白则不能使用。

（4）制备冷沉淀的血浆，虽然经过严格 HBsAg、抗 -HCV、抗 -HIV 及梅毒血清学等病原学检测，但依然存在漏检的可能，又没有进行病毒灭活处理。因此，随着输注次数的增加，发生输血传播疾病的风险不断提高。

（5）目前，国内已有 FⅧ浓缩剂、纤维蛋白原制品等生产。对于血友病 A 患者，首选FⅧ浓缩剂；纤维蛋白原缺乏患者，选择纤维蛋白原制品。这些凝血因子制品在生产过程中有可靠的病毒灭活处理工艺，使发生输血传播疾病的风险大大降低。

第二节　输　血　管　理

一、输血前评估

（一）管理程序

评估输血的必要性需要综合分析诸多因素和临床特征。血红蛋白（Hb）和血细胞比容（Hct）值最客观，但不是决定输血的最好指标。贫血原因（急性失血、慢性贫血或溶血)、患者心肺功能和组织供养情况、患者对贫血的耐受力等因素对判断是否输血更有价值。

输血之前临床医师应思考以下问题,再考虑输血决策:

1. 输血的目的是什么?

2. 能否减少出血以降低患者的输血需求?

3. 是否应先给予其他治疗?

4. 该患者是否具有输血的临床或实验室检查指征?

5. 输血传播艾滋病、肝炎、梅毒等疾病的风险如何?

6. 给该患者输血是否利大于弊?

7. 当无法及时输注血液时,有何其他治疗措施?

8. 是否具有经验丰富的医师负责监护输血患者,并能在发生输血不良反应时迅速处理?

9. 是否已将输血理由写入病程记录和输血申请单?

(二)评估项目及内容(表 4-1)

表 4-1　输血评估内容及项目

评估项目	评估内容
失血	外出血
	内出血——非创伤性:如胃溃疡、脉管曲张。异位妊娠、产前出血、子宫破裂等
	内出血——创伤性:如胸、脾、骨盆、股骨损伤出血等
溶血	疟疾、败血症、DIC 等
心肺情况和组织供氧	脉率、血压、呼吸频率、毛细血管再充盈时间,外周脉搏、肢体温度、呼吸困难、心力衰竭、心绞痛、知觉水平、排尿量等
贫血的评估	临床:舌、手掌、眼、指甲等
	实验室:Hb 或 Hct
患者对失血和(或)贫血的耐受力	年龄
	其他临床疾病:如子痫前期毒血症、心肺疾病、急性感染、糖尿病等
择期需要输血	是否预期做外科手术或麻醉
	出血是否继续、停止或再发生
	溶血是否正在继续发生

(三)输血的目的

输血的目的有两个:一是提高血液的携氧能力;二是纠正凝血功能障碍。除此之外均为不合理输血。

（四）输血指征

应根据《临床输血技术规范》执行。

二、输血后疗效评价

（一）红细胞输注疗效评估

临床工作可按下述公式大约测算浓缩红细胞补充量：

成人患者按下式计算输注红细胞量，预约洗涤红细胞时为红细胞预约量的 1.5 倍。

$$输入红细胞悬液单位数 = 体重（kg）\times 0.08 \times [\,Hb\,期望值（g/L）-$$
$$输血前\,Hb\,值（g/L）]/50$$

输注红细胞后 24 小时内复查 Hb，并与输血前比较，在排除仍大量失血、溶血性输血反应等原因后，若 Hb 未达到预期值，则判定为红细胞输血疗效不佳。输血 Hb 预期值判定公式：

$$Hb\,预期升高值 = [\,供者\,Hb（g/L）\times 输血入量（L）^a/\,患者体重（kg）\times$$
$$0.085（L/kg）^b\,]\times 90\%^c$$

[a] 以全血量为标准，各种红细胞制剂折算为对应全血量

[b] 儿童按 0.09L/kg 计

[c] 检验误差

（二）血浆输注疗效评价

在血浆输注前可以行实验室检查和 TEG 或 SCA 分析，如果实验室检查发现 PT 和（或）APTT 延长，TEG 的 R 值延长或者 SCA 值延长，同时伴有临床出血情况就有必要输注血浆；输注血浆后复查，如果 PT、APTT、TEG 的 R 值和 SCA 的 ACT 缩短，同时临床观察出血的情况得到改善表明血浆输注有效。

（三）血小板输注疗效评价

由于血小板输注后患者出血症状改善程度不易量化，故以 CCI 作为量化的判断依据。现在 TEG 的 MA 值和 SCA 的 PF 值可以用于血小板输注疗效评价参考参数。

（四）冷沉淀输注疗效评价

评价冷沉淀输注效果时，最重要的检测指标是纤维蛋白原。一般纤维蛋白原浓度应维持在 100~150mg/dl 以上，应根据伤口渗血及出血情况及时决定补充量。一个单位冷沉淀约含 250mg 纤维蛋白原，使用 20 单位冷沉淀可恢复到必要的纤维蛋白原浓度。

三、输血流程

（一）临床输血申请

1. 经治医师应严格掌握输血适应证，正确应用临床输血技术和血液保护技术，包括成分输血、自体输血和血液治疗等，对患者实施临床输血治疗。内科贫血患者血红蛋白大于 90g/L，红细胞比容大于 30% 时，原则上不予输血。失血患者（贫血除外）失血量在 600ml 以下或失血量低于或等于血液总量 20%、红细胞比容大于 35% 以上者，原则上不予输血。

2. 决定输血治疗前，经治医师应向患者或其直系亲属说明输注同种异体血液制剂的不良反应和经血液传播相关性疾病的可能性，征得患者或其直系亲属的同意后，并在《输血治疗知情同意书》上双方签字，入病历永久保存备查。

3. 输血前应检查血型、血常规、术前九项等指标。

4. 经治医师填写《输血申请单》，由医护人员在规定时间送达输血科，输血科库存不足的情况下需经治医师动员患者到输血科自身储血或亲友互助献血，提倡身体条件及各项检查指标合格的择期手术患者采集自体血，亲友互助献血者由输血科调配合格血液。

5. 输血申请单的填写、审批

（1）应由经治医师逐项准确、清楚填写内容，不得缺项。

（2）用血者术前九项指标病原学检查填写用"阴性"、"阳性"表示，转氨酶检查结果填写具体数字。

（3）《输血申请单》根据用血量不同分别由至少 1 名副主任医师在内的不同级别的医生签字盖章。红细胞输血量在 8 单位以上，需由输血科会诊并签署意见，报相关部门领导审批。

6.《输血申请单》连同受血者血样于预定输血日期前送交输血科备血。

（二）受血者血样的采集、送检与接收

1. 确定患者输血后，医护人员持《输血申请单》在病床旁核对患者有关信息后，采集血样。将《输血申请单》条码标签贴在 EDTA 抗凝的一次性真空试管上。

2. 采集患者血样　成人每管 3~5ml，在采集血样时必须避免下列情况：

（1）防止血样溶血，有溶血时必须重新采集；

（2）如患者正在输液，严禁从输液管中抽取血样；

（3）如患者需应用右旋糖酐或（和）白蛋白或（和）脂肪乳剂等药物治疗时，应在输注药物前采集血样备用。

3. 采集患者血样后，采血人员在《输血申请单》上标本采集者一栏签字，在采集时间一栏写上具体时间。

4. 由医护人员或外送人员将受血者血样与《输血申请单》及时送交输血科,在《输血申请单》送标本者一栏签字,送标本时间一栏写明具体时间。

5. 输血科值班人员接到用血申请和标本以后,检查申请单内容、审批、签字是否符合要求,标本是否达到《输血相容性检测标本采集与处理程序》的相关要求,不符合要求的申请单和标本应拒收,并在《临床输血标本拒收登记表》登记。

(三)实验室检测

输血科根据输血申请单对受血者血样进行血型检测、不规则抗体筛查及交叉配血试验。

检测 ABO、Rh(D)血型,血型复查结果须与输血申请单上血型一致,若不一致,需查明是医生开错申请单还是护士抽错血,通知临床科室重新开《输血申请单》,重新抽血标本,并填写《输血相关科室差错登记表》。

进行不规则抗体筛查,结果为阴性的可正常做交叉配血,结果为阳性的通知临床,并进一步鉴定是哪种抗体,再选择不含相应抗原的献血员红细胞做交叉配血。

(四)血液制品的发放与领取

1. 临床医护人员取血前与输血科电话沟通取血时间及血液成分种类、数量。

2. 临床科室派 1 名经过专门培训的医护人员(简称取血者)携带《取血单》与取血箱到输血科取血,严禁家属和非医务人员取血。

3. 取血者与发血者逐项核对患者科室、姓名、门诊号、住院号、血型信息及血袋标签各项内容,检查血袋有无破损渗漏,血液制剂颜色是否正常,准确无误后在《发血单》上双方共同签字。

4. 血液发出后离开窗口一律不得退回。

(五)血液制品输注

1. 输血开始前 2 名护士核对发血单及血袋标签各项内容,检查血袋有无破损渗漏,血液制剂颜色是否正常,准确无误方可输血。

2. 取回的血液制剂应尽快给患者输注(30 分钟内),不得自行储存。输注前将血液成分轻轻混匀,避免剧烈震荡。所有血液制剂内不得加入任何药物。连续输注多袋血液制品时,每换一袋血要更换新的输血器。

3. 输血过程中的监测和记录,对患者一般表现、脉搏、血压、呼吸频率、液体出入量等进行监测记录,并需记录输注血液制剂种类和数量。发现患者出现输血不良反应需立即停止输血,积极处理同时,及时向输血科通报输血反应情况,两科共同调查分析,进一步确定处理、治疗方案。输血科值班人员认真填写《输血不良反应登记表》。

4. 输血完毕将发血单随病历永久保存备查，医护人员对有或无输血反应与相关性疾病的患者均应在病历中描述。患者有输血反应与相关性疾病，医护人员在病历中描述必须包括：血液制剂种类与数量、输血时间、发生输血反应时间、症状与体征、诊断与治疗等。

（六）急诊抢救患者的输血流程

1. 经治医师应严格掌握输血适应证，正确应用临床输血技术和血液保护技术，包括成分输血、自体输血和血液治疗等，对患者实施临床输血治疗。

2. 无直系亲属与相关人员签字的无自主意识患者的紧急输血，应报医疗处同意与备案，并记入病历永久保存备查。

3. 输血前应检查血型与感染性指标，紧急情况下留取血样即可。

4. 申请单的填写。

（1）由经治医师逐项准确、清楚填写内容，情况危急的可在申请单上加盖"绿色通道"章。

（2）用血者检查结果：感染性指标检查结果填写用"阴性""阳性"表示，其他指标需写出检查结果具体数字；如结果未回，可直接写"结果未回"由经治医师签字盖章。

（3）《输血申请单》必须由包含 1 名主治医师职称以上人员核准并签字。

5. 立即将申请单交护士采集标本，然后由医护人员或外送将标本和《输血申请单》送到输血科备血。

6. 输血科工作人员接急诊输血申请单、受血者标本后立即按急诊要求予以配发血（绿色通道 20 分钟内发血）。

7. 输血科根据《输血申请单》的申请血液量打印门诊血液计价单，对于有特殊情况无法缴费的患者，在接到医疗处电话后可先发血后缴费。

8. 血液制剂的领取、输注同前。

第三节 输血风险及处理

一、输血风险比率

各种输血反应类型的发生率以及它们的体征和症状，对于确定患者最可能发生的是哪种类型的输血反应非常有用。美国国家卫生研究院共识会议小组审查了常见免疫型输血反应的发生数据，按输血单位指定了以下发生率：非溶血性发热性输血反应

(NHFTR),1%~2%；过敏性输血反应,1%~2%；急性溶血性输血反应(IHTR)和迟发性溶血性输血反应(DHTR),1:6000；致命急性输血反应,1：100 000。

另一项风险比率综述总结了以下发生频率,其中包括反应和致死发生率：

IHTR:1：25 000

DHTR:1：2500

非心源性肺水肿:1：1000

输血相关的移植物抗宿主病(TAGVHD)和相关供体:1：7000

TA-GVHD 和不相关供体:1：390 000

二、常见输血风险分类

根据输血不良反应开始出现症状和体征的时间,将输血不良反应分为速发性反应(输血当时和输血后 24 小时以内发生的反应)和迟发性反应(输血后几天、十几天或几十天发生的反应)。按输血反应的机制分为免疫介导和非免疫介导两大类。

(一)速发性输血反应

免疫性即发性输血反应包括:发热反应、过敏反应、急性溶血反应、输血相关性急性肺损伤。

非免疫性速发性输血反应包括:细菌污染、循环超负荷、空气栓塞、低体温、出血倾向、枸橼酸中毒、电解质紊乱、非免疫性溶血、肺微血管栓塞。

(二)迟发性输血反应

免疫性迟发性输血反应包括:迟发性溶血反应、输血相关性移植物抗宿主病、输血后紫癜、输血免疫抑制。

非免疫性迟发性输血反应包括:含铁血黄素沉着症、血栓性静脉炎、输血相关感染疾病。

三、速发性输血反应及处理

(一)急性溶血性输血反应(IHTR)

(1)体征、症状和实验室检查:IHTR 的临床体征和症状可能非常复杂。可能表现出的临床体征和症状有:发热、寒战、面色潮红、胸痛、背痛、腹痛、低血压、恶心呕吐、呼吸困难、血红蛋白尿、休克、贫血、少尿或无尿、输血部位疼痛、全身出血、荨麻疹、腹泻、DIC 等。如果患者意识清醒,通常可以观察到这些体征和症状。

研究发现的几个非常重要的临床结果为:35% 的 IHTR 患者会发烧,可能会伴有发冷,也可能没有;34% 的患者尿少,但可完全恢复;13% 的患者无尿;10% 的患者死亡,持续性低血压是主要的临床表现;8% 的患者发生凝血病。表 4-2 给出了溶血性输血反应的症状和体征出现的概率,表 4-3 给出了实验室检查异常的情况。与血管外 IHTR 相关的体征和症状通常都是比较轻微的,不会危及生命。发烧、发冷、黄疸、非预期贫血和结合珠蛋白偏低是常见表现。一旦怀疑发生急性溶血性输血反应,则需要立即采取措施。

表 4-2 溶血性输血反应症状和体征

症状体征	发生概率	症状体征	发生概率
发热	47.50%	血红蛋白尿	2.50%
发热与寒战	40%	其他	
胸痛	15%	腰痛	少见
低血压	15%	腹痛	少见
恶心	5%	呕吐	少见
潮红	5%	腹泻	少见
呼吸困难	5%	意外出血	少见

表 4-3 溶血患者实验室检查异常

检查项目	阳性率
血红蛋白血症(6 小时达峰值)或血红蛋白尿(3 小时达峰值)	87%
直接抗人球蛋白试验阳性	87%
结合珠蛋白含量下降(迅速)	87%
不规则抗体阳性	85%
血清胆红素升高(6 小时达峰值)	80%
尿含铁血黄素阳性	49%
高铁白蛋白	0%

(2)治疗和预防:IHTR 的患者护理重点在于预防和支持性措施。医师应密切监测患者发生弥散性血管内凝血、低血压和急性肾衰竭的风险因素。近年来,常选择使用依他尼酸和利尿磺胺等化学药物,用来改善肾脏血流量,诱导肾排尿。低血压时常采用静脉补液和血管活性药物(如多巴胺)。如果患者出现出血素质或显著凝血异常,则应选择进行成分输血治疗,如新鲜冰冻血浆、冷沉淀和血小板浓缩物等。血管外 IHTR 通常不需要进行治疗干预。为了确保患者安全,应监测其生命体征、凝血状态和肾排出量。由于大多数 IHTR 是因为输血错误(如人为)造成的,故是可预防的。输血前应遵照所有的规章和步骤,以确保正确的患者身份、样本采集和标签、病房、患者测试、处理和正确的床旁输血。表 4-4 简述了应对疑似 IHTR 的床旁护理程序指南。

(二)发热性非溶血性输血反应

1. 体征、症状和临床检查 发热性非溶血性输血反应(FNHTR)的最常见表现是发

表 4-4　溶血性输血反应症状和体征

措施	措施
立即停止输血	重抽标本进行输血相容性检测并观察血浆颜色
留置静脉通道输注生理盐水	留取尿标本
记录生命体征：体温、脉搏、呼吸及血压	肺部症状明显则拍摄 X 线胸片
患者缺氧症状明显时给予吸氧	对情况作出初步判断
通知患者管床医生和输血科	做好文件记录

热,也可能伴有发冷和非常罕见的低血压。大多数症状都是轻度的和良性的。偶尔患者可能会表现出暂时性的显著苍白。严重反应可能出现低血压、发绀和暂时性白细胞减少。

FNHTR 是一种排除性诊断,因为这些非特异性体征和症状可能也是很多其他原因引起的。例如,发热可能是急性溶血性输血反应、败血症、患者服药或另一种潜在疾病引起的。输血、移植、怀孕和药物治疗等既往病史是准确诊断这一病症的关键所在。

FNHTR 评价测试可能因实验室不同而有所差别。若怀疑发生 FNHTR,则应停止输血,但静脉输注管不应封闭,同时再输注生理盐水,以防严重并发症发生。

2. 治疗和预防　由于白细胞抗体是引起 FNHTR 的主要原因,故应指导输注低白细胞含量的成分血。目前,已有很多方法可以用来有效除去成分血中的白细胞,预防FNHTR 的发生,其中包括利用白细胞过滤器进行的实验室或床旁过滤法、洗涤红细胞、去甘油红细胞或离心法。

由于发生 FNHTR 后,只有大约 12.5% 的患者会对下一次的输血发生反应,故很多人建议输注少白细胞成分血之前,给予药物预防 FNHTR。阿司匹林和对乙酰氨基酚等退烧药可在患者输血之前给药。但患有血小板减少症或血小板病的患者应禁用阿司匹林。预防用药对于那些有 FNHTR 病史的患者来说是非常有益的。随着白细胞过滤器成本的下降,会致使越来越多的人使用它来减少发热性非溶血性输血反应的发生。

(三) 过敏性(荨麻疹)输血反应

1. 体征、症状和实验室检查　绝大多数过敏反应温和、不会危及生命的。最常见的体征和症状包括局部红斑(发红)、皮肤瘙痒(痒)和荨麻疹。发热可以存在,也可以不存在。严重的过敏反应如血管神经性水肿、喉头水肿和支气管哮喘是罕见的。没有可靠的实验室测试可用于识别有问题的过敏原或引起过敏反应的反应素。床边检测的重点是确定过敏反应的表现,监测严重的影响,实行支持性护理。

2. 治疗和预防　使用抗组胺药(如苯海拉明)进行的治疗对温和的过敏反应通常足够了。对于有反复过敏反应史的患者,通常从血液成分(洗涤 RBC;洗涤血小板)中将血浆清除出来。输血前使用抗组胺药也很常见。对于严重的过敏反应,氨茶碱、肾上腺素或糖皮质激素可能是必不可少的。

过敏反应不能完全被预防。对于有疑似过敏反应的历史或过敏反应文字记录的患者,通常的预防策略是输前用药。

(四)输血引起的肺部并发症

1. 体征、症状和实验室检查 非心源性肺水肿反应通常以畏寒、咳嗽、发烧、发绀、低血压和成分输血后立即增加呼吸窘迫为特征,通常不会引起高血容量症。临床症状和体征可能是温和的,几天后消失,严重反应可导致急进性肺衰竭。应对供血者和患者的血清做抗白细胞抗体测试。非心源性肺水肿反应的诊断是一种排除性方法之一。应排除的条件是心脏衰竭、容量过度负荷、细菌性败血症以及心肌梗死。

2. 治疗和预防 如果输血过程中出现临床体征和症状,应停止输血,并遵照明确的步骤来处理输血反应。有了充足的呼吸和血流动力学支持治疗,非心源性肺水肿反应肺浸润几天后通常会被清除。如果非心源性肺水肿反应是由患者抗白细胞抗体引起,那么应当使用去白细胞血液成分的制剂。如果非心源性肺水肿反应是由供血者白细胞的抗体引起,没有特殊的血液成分制剂似乎可用于对症治疗患者。

(五)输血相关的循环超负荷

1. 体征、症状和实验室检查 临床循环超负荷的影响,包括呼吸困难、咳嗽、发绀、端坐呼吸、胸闷不适、头痛、烦躁不安、心动过速、收缩期高血压(大于 50mmHg 时增加),及异常心电图结果。应立即停止输血。如果输血对患者治疗非常重要的,必须使用最慢的输血速率。应保持静脉管畅通,患者需采用端坐位。应考虑使用心电图和胸部 X 光检查来评估心肺状态。如果可能的话,应密切监测中心静脉压和外围生命体征。

2. 治疗和预防 首要目标是迅速减少血容量和患者呼吸和心脏的支持。应正确使用氧疗和静脉注射利尿剂。如果必须更快速地减少流体量,可以使用放血治疗。应纠正心律失常或降低心肌功能。输血的通常速率约为 200ml/h。对于正暴露于循环超负荷风险的患者或具有循环超负荷风险史的患者,应将输血速度调整为 100ml/h 或更低,并将供血单位分成几等份,以便更长时间的输血。应使用红细胞代替全血。对于一些血细胞比容水平落在 10%~20% 的范围内的慢性等容贫血患者,应考虑采用放血治疗,放血量等于预期输血量的血浆体积。

(六)细菌污染反应

1. 体征、症状和实验室检查 感染性反应临床症状和体征通常在输血期间或输血后约 30 分钟内快速出现。其特征是患者肌肤出现干燥和潮红。其他的临床表现包括发热、低血压、颤抖、寒战、肌肉疼痛、呕吐、腹部绞痛、血性腹泻、血红蛋白尿、休克、肾衰竭和播散性血管内凝血。对细菌污染所造成的败血症进行快速识别是必不可少的。在发现反应的迹象的第一时间内,必须立刻停止输血,保持静脉管道通畅,随后处理输血反应。立即将血液成分制品和任何相关的液体和输液设备送往血库进行外观检查、革兰染色和培养。另外,应尽快取患者血液培养物用于检测需氧型或厌氧型微生物。

2. 治疗和预防　应立即静脉注射广谱抗生素;抗休克治疗,应用类固醇、多巴胺等药物;液体的支持;关注呼吸道及保护肾功能等处理。血液成分的细菌污染通常发生在放血时、血液成分制备时或加工过程中,以及血液成分在水中解冻过程中。为降低风险,严格遵守有关血液成分的采集、存储、处理和制备的相关规定。

在履行输血服务之前,工作人员需对血液成分进行目视检查,包括血液制品颜色有无变化(棕色或紫色变色)、有无可视的血块或溶血存在。然而,大体观察通常不足以检测血液制品存在细菌污染。一种预防措施是,确保在标准允许的最大时间范围内(通常为 4 小时)成分输血。坚持良好的血液成分制备方法和谨慎输血的做法是目前减少细菌污染和败血症风险的最佳策略。

(七) 物理或化学诱导的输血反应(表 4-5)

表 4-5　理化因素引起的非溶血性输血反应

红细胞物理损伤
血液加热装置、血液运输温度过高、高渗或低渗溶液引起血管内溶血
血液未加冷冻保护剂的冷冻损伤
机械损伤
输血泵
小号输血针下加压输注
患者体内细胞异常
先天性溶血性贫血
镰状细胞危象
阵发性睡眠性血红蛋白尿
自身免疫性溶血性贫血

1. 体征、症状和实验室检查　许多的临床症状和物理或化学诱导的输血反应的症状是非特异性的。较常见的体征和症状包括面部麻木、畏寒、全身麻木、肌肉抽搐、心律不齐、恶心、呕吐、口周发麻、呼吸改变和焦虑。物理或化学诱导的输血反应研究的实验室检查可以包括电解质水平、血清钙离子、血液 pH 值、血糖、尿液分析、血红蛋白、血细胞比容、血小板计数、凝血酶原时间和活化部分凝血活酶时间。

2. 治疗和预防　治疗旨在纠正体征和症状的根本原因。例如,低温可以通过将患者放置在一张加温的毯子上并给予心律失常或电解质紊乱辅助治疗法进行治疗。肝素可作为对物理 RBC 裂解引起的弥散性血管内凝血对症治疗方法。柠檬酸盐毒性往往很快自行纠正,但通常使用富含钙的产品,如牛奶或抗酸剂与葡萄糖酸钙联合治疗。预防措施是避免物理或化学诱导输血反应的最佳战略。血液加温器可用于避免体温过低。谨慎使用浓缩血小板和新鲜冰冻血浆可避免凝血因子会在大量输血期间迅速枯竭和稀释。监测患者的精神状态和生命体征可能对检测钙和钾的水平快速变化是有价值的。密切监测通过血液泵的红细胞输注,避免机械破坏。在一般情况下,注意适当的输血方法可大大减少物理或化学诱导的输血反应风险。

四、迟发性输血反应及处理

（一）迟发性溶血性输血反应（DHTR）

1. 体征、症状和实验室检查 相较于急性溶血性输血反应,DHTR 的临床体征和症状都比较轻微,因为它是血管外溶血引起的,临床上可能检不出。在 DHTR 中,补体未被激活;因此,不会像急性溶血性输血反应中那样发生血管内溶血。

DHTR 的最常表现为轻度发热或发热伴发冷,并且还可能观察到中度黄疸。尿少和弥散性血管内凝血很少见。表 4-6 列出了 DHTR 中观察到的体征和症状。

当怀疑发生 DHTR 时,应将血样(凝血血样和抗凝血血样)送至血库,进行输血后反应检查。DHTR 的其他实验室检查包括血红蛋白、红细胞比容和凝血研究以及肾功能检查。有时可能无法确定红细胞抗体的临床意义,或者是缺少血清学依据时作为溶血性输血反应的证据。红细胞存活率研究或单核细胞单层试验等更为专业的技术可以提供血液循环中红细胞存活率以及所涉抗体临床意义的一些证据线索。应密切观察这样患者的体征和症状,以防发生严重并发症。

表 4-6 DHTR 的临床症状和体征

常见	不常见	常见	不常见
发热	血红高蛋白尿	中度黄疸	休克
贫血	血红蛋白血症		肾衰竭

2. 治疗和预防 静脉输液治疗,以维持正常血量状态,对肾功能可起到保护作用。只有有症状贫血应该可以通过红细胞输注进行治疗。应时刻监测溶血或弥散性血管内凝血的临床体征和症状,以减少肾衰竭风险。

由于 DHTR 通常是由于回忆反应造成的,如既往输血、妊娠、移植和输血反应等,故应全面询问患者病史。在患者入院时,对那些需要输血、以往输过血、已知怀孕或既往红细胞暴露等风险因素的患者,进行血型和输血反应筛查。

（二）迟发性非溶血性输血反应

1. 体征、症状和实验室检查 迟发性非溶血性输血反应的临床体征和症状可能是温和的,包括轻微发热和下降的血红蛋白和血细胞比容水平;严重的临床体征和症状包括血小板无效输注与出血。抗体筛选试验用于检测红细胞抗体。如果疑似为 HLA 抗体,一般可以采用微量淋巴细胞毒实验和抗球蛋白实验检测患者血清。

2. 治疗和预防　治疗取决于输血反应的类型和严重程度。大多数反应是温和的,往往临床未进行治疗。对出现严重反应的应及时治疗。第三代床旁白细胞过滤器的出现,可以有效的防止或延缓抗白细胞抗体的产生。建议长期依赖输血的患者与供血者进行 RBC 表型的匹配,是防止患者体内生成红细胞抗体最佳办法。

(三)输血后紫癜

1. 体征、症状和临床检查　紫癜和血小板减少的发生在输血后 1~2 周。严重的血小板减少症,血小板计数小于 $10×10^9$/L。而且还有血尿、黑便和阴道出血的报道。因为在输血后 1~2 个星期后紫癜和血小板减少症开始发作,所以诊断是回顾性的。需考虑血小板计数和凝血功能检测。血小板减少症通常是自限的。严重的情况下,应考虑采取血小板输注。应对患者血清进行血小板特异性抗体测试、HLA 抗体测试和淋巴细胞毒性抗体测试。

2. 治疗和预防　一直倡导三种类型的治疗:糖皮质激素、换血及血浆去除法。静脉注射免疫球蛋白治疗也一直是被倡导的。对于合并有病变的急性出血患者,最可能的治疗方案是中等剂量泼尼松、静脉内注射免疫球蛋白和血浆置换。在其初始治疗失败的情况下,应对这些病例实施换血。在输血后紫癜治疗期间,应尽可能避免血小板输注。

目前,尚无特殊有效的方法可以防止输血后紫癜。因此,在所有血液成分治疗之前了解输血前的全面的病史和不良反应尤为重要。在可能出现疑似病例风险的情况下,应做相应的抗体检测。

(四)输血相关性移植物抗宿主病(TA-GVHD)

1. 体征、症状和实验室检查　大多数 TA-GVHD 的临床体征和症状出现在输血后 3~30 天。全血细胞减少是 TA-GVHD 的临床显著指征。其他影响包括发热、肝功能异常、大量的水样腹泻、红斑皮疹发展为红皮病和脱屑。如果在肝脏、胃肠道、皮肤或骨髓发现组织学改变指示的 TA-GVHD,应予以考虑肝功能状态的组织活检和实验室检查。应密切监测感染或凝血异常情况,因为这些并发症可造成了大多数的 TA-GVHD 死亡病例。使用 HLA 细胞分型确认供血者细胞是否在患者的循环中存在。

2. 治疗和预防　各种治疗方法已被用于治疗 TA-GVHD 患者,包括糖皮质激素、环孢素、甲氨蝶呤、硫唑嘌呤和抗胸腺细胞球蛋白。迄今为止,这些和其他实验药物用于治疗 TA-GVHD 的临床疗效尚未得到充分证明。

由于对 TA-GVHD 没有特效的治疗,预防是避免潜在的死亡的唯一途径。血液成

分 γ 照射已被证明是当前降低输血相关移植物抗宿主病风险的最佳的技术。

（五）铁超负荷

1. 体征、症状和实验室检查 含铁血黄素沉着症临床体征和症状包括肌肉无力、乏力、消瘦、轻度黄疸、贫血、轻度糖尿病和心律失常,长期红细胞输注史应该是铁超负荷诊断的重要临床指标。应该检测铁储备水平,如铁蛋白水平和其他铁检测。在进行组织活检时应予以考虑特有的组织染剂。

2. 治疗和预防 不降低患者的血红蛋白水平的情况下去除累积的组织铁储备是首选的治疗方法。皮下注射去铁胺（一种铁螯合剂）可有效降低铁储备。另一种策略是输注年轻红细胞,以减少输血频次。

（六）免疫抑制

1. 体征、症状和实验室检查 没有特殊体征或症状。鉴于免疫应答的泛发性,没有明确特殊的病情的检查。其重要性是认识到成分输血可使受血者免疫系统受抑制的风险增加。所有医护工作者必须始终牢记输血潜在的不良反应以及可能出现的不良反应,目标是尽量将这种不良反应降到最低。

2. 治疗和预防 由于目前关于免疫抑制的知识有限,没有具体的治疗方案可用。因此我们需要严格掌握输血指征,在严重贫血时机体的代偿不足以维持需要时,输血仍是较好的治疗手段,但患者需要适当承担这种潜在的风险。

（七）输血不良反应的分级与上报

1. 输血不良反应的分级

0 级：无症状。

1 级：轻度,有急性症状,但无生命危险,且症状维持较短时间。

2 级：中度,有症状并持续存在,伴有或不伴生命危险。

3 级：重度,有急性症状并可能会立即威胁生命。

4 级：患者死亡。

2. 输血不良反应与输血的关联 输血过程中或输血后出现不良反应,与输血相关或无关,应根据其与输血的因果关系加以区分。

（1）无关：虽然不良反应在输血中或输血后产生,但可排除是所输血液成分引起。

（2）可能：不良反应在输血中或输血后产生,且与输血因素可能有关,但无明确的证据。

（3）很可能：不良反应在输血中或输血后产生,不能用其他已知的与输血无关的原因来解释。

（4）肯定：有可靠证据确定不良反应与输血相关,或极可能有关。

第四节　输血基本操作

一、输血临床申请

(一) 输血前评估

临床用血要严格掌握适应证,遵循科学、合理原则,不得浪费和滥用血液。是否输血应结合患者原有 Hct 或 Hb 水平、凝血功能、年龄、体质、营养、心肺功能和临床症状等综合情况而定。输血前评估的内容:

决定输血的主要因素:

1. 发生失血或溶血的程度和速度。

2. 患者对贫血的耐受力。

3. 患者的心肺功能和组织供氧情况。

4. 预期手术出血和诊断性失血的严重程度。

5. 失血或溶血是否仍在继续或再次发生等。

(二) 用血征询

当患者有输血指征,决定输血时,患者享有知情同意权、选择权和拒绝权。因此,在实施输血治疗前,经治医生要向患者或其亲属说明输血的必要性、输血方案、输血的益处和风险以及除输血外,是否还有其他替代方法等;让患者或其亲属知道为什么输血,输血可预见和不可预见的风险,如同种异体输血的不良反应和经血传播疾病的可能性,征得患者或其亲属的同意,并签署《输血治疗同意书》。《输血治疗同意书》应载入病历。儿童和精神病患者由其父母或监护人代其行使知情同意权。无自主意识患者且无亲属签字的紧急输血,以患者最大利益原则决定输血治疗方案,报业务主管部门领导批准后实施,并记入病历。患者对输血有拒绝权,医生则有义务向患者说明不接受输血的后果。患者拒绝接受输血必须亲笔签署书面文件,并放入病历。医生在病历上应详细记录已告知患者输血的相关信息和已解答患者对输血相关疑问的谈话过程。在临床情况不确定时,以不输血为首选原则。

(三) 用血申请

1. 常规用血申请

(1) 输血前须完成的检查:常规输血的患者必须在输血前完成血型鉴定,进行丙氨酸氨基转移酶、乙肝病毒表面抗原、抗丙型肝炎病毒抗体、艾滋病病毒抗体和梅毒螺旋体抗体检查,检查结果粘贴于病历中。

(2) 输血申请单的填写:常规申请输血应由主治医生逐项填写《临床输血申请单》,由上级医生核准签字,连同受血者血标本于预定输血日期前送交输血科(血库)备血。

(3) 血液品种和用量的申请:申请使用血液品种和数量依照输血方案执行,输血方案的制订则根据输血评估结果而确立。对于手术备血还应考虑该手术的通常输血量、意外出血的概率、手术的复杂程度、术者的手术技巧和操作的熟练程度。特殊血液品种(如Rh 阴性血)、特殊包装规格(≤50ml)以及特别要求(如保存期 5~7 天内)的血,至少应于输血前 2~3 天提交输血申请,以便向采供血机构申请预约。

(4) 输血申请的管理:我国 2012 年修订并于同年 8 月 1 日起施行的《医疗机构临床用血管理办法》,要求医疗机构应当建立临床用血申请管理制度并规定:

同一患者一天申请备血量少于 800ml 的,由具有中级以上专业技术职务任职资格的医师提出申请,上级医师核准签发后,方可备血。

同一患者一天申请备血量在 800~1600ml 的,由具有中级以上专业技术职务任职资格的医师提出申请,经上级医师审核,科室主任核准签发后,方可备血。

同一患者一天申请备血量达到或超过 1600ml 的,由具有中级以上专业技术职务任职资格的医师提出申请,科室主任核准签发后,报医院医务部门批准,方可备血。

2. 紧急用血申请　在紧急情况下申请用血,容易发生确认患者身份和血标本标识错误。应制定并严格遵守紧急用血申请程序,该程序包括迅速确认患者身份、采集血标本并正确标识、申请单和血标本快速送达输血科(血库)、明确血液需求的紧急程度、向该患者提供血液的数量和时间、确定取送血人员和血液送达地点等。特别紧急情况下要使用未经交叉配合试验的血液时,临床医生需特殊申请并在《临床输血申请单》上加盖绿色通道章(注明"特急!相容性输血"字样,并签名)。

3. 用血申请的取消　当要取消已向输血科(血库)提交的输血申请时,应向输血科(血库)递交有临床医生亲笔签名的书面备忘录或安排专门的医务人员前往输血科(血库)说明情况。在用血申请取消之前,输血科(血库)对该用血申请的输血前检查应照常进行。

(四) 输血相容性检测

1. 患者识别　使用识别患者身份的腕带或在患者入院时使用唯一的身份识别号。

2. 血标本采集　血标本采集前核对《临床输血申请单》与病历、医嘱内容应一致,备好试管等用品。两名护士在床边再次核对《临床输血申请单》与患者身份信息一致,按操作规程采集血标本。采血后,立即在患者床边将与患者身份信息对应的标签准确地粘贴在血标本试管上,输血申请单上应由两名护士签名。由医护人员或专门人员将血标本和《临床输血申请单》送达输血科(血库),双方进行逐项核对、交接和签收。

3. 标本核对　确定输血后,医护人员持输血申请单和贴好标签的试管,当面核对患者姓名、性别、年龄、病案号、病室/门急诊、床号、血型和诊断,采集血样。由医护人员或专门人员将受血者血样与输血申请单送交输血科(血库),双方逐项核对。

二、血液制品的发放

(一)血液的发放原则

1. 根据血液保存日期的先后次序,按照先存先用的原则发血。

2. 血液一经发出,原则上不得退回。

3. 临床用血科室必须指派医护人员持取血单和取血箱到输血科取血,实习、进修、轮转医护人员和临床研究生可以执行取血环节相关工作,但首次取血必须在带教老师指导下完成。严禁非医护人员取血。

(二)血液的发放程序

1. 当患者需要输血时,由临床医护人员持取血单和专用取血容器到输血科(血库)领取临床用血。取回的血液应尽快输注,不得自行储血。1 名取血者不得同时领取 2 名以上受血者的血液,如确有必要应严格查对。

2. 输血科(血库)工作人员应根据血液保存日期的先后次序,按照先存先用的原则发血,特殊情况可以例外(如患者病情需要保存期短的血液)。临床医护人员无正当理由不得拒领。

3. 发血者须根据交叉配血报告单发血。取血与发血的双方必须共同查对患者姓名、性别、病案号、门急诊/病室、床号、血型、血液有效期、配血试验结果以及血液的外观质量、血袋管口是否密封、血袋标签、相容性标签的字迹是否清晰与完整等,准确无误时,双方共同签字后方可发出。

4. 凡未携带专用取血容器或携带相关资料不全者不得发血。凡血液有下列情形之一的,一律不得发出,取血者也应拒绝领取:

1) 标签破损、字迹不清;

2) 血袋有破损、漏血;

3) 血液中有明显凝块;

4) 血浆呈乳糜状或暗灰色;

5) 血浆中有明显气泡、絮状物或粗大颗粒;

6) 未摇动时血浆层与红细胞的界面不清或交界面上出现溶血;

7) 红细胞层呈紫红色;

8) 过期或其他须查证的情况。

5. 在检查无质量问题后,对照输血申请单经计算机管理系统将血液发给相应患者,并打印发血单,粘贴含有输血反应卡的受血者标签,确认无误后,双方共同核对无误,签字后方可发出。发血单一式两份,原始联由输血科(血库)存档,复写联由经治医生在病历中存档;取血单由输血科(血库)存档。

6. 血液发出后住院患者由电脑收费系统自动收取相关费用,急诊科患者应在发血前开收费计价单交费并将计价单送输血科(血库)存档。

7. 在配发血管理工作站出现故障不能正常工作时,根据《应急配血登记表》上患者、供者和配血相容性结果信息进行发血(血浆,冷沉淀或血小板成分直接根据实际库存情况进行手工发血),手写血袋标签(患者信息),参照正常发血单格式和内容手写发血单,工作站恢复正常后,在电脑程序中补办发血手续,补打发血单,并将补打发血单与手写发血单粘贴在一起归档。

(三)血液发出后标本处理及输注完毕后血袋处理

血液发出后,受血者和供血者的血样保存于 2~6℃冰箱内至少 7 天,以便发生输血不良反应时追查原因。血袋及输血器须由临床科室使用专用容器保留 24 小时以备查对,24 小时后按医疗废弃物相关处理要求统一销毁,并做好记录。

(四)患者输血后发生输血传播疾病的处理

患者输血后发生乙肝、丙肝、艾滋病、梅毒可经输血传播的疾病,经临床科室、患者本人或家属反馈到输血科(血库),怀疑或认为是由输血导致传播疾病时,输血科(血库)在开展自查、举证的同时应及时上报医疗处、医院感染管理科、临床用血管理委员会,由医疗处组织开展相关调查,各部门应积极配合调查工作,最终形成调查处理意见,通报患者及家属。

三、静脉输血操作程序

静脉输血是将全血或血液成分(如血浆、红细胞、白细胞或血小板等)通过静脉输入人体内的方法。输血是急救和治疗疾病的重要措施之一,在临床上广泛应用。

近年来,输血理论与技术发展迅速,无论是在血液的保存与管理、血液成分的分离,还是在献血员的检测以及输血器材的改进等方面,都取得了明显的进步,为临床安全、有效、节约用血提供了保障。

(一)静脉输血原则

1. 输血前检查　血型鉴定以及输血相容性检测。

2. 同型以及"相容性"输注,从而达到安全、有效输血的目的。

3. 同一患者再次输血时必须重新做输血前检查。

（二）常用输血部位

静脉输血与静脉输液选取穿刺部位原则一致，应根据患者年龄、神志、体位、病情状况、病程长短、溶液种类、输注时间、静脉情况以及即将手术部位等情况来选择穿刺部位。其次，输血针头的规格为 14~20（G），常用 18G，当静脉较细或给儿童输血时应选较细针头，当需要大量输血时应选用较大针头。

常用穿刺部位包括：

1. 周围浅静脉　周围浅静脉主要指分布于皮下的肢体末端的静脉。上肢常用的静脉有肘正中静脉、头静脉、贵要静脉、手背静脉网。手背静脉网是静脉输液首选部位；肘正中静脉、贵要静脉和头静脉可以用来采集血标本、静脉推注药物或作为经外周中心静脉插管（PICC）的穿刺部位。下肢常用的浅静脉有大隐静脉、小隐静脉和足背静脉网。但下肢静脉不作为静脉输液时的首选穿刺部位，因为下肢静脉有静脉瓣，容易形成血栓。小儿常用足背静脉，但成人不主张用足背静脉，因其容易引起血栓性静脉炎。

2. 头皮静脉　由于头皮静脉分布较多，互相沟通，交错成网，且表浅易见，不易滑动，便于固定，因此，常用于小儿静脉输血。较大的头皮静脉有颞浅静脉、额静脉、枕静脉和耳后静脉。

3. 锁骨下静脉和颈外静脉　需要长期持续输液或需要静脉营养的患者多选择此静脉。

（三）静脉输血方法

静脉输血方法主要有密闭式输血法和开放式输血法，因开放式输血法易污染，故临床均采用密闭式静脉输血法。密闭式输血法有间接输血法和直接输血法两种。

1. 密闭式间接输血法

（1）检查核对：物移至床旁，两位护士再次检查核对。

（2）建立静脉通道：将盐水挂于输液架上，将穿刺针柄夹于两手指之间，倒置茂菲滴管，并挤压滴管使盐水瓶内液体流出。当茂菲滴管内液面达到滴管的 1/2~2/3 满时，迅速转正滴管，打开调节器，使液体缓慢下降，直至排尽管内和针头内全部空气。选择穿刺部位，在穿刺点上方 10~15cm 处扎止血带，消毒皮肤，消毒范围 8cm×10cm，待干，备好胶布或输液贴，再次核对。取下针套，右手拇指与示指夹住两翼，再次排气；嘱咐患者握拳，绷紧皮肤，固定静脉血管，右手持针，在血管上方，使针头与皮肤呈 15°~30° 进针。见血后压低角度（放平针翼），顺静脉走行再继续进针少许。先固定针柄，然后松开止血带，嘱患者松拳，打开调节器。待液体滴入通畅、患者无不适后，用无菌纱布覆盖针眼并用胶布固定，再将针头附近的输液管环绕后固定。静脉通道建立后，输入少量盐水。

（3）摇匀血液：以手腕旋转动作将血袋内血液轻轻摇匀。

（4）连接血袋进行输血：打开储血袋封口，常规消毒或用安尔碘消毒开口处塑料管，将输血器枕头从生理盐水袋上拔下，插入输血器的输血接口，缓慢将储血袋倒挂于输液架上。

（5）控制和调节滴速：开始输入时速度宜慢，观察 15 分钟左右，如无不良反应后再根据病情及年龄调节滴速。

（6）操作后处理：协助卧位：撤去治疗巾，取出止血带和小垫枕，整理床单，协助患者取舒适卧位；将呼叫器放于患者易取处；整理用物，洗手；书写记录。

（7）续血的处理：如果需要输入 2 袋以上的血液时，应在上一袋血液即将滴尽时，常规消毒或安尔碘消毒生理盐水瓶塞，然后将针头从储血袋中拔出，插入生理盐水瓶中，输入少量生理盐水，然后再按与第一袋血相同的方法连接血袋继续输血。

（8）输血后处理：用上述方法继续滴入生理盐水，直到将输血器内的血液全部输入患者体内，关闭输液器，轻揭胶布，用干棉签或无菌小纱布轻压穿刺点上方，快速拔针，局部按压 1~2 分钟（至无出血为止）；协助患者适当活动穿刺肢体，并协助取舒适卧位；整理床单，清理用物；洗手，做好记录。

2. 直接输血法

（1）准备：请供血者和患者分别卧于相邻的两张床上，露出各自供血或受血的一侧肢体。认真核对供血者和受血者的姓名、血型及交叉配血结果，抽取一定量的抗凝剂，一般 50ml 血液加入 3.8% 枸橼酸钠溶液 5ml，避免抽出的血液凝固。

（2）抽、输血液

1）将血压计袖带缠于供血者上臂并充气，压力维持在 100mmHg（13.3kPa）左右，使静脉充盈易于穿刺。

2）选择穿刺静脉，一般选取粗大静脉，常用肘正中静脉，常规消毒皮肤。

3）用加入抗凝剂的注射器抽取供血者的血液，然后立即进行静脉注射将抽出的血液输给患者。

（3）输血完毕后处理

1）输血完毕，拔出针头，用无菌纱布按压穿刺点至无出血。

2）同密闭式输血法步骤

3. 其他输血方法

（1）加压输血：用压气橡皮球作间歇加压，仿照心脏的规律活动将血液注入。一般在休克者血压不能测得时，最初以 50mmHg（6.6kPa）的压力即可，以后根据血压上升情况逐渐增加（一般应大于患者血压 10~15mmHg，即 1.3~2.0kPa），待血压超过 100mmHg（13.3kPa）时，可停止动脉输血而继续静脉输血。

（2）动脉输血：将输血导管经三通开关连接于输血针头，三通开关另一端接一 20ml 注射器，先把输入的血液抽入注射器内，改变三通开关方向，然后注射入动脉，如此反复抽吸注射；或用活塞动脉输血器并根据阻力调整推进速度（血压在 60mmHg（8.0kPa）以下时，每 5~8 秒可注入 20ml，当血压已逾 80mmHg（10.6kPa）时，推进速度切忌过快。

四、输血前中后患者观察与记录

（一）对患者输血过程的观察与处理

1. 输血前准备工作　确认核对无误后，用装有滤器的标准输血器进行输血。

2. 血液输注的时间控制　从冷藏箱内取出的全血／红细胞，在离开冰箱后 30 分钟以内开始输注，并在 4 小时以内结束（室温过高时则需要在更短时间内结束）；浓缩血小板，离开震荡保存箱后应立即输注，并在 20 分钟以内输完，如果不立即输注，应该储存于 22~24℃ 的震荡保存箱内，严禁冷藏保存；融化后的冰冻血浆应在 30 分钟内输注，如果不立即输注，应该储存于 2~4℃ 的冰箱内，并在 24 小时内输注；融化后的冷沉淀应立即输注，并以患者能耐受的速度输注。输注前将血袋内的血液轻轻混匀，避免剧烈震荡。血液内不得加入其他药物，若须稀释，只能用静脉注射用的生理盐水。输血前后用生理盐水冲洗输血管道。连续输用不同供血者的血液时，前一袋血输完后，更换输血器，在接下一袋血继续输注。

3. 输血速度问题　一般情况下输血速度为 5~10ml/min；急性大量失血需快速输血时，输血速度可达 50~100ml/min；年老体弱、婴幼儿及有肺功能障碍者，输血速度宜慢 1~2ml/min；输血时要遵循先慢后快的原则，输血开始前 15 分钟要慢（2ml/min）并严密观察病情变化，若无不良反应，再根据需要调整速度；不论是什么情况，一袋血须在 4 小时之内输完，如室温高，可适当加快滴速，防止时间过长，血液发生变质。

4. 输血加温问题　一般输血不需要加温，如输血量较大，可加温输血的肢体以消除静脉痉挛，需要加温的情况为：大量快速输血；婴儿换血；患者体内有高效价冷凝集素。血液加温应使用专用血液加温器，不得在装有热水的容器中加温。

（二）输血不良反应监测与处理

1. 护理监测　应在输血开始前、输血开始时、输血开始后 15 分钟、在输血过程中每小时、输血结束后 4 小时进行监测。严重的输血不良反应最常发生在输血开始后 15 分钟，应严密观察受血者有无输血不良反应，特别重视这一期间的护理监测，监测指标包括患者的一般情况、体温、脉搏、血压、呼吸速率、体液平衡等，如监测到输血不良反应，须立即停止输血，并报告主管医师及时诊治，同时通知输血科做必要的原因调查。

2. 医生处理　对有输血反应的患者，按输血反应相关流程处理与调查，认真记录反应处理过程,填写反应调查表,上报输血科或血站。具体处理流程如下。

(1)停止输血,保持静脉通常,以临床医生为主进行必要的对症治疗,并应完整地保存未输完的血液和全部输血器材待查。

(2)临床医生应详细了解受血者的输血史、妊娠史及输血不良反应的临床表现,以便迅速作出初步判断,必要时请输血科技术人员协助诊断。

(3)怀疑有血型不合引起的输血不良反应应执行以下程序:

1)立即抽取受血者血液加肝素抗凝、离心、观察血浆颜色、进行血常规、血浆游离血红蛋白含量测定;

2)核对输血申请单、血袋标签、交叉配血报告单;

3)采抗凝血与非抗凝血各1份及血袋连同输血器一起送输血科(血库);

4)留取输血反应后的第一次尿送检(急性溶血性输血反应属血管内溶血,尿中有血红蛋白)。

(4)一旦怀疑有因血型不合引起的急性溶血性输血反应,应以临床医师为主积极治疗,治疗原则如下:抗休克,扩容,利尿,碱化尿液,透析,预防肾衰竭,DIC防治,激素、换血治疗等。

(5)怀疑有血液污染引起的输血不良反应应按以下程序处理:

1)观察血袋剩余血的物理状,如有无浑浊、膜状物、絮状物、气泡、溶血、红细胞变成暗紫色、血凝块等,有上述情况之一均提示有细菌污染的可能;

2)取血袋剩余血直接做涂片或离心后涂片镜检,寻找污染菌(阴性不能排除细菌污染);

3)取血袋剩余血和患者血液,在4℃、22℃、37℃条件下进行需氧菌和厌氧菌细菌培养;

4)外周血白细胞计数:如中性粒细胞与输血前相比明显增多,对诊断有帮助。

(6)一旦怀疑有血液污染引起的输血不良反应,治疗原则如下:

1)尽早联合使用大剂量、高效、广谱抗生素;

2)加强支持疗法;

3)及时采取抗休克、防治DIC与急性肾衰竭措施。

(7)评估确认为输血反应者,应在病历中认真记录处理过程,填写输血反应报告单送到输血科(血库)。

3. 输血科(血库)处理 检查受血者及输注血液有关信息和记录,整个发配血患者有无差错;肉眼观察患者血样的血浆或血清颜色,测血浆游离血红蛋白;核对受者及献血者ABO、Rh(D)血型。用保存于冰箱中的受血者与献血者血标本及新采集的受血者血标本、血袋中剩余血标本,重测 ABO、Rh(D)血型、不规则抗体筛查及交叉配血试验(盐水介质和非盐水介质);若发现特殊抗体,应进行进一步鉴定;直接作抗人球蛋白试验。

4. 血站处理　如疑似血液质量引起的相关输血不良反应,应通知提供血液的血站人员现场协助调查。

5. 血袋管理　输血后将血袋保存于 2~8℃冰箱 24 小时,以备出现意外情况时核查,24 小时后交相关人员按医疗垃圾处理办法处理。

第五节　输血病历的书写规范

一、输血会诊范围

(一)输血会诊的含义

临床输血会诊是指临床各科室在疑难病症诊治过程中,涉及输血时需邀请输血科富有临床输血经验的医师参与输血治疗意见、指导合理用血所采取的一种管理模式,其形式主要有三种:①院内会诊,本医院内遇到的疑难杂症、重大手术及特殊病例,需要院内多学科协助诊治;②科间会诊,本科室内遇到的病情疑难复杂、重大手术及特殊病例,需要相关科室协助诊治;③急会诊,对急诊、危重症患者抢救的紧急会诊。

(二)临床输血会诊范围

对临床输血所需要会诊的范围目前尚无明确界定,一般认为,需要输血科参与输血治疗的情况包括:

1. 大量输血　任何专科申请≥3000ml 的输血量。根据血常规、凝血功能及血栓弹力图的检测结果评估患者情况,给予成分输血。可供大量输血的血液制品:红细胞悬液、新鲜冰冻血浆、机采血小板、冷沉淀及重组活化的因子Ⅶ(rFⅦ)。大量输血时,为降低患者死亡率,输注红细胞悬液 4U 后,应加输 FFP,并且 FFP 与红细胞悬液比例为 1:1(或 2),当输注红细胞悬液 >18IU 时应输注血小板悬液以维持 Plt≥75×10⁹/L。

2. 外科输血　创伤性失血性休克合并 DIC,重大、疑难手术,遗传性凝血因子缺乏患者围术期,过敏性体质手术。严重创伤患者,当输注的红细胞悬液量 >3~5U 时,应尽早应用 FFP。美国麻醉学会推荐 FFP 输注量为(10~15)ml/kg,足量 FFP 可纠正 Fib 和多种凝血因子不足,如果 Fib<1.0g/L,应考虑输注冷沉淀。冷沉淀的输血时机:弥漫性血管内溶血(DIC)且 Fib<(0.8~1)g/L 者、大量输血发生 DIC 患者;先天 Fib 缺乏出血者;血友病 A 及血管性血友病(vonWillebrand)出血的患者。

3. 内科输血　多脏器功能衰竭综合征(MODS),严重溶血性贫血(输血原则:血红蛋白 <40g/L,或 Hct<0.12;输注洗涤红细胞;输血应十分慎重,可输可不输的尽量不输。病情稳定,即使血红蛋白在 40g/L 左右原则上不输血),治疗性血细胞单采术,如血浆置换、白细胞、红细胞及血小板去除术等。

4. 产科、儿科输血　产科出血性休克合并 DIC(同上),小儿重大手术、新生儿换血、宫内胎儿输血(根据患儿情况综合分析,决定输血方案,应用新鲜血液)。

5. 疑难血型、稀有血型输血　稀有血型输血应采用自身输血、同型输血或配合型输血。对血型定型困难或疑难配血者,血液输注首选 O 型红细胞,须进行主侧交叉配血。血浆输注应选用 AB 型。

(三)临床输血会诊流程(图 4-1)

1. 会诊权限与时限　临床医师应按申请单上所规定的要求填写《会诊申请单》,并提供拟输血患者必要的病史、体格检查、辅助检查结果、诊疗经过、目前病情和需解决的问题。

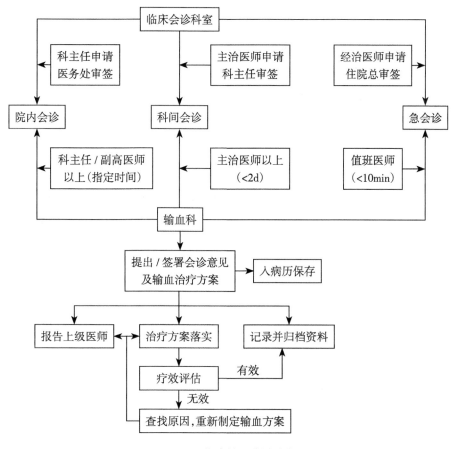

图 4-1　临床输血会诊流程

紧急会诊应预先电话联系会诊科室,并在《会诊申请单》"会诊等级"选择急会诊。

(1) 院内会诊由会诊科室主任或主任医师提出申请,医务部门领导审签,并组织全院多学科专家、医院分管领导参加,在指定的时间内予以会诊;

(2) 科间会诊由主治医师提出申请、主任医师同意,邀请输血科(血库)主治医师以上或其他相当资质人员参加,在<2天内予以会诊;

(3) 急会诊由经治医师提出,输血科(血库)主治医师资质以上医师或值班医师参加,必须随叫随到,在<4小时内予以会诊;

(4) 疑似输血不良反应调查:通常由住院医师完成,必要时由主治医师以上人员完成。

2. 质量评估　根据国家卫生计生委《临床输血技术规范》,并参照有关文献提出的决定输血的因素、输血指征及用量,可制定医院的《临床医师合理用血评估指南》,为指导临床合理用血提供指导性依据。为配合临床输血会诊制定了大量输血质量反馈制度,对24小时内输血>2000ml的临床用血量实行大量输血质量跟踪并记录,内容包括受血者一般情况、病历摘要、用血情况、实验室检查结果及用血反馈意见,以便及时向临床反馈输血质量。

3. 资料归档　每月对临床输血会诊及大量输血质量反馈记录进行统计分析,并归档保存,以供查阅。

【附件】 专科会诊记录模板

病史敬阅/敬悉。

患者主因贫血原因待查/发热待查/膝关节置换术后2年收入院(关于主诉的描述)。入院时检查(或最近检查,例如9月24日查血常规、血栓五项,结果提示),HB××g/L,PLT×××,APTT××秒,PT××秒,INR1.2,MA值,EPL40%(主要罗列是和输血相关的检查,血常规、血栓N项、TEG检查等,重要的阴性指标阳性指标都需要)。查体:患者体位、重度贫血貌、皮肤、巩膜有无黄染、全身有无出血点、尿液清亮淡黄色(这些指标都可能和输血有关,比如贫血导致面色苍白、半坐卧位,溶血性输血反应调查可能就涉及巩膜颜色、尿液颜色等,根据病情而定)。既往XXX(对诊断和治疗有帮助的既往史也要提出)。

考虑:1. XXX(诊断及疑似诊断)　2. YYY　3. ZZZ

建议:

1. 如必要,罗列需要继续完善的检查。

2. 治疗方案意见(比如红细胞输注,成分名,剂量;比如行TPE治疗,置换量、置换液、置换频率等;如为术前备血患者,给出同意术前备血方案,如不同意,应给出你的建议;如果缺乏关键诊断指标,可以提出待XX检查后,确定治疗方案;如果患者术前有指标明显异常需要纠正,需给出纠正意见,比如贫血,建议纠正到 10 克以上再安排手术等)。

3. 注意事项(比如 CAS 患者输血的保温问题、大量输血时血液加温等)。

4. 我科随诊。

会诊医生:

二、输血病历质量要点

临床输血是抢救生命、治疗疾病的重要医疗手段之一。输血病历是临床治疗疾病、抢救患者实施输血过程的最原始文字记录,是一份客观的法律文书,认真做好输血病案的规范化工作,不仅是安全输血的需要,也是保护患者、医务工作人员、用血机构以及医院合法权益的需要。为了进一步加强我院输血管理、确保临床输血安全,规范临床输血治疗过程,根据国家卫生计生委颁发的《临床输血技术规范》、《医疗机构临床用血管理办法》,将输血病历的质量要点总结如下:

(一)出院病历首页

1. 是否输血 对于输血患者的病历,无论是输注何种血液成分,但凡输过血的选"是",否则选"否",选错或不选者均为病历书写错误。

2. 血液种类、数量 输血病历需要在病历首页标明血液种类及其对应的数量,如:红细胞 1.5U、血浆 1.8U、血小板 1U 等。

3. 自体输血 是否自体输血以及自体输血的血液成分及数量填写完整。

4. 输血总量 包括所有输注的异体血和自体血的总量。总量计算时一定要检查单位换算是否正确:红细胞 1U=150ml、血浆 1U=100ml、血小板 1U=250ml、自体全血 1U=200ml。

(二)输血指征符合率

1. 内科输血指征

悬浮红细胞输注:红细胞生成过多、丢失或生成障碍引起的慢性贫血并伴有缺氧症状、Hb<60g/L 或 Hct<0.2 时可考虑输注。

血小板输注:Plt>50×10^9/L,不需输注;Plt 在(10~50)$\times10^9$/L,根据临床出血情况决定;Plt<5×10^9/L 应立即输注。

新鲜冰冻血浆在下列情况下可以输注:各种原因(先天性、后天获得性、输入大量陈旧存血等)引起的多种凝血因子Ⅱ、Ⅶ、Ⅸ、Ⅹ、Ⅺ缺乏或抗凝血酶Ⅲ缺乏,并伴有出血表现时。

2. 外科输血指征

悬浮红细胞输注:Hb>100g/L 可以不输;Hb<70~100g/L,根据患者贫血程度、心

肺代偿功能、有无代谢率增高以及年龄等因素决定。

血小板输注:Plt>100×10⁹/L,可以不输;Plt<50×10⁹/L,应考虑输注;Plt在(50~100)×10⁹/L,根据是否有自发性出血或渗血决定。如果术中出现不可控渗血,确定血小板功能低下,输血小板不受上述限制。

新鲜冰冻血浆在下列情况下可以输注:PT或APTT大于正常1.5倍,患者急性大输血输入大量库存全血或获得性凝血功能障碍;紧急对抗华法林的凝血功能。

（三）输血治疗知情同意书

随着医疗体制改革的不断深入,人们法律意识的不断增强,医疗文书及知情同意权在医疗工作中的作用日益重要。输血知情同意书是进行输血治疗前对患者及其家属告知输血相关知识及其风险的医疗文书,输血病历中要求必须有输血治疗同意书,并且每一次输血前都要求有输血治疗同意书:

1）患者、家属以及医生签字;

2）患者或家属与医生对输血达成共识后需要签字;

3）化验结果检查;

4）化验结果填写完整;

5）化验结果需要与输血前最近的化验单结果保持一致;

6）签字时间;

7）签字时间填写完整;

8）签字时间要求在输血之前。

（四）病程记录描述

1. 描述输血适应证　输血适应证描述的是患者输血的原因,结合输血指征、化验结果以及患者的基础疾病全面评估输血原因,并写在输血病程记录中。

2. 输注血液种类、数量　输血病程描述中要求写血液的种类以及输注量。

3. 输血后效果评价　输血记录需要结合输血前后化验结果、患者临床表现等对输血效果进行全面评价。

（五）手术输血记录

1. 麻醉出入血记录　麻醉记录进行出入量记录的同时需要对血液成分及其对应出入量进行详细记录。

2. 术中出入量记录　对于有输血的病历在手术记录中,需要对输血成分、数量及其输血过程和输血疗效进行详细记录。

3. 术后首次病程出入血记录　术后首次病程记录需要对术中的输血情况再次进行详细描述。

4. 自体输血记录　　自体输血分储存式、稀释式和回收式自体输血,手术输血患者无论进行了哪种自体输血均需在麻醉记录、手术记录和术后首次病程记录进行种类、数量的详细描述。

5. 大量用血手术审批、会诊记录　　大量输血指一次输血量超过患者自身血容量的1到1.5倍,或1小时内输血大于1/2的自身血容量或输血速度大于1.5ml/(kg·min)。当同一患者4小时内申请备血量达到8U时,需要申请输血科会诊并由医疗处审批。

(六)输血不良反应记录

患者在输血过程中出现不适症状时需及时中止输血,探究不良反应发生的原因,并向输血科回馈。输血不良反应的病程记录、护理记录和出院病历首页要均需及时、详细地做记录。

(七)病历中的输血相关资料

1. 初筛、复检血型、不规则抗体筛查　　化验单要完整地记录化验结果,并且检测时间处于输血时间之前。

2. 护理记录　　护理记录要对输血的具体时间、输血种类、输血数量以及输血过程进行全面描述。

3. 发血报告单　　发血报告单是对血液的详细情况、血液发出时间、血液核对人员的记录文书,发血报告单在病例中的妥善保存是医疗安全有效保障的重要条件。

(八)输血前传染病检测

传染病检测包括HBsAg、Anti-HBs、HBeAg、Anti-HBe、Anti-HBc、Anti-HCV、HIV1/2、TPPA,由于窗口期的存在,输血原本就是一个存在风险的过程,在输血前对患者进行检测可以有效地了解患者本身状况,避免输血引起传染病的纠纷出现,是保障输血医疗工作顺利进行的必要过程。

(汪德清)

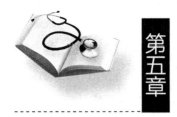

第五章 临床合理用药

一、本课程主要学习内容

1. 抗菌药物使用的基本原则。
2. 特殊药品的使用与管理。
3. 处方管理办法。
4. 药物的剂型与使用注意。
5. 药物中毒与解救。
6. 治疗药物监测与个体化用药。
7. 药品不良反应监测与药物警戒。
8. 药物相互作用与用药安全。
9. 注射剂的溶媒选择、给药速度与用药安全。
10. 药品皮肤过敏试验与用药安全。
11. 医疗团队中药师的作用。

二、本课程教学目的

1. 掌握抗菌药物使用的基本原则;处方的意义和管理要求;药物中毒的一般救治原则;掌握药品不良反应的定义及分类;掌握过敏性休克的抢救药物。

2. 熟悉治疗药物监测的指征;麻醉、精神药品的日常使用要求;特殊注射剂药物溶媒选择及给药速度要求。

3. 了解剂型的分类及不同剂型的使用方法;个体化给药方案的设计与调整;各类药物中毒的临床表现及救治措施;药物警戒的研究内容;药物相互作用的临床意义;注射剂合理使用的影响因素;皮肤过敏试验的临床使用及结果判定;药师在医疗团队中的价值。

三、本课程学习安排(即学时和学分)

1. 根据师资条件和学生数,安排讲课 8 学时。
2. 建议授予学分 2 分。

四、推荐阅读的参考书目及网站

1.《抗菌药物临床用药指导原则》修订工作组,抗菌药物临床用药指导原则(2015 年版).北京:人民卫生出版社,2015.

2. 中华人民共和国国务院.麻醉药品和精神药品管理条例.2005.

3. 中华人民共和国卫生部.处方管理办法.2007

4. 卫生部关于印发《医疗机构麻醉药品、第一类精神药品管理规定》

5.《医疗用毒性药品管理办法》

6. 赵志刚,高海春,王爱国.注射剂的临床安全与合理应用.北京:化学工业出版社,2008.

7. 赵志刚,孙树森.急性中毒与解救.北京:人民卫生出版社,2015.

8. 陈新谦,金有豫,汤光.新编药物学.第 17 版.北京:人民卫生出版社,2011.

9. 王育琴,李玉珍,甄健存.医院药师基本技能与实践.北京:人民卫生出版社,2013.

五、思考题

1. 对于外科清洁手术患者,如何规范预防使用抗菌药物?
2. 简述对麻醉药品、第一类精神药品处方的管理要求。
3. 药物中毒的一般救治原则。
4. 药物给药方案常用的设计方法有哪些?
5. 简述药品不良反应的上报流程。
6. 列举 CYP450 代谢酶抑制剂代表药物。
7. 简述药物过敏性休克的抢救步骤有哪些。

第一节 抗菌药物使用基本原则

一、预防用药

（一）内科及儿科预防用药

1. 用于预防一种或两种特定病原菌入侵体内引起的感染，可能有效；如目的在于防止任何细菌入侵，则往往无效。

2. 预防在一段时间内发生的感染可能有效；长期预防用药，常不能达到目的。

3. 患者原发疾病可以治愈或缓解者，预防用药可能有效。原发疾病不能治愈或缓解者（如免疫缺陷者），预防用药应尽量不用或少用。对免疫缺陷患者，宜严密观察其病情，一旦出现感染征兆时，在送检有关标本作培养同时，首先给予经验治疗。

4. 通常不宜常规预防性应用抗菌药物的情况：普通感冒、麻疹、水痘等病毒性疾病；昏迷、休克、中毒、心力衰竭、肿瘤、应用肾上腺皮质激素等患者。

（二）外科手术预防用药

1. 外科手术预防用药目的 预防手术后切口感染，以及清洁-污染或污染手术后手术部位感染及术后可能发生的全身性感染。

2. 外科手术预防用药基本原则 根据手术野有否污染或污染可能，决定是否预防用抗菌药物。

（1）清洁手术：手术野为人体无菌部位，局部无炎症、无损伤，也不涉及呼吸道、消化道、泌尿生殖道等人体与外界相通的器官。手术野无污染，通常不需预防用抗菌药物，仅特殊情况下考虑预防用药，如：手术范围大、时间长、污染机会增加；手术涉及重要脏器，一旦发生感染将造成严重后果者，如头颅手术、心脏手术、眼内手术等；异物植入手术，如人工心瓣膜植入、永久性心脏起搏器放置、人工关节置换等；高龄或免疫缺陷者等高危人群。

（2）清洁-污染手术：上、下呼吸道、上、下消化道、泌尿生殖道手术，或经以上器官的手术，如经口咽部大手术、经阴道子宫切除术、经直肠前列腺手术，以及开放性骨折或创伤手术。由于手术部位存在大量人体寄殖菌群，手术时可能污染手术野导致感染，故此类手术需预防用抗菌药物。

（3）污染手术：由于胃肠道、尿路、胆道体液大量溢出或开放性创伤未经扩创等已造成手术野严重污染的手术。此类手术需预防用抗菌药物。术前已存在细菌性感染的手术，如腹腔脏器穿孔腹膜炎、脓肿切除术、气性坏疽截肢术等，属抗菌药物治疗性应用，不属预防应用范畴。

3. 外科预防用抗菌药物的选择及给药方法

（1）抗菌药物的选择视预防目的而定：为预防术后切口感染，应针对金黄色葡萄球菌（以下简称金葡菌）选用药物。预防手术部位感染或全身性感染，则需依据手术野污染或可能的污染菌种类选用，如结肠或直肠手术前应选用对大肠埃希菌和脆弱拟杆菌有效的抗菌药物。选用的抗菌药物必须是疗效肯定、安全、使用方便及价格相对较低的品种。

（2）给药方法：接受清洁手术者，在术前 0.5~2 小时内给药，或麻醉开始时给药，使手术切口暴露时局部组织中已达到足以杀灭手术过程中入侵切口细菌的药物浓度。如果手术时间超过 3 小时，或失血量大（>1500ml），可手术中给予第 2 剂。抗菌药物的有效覆盖时间应包括整个手术过程和手术结束后 4 小时，总的预防用药时间不超过 24 小时，个别情况可延长至 48 小时。手术时间较短（<2 小时）的清洁手术，术前用药 1 次即可。接受清洁 - 污染手术者的预防用药时间也为 24 小时，必要时延长至 48 小时。污染手术可依据患者情况酌量延长。对手术前已形成感染者，抗菌药物使用时间应按治疗性应用而定。

二、治疗用药

抗菌药物的应用涉及临床各科，正确合理应用抗菌药物是提高疗效、降低不良反应发生率以及减少或减缓细菌耐药性发生的关键。抗菌药物临床应用是否正确、合理，基于有无指征应用抗菌药物和选用的品种及给药方案是否正确、合理两方面。

（一）抗菌药物治疗性应用的基本原则

1. 诊断为细菌性感染者，方有指征应用抗菌药物　根据患者的症状、体征及血、尿常规等实验室检查结果，初步诊断为细菌性感染者以及经病原检查确诊为细菌性感染者方有指征应用抗菌药物；由真菌、结核分枝杆菌、非结核分枝杆菌、支原体、衣原体、螺旋体、立克次体及部分原虫等病原微生物所致的感染也有指征应用抗菌药物。缺乏细菌及上述病原微生物感染的证据，诊断不能成立者，以及病毒性感染者，均无指征应用抗菌药物。

2. 尽早查明感染病原，根据病原种类及细菌药物敏感试验结果选用抗菌药物　抗菌药物品种的选用原则上应根据病原菌种类及病原菌对抗菌药物敏感或耐药，即细菌药物敏感试验（以下简称药敏）的结果而定。因此有条件的医疗机构，住院患者必须在开始抗菌治疗前，先留取相应标本，立即送细菌培养，以尽早明确病原菌和药敏结果；门诊患者可以根据病情需要开展药敏工作。

危重患者在未获知病原菌及药敏结果前,可根据患者的发病情况、发病场所、原发病灶、基础疾病等推断最可能的病原菌,并结合当地细菌耐药状况先给予抗菌药物经验治疗,获知细菌培养及药敏结果后,对疗效不佳的患者调整给药方案。

3. 按照药物的抗菌作用特点及其体内过程特点选择用药　各种抗菌药物的药效学(抗菌谱和抗菌活性)和人体药代动力学(吸收、分布、代谢和排出过程)特点不同,因此各有不同的临床适应证。临床医师应根据各种抗菌药物的上述特点,按临床适应证(参见"各类抗菌药物适应证和注意事项")正确选用抗菌药物。

4. 抗菌药物治疗方案应综合患者病情、病原菌种类及抗菌药物特点制订　根据病原菌、感染部位、感染严重程度和患者的生理、病理情况制订抗菌药物治疗方案,包括抗菌药物的选用品种、剂量、给药次数、给药途径、疗程及联合用药等。在制订治疗方案时应遵循下列原则:

(1) 品种选择:根据病原菌种类及药敏结果选用抗菌药物。

(2) 给药剂量:按各种抗菌药物的治疗剂量范围给药。治疗重症感染(如败血症、感染性心内膜炎等)和抗菌药物不易达到的部位的感染(如中枢神经系统感染等),抗菌药物剂量宜较大(治疗剂量范围高限);而治疗单纯性下尿路感染时,由于多数药物尿药浓度远高于血药浓度,则可应用较小剂量(治疗剂量范围低限)。

(3) 给药途径:轻症感染可接受口服给药者,应选用口服吸收完全的抗菌药物,不必采用静脉或肌内注射给药。重症感染、全身性感染患者初始治疗应予静脉给药,以确保药效;病情好转能口服时应及早转为口服给药。抗菌药物的局部应用宜尽量避免:皮肤黏膜局部应用抗菌药物后,很少被吸收,在感染部位不能达到有效浓度,反易引起过敏反应或导致耐药菌产生,因此治疗全身性感染或脏器感染时应避免局部应用抗菌药物。抗菌药物的局部应用只限于少数情况,例如全身给药后在感染部位难以达到治疗浓度时可加用局部给药作为辅助治疗。此情况见于治疗中枢神经系统感染时某些药物可同时鞘内给药;包裹性厚壁脓肿脓腔内注入抗菌药物以及眼科感染的局部用药等。某些皮肤表层及口腔、阴道等黏膜表面的感染可采用抗菌药物局部应用或外用,但应避免将主要供全身应用的品种作局部用药。局部用药宜采用刺激性小、不易吸收、不易导致耐药性和不易致过敏反应的杀菌剂,青霉素类、头孢菌素类等易产生过敏反应的药物不可局部应用。氨基糖苷类等耳毒性药不可局部滴耳。

(4) 给药次数:为保证药物在体内能最大地发挥药效,杀灭感染灶病原菌,应根据药代动力学和药效学相结合的原则给药。青霉素类、头孢菌素类和其他 β 内酰胺类、红霉素、克林霉素等消除半衰期短者,应一日多次给药。氟喹诺酮类、氨基糖苷类等可一日给药一次(重症感染者例外)。

(5) 疗程:抗菌药物疗程因感染不同而异,一般宜用至体温正常、症状消退后72~96小时,特殊情况,妥善处理。但是,败血症、感染性心内膜炎、化脓性脑膜炎、伤寒、布鲁菌病、骨髓炎、溶血性链球菌咽炎和扁桃体炎、深部真菌病、结核病等需较长的疗程方能彻底治愈,并防止复发。

(6) 抗菌药物的联合应用要有明确指征:单一药物可有效治疗的感染,不需联合用药,仅在下列情况时有指征联合用药:原菌尚未查明的严重感染,包括免疫缺陷者的严重感染;单一抗菌药物不能控制的需氧菌及厌氧菌混合感染,2种或2种以上病原菌感染;单一抗菌药物不能有效控制的感染性心内膜炎或败血症等重症感染;需长程治疗,但病原菌易对某些抗菌药物产生耐药性的感染,如结核病、深部真菌病;由于药物协同抗菌作用,联合用药时应将毒性大的抗菌药物剂量减少,如两性霉素B与氟胞嘧啶联合治疗隐球菌脑膜炎时,前者的剂量可适当减少,从而减少其毒性反应。联合用药时宜选用具有协同或相加抗菌作用的药物联合,如青霉素类、头孢菌素类等其他β内酰胺类与氨基糖苷类联合,两性霉素B与氟胞嘧啶联合。联合用药通常采用2种药物联合,3种及3种以上药物联合仅适用于个别情况,如结核病的治疗。此外必须注意联合用药后药物不良反应将增多。

(二) 抗菌药物在特殊病理、生理状况患者中应用的基本原则

1. 肾功能减退患者抗菌药物应用基本原则　许多抗菌药物在人体内主要经肾排出,而某些抗菌药物具有肾毒性,肾功能减退的感染患者应用抗菌药物的原则:

(1) 尽量避免使用肾毒性抗菌药物,确有应用指征时,必须调整给药方案。

(2) 根据感染的严重程度、病原菌种类及药敏试验结果等选用无肾毒性或肾毒性低的抗菌药物。

(3) 根据患者肾功能减退程度以及抗菌药物在人体内排出途径调整给药剂量及方法。

2. 肾功能减退患者抗菌药物的选用及给药方案调整　根据抗菌药物体内过程特点及其肾毒性,肾功能减退时抗菌药物的选用有以下几种情况:

(1) 主要由肝胆系统排泄或由肝脏代谢,或经肾脏和肝胆系统同时排出的抗菌药物用于肾功能减退者,维持原治疗量或剂量略减。

(2) 主要经肾排泄,药物本身并无肾毒性,或仅有轻度肾毒性的抗菌药物,肾功能减退者可应用,但剂量需适当调整。

(3) 肾毒性抗菌药物避免用于肾功能减退者,如确有指征使用该类药物时,需进行血药浓度监测,据以调整给药方案,达到个体化给药;也可按照肾功能减退程度(以内生肌酐清除率为准）减量给药,疗程中需严密监测患者肾功能。

3. 肝功能减退患者抗菌药物的应用基本原则　肝功能减退时抗菌药物的选用及剂量调整需要考虑肝功能减退对该类药物体内过程的影响程度以及肝功能减退时该类药物及其代谢物发生毒性反应的可能性。

由于药物在肝脏代谢过程复杂,不少药物的体内代谢过程尚未完全阐明,根据现有资料,肝功能减退时抗菌药物的应用有以下几种情况:

(1) 主要由肝脏清除的药物,肝功能减退时清除明显减少,但并无明显毒性反应发生,肝病时仍可正常应用,但需谨慎,必要时减量给药,治疗过程中需严密监测肝功能。红霉素等大环内酯类(不包括酯化物)、林可霉素、克林霉素属此类。

(2) 药物主要经肝脏或有相当量经肝脏清除或代谢,肝功能减退时清除减少,并可导致毒性反应的发生,肝功能减退患者应避免使用此类药物,氯霉素、利福平、红霉素酯化物等属此类。

(3) 药物经肝、肾两途径清除,肝功能减退者药物清除减少,血药浓度升高,同时有肾功能减退的患者血药浓度升高尤为明显,但药物本身的毒性不大。严重肝病患者,尤其肝、肾功能同时减退的患者在使用此类药物时需减量应用。经肾、肝两途径排出的青霉素类、头孢菌素类均属此种情况。

(4) 药物主要由肾排泄,肝功能减退者不需调整剂量。氨基糖苷类抗生素属此类。

4. 老年患者抗菌药物的应用　由于老年人组织器官呈生理性退行性变,免疫功能也见减退,一旦罹患感染,在应用抗菌药物时需注意以下事项:

(1) 老年人肾功能呈生理性减退,按一般常用量接受主要经肾排出的抗菌药物时,由于药物自肾排出减少,导致在体内积蓄,血药浓度增高,容易有药物不良反应的发生。因此,老年患者,尤其是高龄患者接受主要自肾排出的抗菌药物时,应按轻度肾功能减退情况减量给药,可用正常治疗量的 2/3~1/2。青霉素类、头孢菌素类和其他 β 内酰胺类的大多数品种即属此类情况。

(2) 老年患者宜选用毒性低并具杀菌作用的抗菌药物,青霉素类、头孢菌素类等 β 内酰胺类为常用药物,毒性大的氨基糖苷类、万古霉素、去甲万古霉素等药物应尽可能避免应用,有明确应用指征时在严密观察下慎用,同时应进行血药浓度监测,据此调整剂量,使给药方案个体化,以达到用药安全、有效的目的。

5. 新生儿患者抗菌药物的应用　新生儿期一些重要器官尚未完全发育成熟,在此期间其生长发育随日龄增加而迅速变化,因此新生儿感染使用抗菌药物时需注意以下事项:

(1) 新生儿期肝、肾均未发育成熟,肝酶的分泌不足或缺乏,肾清除功能较差,因此新生儿感染时应避免应用毒性大的抗菌药物,包括主要经肾排泄的氨基糖苷类、万古霉素、去甲万古霉素等,以及主要经肝代谢的氯霉素。确有应用指征时,必须进行血药浓度监测,据此调整给药方案,个体化给药,以确保治疗安全有效。不能进行血药浓度监测者,不可选用上述药物。

(2) 新生儿期避免应用或禁用可能发生严重不良反应的抗菌药物。可影响新生儿生长发育的四环素类、喹诺酮类禁用,可导致脑性核黄疸及溶血性贫血的磺胺类药和呋喃类药避免应用。

(3) 新生儿期由于肾功能尚不完善,主要经肾排出的青霉素类、头孢菌素类等 β 内酰胺类药物需减量应用,以防止药物在体内蓄积导致严重中枢神经系统毒性反应的发生。

(4) 新生儿的体重和组织器官日益成熟,抗菌药物在新生儿的药代动力学也随日龄增长而变化,因此,使用抗菌药物时应按日龄调整给药方案。

6. 小儿患者抗菌药物的应用　小儿患者在应用抗菌药物时应注意以下几点:

(1) 氨基糖苷类抗生素:该类药物有明显耳、肾毒性,小儿患者应尽量避免应用。临床有明确应用指征且又无其他毒性低的抗菌药物可供选用时,方可选用该类药物,并在治疗过程中严密观察不良反应。有条件者应进行血药浓度监测,根据其结果个体化给药。

(2) 万古霉素和去甲万古霉素:该类药也有一定肾、耳毒性,小儿患者仅在有明确指征时方可选用。在治疗过程中应严密观察不良反应,并应进行血药浓度监测,个体化给药。

(3) 四环素类抗生素:可导致牙齿黄染及牙釉质发育不良。不可用于 8 岁以下小儿。

(4) 喹诺酮类抗菌药:由于对骨骼发育可能产生的不良影响,该类药物避免用于 18 岁以下未成年人。

7. 妊娠期患者抗菌药物的应用　妊娠期抗菌药物的应用需考虑药物对母体和胎儿两方面的影响。

(1) 对胎儿有致畸或明显毒性作用者,如四环素类、喹诺酮类等,妊娠期避免应用。

(2) 对母体和胎儿均有毒性作用者,如氨基糖苷类、万古霉素、去甲万古霉素等,妊娠期避免应用;确有应用指征时,须在血药浓度监测下使用,以保证用药安全有效。

(3) 药毒性低,对胎儿及母体均无明显影响,也无致畸作用者,妊娠期感染时可选用。青霉素类、头孢菌素类等 β 内酰胺类和磷霉素等均属此种情况。美国食品药品管理局(FDA)按照药物在妊娠期应用时的危险性分为 A、B、C、D 及 X 类,可供药物选用时参考(表 5-1)。

表 5-1　美国食品药品管理局(FDA)按照药物在妊娠期应用时的危险性

FDA 分类	抗微生物药			
A. 在孕妇中研究证实无危害性				
B. 动物中研究证实无害性,但人类研究资料不充分,或对动物有毒性,但人类研究无危害性	青霉素类 头孢菌素类 青霉素类 +β 内酰胺酶抑制剂 氨曲南 美罗培南 厄他培南	红霉素 阿奇霉素 克林霉素 磷霉素	两性霉素 B 特比萘芬 利福布汀 乙胺丁醇	甲硝唑 呋喃妥因
C. 动物研究显示毒性,人体研究资料不充分,但用药时可能患者的收益大于危害	亚胺培南 / 西司他丁 氯霉素 克拉霉素 万古霉素	氟康唑 伊曲康唑 酮康唑 氟胞嘧啶	磺胺药 / 甲氧苄啶 氟喹诺酮类 利奈唑胺	乙胺嘧啶 利福平 异烟肼 吡嗪酰胺
D. 已证实对人类有危险性,但仍可能收益多	氨基糖苷类	四环素类		
X. 对人类致畸,危险大于受益	奎宁	乙硫异烟胺	利巴韦林	

注:①妊娠期感染时用药可参考表中分类,以及用药后患者的受益程度及可能的风险,充分权衡后决定。A 类:妊娠期患者可安全使用;B 类:有明确指征时慎用;C 类:在有应用指征时,充分权衡利弊决定是否选用;D 类:避免使用,但确有应用指征时,在充分权衡对患者的受益程度及可能风险后,仍需在严密观察下慎用;X 类:禁用。

②妊娠期患者接受氨基糖苷类、万古霉素、去甲万古霉素、氯霉素、磺胺药、氟胞嘧啶时必须进行血药浓度监测,据以调整给药方案。

8. 哺乳期患者抗菌药物的应用　哺乳期患者接受抗菌药物后,药物可自乳汁分泌,通常母乳中药物含量不高,不超过哺乳期患者每日用药量的 1%;少数药物乳汁中分泌量较高,如氟喹诺酮类、四环素类、大环内酯类、氯霉素、磺胺甲噁唑、甲氧苄啶、甲硝唑等。青霉素类、头孢菌素类等 β 内酰胺类和氨基糖苷类等在乳汁中含量低。然而无论乳汁中药物浓度如何,均存在对乳儿潜在的影响,并可能出现不良反应,如氨基糖苷类抗生素可导致乳儿听力减退,氯霉素可致乳儿骨髓抑制,磺胺甲噁唑等可致核黄疸、溶血性贫血,四环素类可致乳齿黄染,青霉素类可致过敏反应等。因此治疗哺乳期患者时应避免选用氨基糖苷类、喹诺酮类、四环素类、氯霉素、磺胺药等。哺乳期患者应用任何抗菌药物时,均宜暂停哺乳。

(陈瑞玲　赵志刚)

第二节　特殊药品使用与管理

《中华人民共和国药品管理法》第三十五条规定:国家对麻醉药品、精神药品、医疗用毒性药品、放射性药品的流通实行特殊管理。麻醉药品、精神药品、医疗用毒性药品、放射性药品等属于特殊管理药品,在管理和使用过程,应严格执行国家有关管理规定。

一、毒性药品

(一) 管理依据

毒性药品的经营必须按国家《医疗用毒性药品管理办法》的规定执行,并做好供应和管理工作。《医疗用毒性药品管理办法》经 1988 年 11 月 15 日国务院第二十五次常务会议通过,并发布施行。此法中规定将砒石、砒霜等 28 种列为毒性中药品种。将去乙酰毛花苷丙等 11 种列为西药毒药品种。2008 年国家食品药品监督管理局、原卫生部联合下发的《关于将 A 型肉毒毒素列入毒性药品管理的通知》将 A 型肉毒毒素及其制剂列入毒性药品管理范畴。

(二) 管理目的

为加强医疗用毒性药品的管理,防止中毒或死亡事故的发生,根据是《中华人民共和国药品管理法》和《医疗用毒性药品管理办法》的规定。

(三) 毒品定义

医疗用毒性药品,系指毒性剧烈、治疗剂量与中毒剂量相近,使用不当会致人中毒或死亡的药品。

(四) 药品使用管理

1. 药品储存　使用毒性药品的单位必须建立健全保管、验收、领发、核对等制度;严防收假、发错,严禁与其他药品混杂,做到划定仓间或仓位,专柜加锁并由专人保管。

2. 药品标志　毒性药品的包装容器上必须印有毒药标志,在运输毒性药品的过程中,应当采取有效措施,防止发生事故。

3. 处方管理　医疗单位供应和调配毒性药品,凭医生签名的正式处方。国营药店供应和调配毒性药品,凭盖有医生所在的医疗单位公章的正式处方。每次处方剂量不得超过两日极量。

调配处方时,必须认真负责,计量准确,按医嘱注明要求,并由配方人员及具有药师以上技术职称的复核人员签名盖章后方可发出。对处方未注明"生用"的毒性中药,应当附炮制品。如发现处方有疑问时,须经原处方医生重新审定后再行调配。取药后处方保存两年备查。

(五)毒性药品管理品种

1. **毒性中药品种** 砒石(红砒、白砒)、砒霜、水银、生马前子、生川乌、生草乌、生白附子、生附子、生半夏、生南星、生巴豆、斑蝥、青娘虫、红娘虫、生甘遂、生狼毒、生藤黄、生千金子、生天仙子、闹阳花、雪上一枝蒿、红升丹、白降丹、蟾酥、洋金花、红粉、轻粉、雄黄。

2. **西药毒药品种** 去乙酰毛花苷丙、阿托品、洋地黄毒苷、氢溴酸后马托品、三氧化二砷、毛果芸香碱升汞、水杨酸毒扁豆碱、亚砷酸钾、氢溴酸东莨菪碱、士的年。

(六)A 型肉毒毒素

为加强对 A 型肉毒毒素的监督管理,原卫生部、国家食品药品监督管理局决定将 A 型肉毒毒素及其制剂列入毒性药品管理(国食药监办〔2008〕405 号)。

医疗机构应当向经药品生产企业指定的 A 型肉毒毒素经销商采购 A 型肉毒毒素制剂;对购进的 A 型肉毒毒素制剂登记造册、专人管理,按规定储存,做到账物相符;医师应当根据诊疗指南和规范、药品说明书中的适应证、药理作用、用法、用量、禁忌、不良反应和注意事项开具处方,每次处方剂量不得超过两日用量,处方按规定保存。

进口 A 型肉毒毒素制剂的流通和使用按照上述规定执行。

二、麻醉、精神药品

(一)管理依据

《麻醉药品和精神药品管理条例》经 2005 年 7 月 26 日国务院第 100 次常务会议通过,自 2005 年 11 月 1 日起施行。《处方管理办法》于 2006 年 11 月 27 日经原卫生部部务会议讨论通过、发布,自 2007 年 5 月 1 日起施行。原卫生部关于印发《医疗机构麻醉药品、第一类精神药品管理规定》2005 年 11 月 14 日实施。

(二)管理目的

为加强麻醉药品和精神药品的管理,保证麻醉药品和精神药品的合法、安全、合理使用,防止流入非法渠道,严格医疗机构麻醉药品、第一类精神药品管理,保证正常医疗工作需要,制定相关法律法规。

(三)人员资质

医疗机构应当按照有关规定,对本机构执业医师和药师进行麻醉药品和精神药品使用知识和规范化管理的培训。执业医师经考核合格后取得麻醉药品和第一类精神药品的处方权,药师经考核合格后取得麻醉药品和第一类精神药品调剂资格。医师取得麻醉药品和第一类精神药品处方权后,方可在本机构开具麻醉药品和第一类精神药品处方,药师取得麻醉药品和第一类精神药品调剂资格后,方可在本机构调剂麻醉药品和第一类精神药品。

(四)处方样式

麻醉药品和第一类精神药品处方印刷用纸为淡红色,右上角标注"麻、精一"。 第二类精神药品处方印刷用纸为白色,右上角标注"精二"。

(五)处方限量

为门(急)诊患者开具的麻醉药品注射剂,每张处方为一次常用量;控缓释制剂,每张处方不得超过 7 日常用量;其他剂型,每张处方不得超过 3 日常用量。

第一类精神药品注射剂,每张处方为一次常用量;控缓释制剂,每张处方不得超过 7 日常用量;其他剂型,每张处方不得超过 3 日常用量。哌甲酯用于治疗儿童多动症时,每张处方不得超过 15 日常用量。

第二类精神药品一般每张处方不得超过 7 日常用量;对于慢性病或某些特殊情况的患者,处方用量可以适当延长,医师应当注明理由。

为门(急)诊癌症疼痛患者和中、重度慢性疼痛患者开具的麻醉药品、第一类精神药品注射剂,每张处方不得超过 3 日常用量;控缓释制剂,每张处方不得超过 15 日常用量;其他剂型,每张处方不得超过 7 日常用量。

为住院患者开具的麻醉药品和第一类精神药品处方应当逐日开具,每张处方为 1 日常用量。

对于需要特别加强管制的麻醉药品,盐酸二氢埃托啡处方为一次常用量,仅限于二级以上医院内使用;盐酸哌替啶处方为一次常用量,仅限于医疗机构内使用。

(六)处方要求

门(急)诊癌症疼痛患者和中、重度慢性疼痛患者需长期使用麻醉药品和第一类精神药品的,首诊医师应当亲自诊查患者,建立相应的病历,要求其签署《知情同意书》。

病历中应当留存下列材料复印件:

(1)二级以上医院开具的诊断证明;

(2)患者户籍簿、身份证或者其他相关有效身份证明文件;

(3)为患者代办人员身份证明文件。

除需长期使用麻醉药品和第一类精神药品的门(急)诊癌症疼痛患者和中、重度慢性疼痛患者外,麻醉药品注射剂仅限于医疗机构内使用。医疗机构应当要求长期使用麻醉药品和第一类精神药品的门(急)诊癌症患者和中、重度慢性疼痛患者,每 3 个月复诊或者随诊 1 次。

（七）处方管理

医疗机构应当对麻醉药品、第一类精神药品处方进行专册登记,内容包括:患者(代办人)姓名、性别、年龄、身份证明编号、病历号、疾病名称、药品名称、规格、数量、处方医师、处方编号、处方日期、发药人、复核人。

专用账册的保存应当在药品有效期满后不少于 2 年。

医疗机构应当对麻醉药品、第一类精神药品处方统一编号,计数管理,建立处方保管、领取、使用、退回、销毁管理制度。

患者使用麻醉药品、第一类精神药品注射剂或者贴剂的,再次调配时,应当要求患者将原批号的空安瓿或者用过的贴剂交回,并记录收回的空安瓿或者废贴数量。

医疗机构内各病区、手术室等调配使用麻醉药品、第一类精神药品注射剂时应收回空安瓿,核对批号和数量,并作记录。剩余的麻醉药品、第一类精神药品应办理退库手续。

收回的麻醉药品、第一类精神药品注射剂空安瓿、废贴由专人负责计数、监督销毁,并做记录。

患者不再使用麻醉药品、第一类精神药品时,医疗机构应当要求患者将剩余的麻醉药品、第一类精神药品无偿交回医疗机构,由医疗机构按照规定销毁处理。

（八）药品储存

医疗机构麻醉、精神药品库必须配备保险柜,门、窗有防盗设施。有条件的医疗机构麻醉药品、第一类精神药品库应当安装报警装置。

门诊、急诊、住院等药房设麻醉药品、第一类精神药品周转库(柜)的,应当配备保险柜,药房调配窗口、各病区、手术室存放麻醉药品、第一类精神药品应当配备必要的防盗设施。

麻醉药品、第一类精神药品储存各环节应当指定专人负责,明确责任,交接班应当有记录。

（九）药品管理

麻醉药品、第一类精神药品入库验收必须货到即验,至少双人开箱验收,清点验收到最小包装,验收记录双人签字。入库验收应当采用专簿记录,内容包括:日期、凭证号、品名、剂型、规格、单位、数量、批号、有效期、生产单位、供货单位、质量情况、验收结论、验收和保管人员签字。

在验收中发现缺少、缺损的麻醉药品、第一类精神药品应当双人清点登记,报医疗机构负责人批准并加盖公章后向供货单位查询、处理。

对麻醉药品、第一类精神药品的购入、储存、发放、调配、使用实行批号管理和追踪,必要时可以及时查找或者追回。

储存麻醉药品、第一类精神药品实行专人负责、专库(柜)加锁。对进出专库(柜)的麻醉药品、第一类精神药品建立专用帐册,进出逐笔记录,内容包括:日期、凭证号、领用部门、品名、剂型、规格、单位、数量、批号、有效期、生产单位、发药人、复核人和领用签字,做到帐、物、批号相符。

医疗机构对过期、损坏麻醉药品、第一类精神药品进行销毁时,应当向所在地卫生行政部门提出申请,在卫生行政部门监督下进行销毁,并对销毁情况进行登记。

卫生行政部门接到医疗机构销毁麻醉药品、第一类精神药品申请后,应当于5日内到场监督医疗机构销毁行为。

医疗机构可以根据管理需要在门诊、急诊、住院等药房设置麻醉药品、第一类精神药品周转库(柜),库存不得超过本机构规定的数量。周转库(柜)应当每天结算。

门诊、急诊、住院等药房发药窗口麻醉药品、第一类精神药品调配基数不得超过本机构规定的数量。

门诊药房应当固定发药窗口,有明显标识,并由专人负责麻醉药品、第一类精神药品调配。

(高 晨 赵志刚)

第三节 处方管理办法

一、概述

(一)目的、宗旨及制定依据

《处方管理办法》是为规范处方管理,提高处方质量,促进合理用药,保障医疗安全,根据《执业医师法》、《中华人民共和国药品管理法》、《医疗机构管理条例》、《麻醉药品和精神药品管理条例》等有关法律、法规制定。

(二)总体构架及发布、施行

《处方管理办法》分为总则、处方管理的一般规定、处方权的获得、处方的开具、处方的调剂、监督管理、法律责任、附则,共8章63条,于2006年11月27日经原卫生部部务会议讨论通过,2007年2月14日发布,2007年5月1日起施行,同时废止《处方管理办法(试行)》和《麻醉药品、精神药品处方管理规定》。

(三)基本概念

(1)处方:是指由注册的执业医师和执业助理医师(以下简称医师)在诊疗活动中为

患者开具的、由取得药学专业技术职务任职资格的药学专业技术人员(以下简称药师)审核、调配、核对,并作为患者用药凭证的医疗文书。处方包括医疗机构病区用药医嘱单。

(2) 药学专业技术人员:是指按照国家卫生计生委《卫生技术人员职务试行条例》规定,取得药学专业技术职务任职资格人员,包括主任药师、副主任药师、主管药师、药师、药士。

《处方管理办法》是医院对药品处方相关管理的准则,也是临床用药安全有效的保证根本。为处方管理的科学化、制度化提供了强有力的法律保证,有更翔实的内容和更高的要求;突出了人性化,更加科学合理。它是药政管理系统中的一个里程碑。

二、处方管理

(一)处方相关资质

经注册的执业医师在执业地点取得相应的处方权。医师应当在注册的医疗机构签名留样或者专用签章备案后,方可开具处方。

医疗机构应当按照有关规定,对本机构执业医师和药师进行麻醉药品和精神药品使用知识和规范化管理的培训。执业医师经考核合格后取得麻醉药品和第一类精神药品的处方权,药师经考核合格后取得麻醉药品和第一类精神药品调剂资格。医师取得麻醉药品和第一类精神药品处方权后,方可在本机构开具麻醉药品和第一类精神药品处方,药师取得麻醉药品和第一类精神药品调剂资格后,方可在本机构调剂麻醉药品和第一类精神药品。

试用期人员开具处方,应当经所在医疗机构有处方权的执业医师审核、并签名或加盖专用签章后方有效。进修医师由接收进修的医疗机构对其胜任本专业工作的实际情况进行认定后授予相应的处方权。

(二)处方标准

1. 处方内容

前记:包括医疗机构名称、费别、患者姓名、性别、年龄、门诊或住院病历号、科别或病区和床位号、处方编号、临床诊断、开具日期等。处方编号由药师按年月日逐日顺序编制。可添列特殊要求的项目。麻醉药品和第一类精神药品处方还应当包括患者身份证明编号、代办人姓名、身份证明编号。

正文:以 Rp 或 R(拉丁文 Recipe "请取"的缩写)标示。分列药品名称、剂型、规格、数量、用法用量。

后记:医师签名或者加盖专用签章,药品金额以及审核、调配、核对、发药药师签名或者加盖专用签章。

2. 处方颜色:普通处方的印刷用纸为白色。急诊处方印刷用纸为淡黄色,右上角标注"急诊"。儿科处方印刷用纸为淡绿色,右上角标注"儿科"。麻醉药品和第一类精神药品处方印刷用纸为淡红色,右上角标注"麻、精一"。第二类精神药品处方印刷用纸为白色,右上角标注"精二"。

(三) 处方限量

处方开具当日有效。特殊情况下需延长有效期的,由开具处方的医师注明有效期限,但有效期最长不得超过3天。

处方一般不得超过7日用量;急诊处方一般不得超过3日用量;对于某些慢性病、老年病或特殊情况,处方用量可适当延长,但医师应当注明理由。

医疗用毒性药品、放射性药品的处方用量应当严格按照国家有关规定执行。

为门(急)诊患者开具的麻醉药品注射剂,每张处方为一次常用量;控缓释制剂,每张处方不得超过7日常用量;其他剂型,每张处方不得超过3日常用量。

第一类精神药品注射剂,每张处方为一次常用量;控缓释制剂,每张处方不得超过7日常用量;其他剂型,每张处方不得超过3日常用量。哌甲酯用于治疗儿童多动症时,每张处方不得超过15日常用量。

第二类精神药品一般每张处方不得超过7日常用量;对于慢性病或某些特殊情况的患者,处方用量可以适当延长,医师应当注明理由。

为门(急)诊癌症疼痛患者和中、重度慢性疼痛患者开具的麻醉药品、第一类精神药品注射剂,每张处方不得超过3日常用量;控缓释制剂,每张处方不得超过15日常用量;其他剂型,每张处方不得超过7日常用量。

为住院患者开具的麻醉药品和第一类精神药品处方应当逐日开具,每张处方为1日常用量。

对于需要特别加强管制的麻醉药品,盐酸二氢埃托啡处方为一次常用量,仅限于二级以上医院内使用;盐酸哌替啶处方为一次常用量,仅限于医疗机构内使用。

(四) 处方要求

1. 门(急)诊癌症疼痛患者和中、重度慢性疼痛患者需长期使用麻醉药品和第一类精神药品的,首诊医师应当亲自诊查患者,建立相应的病历,要求其签署《知情同意书》。

病历中应当留存下列材料复印件:

(1) 二级以上医院开具的诊断证明;

(2) 患者户籍簿、身份证或者其他相关有效身份证明文件;

(3) 为患者代办人员身份证明文件。

除需长期使用麻醉药品和第一类精神药品的门(急)诊癌症疼痛患者和中、重度慢性疼痛患者外,麻醉药品注射剂仅限于医疗机构内使用。医疗机构应当要求长期使用麻醉药品和第一类精神药品的门(急)诊癌症患者和中、重度慢性疼痛患者,每3个月复诊或者随诊1次。

2. 处方书写规则

(1) 患者一般情况、临床诊断填写清晰、完整,并与病历记载相一致。

(2) 每张处方限于一名患者的用药。

(3) 字迹清楚,不得涂改;如需修改,应当在修改处签名并注明修改日期。

(4) 药品名称应当使用规范的中文名称书写,没有中文名称的可以使用规范的英文名称书写;医疗机构或者医师、药师不得自行编制药品缩写名称或者使用代号;书写药品名称、剂量、规格、用法、用量要准确规范,药品用法可用规范的中文、英文、拉丁文或者缩写体书写,但不得使用"遵医嘱"、"自用"等含糊不清字句。

(5) 患者年龄应当填写实足年龄,新生儿、婴幼儿写日、月龄,必要时要注明体重。

(6) 西药和中成药可以分别开具处方,也可以开具一张处方,中药饮片应当单独开具处方。

(7) 开具西药、中成药处方,每一种药品应当另起一行,每张处方不得超过5种药品。

(8) 中药饮片处方的书写,一般应当按照"君、臣、佐、使"的顺序排列;调剂、煎煮的特殊要求注明在药品右上方,并加括号,如布包、先煎、后下等;对饮片的产地、炮制有特殊要求的,应当在药品名称之前写明。

(9) 药品用法用量应当按照药品说明书规定的常规用法用量使用,特殊情况需要超剂量使用时,应当注明原因并再次签名。

(10) 除特殊情况外,应当注明临床诊断。

(11) 开具处方后的空白处画一斜线以示处方完毕。

(12) 处方医师的签名式样和专用签章应当与院内药学部门留样备查的式样相一致,不得任意改动,否则应当重新登记留样备案。

(五) 处方集

1. 医疗机构应当根据本机构性质、功能、任务,制定药品处方集。

2. 医疗机构应当按照经药品监督管理部门批准并公布的药品通用名称购进药品。同一通用名称药品的品种,注射剂型和口服剂型各不得超过2种,处方组成类同的复方制剂1~2种。因特殊诊疗需要使用其他剂型和剂量规格药品的情况除外。

(六) 处方保管

1. 处方　由调剂处方药品的医疗机构妥善保存。普通处方、急诊处方、儿科处方保存期限为1年,医疗用毒性药品、第二类精神药品处方保存期限为2年,麻醉药品和第一类精神药品处方保存期限为 3 年。处方保存期满后,经医疗机构主要负责人批准、登记备案,方可销毁。

2. 医疗机构　应当根据麻醉药品和精神药品处方开具情况,按照麻醉药品和精神药品品种、规格对其消耗量进行专册登记,登记内容包括发药日期、患者姓名、用药数量。专册保存期限为 3 年。

（高　晨　赵志刚）

第四节　药物的剂型与使用注意

一、药物的剂型

药物剂型(dosage form)是指将药物制成适合于疾病的诊断、治疗或预防的给药形式,简称剂型,如片剂、注射剂、软膏剂、气雾剂等。为适应治疗或预防的需要,按照一定的剂型要求所制成的具体品种称为药物制剂,简称制剂。剂型可影响药物在体内的吸收、分布、代谢及排泄。同种药物,可有多种剂型,采用不同的给药途径可产生不同的药理作用。如硫酸镁口服可用于导泻、十二指肠引流及治疗胆绞痛;注射剂可作为抗惊厥药,用于先兆子痫和子痫;外用热敷可消炎去肿。

(一) 药物剂型的分类

1. 按给药途径与应用方法分类

(1) 经胃肠道给药剂型,如常用的散剂、片剂、颗粒剂、胶囊剂、溶液剂、乳剂、混悬剂等。

(2) 非经胃肠道给药剂型,是指除口服给药途径以外的所有其他剂型。

(3) 注射给药剂型,如注射剂,包括静脉注射、肌内注射、皮下注射、皮内注射及腔内注射等多种注射途径。

(4) 呼吸道给药剂型,如喷雾剂、气雾剂、粉雾剂等。

(5) 皮肤给药剂型,如外用溶液剂、洗剂、搽剂、软膏剂、硬膏剂、糊剂、贴剂等。

(6) 黏膜给药剂型,如滴眼剂、滴鼻剂、眼用软膏剂、含漱剂、舌下片剂、粘贴片及贴膜剂等。

(7) 腔道给药剂型,如栓剂、气雾剂、泡腾片、滴剂及滴丸剂等,用于直肠、阴道、尿道、鼻腔、耳道等。

2. 按分散系统分类

（1）溶液型：如芳香水剂、溶液剂、糖浆剂、甘油剂、醑剂、注射剂等。

（2）胶体溶液型：如胶浆剂、火棉胶剂、涂膜剂等。

（3）乳剂型：如口服乳剂、静脉注射乳剂、部分搽剂等。

（4）混悬型：如合剂、洗剂、混悬剂等。

（5）气体分散型：如气雾剂。

（6）微粒分散型：如微球制剂、微囊制剂、纳米囊制剂等。

（7）固体分散型：如片剂、散剂、颗粒剂、胶囊剂、丸剂等。

3. 按形态分类

（1）液体剂型：如芳香水剂、溶液剂、注射剂、合剂、洗剂、搽剂等。

（2）气体剂型：如气雾剂、喷雾剂等。

（3）固体剂型：如散剂、丸剂、片剂、膜剂等。

（4）半固体剂型：如软膏剂、栓剂、糊剂等。

4. 按作用时间分类

（1）速释制剂。

（2）普通制剂。

（3）缓、控释制剂。

剂型的分类方法较多，上述常见分类方法难以单一描述药品剂型特点。医疗、生产、科研与教学常采用综合分类法，如前列地尔缓释微球注射剂。

（二）特殊剂型

1. 渗透泵型控释制剂　渗透泵型控释制剂是以渗透压为释药动力，以零级动力学为特征的一种制剂技术，通常由药物、半透膜材料、渗透压活性物质和推动剂组成，可分为单室渗透泵片和多室渗透泵片。临床常见单室渗透泵片，多室渗透泵片尚在研究阶段。

单室渗透泵片适合于大多数水溶性药物，由片芯和包衣膜组成。将药物和具有高渗透性的物质制成片芯后，用醋酸纤维素或乙基纤维素等不溶性聚合物材料包衣，形成半透性的刚性外膜，然后用激光或机械方式在膜上制成适宜孔径的释药小孔。单室渗透泵片进入体内后，水分透过半透膜被片芯中的高渗透性物质吸收，产生高渗透压，药物的溶液或混悬液在渗透压差的推动下被挤出释药小孔。渗透压活性物质包括氯化钠、硫酸镁、硫酸钾、甘露醇、乳糖、葡萄糖的不同混合物。硝苯地平控释片（拜新同）是单室渗透泵片的代表药物。

2. 靶向制剂　靶向制剂系指载体将药物通过局部给药或全身血液循环而选择性地浓集定位于靶组织、靶器官、靶细胞或细胞内结构的给药系统。靶向制剂分类如下：

（1）被动靶向制剂：又称为淋巴系统靶向性，利用载体进入体内即被巨噬细胞作为异物吞噬特点,形成天然倾向的富集作用,如注射用两性霉素 B 脂质体。

(2) 主动靶向制剂:系指用经过修饰的药物载体作为"导弹",将药物定向地运送到靶区浓集发挥药效。

(3) 物理化学靶向制剂:应用物理化学方法使靶向制剂在特定部位发挥药效,如磁性微球,pH 敏感脂质体等。

3. 肺部吸入制剂 肺部吸收给药是一种重要的非注射给药途径。与其他给药途径相比,肺部吸入给药具有其独特的优越性:迅速起效;适用于易被胃肠道消化酶降解、对酸不稳定、胃肠道吸收差、有肝脏首过效应的药物;肺局部的药物浓度高,对肺部疾病的治疗更有针对性。

由于肺部吸入给药的临床优势,已经有许多药物被研制成经肺部吸入的方式进行给药,如治疗支气管哮喘、冠心病、心绞痛、感染以及麻醉等。

理想的吸入装置应具备的特点有:适当的肺部沉积量;多剂量装置;不含有不利于患者和环境的添加剂。目前,临床应用的吸入装置大体分 3 类:干粉吸入器、定量吸入气雾器、雾化器。常用的干粉吸入器包括旋转式、准纳器、碟式、都保。沙美特罗替卡松粉吸入剂(舒利迭)是临床常用的治疗哮喘与慢性阻塞性肺疾病的准纳器式肺部吸入制剂。

4. 透皮给药系统 目前,世界透皮制剂市场新剂型主要有贴片、凝胶剂、乳剂、喷雾剂和无针头粉末 - 液体喷射剂等,主要用于激素替代治疗(绝经期综合征、骨质疏松症和性腺机能减退)、心血管疾病(高血压和心绞痛)和中枢神经系统疾病(抑郁、烟瘾、晕动病、注意力不集中 - 多动症、疼痛)和局麻等的治疗。

格雷司琼透皮贴剂于 2008 年经美国 FDA 批准上市,是世界上首个 5-HT 受体拮抗剂透皮控释贴剂,能稳定地将格雷司琼释入血液中达 5 天,预防正在进行化疗的患者恶心、呕吐等不良反应的疗效可与格雷司琼口服制剂相媲美,避免了以往一日多次注射给药及减少可能感染的危险,也可避免以往一日多次吞咽口服固体制剂(癌症患者由于口腔黏膜炎而常难以服药)的用药不便,为严重恶心和呕吐的癌症患者提供了一种不需注射、不需口服的新给药途径。

二、剂型的使用方法与注意事项

不仅是药物的作用部位、起效时间、作用强度及持续时间与剂型相关,药品的不良反应类型、强度、发生频率等也可能因剂型而有差别。制剂中的辅料如增溶剂、稳定剂、赋形剂等并非完全惰性,临床上有些药品不良反应是由辅料引起。如苯甲醇作为青霉素溶媒可导致注射性臀肌挛缩症发生的危险性,因此 2005 年原卫生部特发文通知:立即停止使用苯甲醇作为青霉素注射溶媒;成人可用注射用水或 0.9% 氯化钠,婴幼儿使用

0.2%~0.25% 盐酸利多卡因作为溶媒;在条件允许的地区,儿童因病使用青霉素时,宜应用青霉素钠盐,尽量不使用青霉素钾盐。

（一）口服缓、控释制剂的使用方法与注意事项

口服缓、控释制剂除保证充足水量送服、服药间隔较普通制剂延长外,尚需注意:

1. 应整片(粒)吞服　缓、控释制剂在咀嚼或辗碎后服用可破坏控制药物释放的包衣膜、骨架或渗透泵等结构,从而造成药物快速大量释放,突释的药量可导致患者产生毒性反应。由于制剂工艺的进展,有些缓、控释片剂可以掰成两半服用,如单硝酸异山梨酯缓释片(欣康、依姆多),但需从片剂的划痕处掰,不能随意乱掰。缓、控释胶囊剂的缓、控释工艺主要由胶囊中的小丸实现,因此,一般可打开胶囊直接服用小丸,但小丸不能辗碎。

2. "整吃整排"　有些缓、控释制剂服用后,有酷似完整药片的结构随粪便排出,如微孔膜包衣片的包衣膜、不溶性骨架片的骨架及渗透泵片的生物学惰性组分等。需提前告诉患者,以免引起患者的误解。临床上常用的此类缓、控释制剂有硝苯地平控释片(拜新同)、甲磺酸多沙唑嗪控释片(可多华)等。

（二）注射剂的使用方法与注意事项

1. 能口服不注射,能肌肉注射不静脉注射。

2. 避免不当配伍,选择合适溶媒。

3. 输液器材要选好,药品是否需避光、器材对药品是否有吸附、过滤器孔径大小等都得关注到。

4. 输液速度很重要,快慢是由药品稳定性、不良反应、药效来决定。

（三）肺部吸入制剂的使用方法与注意事项

1. 准纳器使用方法和注意事项(图 5-1)

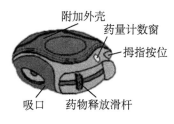

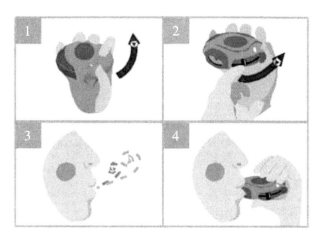

图 5-1　准纳器(舒利迭)使用方法示意图

注意事项：使用时装置的位置并不影响药物的吸入；不能使用储雾罐；不适用于年龄小于 4 岁的儿童。

2. 都保使用方法和注意事项（图 5-2）

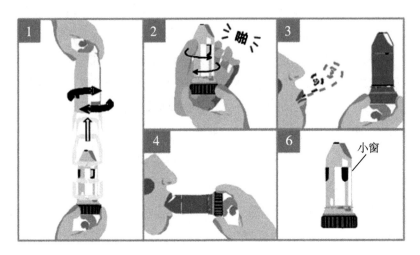

图 5-2　都保使用方法示意图

注意事项：没有药量计数窗的都保，小窗中如有红色标志出现，表明药物即将用完；由于贮药池位于装置的上端，使用时必须垂直旋转；不能使用储雾罐。

（四）贴剂的使用方法与注意事项

1. 根据说明书推荐的位置使用。

2. 用药部位应当清洁、干燥、几乎无毛发、无破损或炎症、无硬结。

3. 每贴使用时间遵循说明书。

4. 更换贴剂时应变更用药部位。

5. 贴剂不防水，洗澡、游泳需谨慎。

6. 贮库型的透皮贴剂不可切割使用。

（杨　莉　赵志刚）

第五节　药物中毒与解救

一、中毒的定义

少量或微量物质接触机体或进入机体后，在一定条件下，与组织细胞成分发生生物化学或生物物理变化,引起功能性或器质性改变,导致暂时性或持久性损害,甚至危及生命,这一过程称为药物中毒,临床上根据起病的急缓、病程的长短以及临床表现不同可将中毒分为急性中毒、亚急性中毒和慢性中毒三类。急性中毒表现为发病急骤,症状严重,变化迅速,如不及时治疗,可能危及生命。因此,诊断要准确而及时;治疗要迅速而恰当。慢性中毒表现为起病较缓,病程较长,很多中毒都缺乏特异性诊断指标,容易误诊、漏诊。亚急性中毒常介于急、慢性中毒之间,经一定潜伏期后才出现全身症状。

二、药物中毒现状

据估计,2012 年全球有 18 万人死于药物中毒,其中以阿片类药物过量引起的中毒最为多见。美国在过去的 20 年里,药物中毒死亡人数不断上升,现已成为伤害死亡的主要原因。美国疾病预防控制中心(CDC)2014 年最新统计数字显示:2012 年全美药物过量致死人数为 41 502。其中 33 175(79.9%)是无意的、5465(13.2%)为自杀意图、80(0.2%)为他杀和 2782(6.7%)原因不确定。2013 年,英格兰和威尔士报道 2955 人药物中毒死亡,其中海洛因 / 吗啡是最常见中毒死亡药物。

三、药物中毒发生机制

根据药物给药剂量及途径不同,药物的毒性作用可分为药物对机体的功能和(或)结构损伤两种。

1. 对机体物质代谢和能量代谢的影响　毒物可影响机体的代谢过程,如糖代谢、脂质代谢、蛋白质和核酸代谢、能量代谢等,破坏其动态平衡;如二硝基酚类农药可以使氧化和磷酸化脱偶联,从而干扰能量代谢。

2. 抑制靶分子的功能　如阿托品、筒箭毒碱通过与配体位点结合或干预离子通道功能而阻滞神经递质受体。一些药物可阻滞离子转运,而另有一些则可抑制线粒体电子转移复合物,还有一些毒物尚可抑制酶的活性。

3. 阻止氧的吸收和利用　如亚硝酸钠的亚硝酸基将血红蛋白的二价铁氧化成为三价铁,形成高铁血红蛋白;一氧化碳与血红蛋白结合形成碳氧血红蛋白;两者均使血红蛋白失去运输氧的功能。

4. 与生物大分子结合,破坏靶分子结构　如药物等与 DNA 共价结合,可造成复制时核苷酸错配。如黄曲霉素第 8、9 位氧与鸟嘌呤第 7 位 N 共价结合,可造成腺嘌呤取代胞嘧啶与鸟嘌呤加成配对物,从而形成错码,导致错误氨基酸表达在蛋白中。这种情况与黄曲霉素引起的 ras 原 - 癌基因和 P53 肿瘤抑制基因突变作用有关。

5. 靶分子与调节失调　可呈现基因表达失控和(或)短暂的细胞活动失调。如药物可通过影响递质的合成、储存和释放,或从受体附近去除递质而改变突触递质水平。蘑菇毒素蝇蕈醇是抑制性 GABA 受体激动剂,而巴比妥类、苯二氮䓬类、全身麻醉药和乙醇则为激活剂。因此随着剂量增加,所有这些毒素或药物都可出现镇静、全身麻醉、昏迷,最终导致延脑呼吸中枢抑制作用。如 Na^+ 通道激活剂可诱发感觉和反射,Na^+ 通道抑制剂则可产生麻醉作用,如摄入附子类植物后出现反射性心动过缓和口腔烧灼感,Na^+ 通道抑制剂普鲁卡因和利多卡因则可用作局部麻醉。

6. 对组织的直接毒性　毒物可以影响生物脂质的过氧化作用、膜蛋白的作用及使膜结构及通透性发生改变。如百草枯的脂质过氧化作用,导致肺纤维化及多脏器功能障碍、衰竭。

7. 对机体免疫功能的影响　虽然外来活性物质或其代谢物共价结合对免疫系统功能通常影响不大,但在某些个体这些改变了的蛋白可激发一种免疫反应,如细胞色素 P450 将氟烷生物转化为一种亲电子基氯化三氟乙酰基,它能作为一种半抗原与各种微粒体或肝细胞表面蛋白结合,诱导抗体生成。通常认为这种免疫反应与氟烷敏感患者肝炎样综合征有关。药物 - 蛋白加成物激发的免疫反应,可引起药源性狼疮及较多见的药源性粒细胞缺乏症。

药物的毒性途径变化多而复杂,如一种药物可以产生数种终毒物,每种终毒物又可与多种类型靶分子反应,而与一种类型靶分子反应又可有数种结果,因此,一种药物的毒性可涉及数种机制,这些机制可以复杂的形式互相反应,互相影响。

四、药物中毒的一般救治原则

正确诊断药物中毒需具备 4 个方面的要素:

(1) 要有明确的药物服用或接触史;

(2) 人员与药物必须有密切接触;

(3) 人体接触药物必须有足够的时间和(或)足够的剂量;

(4) 药物作用于机体后应有相应组织器官损伤的依据。只有具备了上述所有条件,才可作出药物中毒的诊断。

各种药物中毒的毒理、临床表现、治疗方案大相径庭,因此,要详细列出一套万能的处理方案几乎是不可能的。对急性中毒患者的处理原则可以概括为五个步骤,分别以 A、B、C、D、E 代表,见表 5-2。

表 5-2　急性中毒的处理原则

步骤	主要内容	
A. 支持性监护措施	① 保护呼吸道通畅	② 给氧 / 通气
	③ 治疗心律失常	④ 血流动力学的支持
	⑤ 治疗抽搐	⑥ 纠正体温异常
	⑦ 纠正代谢紊乱	⑧ 防止继发症出现
B. 防止药物进一步吸收	① 清除胃肠道内毒物（催吐、洗胃、灌肠、导泻、内镜或外科手段清除毒物）	
	② 清除其他部位的毒物（眼部清洗、皮肤清洗、体腔排空）	
C. 加强药物排出	① 给予活性炭	② 强制利尿
	③ 改变尿液 pH 值	④ 使用螯合剂
	⑤ 体外清除法（腹膜透析、血液透析、血液灌流、血液滤过、血浆置换、换血疗法）	
D. 使用解毒剂	① 抗体中和	② 化学结合中和
	③ 代谢性拮抗	④ 生理性拮抗
E. 防止再接触药物	① 提供预防中毒知识的健康教育	
	② 使儿童与毒物隔离	
	③ 心理治疗	

治疗初期应向患者或陪伴者仔细询问药物接触史，病员服用过何种药物，剂量、接触时间，有无遗留下的药瓶或药袋，或者工作中接触何种药物，有无意外事故发生等。从而了解毒物的化学特性，有利于下一步针对性的治疗。如剧毒导致患者呼吸、心跳已停止，也立即切断毒源，进行心肺复苏，因为维持生命体征与切除毒源、清除毒物在一定程度上互为因果，所以要随机应变，不拘泥于陈规。当毒物不再继续侵袭患者，而其生命指征尚较稳定时，应争取在清除毒物的同时，及时施用其他抗毒措施。

临床上把用于解救急性中毒的药物称为解毒药物或解毒剂。解毒药物可分为一般解毒药物和特殊解毒药物两大类。

1. 一般解毒药物　该类药物解毒无特异性，效果不显著，但应用范围广泛，常见的一般解毒药物有以下 5 类：

（1）冲洗液：接触有机磷农药应用弱碱溶液或肥皂水清洗（但敌百虫在碱性环境中水解为无毒产物之前先形成毒性更强的敌敌畏，故敌百虫中毒时忌用碱性溶液处理）；黄磷用植物油；酚用 10% 乙醇或植物油；强酸、强碱用清水冲洗 15 分钟，酌情选用中和剂。

（2）催吐药：①对神志清楚的患者，最简单的办法是用压舌板刺激咽后壁而催吐，可先喝适量清水，不宜使用盐水，因其可能导致高钠血症；②吐根糖浆，口服 15ml 约 20 分钟后出现呕吐，否则再服 15ml；出现呕吐后可酌情饮水，以利于吐尽毒物，现已经较少使用；③盐酸阿扑吗啡注射液，3~5mg（0.06mg/kg）肌内注射，约 5 分钟可致吐；如以

0.01mg/kg 静脉注射可立即致吐。但副作用较多,注射后要观察血压、呼吸等;中枢抑制剂中毒以及处于休克和昏迷的患者禁用。

(3)洗胃及减少毒物吸收时采用的解毒药

1)水,约40℃温开水,洗胃液用量大时则以等张或半张0.9%NS为宜。

2)活性炭,活性炭因其分子构形特殊,表面积大,能吸附很多种毒物,阻止肠道吸收,对有症状并且毒物能重新排入肠道(如苯巴比妥和茶碱)的患者,活性炭特别有效。活性炭用得越早,效果越好。用量应为怀疑摄入毒物量的5~10倍。若毒物量不明,则5岁以下儿童通常给活性炭10~25g,大龄儿童或成人给50~100g。活性炭的使用形式为混悬液(20~200g加水),经胃管输入较好。

3)高锰酸钾,洗胃用1/5000~1/2000溶液。本品配制后不宜久放,以免还原失效。溶液中不能有未溶解的颗粒,以免灼伤黏膜。

4)鞣酸,将30~50g鞣酸溶在100ml水内,以沉淀阿扑吗啡、藜芦碱、士的宁、辛可芬生物碱、铝、铅及银盐等。

5)牛奶与水,等量混合可缓和硫酸铜、氯酸盐等刺激作用,鸡蛋清可吸附砷并沉淀汞。

6)2%~5%SB,可沉淀多种生物碱,也可破坏部分杀虫剂。

7)氯化钠,1%~2%溶液常用于毒物不明的急性中毒。0.9%NS可用于砷化物及硝酸银中毒,形成腐蚀性较少的氯化银。

8)淀粉溶液(米汤、面糊、1%~10%淀粉),对中和碘有效。

9)氨水(0.2%)、醋酸或碳酸铵(1%)洗胃,用于甲醛中毒,使其形成相对无毒性的乌洛托品。

10)硫代硫酸钠,用于氰化物、溴化物、铅及其他金属中毒,形成无毒硫氰酸盐或不溶性硫化物。

11)硫酸铜,用于磷中毒,生成水溶性磷酸铜。

12)通用解毒剂,由药用炭2份、氧化镁1份和鞣酸1份混合而成,适用于各类毒物中毒。

(4)导泻药:多数毒物可经小肠及大肠吸收,或引起肠道刺激症状,故除催吐及洗胃外,尚需导泻及灌肠,使已进入肠道的毒物尽速排出。导泻的同时需大量饮水。但对腐蚀性毒物或患者极度虚弱时,导泻灌肠为禁忌。常用药物为硫酸镁,镁离子虽在肠道的吸收虽然很少;发生肾功不良时,硫酸镁仍有可能在体内蓄积,可改用硫酸钠;出现心衰时,则不宜用硫酸钠。

(5)利尿药:积极利尿是加速毒物排泄的重要措施,而积极补液则是最简单的措施。可每小时补液200~400ml,先以5%GS 500ml静脉滴注,继续以5%GNS500ml及5%GS500ml交替持续静脉滴注,补液内加适量氯化钾和呋塞米20~40mg。

2. 特殊解毒药物 该类药物仅针对某种或某类毒物,解毒效果具有特异性。如依地酸钙钠(EDTA-CaNa)可与多种金属结合成稳定的络合物,随尿排泄,对铅中毒有特效;亚甲蓝(美兰)可作为电子传递者,在辅酶Ⅱ-高铁血红蛋白还原酶作用下,使高铁血红蛋白还原为正常血红蛋白,用于治疗苯胺、硝基苯、三硝基甲苯、亚硝酸钠、硝酸甘油、硝酸银、苯醌及间苯二酚等中毒引起的高铁血红蛋白症;解磷定在体内与磷酰化胆碱酯酶中的磷酰基结合,而将胆碱酯酶游离,恢复其水解乙酰胆碱的活性,是内吸磷、对硫磷等有机磷农药的特效解毒药。

使用特殊解毒剂时需要注意:

(1) 抓紧时机,早期使用。对解毒剂本身的毒副作用和解毒剂的局限性必须有充分的认识;

(2) 注意剂量,如阿托品用于有机磷中毒宜大剂量;而用于氨基甲酸酯和沙蚕毒素农药中毒时只宜用小至中等剂量;

(3) 熟知适应证及禁忌证,如解磷定宜用于有机磷中毒,却忌用于氨基甲酸酯类农药中毒。

引起中毒的毒物种类和数量很多,但中毒救治的特殊解毒剂却非常少。因此,对中毒患者的早期全程对症支持治疗(吸氧、维持重要脏器功能、纠正电解质紊乱和酸碱失衡等)也很重要。特别是对昏迷时间长、病情危重者的营养支持治疗应予高度重视。适合肠内、肠外营养的患者,应当积极地肠内外联合供给。这样既可提供全面充分的营养物质,又能有效保护胃肠功能,防止肠道菌群移位,大大减少并发症。但对于某些特殊的中毒患者,如并发胰腺炎、消化道大出血、肠梗阻及使用抗胆碱能药物时,只能进行一定时期的静脉内营养支持。要注意营养的合理配制,提供高效的热能,尽快促使患者恢复;一旦病情允许,应逐渐恢复肠内营养支持。治疗中可监测前白蛋白,其数值的减少,常能提示营养支持不足。特别是呼吸机支持的患者,必须供给足够的能量,才能逐步锻炼患者呼吸肌的功能,直至脱机。重视患者的营养支持,是使危重中毒者获得良好疗效的基础。

鉴于毒物的种类和中毒的机制颇为繁杂,本章仅介绍各种主要中毒类型代表毒物的毒理及解救知识,希冀读者能从中掌握急性中毒的治疗原则,举一反三,触类旁通。

（司延斌　赵志刚）

第六节 治疗药物监测与个体化用药

治疗药物监测(therapeutic drug monitoring,TDM)的定义可概括为:通过应用现代分析技术测定体液(通常为血液样本)中的药物浓度,结合对药物疗效及不良反应的观察,运用药动学原理设计或调整给药方案,以达到提高疗效、降低不良反应,实现个体化给药的目的。

一、血药浓度监测

采用现代分析技术测定以血液为主的人体生物样本中的药物浓度。需要监测血药浓度的药物包括:

(1) 药物的有效血浓度范围狭窄,有效剂量与中毒剂量接近,需要根据血药浓度调整给药方案,如地高辛、茶碱、洋地黄毒苷等;

(2) 药物浓度或药动学参数的个体间差异较大,如阿米替林、丙米嗪等;

(3) 肝、肾功能不全或衰竭的患者,如氨基糖苷类抗生素;

(4) 患者依从性不好或怀疑中毒;

(5) 合并用药产生相互作用而可能影响疗效;

(6) 具有非线性药物动力学特征的药物,如苯妥英钠;

(7) 毒性反应不易识别或常规剂量出现毒性反应等情况。

二、临床药动学监测

根据药动学原理设计或调整合理用药方案。它是利用群体药动学参数结合患者的个体特征,如年龄、性别、身高、体重、肝、肾功能,肌酐清除率等参数去计算患者的个体药动学参数,从而拟订给药方案。用药后通过血药浓度监测,结合个体药动学参数再计算患者的个体化药动学参数,从而达到调整剂量并预测患者理想血药浓度的目的。

1. 进行 TDM 前提条件 进行治疗药物监测时,我们假定血药浓度直接与药物作用部位的组织浓度直接相关,即血药浓度的变化可以反映其在作用部位的浓度变化——当血药浓度升高时,多数组织的药物浓度也相应正比例升高;当血药浓度降低时,多数组织的药物浓度也相应正比例降低。这一假设是治疗药物监测的基础,当血药浓度与药物疗效和不良反应存在显著相关性时,治疗药物监测才有意义。

但必须注意:并非所有药物在体内的情况都符合这一假设,某些药物可在组织中浓集,如脂溶性药物在脂肪中浓集,此时血药浓度与这些组织的浓度之间相关性差。

2. 需要进行治疗药物监测的常见药物 目前,我们通过研究已经获得了一些药物治疗某些疾病的安全、有效血药浓度范围,这一范围被称为治疗浓度范围(therapeutic range),或治疗窗。血药浓度在治疗浓度范围内,可以获得希望的药物效应(疗效);若低于治疗浓度范围,通常不能达到预期的治疗目的;若高于治疗浓度范围,通常可能导致不良反应的发生。临床通常进行 TDM 的一些药物有几十种,而目前国内常规监测的品种只有几十种,见表5-3。

表 5-3 需要进行治疗药物监测的常见药物及取样时间

药物名称	有效浓度范围	给药方法和取样时间
庆大霉素	峰浓度:4~10μg/ml 谷浓度:0.5~2μg/ml	静脉滴注:滴注 30 分钟,给药结束 30 分钟时取血测定峰浓度,再次给药前 30 分钟内取血测定谷浓度。肌注给药,给药后 1 小时取血测定峰浓度,再次给药前 30 分钟内取血测定谷浓度
阿米卡星	峰浓度:20~30μg/ml 谷浓度:10μg/ml	同庆大霉素
妥布霉素	峰浓度:4~10μg/ml 谷浓度:0.5~2μg/ml	同庆大霉素
氯霉素	15~25μg/ml(峰浓度)	静脉滴注:滴注 30 分钟,给药结束 90 分钟时取血测定峰浓度。口服给药,给药后 2 小时取血测定峰浓度
万古霉素	峰浓度:25~40μg/ml 谷浓度:10~20μg/ml	静脉滴注:滴注 60 分钟,给药结束 20~30 分钟时取血测定峰浓度。有的资料建议给药结束后 1 小时取血测定峰浓度。再次给药前 30 分钟内取血测定谷浓度
氟胞嘧啶	25~100μg/ml	口服给药 4 天以上,给药后 2 小时取血测定峰浓度
地高辛	0.5~2.0ng/ml(与年龄和疾病相关)	静脉注射、口服给药,给药后 6 小时至再次给药前取血测定血药浓度
茶碱	5~15μg/ml(20μg/ml 以上中毒)	静脉滴注,滴注 30 分钟。给药结束 30 分钟时取血测定峰浓度。持续静脉滴注 16~24 小时后测定稳态血药浓度。口服溶液口服给药后 1 小时、普通片口服给药后 2 小时取血测定峰浓度。缓释片口服给药,给药后 4 小时取血测定峰浓度,再次给药前取血测定谷浓度
苯妥英	10~20μg/ml	再次给药前取血测定谷浓度。静脉滴注结束后 1 小时取血测定峰浓度
磷苯妥英	10~20μg/ml	静脉滴注给药结束后 2 小时取血测定峰浓度。肌注给药,给药后 4 小时取血测定峰浓度。注意监测药物实际为苯妥英
苯巴比妥	15~40μg/ml	再次给药前取血测定谷浓度

续表

药物名称	有效浓度范围	给药方法和取样时间
卡马西平	4~10μg/ml	口服给药,再次给药前取血测定谷浓度
丙戊酸	50~100μg/ml	口服给药,再次给药前取血测定谷浓度
乙琥胺	40~100μg/ml	口服给药,再次给药前取血测定谷浓度
环孢素	骨髓移植:100~200ng/ml 肝移植:200~300ng/ml 肾移植:100~200ng/ml	口服给药,再次给药前取血测定谷浓度 注:有效浓度范围与测定方法有关,此推荐范围适用于HPLC等特异性强的测定方法

注:表中的治疗范围仅供参考,各医院的实际参考值可能有差异。

三、TDM 常用的监测样本

TDM 测定的生物样品种类主要有血液、尿液、唾液等,有时胆汁、乳汁、粪便、脊髓液、头发、汗液、组织也可以成为检测样品。

由于血液在药物体内过程中具有枢纽作用,易于采集,同时,血药浓度与药物作用部位浓度具有相关性,进而与药物效应、临床效应也具有相关性,因此,血液是 TDM 工作中最常采集的样本。血液样本可分为全血、血浆和血清三类。其中大多数需要常规检测的药物可以测定血浆或血清的浓度,如抗癫痫药物、抗抑郁药物、抗生素、心血管药物及平喘药,而抗反转录病毒药物全部需要测定血清浓度,免疫抑制剂(环孢素 A、他克莫司等)需要测定全血浓度。

多数药物与血浆蛋白均存在不同程度的可逆性结合,只有非结合的游离型药物才能透过生物膜,因此,与血浆中的总药物浓度相比,游离型药物浓度与药物效应的关系更为密切。但直接测定游离型药物浓度操作比较繁杂,且目前建立的治疗范围对应的血药浓度多数为血药总浓度,因此,实际 TDM 工作中,除非有特殊需要,仍主要监测血药总浓度。

四、TDM 常用分析方法及特点

光谱法包括比色法、紫外分光光度法、荧光法等。多数药物或代谢物本身即存在紫外光区吸收峰;一些药物及代谢物受激发后,可发射荧光;一些药物还可通过特异的显色反应应用可见光分光法测定。光谱法存在灵敏度低、特异性差的缺点,特别容易受到光谱学特性相同或相近的代谢物和内源性物质的干扰。

色谱法是根据样本中各组分理化性质的不同,通过层析作用达到分离,并以适当方法进行定性、定量的检测技术。此方法分析速度快,准确度高,应用范围广,适合于分离极性、非极性、热不稳定药物等。但处理样品过程较复杂。

部分药物是抗原或半抗原,因此在制备其相应的特异性抗体后,可用免疫学方法对其进行检测。免疫学方法的灵敏度高,可达 ng 甚至 pg 水平,可满足所有药物 TDM 的要求;所需标本量少;且一般不需对样本进行复杂的预处理,操作简便;已有可商品化的药物检测试剂盒,便于推广,因此广泛用于常规药物的监测。

20 世纪 90 年代质谱技术快速发展。质谱法灵敏,高效,适用范围广,与免疫法相比适用于更多的药物,目前已广泛应用于 TDM 领域。

五、个体化用药及给药方案的设计与调整

个体化用药是指在临床药物治疗实践中,在充分考虑每个患者的遗传因素(即药物代谢、转运、受体和信号通路的基因类型)、性别、年龄、体重、生理病理特征及正在服用的其他药物等非遗传因素的基础上,借助血药浓度检测、基因多态性检测结果,利用药代动力学原理和方法,制订安全、合理、有效、经济的药物治疗方案。

给药方案的设计与调整是 TDM 的核心环节。目前,根据 TDM 数据进行给药方案调整的方法主要有稳态一点法和重复一点法。但此两种方法仅适用于药物在体内的动力学过程为线性的情况。若治疗剂量下,药物的体内过程遵循非线性动力学规律,如苯妥英,则不能使用,因为药物的消除速率不能随血药浓度增加而相应提高,轻微改变剂量即可引起血药浓度的大幅度改变,此时,需应用米氏方程对给药方案进行调整。

1. 稳态一点法　在多次给药达到稳态后,通过测定稳态谷浓度来调整剂量的方法。患者先按预先估计的剂量连续使用药物,当血药浓度达稳态时,测定稳态时的某一时间点的浓度(一般为稳态谷浓度),对测定结果进行分析后,必要时,根据具体药物的药动学特征,通过合适的公式对给药方案进行调整。

采用"稳态一点法"时,患者的药代动力学参数无变化,药物的体内过程遵循线性动力学规律,即血药浓度与剂量呈线性关系。公式为:

$$D_2/D_1=Cmax_2/Cmax_1=Cmin_2/Cmin_1=Css_2/Css_1$$

公式中下标 1 对应的是使用原剂量 D_1 时的血药浓度;下标 2 对应的是调整剂量后的血药浓度。这种方法简单易行,无需求算个体参数,取样少,易为患者接受,目前较常用。但实际应用中,由于每次剂量调整须经过 5~6 个半衰期,患者病理生理状况会导致药代动力学参数变化,所以此计算方法准确性较差。

2. 重复一点法　重复一点法仅需采集两个血样可计算出消除速率常数(K)及表观分布容积(V_d),克服了经典药代动力学方法需要采集多个血样才可计算相应参数的缺点。具体步骤为:给予患者第一个试验剂量(D_t)后,在消除相的某一时间点 t_1 采血,测得血药浓度 C_1,在给予患者第二个相同试验剂量后,在消除相的同一时间点 t_2 采血,测得

血药浓度 C_2,设两个时间点 t_2 与 t_1 之差为 τ,对于药动学特征呈线性的药物,可得出下列公式:

$$k=\frac{\ln(C_1/C_2-C_1)}{\tau}$$

$$V_d=D_t\times e^{k\tau}/C_1$$

(王佳庆　赵志刚)

第七节　药品不良反应监测与药物警戒

一、药品不良反应监测

(一)药品不良反应

药品不良反应(adverse drug reaction,ADR)是指合格药品在正常用法用量下出现的与用药目的无关的有害反应。药品不良反应是药品固有特性所引起的,任何药品都有可能引起不良反应。

(二)药品不良事件

药品不良事件(adverse drug event,ADE)是指药物治疗过程中出现的不良临床事件,它不一定与该药有因果关系。药品不良事件和药品不良反应含义不同。一般来说,药品不良反应是指因果关系已确定的反应,而药品不良事件是指因果关系尚未确定的反应。它在国外的药品说明书中经常出现,此反应不能肯定是由该药引起的,尚需要进一步评估。

(三)严重药品不良反应

是指因使用药品引起以下损害情形之一的反应:①导致死亡;②危及生命;③致癌、致畸、致出生缺陷;④导致显著的或者永久的人体伤残或者器官功能的损伤;⑤导致住院或者住院时间延长;⑥导致其他重要医学事件,如不进行治疗可能出现上述所列情况的。

(四)新的药品不良反应

是指药品说明书中未载明的不良反应。说明书中已有描述,但不良反应发生的性质、程度、后果或者频率与说明书描述不一致或者更严重的,按照新的药品不良反应处理。

(五)药品不良反应的药理学分类

药品不良反应分类有很多种,较为简单的是药理学分类。这种分类是根据药品不良反应与药理作用的关系将药品不良反应分为三类:① A 型反应是由药物的药理作用增强所致,其特点是可以预测,常与剂量有关,停药或减量后症状很快减轻或消失,发生率高,但死亡率低。通常包括副作用、毒性作用、后遗效应、继发反应等。②B型反应是与正常药理作用完全无关的一种异常反应，一般很难以预测，常规毒理学筛选不能发现，发生率低，但死亡率高。包括特异性遗传素质反应、药物过敏反应等。③C型反应是指A型和B型反应之外的异常反应。一般在长期用药后出现，潜伏期较长，没有明确的时间关系，难以预测。发病机制有些与致癌、致畸以及长期用药后心血管疾患、纤溶系统变化等有关，有些机制不清，尚在探讨之中。

（六）药品不良反应的临床表现

药品的不良反应可能涉及人体的各个系统、器官、组织，其临床表现与常见病、多发病的表现很相似，如表现为皮肤附件损害（皮疹、瘙痒等）、消化系统损害（恶心、呕吐、肝功能异常等）、泌尿系统损害（血尿、肾功能异常等）、全身损害（过敏性休克、发热等）等。

（七）不良反应的发生率

国际医学科学组织委员会（CIOMS）推荐不良反应的发生率表示为：十分常见（≥10%），常见（1%~10%，含1%），偶见（0.1%~1%，含0.1%），罕见（0.01%~0.1%，含0.01%），十分罕见（<0.01%）。

（八）药品不良反应报告范围

新药监测期内的国产药品应当报告该药品的所有不良反应；其他国产药品，报告新的和严重的不良反应。进口药品自首次获准进口之日起5年内，报告该进口药品的所有不良反应；满5年的，报告新的和严重的不良反应。但鉴于目前实际状况，为避免漏报，上报原则为"可疑即报"。药品与可疑不良反应之间因果关系的确定有时非常困难，而且需要较长的时间，一般情况下只要可疑就可以报告。

（九）药品不良反应报告的意义

及时报告已经发生的药品不良反应，国家药品监督管理部门对收集报告数据进行分析评价，根据评价结果可以及时采取措施，以各种方式发布信息，限制、停止有关药品的生产、销售和使用，避免同样药品、同样不良反应的重复发生，保护更多人的用药安全和身体健康，甚至保护下一代的安全和健康。

（十）发现可疑药品不良反应应该如何处理

发现可疑不良反应，一般应该停用可疑药物，对不良反应给以适当治疗并按规定及时向本院负责药品不良反应报告工作的部门报告，根据他们的意见，认真填写药品不良反应报告表。

（十一）药品不良反应报告表

由国家食品药品监督管理局统一编制，供药品生产、经营企业和医疗卫生机构使用。可向本单位负责监测工作的部门、当地或国家药品不良反应监测中心索取，也可从相关部门网站(如 www.sda.gov.cn、www.cdr.gov.cn)下载。

(十二)药品不良反应自愿报告制度

20 世纪 60 年代的"沙利度胺(反应停)事件"后,不少国家的管理部门,建立了药品不良反应自愿报告制度,收集药品不良反应。这个制度是以医生报告行医中观察到的可疑药品不良反应为基础。其优点是新药上市后,马上就能拿到不良反应报告,且能覆盖全部用药人群,没有时间限制。有些国家,除医生外,卫生保健人员、患者也能报告药品不良反应。自愿报告制度能识别常见的不良反应,也能确定上市前临床试验中不能确定的及罕见的不良反应,与队列实验等上市后研究相比,它是收集药品不良反应最经济的方法。因此,药品不良反应自愿报告制度是药品安全监测的基石。

(十三)自愿报告制度的优缺点

自愿报告制度是目前被各国广泛采用的上市后监测手段。其优点是不分新药老药、不管上市时间的长短、无论常见或罕见的药品不良反应都能被监测。其最大的优点是费用低廉、覆盖面广,容易被管理部门接受。但也有其缺点,如报告率低,漏报率高、随意性大,新药不良反应报告的多、老药少,难于确定因果关系,无法计算不良反应的发生率等。

二、药物警戒

(一)药物警戒的定义

药物警戒是与发现、评价、理解和预防不良反应或其他任何可能与药物有关问题的科学研究与活动。药物警戒不仅涉及药物的不良反应,还涉及与药物相关的其他问题,如不合格药品、药物治疗错误、缺乏有效性的报告、对没有充分科学根据而不被认可的适应证的用药、急慢性中毒的病例报告、与药物相关的病死率的评价、药物的滥用与错用、药物与化学药物、其他药物和食品的不良相互作用。

药物警戒贯穿于药物发展的始终,即从药物的研究设计就开始着手。在药物上市前阶段,主要通过临床试验的方式,也包括体外实验、动物毒理等方式发现药物的安全问题。然而对于可能发生的不良反应,人们在药品上市前的认识和研究总是不完全的,难免会存在局限性。动物实验的结果不足以预测人类应用的安全性。临床研究中,受试者均经过遴选,且数量有限。药品应用的条件与临床实践存在差异。研究时间也是有限的。对于罕见且严重的不良反应、长期毒性、对特殊人群(如儿童、老人或孕妇)的影响以及药物相互作用等信息,上市前研究常常是不完全的,甚至是无法获得的。因此,药物上市后监测(PMS)工作的开展尤显重要。此阶段主要的研究方法是观察性的,在临床治疗条件下而不是在严格的试验条件下观察研究对象,难以控制混杂因素,因此,观察性数据往往比试验性数据质量差。在 PMS 阶段,药物警戒一个重要的挑战就在于如何收集、分析上市后的药物的观察性数据,并得出具有较强说服力的结论,这也是药品不良反应监测的主要内容。

根据 WHO 的指南性文件,药物警戒涉及的范围已经扩展到草药、传统药物和辅助用药、血液制品、生物制品、医疗器械以及疫苗等。

（二）药物警戒的主要工作内容

药物警戒从用药者安全出发,发现、评估、预防药品不良反应。要求有疑点就上报,不论药品的质量、用法、用量正常与否,更多的重视以综合分析方法探讨因果关系,容易被广大报告者接受。药物警戒的主要工作内容包括:①早期发现未知药品的不良反应及其相互作用;②发现已知药品的不良反应的增长趋势;③分析药品不良反应的风险因素和可能的机制;④对风险/效益评价进行定量分析,发布相关信息,促进药品监督管理和指导临床用药。

（三）药物警戒的目的

药物警戒的目的包括:①评估药物的效益、危害、有效及风险,以促进其安全、合理及有效地应用;②防范与用药相关的安全问题,提高患者在用药、治疗及辅助医疗方面的安全性;③教育、告知患者药物相关的安全问题,增进涉及用药的公众健康与安全。

药物警戒的最终目标为合理、安全地使用药品;对已上市药品进行风险/效益评价和交流;对患者进行培训、教育,并及时反馈相关信息。

（四）药物警戒的意义

在加快新药上市审批的同时,必须加快对药品不良反应的监控。从宏观上来说,药物警戒对我国药品监管法律法规体制的完善具有重要的意义,这是仅仅进行药品不良反应监测工作所不能达到的。开展药品不良反应监测工作对安全、经济、有效的使用药品是必需的,但药品不良反应监测工作的更加深入和更有成效离不开药物警戒的引导。药物警戒工作既可以节约资源,又能挽救生命,这对处于社会主义初级阶段的我国来说具有重要的意义。

（五）药物警戒与药品不良反应监测

药物警戒与药品不良反应监测具有很多的相似之处。最主要的在于,它们的最终目的都是为了提高临床合理用药的水平,保障公众用药安全,改善公众身体健康状况,提高公众的生活质量。但事实上,药物警戒与药品不良反应监测工作是有着相当大的区别的。药物警戒涵括了药物从研发直到上市使用的整个过程,而药品不良反应监测仅仅是指药品上市前提下的监测。药物警戒扩展了药品不良反应监测工作的内涵。

（庄　洁　赵志刚）

第八节　药物相互作用与用药安全

一、药物相互作用的概念

药物在临床使用过程中其疗效除了受药物本身的质量影响外,同时服用的各种药物或食物,同样会影响药物的治疗效果。这种一个药物作用因为其他药物或化学物质而受到影响,从而导致其疗效发生变化或不良反应发生率增加的现象称为药物相互作用(drug interaction,DI)。

药物相互作用虽然有多种表现,但其结果只有两种可能,作用(毒性)加强或作用(毒性)减弱。作用加强者如:氯沙坦钾与氢氯噻嗪联用、布洛芬与磷酸可待因联用、吗啡与阿托品联用等;作用减弱者如:降糖药与皮质激素联用、氨基糖苷类药物与呋塞米联用等。临床多药合用时,应力求避免因产生药物相互作用导致其中某药的毒性加大或疗效降低,做到合并用药带来疗效提高或毒性减轻的良好效果。

二、药物相互作用的分类

药物的相互作用可分为体外的药剂学或理化相互作用与体内的相互作用包括药效学与药动学相互作用,示意图见图 5-3。

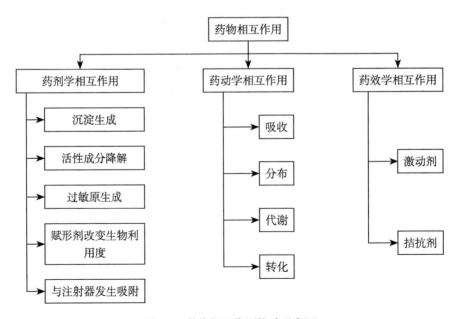

图 5-3　药物相互作用构成示意图

（一）理化相互作用

药物的理化相互作用是指在药物进入机体前,药物相互间发生的化学或物理性相互作用,使药物性质发生变化,即通常所谓的配伍禁忌。

理化相互作用多涉及液体制剂,如在静脉输液中或注射器内即可发生。向静脉输液中加入药物是临床常用的治疗措施。但是并非任意一种药物都可以随意加入任何静脉输液中,同样不是所任意两种药物都可以加入同一静脉输液中,如:盐酸氨溴索注射液(沐舒坦)不能与 pH 大于 6.3 的其他溶液混合,因为 pH 增加会导致产生该药物的游离间沉淀;盐酸胺碘酮注射液说明书规定该药仅可用 5% 葡萄糖注射液溶解,因此,将药物配制成静脉输液时,必须重视可能由于药物相互作用而产生的沉淀反应、变色和浑浊等现象,尤其是一些时候,由于配伍不当形成肉眼不可见的微粒时,人们容易忽略由此带来的潜在风险,这样的输液在注入血管后内就能引起意外。此外,可发生其中一种药物使另一种药物失效或效果减弱的现象,从而达不到预期的治疗效果,如依达拉奉注射液原则上必须用生理盐水稀释,因为该药和含糖输液混合时会导致依达拉奉的浓度降低。

（二）药代动力学相互作用

药代动力学方面药物相互作用是指一种药物使另一种并用的药物发生药代动力学的改变,从而使后一种药物的血浆浓度发生改变。

药代动力学过程包括药物的吸收、分布、代谢和排泄,药物在这四个水平均可发生药物相互作用,最终改变其作用强度,示意图见图 5-4。

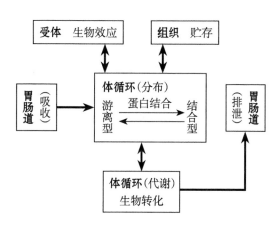

图 5-4 药动学相互作用示意图

1. 影响药物的吸收 口服是最常用的给药途径。影响药物在胃肠道吸收的因素如下:

（1）pH 的影响:药物根据各自的 pKa 值不同能够以离子或非离子形式存在。通常情况下药物以非离子形态存在时更易吸收,这是因为这样非离子形式不易被细胞的磷脂分子层排斥,进而通过被动转运的方式进行跨膜转运,除非药物分子过大或极性过强,如:葡萄糖分子、万古霉素,这样的药物往往需要小肠表面特异的 / 非特异的载体进行转运。因此,所处体内环境的 pH 值会影响其吸收,例如一些药物需要胃部的酸性环境而另一些药物则需要小肠的碱性环境吸收。对于需要酸性环境的药物,pH 的升高会抑制其吸收,如扎西他滨;然而,多数情况下是 pH 升高药物吸收增加的,如酮康唑与去羟肌苷同服。

(2) 金属离子造成的相互作用:含二价或三价金属离子(钙、镁、铁、铋、铝)的化合物能与四环素类抗生素形成难溶络合物,使抗生素在胃肠道的吸收受阻,在体内达不到抗菌有效浓度。降血脂药考来烯胺是一种阴离子交换树脂,它对酸性分子有很强亲和力,很容易和阿司匹林、保泰松、洋地黄毒苷、地高辛、华法林、甲状腺素等结合成为难溶解的复合物,妨碍了这些药物的吸收。

(3) 胃肠运动的影响:胃肠运动能影响药物吸收。由于大多数药物在小肠上部吸收,所以改变胃排空、肠蠕动速率的因素能明显地影响药物到达小肠吸收部位和药物在小肠滞留时间。莫沙必利、甲氧氯普胺与多潘立酮可加速环孢素的胃排空,缩短其在胃内的驻留,使环孢素很快进入肝肠循环、生物利用度增加,血药浓度升高。

(4) 肠吸收功能的影响:一些药物如新霉素、对氨基水杨酸和环磷酰胺等能损害肠黏膜的吸收功能,引起吸收不良。(空肠吸收障碍综合征)

2. 转运与分布的相互作用　影响转运和分布的相互作用主要表现在,药物彼此竞争血浆蛋白结合位点这一方面。率先与血浆蛋白结合的药物占据了结合位点,从而导致后续的药物不能与血浆蛋白结合而导致这些药物血药浓度升高,导致这类药物药效的增强,如:磺胺类可使甲苯磺丁脲的作用加强。通常这样的情况并不引起明显的临床反应,这是因为机体存在相应的机制抵消上述情况带来的影响,如:增加血浆清除率。但是,当机体的排泄/清除能力受到影响或血浆蛋白含量降低,这种相互作用的存在,可导致不良反应发生率增加,如:当血浆蛋白水平低于 2.5g 的患者应用泼尼松时的不良反应发生率增高。

另外,部分心血管系统的药物可以通过改变组织的血流量,影响其他药物的作用,如:去甲肾上腺素减少肝血流量,减少了利多卡因在其主要代谢部位肝中的分布量,从而减少该药的代谢,结果使血中利多卡因浓度增高,而异丙肾上腺素则相反。

3. 影响生物转化过程　药物代谢过程的相互作用是药物相互作用的重要部分,约占40%。与这一部分关系最为密切的是细胞色素 P450 酶系(CYP450)

(1) CYP450:CYP450 酶系是一个血红素蛋白超家族,根据其蛋白质序列同源性差异分为 18 个家族和 42 个亚家族,各基因还存在有大量等位基因,这是 CYP450 引起药物氧化代谢个体差异及种族差异的生化基础。在 CYP450 酶系中,CYP1,CYP2,CYP3家族中的 7 个亚型与药物代谢密切相关。药物通过作为 CYP450 酶的底物、诱导剂与抑制剂产生药物间的相互作用。

(2) 酶诱导剂:如果一个药物在代谢过程中能够诱导 CYP450 代谢酶的合成,则这个药物称为该酶的诱导剂。如果一种药物经代谢后其代谢产物是无药理活性的,那么由酶诱导剂引起的药物相互作用,将使这种药物的药理活性减弱;反之,如代谢产物为其活性形式,则药理活性被加强。相关事例如:患者在口服抗凝血药双香豆素期间加服苯巴比妥,后者使血中双香豆素的浓度下降,抗凝作用减弱,表现为凝血酶原时间缩短。因此,如果这类药物同时合用,必须应用较大剂量才能维持其治疗效应。癫痫患儿长期服用苯巴比妥与苯妥英钠易出现佝偻病,因为二药均有酶诱导作用,提高维生素 D 的代谢率,影响钙的吸收,因此应注意补充维生素 D。卡马西平、苯妥英钠与环孢素合用后,使其血药浓度下降。CYP450 酶的代表诱导剂见表 5-4:

表 5-4 CYP450 酶诱导剂代表药物

CYP450 酶	药物		
CYP1A2			
CYP2B6	苯巴比妥	利福平	
CYP2C8	利福平		
CYP2C9	司可巴比妥		
CYP2C19	泼尼松	卡马西平	炔诺酮
CYP2D6	地塞米松		
CYP2E1	异烟肼	乙醇	
CYP3A4,5,7	曲格列酮	利福布汀	吡格列酮

(3) 酶抑制:如果一个药物在代谢过程中能够抑制 CYP450 代谢酶的活性,则这个药物称为该酶的抑制剂。在酶抑制剂参与的药物相互作用中,另一种被代谢的药物如果代谢产物是其活性形式,则药理活性减弱;反之则加强。药物对 CYP450 的抑制作用分为 3 类:竞争性抑制,通常发生在 2 种药物为同一个酶的底物时,会产生底物间的竞争,抑制彼此代谢,如氯吡格雷和质子泵抑制剂可产生竞争性抑制;自杀性抑制,如大环内酯类经 CYP3A4 代谢,代谢物与 P450 酶分子中血红蛋白的亚铁形成复合物使酶失活;非选择性抑制,是指药物对多个 P450 酶都有抑制作用,没有选择性,如西咪替丁可同时抑制 CYP3A4,2D6,1A2。酶抑制剂参与的药物相互作用事例如:口服甲苯磺丁脲的患者在同服氯霉素后发生低血糖休克,氯霉素与双香豆素合用,明显加强双香豆素的抗凝血作用,由于氯霉素抑制肝微粒体酶,使双香豆素的半衰期延长 2~4 倍。另外,雷尼替丁抑制肝微粒体酶,可提高华法林的浓度及增强其抗凝血作用。CYP450 酶抑制剂的代表药物见表 5-5。

表 5-5　CYP450 酶抑制剂代表药物

CYP450 酶	药物			
CYP1A2	氟伏沙明 甲氧沙林	环丙沙星 咪拉地尔	甲腈咪胍	氟喹诺酮
CYP2B6	塞替哌	噻氯匹定		
CYP2C8	甲氧苄啶	吉非贝齐	孟鲁司特	
CYP2C9	氟康唑 苯基丁氮酮 磺胺苯吡唑	非诺贝特 扎鲁司特 磺胺甲噁唑	氟伐他汀 伏立康唑 舍曲林	洛伐他汀 替尼泊苷
CYP2C19	兰索拉唑 西咪替丁 托吡酯	奥美拉唑 氯霉素 噻氯匹定	泮托拉唑 氟西汀 奥卡西平	雷贝拉唑 非尔氨脂 莫达非尼
CYP2D6	安非他酮 左美丙嗪	曲吡那敏 氯丙嗪	利托那韦 多塞平	米多君
CYP2E1	二乙基二硫代氨基甲酸酯			
CYP3A4,5,7	茚地那韦 伊曲康唑	奈非那韦 阿瑞匹坦	利托那韦 地尔硫草	克拉霉素 胺碘酮

（4）影响药物的排泄：大多数药物由肾排出体外，药物从肾排泄可通过三种途径：

1）肾小球滤过：与血浆蛋白结合的药物不能通过肾小球滤过膜，游离型药物，只要分子大小适当者可经肾小球滤过膜进入原尿。

2）肾小管分泌：肾小管分泌是一种主动转运过程，要通过肾小管的特殊转运载体，即酸性药物载体与碱性药物载体，当两种酸性药物或两种碱性药物并用时，可相互竞争载体，出现竞争抑制，使其中一种药物由肾小管分泌明显减少，有可能增强其疗效或毒性。例如：丙磺舒与青霉素两者均为酸性药，同用时可产生相互作用，青霉素主要以原型从肾排出，其中有 90% 通过肾小球滤过到肾小管腔，若同时应用丙磺舒，后者竞争性占据酸性转运系统，阻碍青霉素经肾小管的分泌，因而延缓青霉素的排泄使其发挥较持久的效果。

3）肾小管重吸收：肾小管重吸收主要是被动重吸收。因肾小管上皮也为类脂质屏障。决定药物被动扩散的因素有药物的脂溶性、解离型与不解离型比例以及肾小管滤液的 pH。当滤液为酸性时，酸性药物大部分不解离而呈脂溶性状态，易被肾小管重吸收；碱性药物则与上述情况相反。例如碳酸氢钠通过碱化尿液促进水杨酸类的排泄，在水杨酸药物中毒时有实际应用价值。

（三）药效学相互作用

一种药物的药效作用可被另一种药物增强或减弱，而本身血药浓度无明显变化，则这种相互作用称之为药效学相互作用。根据对靶点的影响,这类相互作用分为协同作用和拮抗作用。

1. 药物效应协同作用　协同效应表现为联合用药的效果等于或大于单用效果之和,同时药物的主要作用及副作用均可相加,这常发生于药理效应相同或相似的药物合用时,如主要作用为抗胆碱的阿托品等药物,与同样具有抗胆碱作用(副作用)的其他药物(如氯丙嗪、抗组胺药,三环类抗抑郁症药、丁酰苯类)合用时,都可产生性质相加的相互作用,引起胆碱能神经功能过度低下的中毒症状,表现为中毒性精神病,回肠无力症等。

2. 药物效应的拮抗作用　两种或两种以上作用相反的药物合用时,发生竞争性或生理性拮抗作用,合用效果小于单用效果之和,这称为拮抗作用。药物可在靶位上通过直接竞争特殊受体产生拮抗作用,如在 M 胆碱受体上阿托品拮抗乙酰胆碱与受体结合;酚妥拉明拮抗肾上腺素对受体的作用。

三、严重的不良药物相互作用

对药物相互作用重视不充分,可发生由于用药不当而带来的严重后果,因此在此列举部分实例以供参考:

(一) 高血压危象

单胺氧化酶抑制剂,如帕吉林、呋喃唑酮等与拟肾上腺素药(麻黄碱、间羟胺、哌甲酯)、去甲肾上腺素合成前体物(酪胺、左旋多巴)、三环类抗抑郁症药、胍乙啶及其同类抗高血压药合用,会引起去甲肾上腺素的大量堆积,出现高血压危象。

(二) 严重低血压反应

1. 氯丙嗪不宜与氢氯噻嗪、呋塞米、依他尼酸等合用,这些利尿药均有降压作用,可以明显增强氯丙嗪的降压反应,引起严重的低血压。

2. 普萘洛尔不宜与氯丙嗪或哌唑嗪合用。普萘洛尔可阻断 β 肾上腺素受体,氯丙嗪与哌唑嗪则阻滞。肾上腺素受体,两药合用降压效果明显增强。

(三) 心律失常

1. 强心苷　不宜与排钾利尿药或糖皮质激素合用,后两者均可促进钾排出,使血钾降低;强心苷不宜与利血平合用,因两药均可使心动过缓,易诱发异位节律。

2. 奎尼丁　不宜与氯丙嗪合用,氯丙嗪对心脏具有奎尼丁样作用,两药合用可致室性心动过速。

3. 维拉帕米不宜与 β 受体拮抗药合用,静脉注射维拉帕米易引起心动过缓、低血压、房室传导阻滞、心力衰竭、甚至心脏停搏。

（四）出血

1. 香豆素类（包括双香豆素、华法林等）口服抗凝药可与不少药物如消胆胺、氨基糖苷类抗生素、阿司匹林、西咪替丁等药产生相互作用，从而增强药效，引起出血。

2. 肝素与阿司匹林、双嘧达莫合用，应十分谨慎，后两者能抑制血小板聚集，合用后抗凝作用大大增强，有出血的危险。与依他尼酸合用更易引起胃肠道出血。

（五）呼吸麻痹

1. 氨基糖苷类抗生素　具有神经肌肉接点传递阻滞作用，不宜与全身麻醉药（乙醚、硫喷妥钠等）、普鲁卡因、琥珀胆碱或硫酸镁合用，可协同引起呼吸麻痹。

2. 利多卡因可加强琥珀胆碱的骨骼肌松弛作用，合用时可引起呼吸麻痹。

3. 环磷酰胺能抑制伪胆碱酯酶的活性，使琥珀胆碱不易灭活，从而加强其骨骼肌松弛作用。

（六）低血糖反应

1. 口服降血糖药　甲苯磺丁脲不宜与长效磺胺类、水杨酸类、保泰松、呋塞米等合用，这些药物与血浆蛋白结合率高，可将与血浆蛋白结合的甲苯磺丁脲转换出来，使血中游离甲苯磺丁脲浓度升高，降血糖作用明显增强，引起低血糖反应。

2. 氯霉素、保泰松能明显抑制肝微粒体酶对甲苯磺丁脲的代谢，使甲苯磺丁脲的血浓度提高，降血糖作用明显增强，引起低血糖反应。

3. 降血糖药　不宜与普萘洛尔合用，两者合用除可加重低血糖反应外，并可使降血糖药引起的急性低血糖先兆征象掩盖起来，因而危险性更大。胍乙啶也能加强降血糖药的降血糖作用，合用时降血糖药应减量，否则易引起低血糖反应。

（七）严重骨髓抑制

1. 甲氨蝶呤　不宜与水杨酸类、磺胺类、呋塞米合用，后者可从血浆蛋白结合部位将甲氨蝶呤置换出来，血中游离型甲氨蝶呤的浓度升高，对骨髓的抑制明显增强，可引起全血细胞减少。

2. 别嘌醇　不宜与硫唑嘌呤、巯嘌呤合用，别嘌醇抑制黄嘌呤氧化酶，使后两药代谢减慢，血浓度提高，对骨髓抑制加强。如需合用，必须把硫唑嘌呤、巯嘌呤的用量减少。别嘌醇也能加强环磷酰胺对骨髓的抑制的作用，机制不明。

（八）听力反应

1. 依他尼酸、呋塞米　不宜与氨基糖苷类抗生素合用，两者在听神经损害方面有相加作用，合用后耳聋的发生率明显增加，尤其在尿毒症患者更易发生。

2. 氨基糖苷类抗生素　不宜与抗组胺药（尤其是苯海拉明、茶苯海明）合用，抗组胺药可掩盖这类抗生素的听神经毒性症状，不易及时发觉。

要对一些治疗窗很窄的药物,或者需要保持一定血药浓度的药物(抗凝剂、抗惊厥药、细胞毒药、降血压药、抗感染药、洋地黄苷、降血糖药、免疫抑制药等)应提高警觉,记住那些酶诱导剂(苯妥英、巴比妥类)和酶抑制剂(西咪替丁)。

四、易发生不良药物相互作用的情况

1. 老年患者。

2. 服用多种药物的患者。

3. 有肝肾疾病的患者。

4. 患有急性疾病,如贫血、哮喘、心力衰竭、肺炎等。

5. 有不稳定性疾病,如心律失常、糖尿病、癫痫的患者。

6. 需要长期应用药物治疗的患者,如阿狄森病、脏器移植患者。

7. 服用多个医生处方药物的患者。

(李新辰　赵志刚)

第九节　注射剂的溶媒选择、给药速度与用药安全

注射给药是临床上进行药物治疗的重要用药途径,具起效快、生物利用度高、便于血药浓度控制等优点,常作为抢救危重患者的首选给药手段。溶媒的选择和滴速的控制,是影响注射剂合理使用的重要因素。不仅影响临床疗效,更可能引起较为严重的不良事件,威胁到患者的健康。

一、溶媒的选择

(一)常见注射剂溶媒的酸碱性

临床常用的注射剂溶媒主要有 0.9% 氯化钠、5% 和 10% 葡萄糖、葡萄糖氯化钠、林格液等。最为常用的输液是 0.9% 氯化钠、5% 和 10% 葡萄糖注射液。多数针剂既可选用糖也可选用盐稀释,但少数针剂不可互为使用。例如从氯化钠和葡萄糖的化学性质讲,氯化钠是一种无机盐,是一种极性较强的电解质,其水溶液的 pH 值为 4.5~7.0,偏中性;而葡萄糖是一种有机物,非电解质,其水溶液 pH 为 3.2~5.5,呈弱酸性(表 5-6)。

(二)注射剂溶媒的选择

溶媒的pH 是影响输液稳定性的重要因素。也是临床溶媒选择时最主要的考虑因素。pH 的变化会影响药物的溶解度、导致药物降解以及引起一系列的氧化 - 还原反应。另外,

表 5-6 常用溶媒的 pH 值

溶媒品名	pH 范围	备注
葡萄糖注射液	3.2~5.5	
葡萄糖氯化钠注射液	3.5~5.5	
0.9% 氯化钠注射液	4.5~7.0	
复方氯化钠注射液 1	4.5~7.5	含 Ca^{2+}
乳酸钠林格注射液 2	6.0~7.5	含 Ca^{2+}
复方乳酸钠葡萄糖注射液 3	3.6~6.5	含 Ca^{2+}
灭菌注射用水	5.0~7.0	

1. NaCl 8.5g　KCl 0.30g　CaCl$_2$ 0.33g

2. 乳酸钠 3.1g　NaCl 6.0g　KCl 0.30g　CaCl$_2$·H$_2$O 0.33g

3. 乳酸钠 3.1g　NaCl 6.0g　KCl 0.30g　CaCl$_2$·H$_2$O 0.20g　无水葡萄糖 50.0g

药物及其附加剂与溶媒中的离子也会发生化学反应。

1. 不宜用葡萄糖注射液(GS)稀释的注射剂　青霉素类及其酶抑制剂中,除苯唑西林等异噁唑青霉素有耐酸性质,在葡萄糖液中稳定外,其余药物不耐酸,在葡萄糖注射液中可有一定程度的分解。氨苄西林、阿莫西林等在葡萄糖注射液中不仅被葡萄糖催化水解,还能产生聚合物,增加过敏反应,因此,不宜选择葡萄糖为溶媒。

磺胺嘧啶钠注射液为磺胺嘧啶加氢氧化钠的灭菌水溶液,pH 为 9.5~11.0,若加入 GS 中静脉滴注,前者为碱性、后者为弱酸性,混合后在温度又较低时,易析出磺胺结晶,进入血液可造成栓塞。国内已有两者混合致死的报道。但也有实验发现,两者配伍仍保持溶液澄明而不产生结晶。

曲妥珠单抗的国外资料建议用 30ml 溶媒 BWFI(含 1.1% 苯甲醇作为保存剂)配制本品,配制后浓度为 21mg/ml,使用时再用氯化钠稀释。不能用葡萄糖溶液配制,且不可与其他药物混合或稀释,避免蛋白凝固。部分有特殊要求的品种见表 5-7。

表 5-7 部分不宜用葡萄糖注射液为溶媒的药物

药物	原因
伊曲康唑	严禁用 5% 葡萄糖注射液或乳酸林格氏液稀释
多柔比星	用注射用水或氯化钠溶液溶解稀释本药。柔红霉素与酸性或碱性溶液配伍易失效
奈达铂	不宜使用氨基酸输液、pH=5 以下的酸性输液〔如电解质补液、5% 葡萄糖输液或葡萄糖氯化钠输液〕
替加氟	忌与酸性药物配伍
腺苷钴胺	维生素 B$_{12}$ 与葡萄糖注射液存在配伍禁忌
喜树碱、氨力农	出现沉淀
苯妥英钠	pH<4 时不能完全溶解
呋塞米、布美他尼	析出结晶

2. 不宜用 0.9% NS 和含有电解质溶媒稀释的注射剂　氟罗沙星加入 0.9%NS 250 ml 中,结果立即产生大量白色絮状沉淀。不能用 0.9%NS 和含有电解质溶媒稀释的注射剂还有葛根素、参附、痰热清、多烯磷脂酰胆碱、甘草酸二胺、卡铂、甘草酸单铵半胱氨酸、环磷腺苷葡胺钠、氟罗沙星、依诺沙星、培氟沙星、参麦、甘露醇、两性霉素 B、盐酸吡柔比星等。部分有特殊要求的品种见表 5-8。

表 5-8　部分不宜用 0.9% 氯化钠注射液为溶媒的药物

药物	原因
两性霉素 B、两性霉素 B 脂质体	pH 不能 <4.25,否则形成沉淀
甲磺酸培氟沙星	pH3.5~4.5,生理盐水 pH4.5~7.0,两者配伍时 pH 值发生变化,甲磺酸培氟沙星会形成游离培氟沙星,在水中溶解度变小,产生结晶。因此不宜配伍
奥沙利铂	不能与氯化物或其他药物配伍
洛铂	氯化钠可使本药降解
安丫啶	不能与含氯离子的溶液配伍,否则易产生沉淀
雌莫司汀磷酸钠	不可用氯化钠注射液稀释本药
氟罗沙星、依诺沙星	与氯化钠或含氯离子的溶液属配伍禁忌
曲伐沙星	不得使用 0.9% 氯化钠注射液稀释本药,可能形成一种阿拉曲伐沙星的盐酸盐而发生沉淀,可用 5% 葡萄糖溶液、0.2%、0.45% 氯化钠注射液来稀释本药
胺碘酮	使用稀释液时只能用 5% 葡萄糖溶液,禁用生理盐水稀释
去甲肾上腺素	本药宜用 5% 葡萄糖注射液或 5% 葡萄糖氯化钠注射液稀释,而不宜用氯化钠注射液稀释
多烯磷脂酰胆碱	严禁用电解质溶液稀释

3. 专用溶媒的使用问题　大部分注射用无菌粉末适用溶剂较广,按说明书指定输液如 5%~10% 葡萄糖或生理盐水等直接溶解即可。但部分注射用无菌粉末因药品稳定性或溶解度原因配有专用溶剂,临床使用时要注意先用所附的专用溶剂溶解后,再扩溶至指定输液中,按常规使用。以碳酸氢钠为专用溶剂的注射剂因含有碳酸氢钠,因而与含有钙或镁的溶液(包括复方氯化钠溶液、复方乳酸钠注射液、25% 硫酸镁、5% 氯化镁、10% 葡萄糖酸钙、10% 氯化钙、门冬氨酸钾镁等)有配伍禁忌;凡处方中含有苯甲醇的注射液,禁止用于儿童肌肉注射。常见有专用溶媒的品种见表 5-9。

二、输液速度

药物输注速度的快慢取决于药物的稳定性、刺激性、效应要求、患者的耐受性、不良效应等。一般来说,需形成高峰浓度提高效应的或需较快起效的活性物质宜快速滴注,如甘露醇和辅酶 A,前者为高渗溶液,快速滴注后(控制在 10ml/min),由于血浆渗透压

表 5-9　常见的专有溶媒及对应药物

专有溶媒	药物
2.5%~5% 碳酸氢钠（pH 7.5~8.5）有利于溶解含酸性基团的药品	硫普罗宁（凯西莱）、丁二环酸腺苷蛋氨酸（思美泰）配 5% 碳酸氢钠
5% 碳酸氢钠	注射用奥美拉唑钠（洛赛克）
2.5% 碳酸氢钠	头孢孟多酯钠（锋多欣）
0.9% 苯甲醇的注射用水，肌注 / 皮下注射	大观霉素注射剂、重组人生长激素
注射用水或 0.5%~1% 利多卡因注射液，以减轻疼痛	头孢地嗪注射剂等

升高，可使组织迅速脱水，达到降低颅内压的目的；后者为活性物质，应较快输入体内。而如氯化钾、氨茶碱、维生素 K₁、利多卡因、镇静催眠等神经系统药（如咪达唑仑、地西泮、苯妥英钠、苯巴比妥等），速度过快时，易产生心脏停搏、呼吸抑制等，甚至引起患者死亡。

（一）一般速度

补充逐日正常生理消耗量的输液以及为了输进某些液体（如抗生素、激素、维生素、止血药、治疗肝脏疾病的输注药等）时，一般每分钟 5ml 左右。即通常所说输液速度 60~80 滴 / 分钟。

氯化钾的输注一般要求稀释成 0.3% 的浓度，每分钟 4~6ml。如速度过快可使血清钾骤升，从而抑制心肌，以致使心脏停搏于舒张期状态。当血清钾达 7.5 毫当量 / 升时，即有可能发生死亡。

葡萄糖溶液若输入过快，则机体对葡萄糖不能充分利用，部分葡萄糖就会从尿中排出。据分析，每公斤体重，每小时接受葡萄糖的限度大约为 0.5g。因此，成人输注 10% 的葡萄糖时，以每分钟 5~6ml 较为适宜。

此外，输入生理盐水时，也不宜过快，由于生理盐水中，只有钠的溶度和血浆相近似，而氯的含量却远远高于血浆浓度（生理盐水的氯浓度 154 毫当量 /L，血浆的氯浓度只有 103 毫当量 /L），输液过快的结果，可使氯离子在体内迅速增多。如肾功能健全时，过多的氯离子尚可由尿中排出，以保持离子间平衡；如肾功能不全，则可造成高氯性酸中毒。

（二）快速

严重脱水患者，如心肺功能良好，一般应以每分钟 10ml 左右的速度进行补救，全日总输量宜在 6~8 小时完成，以便输液完毕后患者得以休息。

血容量严重不足的休克患者，抢救开始 1~2 小时内的输液速度每分钟应在 15ml 以上。急性肾衰竭进行摸索性补救时，常给 10% 葡萄糖溶液 500ml，以每分钟 15~25ml 速度输入。

为了扩容输入 5% 碳酸氢钠或低分子右旋糖酐，为了降低颅内压或急性肾衰竭而早期使用甘露醇时,每分钟均需以10ml左右的速度进行。

快速静脉滴注时,要留意观察病情,由于静脉输液过快,血容量骤然增加,心肺负荷过度,严重者可导致心力衰竭、肺水肿,这种情况尤其多见于原有心肺疾患的患者或年老患者。因此,在达到每分钟10ml以上的快速输液时,护理人员应确切把握输液前的呼吸次数与脉率,如输液后,呼吸次数与脉率较前为快,且伴有频繁咳嗽者,应减慢滴速,并立即通知医生进行检查。

若出现双肺底湿性啰音,说明存在肺水肿的先兆及肺淤血现象。此时,应立即根据医嘱静脉注射快速利尿剂。另外尚须留意,高渗溶液输进速度过快时,可引起短暂的低血压(可能与冠状动脉功能失调致使心排出量减少有关),也必须予以警惕。

(三) 慢速

颅脑、心肺疾患者及老年人输液均宜以缓慢的速度滴注。

缓慢输液的速度一般要求每分钟在2~4ml以下,有些甚至需要在1ml以下。静脉滴注时应减慢滴速的药物见表5-10。

表5-10　静脉滴注时应减慢滴速的药物

类别	药物通用名	注意事项
氨基糖苷	硫酸奈替米星	每次滴注时间为1.5~2小时
大环内酯	阿奇霉素	每次滴注时间不少于60分钟,滴注液浓度不得高于2mg/ml
万古霉素类	盐酸万古霉素	浓度5mg/ml(最高不超过10mg/ml),给药速度不高于10mg/min
	盐酸去甲万古霉素	每0.4~0.8g应至少用200ml溶液稀释,滴注时间大于1小时
林可霉素类	林可霉素	每0.6~1.0g药物需用100ml以上溶液稀释,滴注时间不少于1小时
喹诺酮类	左氧氟沙星注射液	每0.5g滴注时间至少1小时
	氟罗沙星注射液	每0.2g滴注的时间至少为45~60分钟
	莫西沙星注射液	0.4g滴注时间为90分钟
	加替沙星注射液	严禁快速滴注,滴注时间不应少于60分钟
	环丙沙星注射液	每0.2g滴注时间至少在30分钟以上
硝基咪唑类	甲硝唑	滴注速度宜慢,一次滴注时间应超过1小时
	替硝唑	浓度为2mg/ml时,每次滴注时间不少于1小时,浓度大于2mg/ml时,滴注速度宜再降低1~2倍
	奥硝唑	浓度为2.5~5mg/ml,滴注时间不应少于30分钟
抗真菌	氟康唑	浓度2mg/ml,滴速不宜超过10ml/min
	伊曲康唑	静脉滴注每次1小时
	伏立康唑	速度最快不超过3mg/(kg·h),稀释后每瓶滴注时间须在1小时以上

类别	药物通用名	注意事项
抗真菌	两性霉素 B	宜缓慢避光滴注,每剂滴注时间至少 6 小时
	两性霉素 B 脂质体	不可用生理盐水溶解,应以 5% 葡萄糖注射液溶解后 6 小时内静脉滴注,且速度宜缓慢,滴速不得超过 30 滴 / 分钟,滴注浓度不宜大于 0.15mg/ml
	卡泊芬净	需要约 1 小时的时间缓慢静脉输注
消化系统	鸟氨酰门冬氨酸	配制浓度不应大于 6%,滴注速度不超过 5g/h
	门冬氨酸钾镁	滴注速度过快时,可引起高钾血症和高镁血症,出现恶心,呕吐,面部潮红,胸闷,血压下降等
	精氨酸	用于肝性脑病时,一次 15~20g,以 5%GS 注射液 500~1000ml 稀释后缓慢滴注,至少滴注 4 小时

(四)随时调速

根据治疗要求不同,输液时除要始终保持一种速度的情况外,还有须按实际需要随时调节滴速。如脱水患者补液时应先快后慢。

输入血管活性药的速度应以既能保持血压的一定水平(80~100/60~80mmHg)又不致使血压过度升高为宜,如去甲肾上腺素滴速可维持在 4~20μg/min,间羟胺维持在 30~800μg/min 等。

(刘 腾 赵志刚)

第十节 药品皮肤过敏试验与用药安全

皮肤过敏试验(skin allergy test)简称皮试。进行皮试的目的是检测受试者是否对某一种或多种抗原存在过敏反应。一些诸如青霉素、链霉素、细胞色素 C 等的药物,在临床使用过程中可能发生皮疹、荨麻疹、皮炎,甚至过敏性休克等过敏反应,为了避免这些过敏反应的发生,规定一些容易诱发过敏反应的药物在临床使用前需进行皮试,皮试阴性药物可以使用,阳性则不可使用,特使情况下,也可以进行脱敏处理。这些需要在使用前进行皮试的药物成为皮试药物。

一、皮试的方法

皮肤试验的最常用部位是前臂曲侧,原因在于此处皮肤较为光滑细腻,而且便于试验操作和结果观察。按正规作法,以左右两臂一侧做试验,另一侧作对照。如果需要也可选用上臂或背部皮肤进行皮试。

过敏原可通过如下方式接种于患者皮肤：

（一）皮内试验（intradermic test）

皮内试验是最常用的皮试试验方法。该方法相比其他皮试方法具有简单易行、成本低、敏感性高、准确性高的特点。其方法是通过皮下注射器将稀释的抗原注入皮内，使局部产生圆形皮丘。如果需要检验受试者对多种抗原的反应性时，则不同抗原的注射部位应间隔至少 4cm，以免强烈反应时结果混淆。完成注射后，根据皮试抗原（如：药物）或反应类型的不同，受试者通常需要等待数分钟、数小时或数天以供皮试过敏的反应进行。该阶段结束后，检查皮试区域是否发生过敏反应，若皮试区域皮肤呈微红色并呈隆起状的皮疹，则皮试反应为阳性。受试者对皮试抗原过敏反应的严重程度与皮试部位过敏反应的面积是相关的。如果皮试部位呈阴性变化，应该注意，这既可能是受试者本身对抗原不产生免疫反应，也有可能是因为注射部位不当或抗原浓度过低造成的假阴性结果。

（二）点刺试验（skin prick test）

点刺试验又称刺痕试验或挑刺试验。该方法主要应用于患有鼻炎、哮喘、荨麻疹、异位性湿疹、过敏反应或疑似对某些食物或药物过敏的患者，用以诊断 IgE 介导的过敏反应，即I型超敏反应。该方法具有对受试者伤害小、廉价并且结果呈现快的特点。

点刺试验的原理是当有某种变应原进入皮肤时，对某些物质有速发型过敏反应的患者，立即特异性地引起皮肤内的肥大细胞脱颗粒，释放组胺等活性物质，导致局部毛细血管扩张（红斑），毛细血管通透性增强（水肿、风团），阳性者表示对该抗原过敏。该方法采用组胺作阳性对照，以计算相对的反应强度，是一种有效测定过敏性皮肤病的特应性（对一种或多种变应原敏感）的方法。

（三）斑片试验（patch test）

斑片试验是目前临床上常用的且最重要的用于研究或诊断一种物质（药物和食物等）是否会引发受试者皮肤发生迟发相超敏反应（delayed hypersensitivity），即Ⅳ型超敏反应的方法。对疑似存在过敏性接触性皮炎（allergic contact dermatitis）的患者通常需要进行此项试验进行检查。多项研究已经证实斑片试验在确定机体对潜在过敏原敏感性方面足够可靠。目前，已有商品化的斑片试验试剂盒销售。试验结果通常需要等待48~72 小时。斑片试验结果分类见表5-11。

在进行斑片实验前需要注意，应提前一周停服泼尼松或其他免疫抑制剂，但吸入用糖皮质激素是允许的。皮试进行期间避免背部被阳光直接照射，因为这会抑制阳性反应的产生。抗组胺药，如：苯海拉明或西替利嗪允许在皮试前及皮试中使用。

表 5-11　斑片试验结果分类及计分规则

分值	反应
IR	刺激反应
–(0)	阴性反应
?+	可疑的反应;仅红疹
+(1+)	弱阳性过敏反应(无囊泡);红疹,渗透于可能的丘疹
++(2+)	强阳性过敏反应(有囊泡);红疹,渗透,丘疹与囊泡
+++(3+)	极强的阳性过敏反应;大疱反应

(四)划痕试验(skin scratch test)

划痕法用本品 1 滴,滴于前臂内侧皮肤上划痕,使之少量出血,观察 20 分钟,如发红 10mm 以上或肿胀在 7mm 以上为阳性。

二、皮试的假阴性和假阳性结果判定

1. 假阴性结果

(1)试验抗原的浓度过低,或者因各种原因失效;

(2)试验时正服用免疫抑制剂或抗组胺药物(后者可通过设立组胺阳性对照而判断出来;

(3)操作误差,例如皮内试验时注射过深进入皮下,注入抗原量过少等;

(4)皮试季节选择不当,例如花粉季节过后,抗花粉抗体水平可下降。

2. 假阳性结果

(1)试验抗原不纯,在提取、配制,甚至在试验过程中被其他抗原污染,引起交叉反应;

(2)试验溶液配制不当,过酸或过碱都会对皮肤产生非特异性刺激;

(3)皮肤反应性过强,例如被试者患有皮肤划痕症,或者有既往过敏的痕迹等;

(4)操作不当,例如注入少量空气也可出现假阳性。

三、药物皮试应遵循的原则

(1)药物过敏试验前应详细询问患者用药史、药物过敏史及家族过敏史;

(2)药物过敏试验液必须现用现配,皮试液浓度及剂量要准确;溶媒、注射器及针头应固定使用;

(3)药物过敏试验前均应做好急救的准备工作,如 0.1% 盐酸肾上腺素、氧气等;

(4)疑为假阳性者,应作对照试验;

（5）严密观察患者，首次注射后须观察 30 分钟以防迟缓反应发生。注意患者局部和全身反应；

（6）对于试验结果阳性应报告医师，并在医嘱单、病历、床头卡上醒目标示，并告知患者及家属。

四、皮试液配制及皮试操作

我国的皮试药品在由国家药典委员会编著的《中华人民共和国临床用药须知》中进行了规定：具体内容见表 5-12。除此以外，根据说明书的要求确定是否需要进行皮试。

表 5-12　需皮试药物

序号	药物	序号	药物
1	细胞色素 C 注射剂	15	磺苄西林钠注射剂
2	降纤酶注射剂	16	胸腺素注射剂
3	青霉素钠注射剂	17	白喉毒素注射剂
4	青霉素钾注射剂	18	破伤风毒素注射剂
5	青霉素 V 钾片	19	多价气性坏疽抗病毒注射剂
6	普鲁卡因青霉素注射剂	20	抗蛇毒血清注射液
7	苄星青霉素注射剂	21	抗炭疽血清注射剂
8	苯唑西林钠注射剂	22	抗狂犬病血清注射剂
9	氯唑西林钠注射剂、胶囊、颗粒	23	肉毒抗毒素注射剂
10	氨苄西林钠注射剂、胶囊	24	青霉胺片剂
11	阿莫西林片剂、胶囊、注射剂	25	玻璃酸酶注射剂
12	羟苄西林钠注射剂	26	α- 糜蛋白酶注射剂
13	哌拉西林注射液	27	鱼肝油酸钠注射剂
14	注射用门冬酰胺酶	28	盐酸普鲁卡因

1. 青霉素皮试液配制及皮试操作　青霉素皮试液统一规定为 500U/ml。该皮试液适用于青霉素类、青霉素类与酶抑制剂组成的复方制剂药物的皮试试验。以规格为 80 万 U/ 瓶的青霉素钠为例，皮试液配制及皮试操作方法如下：

（1）向西林瓶中注入 4ml 生理盐水，配制为 20 万 U/ml 青霉素溶液；

（2）吸取（1）中溶液 0.1ml，加生理盐水至 1ml 成 2 万 U/ml 青霉素溶液；

（3）吸取（2）中溶液 0.1ml，加生理盐水至 1ml 成 2000U/ml 青霉素溶液；

（4）吸取（3）中溶液 0.25ml，加生理盐水至 1ml 成 500U/ml 青霉素溶液；

（5）取干棉签蘸 75% 的酒精对前臂掌面上 1/3 的尺侧进行消毒，直径大于 5cm，待干；

（6）再次核对注射卡，排尽注射器内空气，校对注射剂量（成人 0.1ml，小儿注射量为

0.02~0.03ml);

(7) 左手绷紧注射部位皮肤,右手以平执式持注射器,针头斜面向上并与皮肤表面呈5°角刺入;

(8) 右手推动活塞,注入药液,皮内注射呈一小皮丘。拔针后切勿按揉,静坐 20 分钟后观察反应;

(9) 如局部出现红肿,直径 >1cm 或局部红晕或伴有小水疱者为阳性;

(10) 对可疑的阳性者,应在另一前臂对应的注射部位注射生理盐水作对照。

2. 其他药物皮试液的配制　参见网络版,包括:细胞色素 C 皮试液、降纤酶注射剂、胸腺素注射液、玻璃酸酶注射液、α- 糜蛋白酶注射剂、鱼肝油酸钠、注射用门冬酰胺酶、荧光素钠注射液、盐酸普鲁卡因注射液。

五、过敏性休克的抢救

过敏性休克是严重的过敏反应,其发病突然、难以预见,是临床常见的急症之一。过敏性休克与其他类型休克不同之处,在于其会发生急性喉头水肿、气管痉挛、分泌物增多、肺泡内出血、非心源性高渗出性的肺水肿等,一系列可迅速导致呼吸系统功能障碍的严重病变。面对如此急症,应按照以下步骤处理:

第一步:切断过敏原

药物过敏是引起过敏性休克的最常见原因,尤其是注射途径给药,口服药物也可引起,但机会较小。可引起过敏性休克的药物种类很多,如抗菌药物(青霉素、头孢菌素类等)、中药注射剂、生物制剂等等。皮试后出血的过敏性休克要注意切勿再给予该药或者可能产生交叉过敏反应的其他药物。

第二步:保证呼吸道通畅

对于过敏的患者,需要马上吸氧处理,给予 4~5L/min 高流量吸氧,同时及时清除呼吸道分泌物。必要时需要气管插管,困难插管的患者可能需要气管切开,务必保证呼吸道通畅。

第三步:肾上腺素的应用

根据《2010 年 AHA 心肺复苏及心血管急救指南》,在对过敏反应的患者进行基础生命支持时,应早期给予肾上腺素肌肉注射。特别是具有低血压、气道梗阻、呼吸困难等症状的患者。常用肌肉注射法给药,肌注剂量 0.2~0.5mg(1∶1000),小儿 0.25~0.5mg(1∶1000),每 15~20 分钟重复给药一次直到临床症状改善。对于需要高级心血管生命支持的患者,指南推荐在无心脏骤停的过敏性休克中可以用 0.05~0.1mg 肾上腺素(1∶10 000)静注(为常规用于心脏骤停剂量的 5%~10%)。切记:过敏性休克时肾上腺素切不可直接静脉使用,务必稀释!另外,指南还提供了一种0.1~0.5mcg(微克)/(min·Kg)的持续静脉滴注的用法,可替代静推应用。但应用过程中建议进行血流动力学监检测。

第四步:建立静脉通路补液

为方便抢救患者,务必尽快建立静脉输液通路并第一时间静推地塞米松5~10mg,然后根据病情酌情给予糖皮质激素维持治疗。可选用氢化可的松200~400mg或甲泼尼龙80~120mg缓慢静脉滴注。

当收缩压降至80mmHg以下时,应同时给予抗休克药物,如静脉滴注去甲肾上腺素,以4~10μg/min的速度滴入。或给予间羟胺10~40mg加入100ml液体中缓慢滴注。根据血压的波动情况随时调整滴速;伴有心力衰竭可同时给予其他具有抗休克的血管活性药,如多巴胺(5~20μg/(kg·min)。

过敏时由于组胺释放,导致血管通透性增加,大量血浆渗出血管外,导致有效循环血容量不足。故应同时补充生理盐水等液体保证足够的组织灌注。

第五步:辅助用药

组胺的释放是引起过敏性休克的重要因素,因此可联合应用抗组胺药物,如肌注异丙嗪25~50mg。神志清醒者可口服西替利嗪20mg或地氯雷他定10mg。也可以静脉注射10%葡萄糖酸钙10~20ml。但应用10%葡萄糖酸钙注射液时需要用等量的5%~25%葡萄糖注射液稀释后缓慢静脉注射,每分钟不超过5ml,以免血钙升高过快引起心律失常。使用葡萄糖酸钙期间禁止使用强心苷类药物。

(韩　容　赵志刚)

第十一节　医疗团队中药师的作用

药师的作用可以定义为以提供药品服务为载体,负责患者用药全过程的药学技术服务。随着医药学的飞速发展,医院药学工作已由传统的以药品供应为中心的保障型工作模式向现代的以合理用药为中心的药学服务工作模式转换,而有效的现代药学服务模式则要求将药学与临床有机地结合起来充分利用药学领域知识为临床诊断、预防、治疗服务,使患者得到更确切、更快捷和更方便的治疗。医、药、护、技是医疗机构密不可分的医疗工作核心技术支撑系统,缺少任何一方都会严重阻碍医疗工作的正常运行,医疗质量也就无从谈起。药师运用系统的药学基础理论和专业知识提供药学专业技术服务,其执业活动属医疗行为,其作用是保证用药安全、有效、经济、合理。在临床实践中,药师的出谋划策可以弥补医师药物知识和信息的不足,起到集思广益的效果,减少医师用药的盲目性,打破单凭经验的习惯用药,充分发挥药物的有益作用,防止不良事件的发生。

2009年4月,中共中央、国务院颁布的《关于深化医药卫生体制改革的意见》中明确提出:"规范药品临床使用,发挥执业药师指导合理用药与药品质量管理方面的作用";2011年3月,为加强医疗机构药事管理,促进药物合理应用,保障公众身体健康,国家卫生和计划生育委员会(原卫生部)颁布了《医疗机构药事管理规定》,其中第36条对药师的职责做出了明确的规定:

(1)负责药品采购供应、处方或者用药医嘱审核、药品调剂、静脉用药集中调配和医院制剂配制,指导病房(区)护士请领、使用与管理药品;

(2)参与临床药物治疗,进行个体化药物治疗方案的设计与实施,开展药学查房,为患者提供药学专业技术服务;

(3)参加查房、会诊、病例讨论和疑难、危重患者的医疗救治,协同医师做好药物使用遴选,对临床药物治疗提出意见或调整建议,与医师共同对药物治疗负责;

(4)开展抗菌药物临床应用监测,实施处方点评与超常预警,促进药物合理使用;

(5)开展药品质量监测,药品严重不良反应和药品损害的收集、整理、报告等工作;

(6)掌握与临床用药相关的药物信息,提供用药信息与药学咨询服务,向公众宣传合理用药知识;

(7)结合临床药物治疗实践,进行药学临床应用研究;开展药物利用评价和药物临床应用研究;参与新药临床试验和新药上市后安全性与有效性监测;

(8)其他与医院药学相关的专业技术工作。

由此不难看出,药师几乎参与了临床实践中与药物相关的全部活动,药师的作用是不言而喻,也是不可替代的。未来的药师工作模式应是以药房为载体、以公众为对象、以药师为实施者,通过药学专业技术实践,融合健康教育、健康促进、慢性疾病管理等内容的新服务模式,对提高公众健康水平有重要的意义。

由于我国现有医学和药学教育的侧重点不同差异,使得医生和药师在诊断和用药上各自存在差异,可以说在各自的领域上都有自己擅长的东西。医生的优势在诊断疾病上,而药师则对药理、药效和药代动力学效发挥机制、药品相互作用、药品不良反应鉴别与预防较为熟悉。虽然专业知识不同术业有专攻,但最终目的都是为了提高医疗质量,特别药物治疗的有效、安全服务治疗。今后,药师要进一步结合临床实践,不断丰富、提高临床能力;医生也要和药师、护士组成医疗团队,参考认真听取药师的用药建议和指导。相信在医生与药师的紧密合作下,各自发挥其专长,能进一步提高临床合理用药水平,最终的受益者是广大的患者。

(朱 斌 赵志刚)

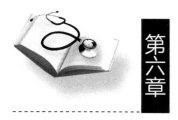

第六章　临床病历书写规范

一、本课程主要学习内容

1. 病历的发展与地位。

2. 病历的基本概念和总体要求。

3. 住院大病历及入院记录书写要求。

4. 病程记录的书写。

5. 手术相关记录。

6. 出院(死亡)记录书写要求。

7. 知情同意书的签署要求。

8. 医嘱、辅助检查报告单及体温单书写要求。

9. 住院病案首页书写要求。

10. 门、急诊病历书写要求。

二、本课程教学目的

1. 熟悉病历书写各项目名称及具体要求。

2. 掌握入院记录、病程记录(首次病程记录、上级医师首次查房)、出院记录书写内容及重点要求。

3. 掌握术前小结、术前讨论、手术记录书写内容及要点,做好术前评估、术前准备、术后观察,防范手术风险。

4. 掌握对患者及家属及时告知病情及相关事宜,做好与患方的沟通工作。

三、本课程学习安排(即学时和学分)

1. 根据师资条件和学生数,安排讲课 8~12 学时,实践课 4~8 学时。

2. 建议授予学分 3 分。

四、推荐阅读的参考书目

1. 国家卫生计生委《病历书写基本规范》

2. 国家卫生计生委《电子病历基本规范》

3. 国家卫生计生委《病案首页填写说明》

五、思考题

1. 病历记录对医学发展及临床医学的重要性。

2. 病历书写的基本原则及总体要求是什么?

3. 住院病历及病程记录的基本要求及内容是什么?

4. 住院病历各种记录、申请单、告知书的模式及书写要求是什么?

5. 门、急诊病历记录的主要内容是什么?

第一节　病历的发展与地位

一、病历的历史

(一)国外病历发展简史

公元前 1600 年古埃及,记录在莎草纸上的手术记录是最早的"病历记录"。公元前 5 世纪,西方"医学之父"希腊医学的代表人物希波克拉底成为西医学病历记录的先驱和典范。公元 8 世纪至 9 世纪,希波克拉底和其他古希腊科学家的病历记录被翻译成阿拉伯文,传入伊斯兰国家;著名的伊斯兰医生阿尔·哈兹延续古希腊科学家记录患者病情的方式,成为当时记录病例最多的医生。中世纪(1096 年)英国伦敦的圣巴德洛迈医院创立了世界上第一个病案室,建立病案保管制度。

1793 年,美国纽约市医院(New York Hospital)开始对住院患者进行病历记录,初始的住院病历只有简单的入院和出院记录。从 1808 年开始,纽约市医院开始在医院图书馆保存病历档案,这个时期的住院病历内容包括病史、病因、治疗方法,以及治疗效果。

1821 年,麻省总医院的医生也开始记录住院病历并作为档案保存。随着时间的发展,住院病历记录的项目逐渐增多,内容更加充实详细,至 19 世纪后期,住院病历包括病史、个人史、家族史、体格检查、血液和尿液检验结果、病程记录、出院诊断和出院医嘱等内容。此时,详尽的病历记录使很多病例被用于哈佛大学医学院的教学中,成为医学教育生动的教科书。

1907 年,梅奥诊所的亨瑞.布朗门(Henry Plummer)医生推行新的病历制度,即每个患者只有一个病历号和一个单独集中的病历档案,并规定这种医疗记录必备的一组基本项目,形成了现代病历的雏形。

1918 年,"美国外科学会"(American College of Surgery)要求医院对于所有患者情况进行记录,包括对于治疗和结果的总结。

20 世纪 60 年代,拉里·维德(Larry Weed)医生将"问题导向型病历记录"(Problem Oriented Medical Record,简称 POMR)引入医疗实践中,问题导向型病历记录又称疾病导向型病历记录(Diagnosis-Oriented Medical Record),是围绕患者病情中的一个或数个问题形成 SOAP(Subjective Objective Assessment Plan)的框架结构式记录,S(Subjective)指患者的自觉症状、主诉及病史;O(Objective)对患者的客观检查,包括生命体征、生化指标、血药浓度、胸片及化验结果等;A(Assessment)诊断;P(Plan)诊疗方案及继续观察内容等。随着信息化和医疗技术的发展,医生使用电子病历呈必然趋势。

(二)国内病历发展简史

我国有着悠久的传统医学发展历史。公元前 215 年,汉初名医淳于意在行医过程中将患者的姓名、住址、病症、药方详细记录下来,称为"诊籍"。汉代历史学家司马迁在《史记·扁鹊仓公列传》一书中,为淳于意作传时,曾摘要记录了"诊籍"里的 25 份病历,成为目前所能见到的中国最早的病历记录。

在历史发展的长河中,古代医学家总结临床经验,有大量类似西方医学的罕见病例传世,如,《续名医类案·卷二十二》设"奇疾"一篇,列叙前人所记典型"奇证"22 例。宋代"太医局"已设立类似现代病案分析的科目,用来考核行医者。明代名医韩懋认为"诊断如判案,病志若供词",强调病案记录对诊断和治疗的重要性,并首创详细的中医病历记录格式。清代我国已有第一本病历专著《议病式》。

1921 年建立的北京协和医院,在建院之初即建立了我国第一个病案室——北京协和医院病案室,成为全国病案管理工作的先行者。北京协和医院建立了一整套完整的病历书写要求及严格的管理制度,从接诊的第一个患者开始建立独立的病案号,书写完整病历记录,并将病历装订成册形成档案资料,长期保存,至今已保存病案近 350 万份,堪称世界上保存病案最多的病案室之一。由于病案在医疗、教学、科研、管理工作中发挥了不可替代的重要作用,被誉为协和"三宝"(专家教授、病案、图书)之一。病案中记载着医务人员诊疗过程,记录了无数的世界首例、中国首例、疑难重症病例及罕见病例,病案见证中国医学的发展变迁,是中国医学史的"活化石"。

近百年的发展变迁,北京协和医院对病历书写的各项要求及病案管理制度和方法在全国得以推广实行。

二、病历的作用

病历是记载疾病发生、发展、转归的诊疗记录,是临床医师进行正确诊断、抉择治疗措施的科学依据。病历不仅真实反映患者病情,也直接反映医院医疗质量、学术水平及管理水平;病历不但为医疗、科研、教学提供极其宝贵的基础资料,也为医院管理提供不可缺少的医疗信息;病历是具有法律效力的医疗文件,涉及医疗纠纷和诉讼时又是帮助判定法律责任的重要依据。

1. 医疗方面 病历书写是医疗工作中的重要环节,是临床基本技能之一。病历不仅是确定诊断、制定治疗和预防措施的依据,也是患者再次就诊时诊断与治疗的重要参考资料。病历不仅是评价临床医师临床工作能力的依据,也是总结经验、探索疾病规律的客观资料。对医生来说,书写完整而规范的病历,能准确反映医生对患者的病情观察及医疗活动过程,也是提高业务水平的基本方法之一。

2. 教学方面 病历内容来自于临床医疗实践,具体、真实的病例是临床教学最生动的活教材;一份优秀的病历不仅是宝贵的医疗文件,也是难以从书本上找到的宝贵教学材料。通过病历的书写与阅读,训练临床医师将所学的书本知识与临床实践相结合,巩固所学知识,开阔视野,因此,病历书写是培养临床医师的逻辑思维能力、提高业务水平的重要途径。

3. 科研方面 病历是临床研究的主要数据来源。通过病例的总结分析,寻求疾病发生、发展、治疗转归的客观规律及内在联系,研究临床治疗、预防措施与疾病、康复的关系,发现筛选新的医疗技术和药物,推动医学不断发展。

4. 医院管理 病历质量的优劣直接反映了住院医师的水平,是上级医师考核住院医师临床工作能力和临床思维能力的客观指标之一,也是上级主管部门对医院或专科工作状况和医疗质量考核的重要依据。病案首页是各类医疗业务统计资料科学、可靠的原始依据,信息技术支撑下基于病案首页的数据分析,可以客观评价医院或专科工作效率、医疗技术水平、卫生经济效益、医疗服务能力及医疗质量水平,因此,病历及首页数据是强化医院管理的重要信息。

5. 法律   由于病历全面系统地记录了疾病诊治过程,是处理医疗事故、医疗纠纷的法律依据,也是查询出生、病情、死亡、保险的有效证据。因此,病历是有效地保护患者和医务人员合法权益的重要文件。

6. 医保付费   在基本医疗保险制度的改革中,病历是医疗付费的重要凭据。

三、病历的发展

随着越来越多的医院采用医院信息系统(HIS),电子病历的概念也就应运而生,并成为 HIS 的发展趋势。

电子病历是指医务人员在医疗活动过程中,使用医疗机构信息系统生成的文字、符号、图表、图形、数据、影像等数字化信息,并能实现存储、管理、传输和重现的医疗记录,是病历的一种记录形式。电子病历不仅包括纸质病案的所有数据和信息,还通过信息技术实现病历形成过程的流程优化、信息的自动采集、传输、远程医疗等异地信息共享,同时也为医疗管理提供快捷方便的管理数据。因此,大力发展电子病历是医院医疗信息管理的必然趋势。

由此可见,病历资料无论对医院、患者还是医生,都有着至关重要的意义,因此,书写完整而规范的病历是每个医师必须掌握的临床基本功,各级医师必须以高度负责的敬业精神和实事求是的科学态度,努力学习和刻苦练习,认真地写好病历。

第二节   病历的基本概念和总体要求

一、病历的概念

病历,我国传统医学将其称为"诊籍"、"医案"或"脉案"。国际上一般称之为医疗记录(Medical Record)、健康记录(Health Record)等。目前,关于病历的定义有以下说法:

1. 病历   是医务人员对通过问诊、查体、辅助检查、诊断、治疗、护理等全部医疗活动收集的有关资料,进行归纳、分析、整理形成的临床医疗工作的全面记录。病历是医务人员在医疗活动过程中形成的文字、符号、图表、影像、切片等资料的总和,包括门(急)诊病历和住院病历。

2. 病案　是指出院病历经收集、整理装订成册,归档的病历资料。

二、病历的内容

住院病历的内容包括:

1. 住院病案首页。

2. 完整病历和(或)入院记录。

3. 病程记录

(1) 首次病程记录、日常病程记录、上级医师查房记录、有创诊疗操作记录、疑难病例讨论记录、抢救记录、阶段小结、交(接)班记录、转科记录(包括转出和转入)、会诊记录。

(2) 术前讨论、麻醉术前访视记录,麻醉记录,手术记录,术后病程记录。

(3) 出院记录,或死亡记录、死亡病例讨论记录。

4. 知情同意书　各种知情同意书,包括输血同意书、麻醉同意书、手术同意书、特殊检查(特殊治疗)同意书、授权委托书等。

5. 体温单。

6. 医嘱单。

7. 化验及其他辅助检查报告单。

8. 特护记录。

三、病历书写人员的资格要求

1. 实习医师、试用期医师书写的病历,应当经过本医疗机构注册的医师审阅、修改并签名。

2. 进修医师需要由进修所在医疗机构根据其胜任本专业工作的实际情况进行认证后才能够书写病历。

3. 入院记录、首次病程记录由具有执业医师资格的医师书写,不能由实习医师书写。

4. 日常病程记录由经治医师书写,也可以由实习医师或试用期医师书写,但应有经治医师签字。

5. 手术记录应由手术医师书写;特殊情况下由第一助手书写时,应有手术医师签名。

6. 术后首次病程记录由参加手术的具有执业医师资格的医生书写,不能由未参加手术或不具有执业医师资格的医生书写。

7. 上级医师有审查修改下级医师书写的病历的责任。

四、病历书写的时限要求

1. 入院记录、接班记录、转入记录、手术记录、出院记录、死亡记录应分别在入院后、接班后、转入后、手术后、出院后、死亡后 24 小时内完成。

2. 首次病程记录应当在入院后 8 小时内完成。

3. 主治医师首次查房记录应当于入院 48 小时内完成。

4. 病程记录间隔时间的要求：

对病情稳定的患者，至少 3 天记录一次病程记录。

对医嘱为病重的患者，至少 2 天记录一次病程记录。

对医嘱为病危患者，应当根据病情变化随时书写病程记录，每天至少 1 次，记录时间应当具体到分钟。

5. 术后首次病程记录在手术后即刻书写完成，手术后应连续三天记录病程记录。

6. 因抢救急危患者，未能及时书写病历的，有关医师应当在抢救结束后 6 小时内据实补记，并加以注明。

7. 死亡病例讨论应在患者死亡 1 周内完成。

8. 患者入院不足 24 小时出院的，可以书写 24 小时内入出院记录，应在出院后 24 小时内完成。

9. 患者入院不足 24 小时死亡的，可以书写 24 小时内入院记录，应在死亡后 24 小时内完成。

10. 患者住院时间超过 1 个月的应该每月写一次阶段小结。

五、病历书写的基本原则

1. 病历书写应当客观、真实、准确、及时、完整、规范。病历必须客观真实地反映疾病的发生、发展及演变过程，不得伪造或篡改病历。内容的真实性来源于认真仔细的问诊、全面细致的查体、逻辑客观的分析以及真实准确的记录。

2. 病历书写应当使用中文、通用的外文缩写。无正式中文译名的症状、体征、疾病名称等可以使用外文。

3. 病历书写应规范使用医学词汇和术语，文字工整，字迹清晰，表述准确，语句通顺，标点正确。

4. 病历书写的各个项目具有特定的格式和内容，应当按照规定的要求书写，做到格式规范、项目填写齐全，对回报的各种检查报告单，分门别类按日期整理好归入病历，确保病历资料的规范与完整。

5. 病历书写过程中出现错字时,应当用双线划在错字上,保留原记录清楚、可辨,并注明修改时间,修改人签名。不得采用刮、粘、涂等方法掩盖或去除原来的字迹。

6. 病历书写一律使用阿拉伯数字书写日期和时间,采用 24 小时制记录。任何记录均应注明"年、月、日",如"2015-11-6"。危重患者的病程记录、抢救记录及死亡记录应注明时、分,按 24 小时计时书写,如"2015-11-6,18:45"。

7. 对需取得患者书面同意方可进行的医疗活动,应当由患者本人签署知情同意书。患者不具备完全民事行为能力时,应当由其法定代理人签字;患者因病无法签字时,应当由其授权的人员签字;为抢救患者,在法定代理人或被授权人无法及时签字的情况下,可由医疗机构负责人或者授权的负责人签字。

因实施保护性医疗措施不宜向患者说明情况的,应当将有关情况告知患者近亲属,由患者近亲属签署知情同意书,并及时记录。患者无近亲属的或者患者近亲属无法签署同意书的,由患者的法定代理人或者关系人签署同意书。

第三节　住院大病历及入院记录书写要求

一、相关概念及要求

住院大病历及入院记录是指患者入院后,由医师通过问诊、查体、辅助检查获得有关资料,并对这些资料归纳分析书写而成的记录。根据医师临床培训阶段及患者住院情况可分为住院大病历、入院记录、再次或多次入院记录、24 小时内入出院记录、24 小时内入院死亡记录。

1. 住院大病历是由新进临床的见习或实习医师(新住院医师、进修医师,研究生)接受临床系统培训时书写。内容要求完整详细,包括患者一般信息、主诉、现病史、既往史及系统回顾、个人史、月经及婚育史、家族史、体格检查、专科检查、辅助检查、病历摘要、初步诊断、见习或实习医师签名、住院医师签名等内容。住院大病历要求在患者入院后 24 小时内完成。

2. 入院记录、再次或多次入院记录由经治医师书写,于患者入院后 24 小时内完成。

入院记录内容要求完整简洁、重点突出,包括患者一般信息、主诉、现病史、既往史、个人史、月经及婚育史、家族史、体格检查、专科检查、辅助检查、初步诊断、住院医师签名等内容。

再次或多次入院记录,是指患者因同一种疾病再次或多次住入同一医疗机构时书写的记录。要求及内容基本同入院记录。主诉是记录患者本次入院的主要症状(或体征)及持续时间;现病史中要求首先对本次住院前历次有关住院诊疗经过进行小结,然后再书写本次入院的现病史。

3. 24小时内入出院记录是入院记录的特殊形式,是指患者入院不足24小时出院的,可将入院记录和出院记录合二为一,书写24小时内入出院记录,应当于患者出院后24小时内完成。内容包括患者姓名、性别、年龄、职业、入院时间、出院时间、主诉、入院情况、入院诊断、诊疗经过、出院情况、出院诊断、出院医嘱,医师签名等。

4. 24小时内入院死亡记录,是指患者入院不足24小时死亡的,可将入院记录和死亡记录合二为一,书写24小时内入院死亡记录。内容包括患者姓名、性别、年龄、职业、入院时间、死亡时间、主诉、入院情况、入院诊断、诊疗经过(抢救经过)、死亡原因、死亡诊断,医师签名等。

二、具体内容及要求

住院大病历及入院记录书写内容的具体要求如下:

1. 患者一般情况　包括姓名、性别、年龄、民族、婚姻状况、出生地、职业、入院时间、记录时间、病史陈述者。

2. 主诉　是指促使患者就诊的主要症状(或体征)及持续时间。要求重点突出,简明扼要,一般不超过20个字。主诉多于一项时,应按发生的先后次序列出,记录每个症状的持续时间,体现出病情的发生、发展过程。如"发热伴右上腹痛2天","尿频、尿痛3小时"。

主诉内容应与现病史相关相符,能导出第一诊断。主诉原则上采用症状或体征名词叙述,避免使用诊断名称。

3. 现病史　是指患者本次疾病的发生、演变、诊疗等方面的详细情况,应当按时间顺序书写。要求条理清晰,术语准确,围绕主诉系统记录疾病发生、发展过程。内容包括发病情况、主要症状特点及其发展变化情况、伴随症状、发病后诊疗经过及结果、睡眠和饮食等一般情况的变化,以及与鉴别诊断有关的阳性或阴性资料等。

(1) 发病情况:记录发病的时间(应与主诉的时间一致)、地点、起病缓急、前驱症状、可能的原因或诱因。

(2) 主要症状特点及其发展变化情况:按发生的先后顺序描述主要症状的部位、性质、持续时间、程度、缓解或加剧因素,以及演变发展情况。

(3) 伴随症状:记录伴随症状出现的时间、特点及其演变的过程,描述伴随症状与主要症状之间的相互关系。

(4) 发病以来诊治经过及结果:记录患者发病后到入院前,在院内、外接受检查与治疗的详细经过及效果,详细记录就诊时间、哪家医院、做过哪些检查及结果、医师考虑哪种疾病诊断,治疗方面详述用药名称、剂量及效果等。对患者提供的药名、诊断和手术名称需加引号("")以示区别。

(5) 发病以来一般情况:简要记录患者发病后的精神状态、睡眠、食欲、大小便、体重等情况。

(6) 凡与现病直接相关的病史,虽年代久远也应记录在内。

4. 既往史　是指患者过去的健康和疾病情况。内容包括既往一般健康状况、疾病史、传染病史、预防接种史、手术外伤史、输血史、食物或药物过敏史等。特别是与本次疾病虽无紧密关系,但仍需治疗的其他疾病,需记录诊治情况。

(1) 疾病史、传染病史、地方病史、职业病史,按年代顺序记录当时疾病发生时间、主要症状、何地就诊、可能的诊断、有无并发症或后遗症、治疗的情况等。

(2) 预防接种史:接受过何种预防注射,接种次数、日期及最后一次接种的时间。

(3) 手术、外伤、中毒及输血史:做过手术者应写明疾病名称、手术日期及名称、预后情况。

(4) 过敏史:应写明过敏原(含药物)、发生时间、反应类型及程度。

(5) 既往健康状况及疾病的系统回顾

呼吸系统:有无咳嗽、咳痰、咯血、胸痛、呼吸困难、发热、盗汗、与肺结核患者密切接触史等。

循环系统:有无心悸、气促、咯血、发绀、心前区痛、下肢水肿及高血压史等。

消化系统:有无食欲缺乏、反酸、嗳气、吞咽困难、呕吐、腹痛、腹胀、腹泻、黄疸及便血史等。

泌尿生殖系统:有无尿急、尿频、尿痛、血尿、夜尿增多以及颜面水肿、肾毒性药物应用史等。

血液系统:有无头晕、乏力、皮肤或黏膜瘀斑、紫癜、血肿、鼻出血、齿龈出血史等。

内分泌系统及代谢:有无发育畸形,性功能改变,第二性征变化及性格的改变,有无闭经、泌乳、肥胖等改变;有无营养障碍、多饮、多食、视野障碍等史;有无皮肤色素沉着、毛发分布异常等。

肌肉骨骼系统:有无关节红肿热痛、运行障碍、瘫痪史等。

神经系统:有无头痛、头晕、眩晕、失眠、抽搐、精神障碍、肢体麻木、痉挛、视力障碍、感觉及运动异常、性格改变史等。

5. 个人史,婚育史、月经史,家族史

(1) 个人史:记录出生地及长期居留地,有无血吸虫疫水接触史,有无到过其他地方病或传染病流行地区及其接触情况;生活习惯及有无烟、酒、常用药物、麻醉毒品等嗜好;职业与工作条件及有无工业毒物、粉尘、放射性物质接触史;有无冶游史。

(2) 婚育史、月经史:婚姻状况未婚或已婚、结婚年龄、配偶健康状况、有无子女等。女性患者记录初潮年龄、行经期天数、月经周期天数、末次月经时间(或绝经年龄),月经量、痛经情况,妊娠次数、足月分娩数、计划生育措施等。

(3) 家族史:父母、兄弟、姐妹及子女的健康状况,有无与患者类似疾病;如已死亡,应记录死亡原因及年龄。有无家族遗传倾向的疾病,如糖尿病、血友病等。

6. 体格检查 项目完整、齐全,从上到下按照系统循序进行,以免遗漏。内容包括体温、脉搏、呼吸、血压,一般情况,皮肤、黏膜,全身浅表淋巴结,头部及其器官,颈部,胸部(胸廓、肺部、心脏、血管),腹部(肝、脾等),直肠肛门,外生殖器,脊柱,四肢,神经系统等。特殊原因未查的部位应标明"未查",如"肛门外生殖器未查"。

体格检查时,与现病史相关的项目要仔细检查、重点描述,应注意使患者体位舒适,检查手法轻巧、正确,态度和蔼,切忌粗暴。

7. 专科情况 应当根据专科需要记录专科特殊情况。一般外科、耳鼻喉科、眼科、皮肤科、口腔科、妇产科等均需书写,主要内容是记录与本专科有关的体征,前面体格检查中的相应项目不必重复书写,只写"见专科情况"。

8. 辅助检查 指入院前所做的与本次疾病相关的主要检查及其结果。应分类按检查时间顺序记录检查结果,如系在其他医疗机构所做检查,应当写明该机构名称及检查日期。

9. 病历摘要 将主诉、现病史及既往史、体格检查及实验室或特殊检查结果,摘主要内容进行简短的概括描述,目的是提示诊断的依据,使其他医师或会诊医师通过摘要内容能了解基本病情。

10. 初步诊断 是指经治医师根据患者入院时情况,综合分析所作出全部现有疾病的初步诊断。如初步诊断为多项时,应当主次分明,顺序为主要疾病在先、次要疾病在后;并发症在前,合并症在后;治疗过的疾病在前,未治疗的疾病在后。对待查病例应列出可能性较大的诊断(一般不超过 3 个),按可能性大小排列,反映诊断的倾向性。综合的临床诊断应全面、概括、重点突出,内容包括病因诊断(如风湿性心瓣膜病)、病理解剖诊断(如二尖瓣狭窄)、病理生理诊断(如心功能不全)、疾病的分型与分期(如肝硬化的肝功代偿期与失代偿期之分)、并发症的诊断(如风湿性心瓣膜病并发的感染性心内膜炎)、伴发疾病的诊断(如风湿性心瓣膜病的患者同时患有的糖尿病等)。

例如：

　初步诊断：风湿性心瓣膜病

　　　　　二尖瓣狭窄

　　　　　心脏扩大

　　　　　心房颤动

　　　　　心功能Ⅲ级（HYHA 分级）

　　　　　2 型糖尿病

11. 书写入院记录的医师签名。

三、强调的问题及注意事项

1. 住院大病历及入院记录　是患者住院病历中最基本的病史资料，要求书写者对通过问诊、查体、辅助检查获得有关资料，运用医学基础理论、基本知识和基本技能对疾病进行分析、归纳、判断，明确诊断及治疗思路。提倡在病历书写过程中，理论与实践相结合，针对问题查阅文献，结合病例进行临床思维，提高临床诊治能力。

2. 住院大病历　由新进临床的见习医师、实习医师、住院医师、进修医师，研究生书写。

（1）既往史：需按照要求书写系统回顾，对呼吸系统、循环系统、消化系统、泌尿生殖系统、血液系统、内分泌及代谢系统、肌肉与骨骼系统、神经系统逐一进行描述。

（2）体格检查：应按系统循序书写，完整书写各部位望、触、叩、听查体结果，书写完整详细的体格检查，是医师进入临床的基本功，也是临床技能的重要组成部分。

（3）病历摘要：要求将主诉、现病史及既往史、体格检查及实验室或特殊检查结果，摘主要内容进行简短的概括描述，提示诊断的依据，使其他医师或会诊医师通过摘要内容能了解基本病情。

（4）当住院大病历系实习医师或试用期医务人员书写时，签名后再由上级医师复阅审核，并签署全名在其左方，以斜线隔开，格式如下：上级医师签名／实习医师签名。

3. 强调主诉、现病史、第一诊断的一致性。现病史应围绕主诉的症状、体征加以描述，主诉、现病史、第一诊断一定要保持高度一致性，包括内容、时间和顺序上的一致性。

常见的问题包括：主诉与第一诊断不符合；主诉中提及的症状并非患者的主要症状；主诉时间与现病史时间不符合；第一诊断依据不充分，不能通过主诉、现病史描述的病情导出第一诊断等等。例如主诉"头晕、心悸 1 天"，未提及"黑便"，而第一诊断是"上消化道出血"，前后内容不一致，没有扣题。再如主诉是"发热伴咳嗽、喘憋加重 3 天"，现病史以"10 年前开始反复出现咳嗽、咳痰、喘憋"开始，诊断是"慢性阻塞性肺疾病（COPD）急性加重"，主诉和现病史的时间不一致，并且主诉没有体现出 COPD 的慢性病程及急性加重过程，应更改为"反复咳嗽、咳痰、喘憋 10 年，加重伴发热 3 天"。

4. 强调临床思维的重要性。应先理清思路、思考拟诊，再书写病历。书写现病史时应紧扣主诉，贯穿临床思路，准确描述疾病的发生发展过程，力求条理清晰，简明扼要，重点突出，避免流水账式的记录，切忌叙述混乱、颠倒、层次不清。有时患者表达能力差、病史记忆不清、病情复杂等影响病史采集时，很大程度上影响了医生的思路，作为医生，应该耐心询问病史，善于引导患者按顺序回忆和描述疾病过程，并予以归纳、概括，提炼第一手材料，从而帮助我们理清思路，避免病历记录上出现混乱无序等情况，提高病历质量。

5. 现病史强调症状描述而非检查结果的罗列。现病史的重点在于症状描述，对阳性症状应详尽描述，具有鉴别意义的阴性症状也应记录。应突出疾病的发生发展过程，切忌将大段检查结果毫无重点的堆砌。

6. 详细描述既往诊治情况。对于入院前的就诊情况，应予以详细描述。记录与本病有关的过去发病情况、既往诊断、所接受过的治疗（药名、用量、用法、持续时间等）以及治疗效果，有助于协助临床诊断和鉴别诊断、指导进一步治疗。例如"午后低热、干咳 2 个月的患者，外院曾使用抗结核药物治疗，症状好转"，在记录时应详细描述阳性症状以及有鉴别意义的阴性症状、既往诊断（考虑结核可能性大）、治疗经过（抗结核药物的名称、用法用量、疗程）以及治疗效果（体温变化情况、咳嗽有无好转、用药多长时间后症状改善），等等。这些描述能够帮助我们判断患者低热的病因、既往接受抗结核治疗是否正规、是否有效，从而指导临床诊断及进一步治疗。

7. 关于现病史起病时间的描述，患者起病的时间常从住院日期向前推算，即为 X 日（或 X 小时）前，如"3 小时前患者于午餐后突觉左上腹后疼痛"。

第四节　病程记录的书写要求

一、相关概念及要求

病程记录是指继入院记录之后，对患者住院期间病情变化和诊疗过程所进行的连续性记录。内容包括患者的症状及体征的变化情况、重要的辅助检查结果及临床意义、上级医师查房意见、会诊意见、医师分析讨论意见、所采取的诊疗措施及效果、医嘱更改及理由、向患者及其近亲属告知的重要事项等。

按照三级查房制度、会诊制度、交接班制度、疑难病例讨论制度等医疗制度要求,以及住院诊治流程,病程记录分为首次病程记录;日常病程记录;上级医师首次查房记录;上级医师日常查房记录;专业组查房、全科大查房、多科或院内外会诊记录;疑难危重病例讨论记录;有创诊疗操作记录;阶段小结;抢救记录;交(接)班记录;转科记录(含转出、转入记录)等。

二、具体内容及要求

1. 首次病程记录　首次病程记录是指患者入院后由经治医师或值班医师书写的第一次病程记录,应当在患者入院 8 小时内完成。首次病程记录的内容包括病例特点、拟诊讨论(诊断依据及鉴别诊断)、诊疗计划等。要求抓住要点、有分析、有见解,充分反映住院医师对疾病知识的掌握程度及临床思维过程。

(1) 病例特点:住院医师经过对病史、体格检查和辅助检查进行全面分析、归纳和整理后写出本病例特征,包括阳性发现和具有鉴别诊断意义的阴性症状和体征等。要体现综合归纳分析能力,切忌照搬入院记录的内容,不要列入无用的检查结果。在表达方式上,入院记录是对症状体征的如实记录和描述,病例特点是对症状体征的归纳和总结,要打破目前常见的"现病史、既往史、查体、辅助检查"这样八股文框架式固定思维,需归纳出该患者本次住院的最主要特点,体现症状、体征、检查结果之间的有机联系和逻辑关系。

(2) 拟诊讨论(诊断依据及鉴别诊断):根据病例特点,提出初步诊断、诊断依据和鉴别诊断。

依据患者临床症状、体检发现、已有辅助检查结果,综合分析后提出最可能的诊断(初步诊断),诊断依据绝不能只是简单的罗列病史、查体、辅助检查内容。应贯穿临床思路进行个性化分析,要求重点突出、简明扼要,避免千篇一律形式化讨论。对某些不支持初步诊断疾病的症状、体征或检查结果应做分析,提出进一步诊查措施。

鉴别诊断是依据病历提供的临床资料分析,除已初步诊断的主要疾病外,还有需要考虑的其他疾病。在诊断不明确的病例中提出需鉴别诊断的疾病尤为重要。

对鉴别诊断疾病的提出应注意:①必须结合该患者的病例特点,提出需鉴别疾病的支持点、可能性及进一步分析。②按照所需鉴别疾病存在的可能性,从大到小排列,不要罗列太多疾病,最多也不要超过 3~5 个。

(3) 诊疗计划:提出具体的检查及治疗措施安排。应考虑全面,结合病情提出个性化、可操作的诊疗意见。不能笼统书写"完善相关检查明确诊断"、"请示上级医师指导进一步治疗"等。

2. 日常病程记录　日常病程记录是指对患者住院期间诊疗过程的经常性、连续性记录。由经治医师书写，也可以由实习医师或试用期医师书写，但应有经治医师签名。

书写日常病程记录时，首先标明记录时间，另起一行记录具体内容。对病危抢救患者应当根据病情变化随时书写病程记录，每天至少1次，记录时间应当具体到分钟。对病重患者，至少2天记录一次病程记录。对病情稳定的患者，至少3天记录一次病程记录。日常病程记录具体内容包括：

（1）患者当前的主观感受：已出现症状及体征的变化情况（加重或减轻），尤其记录新出现的症状与体征；以及患者的一般情况，包括情绪、神志、饮食、行动、睡眠、体温、大小便等，同时对发生的病情变化及并发症等进行分析讨论。

（2）查体的重要发现或变化（不能一律写"查体同前"）。

（3）重要的辅助检查结果需加以判断，分析其在诊断及治疗上的意义，并进行前后对比，提出所采取的诊治措施，内容要具体。

（4）记录会诊医师（应注明会诊医师姓名及所在科室）意见及会诊意见执行情况。

（5）记录上级医师查房意见及住院医师的执行情况。

（6）分析患者病情变化可能的原因及处理意见，以及效果观察。

（7）记录诊断的修正，陈述诊断依据及处理情况。

（8）记录所采取的重要诊疗措施及效果：记录所施行治疗措施的理由、治疗反应及出现的不良反应。

（9）记录重要医嘱更改及理由，要说明停止治疗方案和增加治疗措施的理由，内容要具体。

（10）记录向患者及其近亲属告知的重要事项和他们的意愿，必要时请患方签名。

（11）输血或使用血液制品当天病程中应有记录，内容包括输血指征及有无输血反应。

（12）提倡住院医师结合病情查阅文献资料，对患者的诊断治疗提出个人见解，并记录文献出处。

3. 上级医师查房记录　是日常病程记录的重要组成部分。是指上级医师查房时对患者病情、诊断与鉴别诊断、当前治疗措施和疗效的分析及下一步诊疗意见等的记录。

（1）住院医师应有早、晚查房，查房情况按病程记录要求书写。

（2）主治医师首次查房，应当于患者入院48小时内完成。内容包括查房医师的姓名、专业技术职务，需包括核实住院医师书写的入院记录内容，病史补充、查体的新发现、对入院初步诊断的认同或修正、诊断依据和鉴别诊断，并提出下一步的诊治和具体医嘱。

(3) 主治医师日常查房记录间隔时间视病情和诊疗情况确定,内容包括查房医师的姓名、专业技术职务、对病情的分析和诊疗意见等。

在病程记录中也要及时记录上级医师查房意见及相应的执行情况。

(4) 科主任或具有副主任医师以上专业技术职务任职资格医师查房的记录:认真记录主任查房的分析及指示,详细记录主任或上级医师指导主治医师对危重及疑难患者解决诊断及治疗问题等的具体意见。

4. 疑难病例讨论记录 是指由科主任或具有副主任医师以上专业技术任职资格的医师主持、召集有关医务人员对确诊困难或疗效不确切病例讨论的记录。内容包括讨论日期、主持人、参加人员姓名及专业技术职务、具体讨论意见及主持人小结意见等。

5. 会诊记录(含会诊意见) 是指患者在住院期间需要其他科室或者其他医疗机构协助诊疗时,分别由申请医师和会诊医师书写的记录。会诊记录应另页书写。内容包括申请会诊记录和会诊意见记录。申请会诊记录应当简要写明患者病情及诊疗情况、申请会诊的理由和目的,申请会诊医师签名等。常规会诊意见记录应当由会诊医师在会诊申请发出后48小时内完成,急会诊时会诊医师应当在会诊申请发出后10分钟内到场,并在会诊结束后即刻完成会诊记录。会诊记录内容包括会诊意见、会诊医师所在的科别或者医疗机构名称、会诊时间及会诊医师签名等。申请会诊医师应在病程记录中记录会诊意见执行情况。

6. 交(接)班记录 是指患者经治医师发生变更之际,交班医师和接班医师分别对患者病情及诊疗情况进行简要总结的记录。交班记录应当在交班前由交班医师书写完成;接班记录应当由接班医师于接班后24小时内完成。交(接)班记录的内容包括入院日期、交班或接班日期、患者姓名、性别、年龄、主诉、入院情况、入院诊断、诊疗经过、目前情况、目前诊断、交班注意事项或接班诊疗计划、医师签名等。

7. 转科记录 是指患者住院期间需要转科时,经转入科室医师会诊并同意接收后,由转出科室和转入科室医师分别书写的记录。包括转出记录和转入记录。转出记录由转出科室医师在患者转出科室前书写完成(紧急情况除外);转入记录由转入科室医师于患者转入后24小时内完成。转科记录内容包括入院日期、转出或转入日期,转出、转入科室,患者姓名、性别、年龄、主诉、入院情况、入院诊断、诊疗经过、目前情况、目前诊断、转科目的及注意事项或转入诊疗计划、医师签名等。

8. 阶段小结 是指患者住院时间较长,由经治医师每月所作病情及诊疗情况总结。阶段小结的内容包括入院日期、小结日期,患者姓名、性别、年龄、主诉、入院情况、入院诊断、诊疗经过、目前情况、目前诊断、诊疗计划、医师签名等。

交(接)班记录、转科记录可代替阶段小结。

9. 抢救记录　是指患者病情危重,采取抢救措施时作的记录。记录抢救时间应当具体到分钟。因抢救急危患者,未能及时书写病历的,有关医务人员应当在抢救结束后6小时内据实补记,并加以注明。内容包括:

(1) 详细叙述病情变化情况。

(2) 抢救时间及措施:抢救过程中按时间顺序记录所采取的具体措施,如药物治疗(药名、药物剂量)、气管插管、呼吸机的使用、心肺复苏、除颤器的使用等,包括上级医师指导抢救的具体抢救措施及其他科室会诊意见。

(3) 记录医师与患者家属关于病情、诊疗及预后的沟通情况,以及他们对抢救工作的意愿、态度和要求。

(4) 记录参加抢救的医务人员姓名及专业技术职称等。

10. 有创诊疗操作记录　是指在临床诊疗活动过程中进行的各种诊断、治疗性操作(如胸腔穿刺、腹腔穿刺等)的记录。应当在操作完成后即刻书写。内容包括操作名称、操作时间、操作步骤、结果及患者的一般情况,记录操作过程是否顺利、患者的感受和有无不良反应,术后注意事项及是否向患者说明,必要时注意监测并记录操作前后生命体征变化,操作医师签名。

三、强调的问题及注意事项

病程记录要始终贯穿两条主线:一条是真实、科学地反映患者的病情变化及其转归情况;另一条是准确地反映医师拟定及修改诊治方案的思维活动和科学依据,再现所有医务人员为救治患者所做的一切努力。

1. 病程记录一定要有内容　病程记录常见问题是:未仔细观察,未记录患者主观症状及体征的变化,大篇罗列检查结果、缺乏重点;只记录检查结果而对异常结果缺少分析,或写"病情稳定"、"无变化"、"查体同前"等空话。在病历书写中应避免上述情况发生。

2. 强调前后病程的连贯性　病程记录应具有连贯性,要求逻辑性强,前后内容相呼应,清晰地呈现整个诊疗过程、病情变化情况、医师的思维活动过程以及医患间的沟通情况等。要简明扼要、重点突出,要有分析判断,病情有预见,诊疗有计划。修改诊断时应列出诊断依据,更改重要医嘱应说明理由。

3. 记录医患间交流与沟通情况　病程记录中应及时准确反映出医生与患者及家属的沟通情况,如向患者及其近亲属告知的重要事项,包括病情、诊疗、预后、操作风险等,同时记录他们的态度和要求。

4. 及时准确地反映"三级查房"情况　下级医师应真实准确地记录上级医师的查房

意见、对病情的分析、重要医嘱及更改医嘱的理由等情况。尽量避免书写"同意目前诊断、治疗"等无实质内容的记录。应善于归纳、总结、分析,避免录音机式的上级医生查房记录。

5. 定期分析总结 需要根据病情经常分析、小结及制定进一步的诊疗计划,例如长期住院患者应每月做一次病情阶段小结。对原诊断的修改及新诊断的提出,均应在病程中有相应说明,以显示病历的连贯性、一致性和完整性。

6. 关于操作记录及输血记录的要求 需记录诊治过程中施行的有创伤或无创伤的诊治项目,每次输血均应及时记录。有创操作(诊断及治疗)要详细记录,如各种插管造影、介入治疗、大的穿刺及活检等,包括手术前的准备工作、与家属谈话并签字、手术过程、术中的发现、术中术后患者有无不良反应、生命体征变化、术中是否采集标本、是否送检以及报告结果均需详细记录。

7. 关于抢救记录的要求

(1) 应特别注意相关知情抢救文件的签署(见《病历书写基本规范》)。

(2) 强调时间的一致性:经抢救无效死亡,记录相关病历资料时一定要注意时间的一致性,即死亡通知时间、病历记录时间、医嘱时间、死亡时心电图记录时间、护理记录时间、体温单记录时间、死亡讨论本记录时间,必须保持时间一致,以避免医疗纠纷隐患。

8. 关于交、接班记录的要求 接班时应该及时核对病情和检查患者,危重患者应有床旁交、接班。接班记录不能只是简单的复制交班记录,而应详细了解病情后进行归纳总结并且根据病情制定进一步的诊疗计划。

第五节 手术相关记录要求

一、相关概念及要求

1. 手术是指医疗机构及其医务人员使用手术器械在人体局部进行操作,以去除病变组织、修复损伤、移植组织或器官、植入医疗器械、缓解病痛、改善机体功能或形态等为目的的诊断或者治疗措施。

2. 随着医疗技术的发展,应用的器械也不断更新,如手术刀即有电刀、微波刀、超声波刀、激光刀等,手术领域不断扩大,手术过程的技术性及专业性需要手术诊疗流程更加流畅、安全,需要跨部门的手术团队密切协作,保障手术安全。

3. 根据国家卫生计生委有关法律、法规及手术操作规范要求,为掌握好手术适应证,做好术前评估,防范手术风险,确保手术安全,按手术诊疗流程,对术前、术中、术后三个阶段进行严格管理。手术与操作相关记录包括术前小结、术前讨论记录、麻醉术前访视、术前病程记录、手术记录、有创诊疗操作记录、麻醉记录、手术安全核查记录、术后病程记录(含术后首次病程及术后连续三天病程记录)、麻醉术后访视记录等。

二、具体内容及要求

1. 术前相关记录

(1) 术前小结:是指在患者手术前,由经治医师或手术医师对患者住院后的系列诊断检查、手术指征以及术前准备工作落实情况所作的总结。内容包括简要病情、术前诊断、诊断依据、手术指征、拟施手术名称和方式、拟施麻醉方式、注意事项(术前、术中、术后),并记录手术者术前查看患者的相关情况等。

(2) 术前讨论记录:是指因患者病情较重或手术难度较大,手术前在上级医师主持下,手术科室的各级医师对手术患者的诊断、治疗以及手术前准备作一个总结性回顾,对拟实施手术方式,术中、术后可能出现的问题及应对措施所作的讨论。讨论内容包括术前准备情况、手术指征、手术方案、可能出现的意外及防范措施、参加讨论者的姓名及专业技术职务、具体讨论意见及主持人小结意见、讨论日期、记录者的签名等。

术前讨论应针对每一个患者的实际情况,阐述手术适应证,说明手术的必要性,以及选择该手术术式的理由,充分估计术中及术后可能发生的问题,并据此做好术前准备及意外情况防范预案。

(3) 麻醉术前访视记录:是指在麻醉实施前,由麻醉医师对患者拟施麻醉进行风险评估的记录。麻醉术前访视可另立单页,也可在病程中记录。内容包括姓名、性别、年龄、科别、病案号,患者一般情况、简要病史、与麻醉相关的辅助检查结果、拟行手术方式、拟行麻醉方式、麻醉适应证及麻醉中需注意的问题、术前麻醉医嘱、麻醉医师签字并填写日期等。

(4) 术前一天病程记录:主要记录术前准备情况及患者病情有无新情况出现等。术前准备需记录最新回报的辅助检查结果有无异常、备皮等局部准备要求、备血情况、手术所需特殊物品及知情同意书签署情况等。

2. 术中记录

(1) 麻醉记录:是指麻醉医师在麻醉实施中书写的麻醉经过及处理措施的记录。麻醉记录应当另页书写,内容包括患者一般情况、术前特殊情况、麻醉前用药、术前诊断、术中诊断、手术方式及日期、麻醉方式、麻醉诱导及各项操作开始及结束时间、麻醉期间用药名称、方式及剂量、麻醉期间特殊或突发情况及处理、手术起止时间、麻醉医师签名等。

(2) 手术记录:是指手术者书写的反映手术一般情况、手术经过、术中发现及处理等情况的特殊记录,应当在术后 24 小时内完成。手术者系外院专家等特殊情况下由第一助手书写,但应有手术者审阅、修改并签名。手术记录应当另页书写,内容包括一般项目(患者姓名、性别、科别、病房、床位号、住院病历号或病案号)、手术日期、术前诊断、术中诊断、手术名称、手术者及助手姓名、麻醉方法、手术经过、术中出现的情况及处理等。

手术经过是手术记录的核心内容,应记录手术体位、消毒方式、切口位置及大小方向、组织分层解剖、手术步骤(包括探查过程、病灶情况、处理情况)、手术中的特殊器械或植入物、用药、出血及输血情况、手术标本是否送病理、麻醉效果、患者情况、所发生的意外及处理情况等。

(3)手术安全核查记录:是指由手术医师、麻醉医师和巡回护士三方,在麻醉实施前、手术开始前和患者离室前,共同对患者身份、手术部位、手术方式、麻醉及手术风险、手术使用物品清点等内容进行核对的记录,输血的患者还应对血型、用血量进行核对。应有手术医师、麻醉医师和巡回护士三方核对、确认并签字。

(4)手术清点记录:是指巡回护士对手术患者术中所用血液、器械、敷料等的记录,应当在手术结束后即时完成。手术清点记录应当另页书写,内容包括患者姓名、住院病历号(或病案号)、手术日期、手术名称、术中所用各种器械和敷料数量的清点核对、巡回护士和手术器械护士签名等。

3. 术后记录

(1)术后首次病程记录:是指参加手术的医师在患者术后即时完成的病程记录。内容包括手术时间、术中诊断、麻醉方式、手术方式、手术简要经过、术后处理措施、术后应当特别注意观察的事项等。

(2)麻醉术后访视记录:是指麻醉实施后,由麻醉医师对术后患者麻醉恢复情况进行访视的记录。麻醉术后访视可另立单页,也可在病程中记录。内容包括姓名、性别、年龄、科别、病案号,患者一般情况、麻醉恢复情况、清醒时间、术后医嘱、是否拔除气管插管等,如有特殊情况应详细记录,麻醉医师签字并填写日期。

(3)术后需连续记录:三天病程记录,此三天内要有手术者或主治医师的查房记录。转入重症医学科的患者术后三天内,手术者至少有一天与重症医学科经治医师共同查看患者,由重症医学科的医师负责记录并执行查房意见。

(4)手术患者出院前一天病程记录:应包括症状、体征、术后伤口情况及有无引流管、是否拆线,以及需要向患方交代的注意事项等。

三、强调的问题及注意事项

1. 术前讨论 是手术科室团队针对手术患者实际情况的个性化讨论,既是手术团队集体智慧的呈现,也是手术风险防范的重要环节。强调应结合每一位手术患者病情讨论手术治疗的必要性、可能发生的并发症及防范措施,应重点突出,具体可操作,不能拷贝写成千篇一律形式化内容。

2. 手术记录　是客观记录手术过程、反映手术决策的重要文件,是患者术后治疗及手术效果观察的重要依据,也是临床研究和教学的珍贵资料。手术记录应由手术者书写,特殊情况(如,手术者系国外专家或外院专家时)可由第一助手书写,由手术者审阅并签名,除手术者、第一助手外,其他参加手术的医生不得书写手术记录。

3. 手术记录常见问题是关键步骤不详细,术中所见不具体,草率简单,疏漏较多,导致不能客观反映手术过程,不能支撑手术决策。模糊不清的手术记录直接影响患者后续治疗,特别是出现术后并发症时无法溯源查找原因,给后续治疗带来困难。

4. 手术过程中根据手术情况改变了原定手术方案,需在手术记录中阐明理由,并做好与患方的沟通,必要时签署知情同意书。

5. 麻醉师术前访视记录内容要具体,不能只写"看过患者"。

第六节　出院(死亡)记录书写要求

一、相关概念及要求

1. 出院记录　是由经治医师对患者此次住院期间的诊断、治疗情况进行全面系统的总结,并通过书写出院医嘱,向患者交代出院后带药、具体注意事项、随诊日期、复查内容等。出院记录原则上一式两份,一份留存在病历档案中,另一份归入患者门诊病历。因此,出院记录是有关患者连续医疗的重要医学文书,医生应当认真书写,以利患者出院后的复诊或随访。

2. 死亡记录　是指经治医师对死亡患者住院期间诊疗和抢救经过的记录,其格式同出院记录。

3. 死亡病例讨论记录　是指在患者死亡一周内,由科主任或具有副主任医师以上专业技术职务任职资格的医师主持,对死亡病例进行讨论、分析的记录。

二、具体内容及要求

1. 出院记录应当在患者出院后 24 小时内完成。内容主要包括入院日期、出院日期、入院情况、入院诊断、诊疗经过、出院诊断、出院情况、出院医嘱、医师签名等。内容包括

全部病历摘要,具体内容如下:

(1)一般项目:需要如实填写患者的姓名、性别、年龄、入院日期、出院日期。

(2)主诉:应与患者入院时主诉一致。

(3)入院情况:应包括患者的简要病史、主要的体格检查和辅助检查。

(4)入院诊断:主治医师首次查房所作的诊断,应前后一致。

(5)诊疗经过:系统总结患者住院期间病情演变、诊疗思路、医疗经过和治疗效果,阐述出院诊断依据。住院期间辅助检查结果主要项目要详细具体,包括病理或造影等重要报告结果。详述医疗经过和治疗效果,如使用激素或化疗、放疗等,要注明药名及使用剂量,以及时限及拟继续使用的疗程、总剂量及具体用法;如手术患者要注明手术名称及病理检查结果。对诊治过程中还存在什么问题均需详细说明。

(6)出院情况:需详细介绍疾病或术后恢复情况,出院时必须记录出院前一天患者的生命体征,如血压、脉搏、呼吸、体温情况;简要查体,如是否还遗有阳性体征;简要的化验结果,重点阐述还存在什么问题。对于外科手术后患者,需说明伤口愈合、是否留置引流管、石膏及拆线等情况。

(7)出院诊断:出院诊断是指患者出院时,临床医师根据患者所做的各项检查、治疗、转归以及门急诊诊断、手术情况、病理诊断等综合分析得出的最终诊断。出院诊断包括主要诊断和其他诊断(并发症和合并症)。要求规范书写诊断名称,诊断正确、详细,在并发症和合并症的描述时,层次分明、逻辑清晰。如加写英文诊断要写在中文诊断后面的括弧内。

(8)出院医嘱:出院医嘱需分项记录向患者交代的出院后具体注意事项,以及随诊日期,复查内容等。出院医嘱还应该包括患者出院时带药的药名,对总剂量及用法等均应书写清楚。

2. 死亡记录应当在患者死亡后 24 小时内完成,内容包括入院日期、死亡时间、入院情况、入院诊断、诊疗经过、死亡原因、死亡诊断等。格式及基本要求同出院记录。与出院记录不同点及要求如下:

(1)一般项目:出院时间改为死亡日期,记录患者死亡的时间,具体到分钟。

(2)诊治经过:除与出院记录相同要求外,还需重点记录病情演变及抢救经过,病情突然恶化的具体时间、可能的原因及抢救经过,上级医师指导抢救的具体治疗抢救措施及其他科室会诊的意见,临终前在场的参加抢救的医师姓名及职称,尤其要注明在场参加抢救的上级医师姓名及职称。

(3)死亡原因:记录直接导致或间接促进死亡的疾病、病情和损伤,以及造成任何这类损伤的事故或暴力的情况。

（4）死亡诊断：应以主管的主治医师审核后决定为准。

3. 死亡病例讨论记录内容包括讨论日期、主持人及参加人员姓名、专业技术职务、具体讨论意见及主持人小结意见、记录者的签名等。

重点讨论诊断及死亡原因，同时要吸取经验、教训。如有较多争议的病历可以在科主任组织领导下，扩大全病房医护共同讨论。讨论的综合记录抄件要求归入病历保存。

三、强调的问题及注意事项

1. 出院记录

（1）善于归纳总结、重点突出：出院记录是对患者疾病情况、诊疗经过的归纳总结，不要重复冗长的入院和病程记录，而应对住院全程的重点内容进行分析与总结，简明扼要的叙述疾病的发生、演变、治疗过程及疗效。

（2）避免无重点的罗列所有检查结果，应提炼出与诊断和治疗有关的阳性和重要阴性结果。

（3）详细记录出院带药及出院后注意事项：应说明出院后带药、用法、用量及疗程，详细记录向患者交代的出院后注意事项、随诊日期、复查内容等。

2. 死亡记录

（1）病历中死亡时间的一致性。病历中多处涉及死亡时间，如抢救记录中的死亡时间、医嘱中的尸体料理时间、死亡时心电图记录时间、体温单记录的死亡时间、护理记录中的死亡时间等，要注意保持死亡时间记录的一致性，避免相互矛盾，成为医疗纠纷隐患。

（2）避免死亡记录有遗漏或内容不全。如缺少抢救经过、诊断依据不足等。

（3）在记录抢救经过时，要注意各项抢救措施的具体实施时间，与医嘱和病程中的抢救记录的一致性。

第七节 知情同意书的签署要求

一、具体内容及要求

1. 实施输血、手术、麻醉、特殊检查、特殊治疗等需要取得患者书面同意方可进行的医疗活动，应当及时向患者说明医疗风险、替代医疗方案等情况，并取得由患者本人签署意见的知情同意书方可进行。

2. 因实施保护性医疗措施不宜向患者说明情况的,应当将有关情况告知患者近亲属,由患者近亲属签署知情同意书,并及时记录。患者无近亲属的或者患者近亲属无法签署同意书的,由患者的法定代理人或者关系人签署同意书。为抢救患者,在法定代理人或被授权人无法及时签字的情况下,可由医疗机构负责人或者授权的负责人签字。

3. 临床上根据患者的实际情况和医疗相关管理要求,充分体现医生告知、患者知情环节,保障医疗安全,制定了各种知情同意书,常见的知情同意书包括手术同意书;麻醉同意书;输血知情同意书;特殊检查治疗知情同意书;病危(重)通知书等。

二、相关概念及要求

1. 手术同意书 是指手术前,经治医师向患者告知拟施手术的相关情况,并由患者签署是否同意手术的医学文书。内容包括术前诊断、手术名称、术中或术后可能出现的并发症、手术风险、患者签署意见并签名、经治医师和术者签名、填写签名日期等。

2. 麻醉同意书 是指麻醉前,麻醉医师向患者告知拟施麻醉的相关情况,并由患者签署是否同意麻醉意见的医学文书。内容包括患者姓名、性别、年龄、病案号、科别、术前诊断、拟行手术方式、拟行麻醉方式,患者基础疾病及可能对麻醉产生影响的特殊情况,麻醉中拟行的有创操作和监测,麻醉风险、可能发生的并发症及意外情况,患者签署意见并签名、麻醉医师签名并填写日期。

3. 输血治疗知情同意书 是指输血前,经治医师向患者告知输血的相关情况,并由患者签署是否同意输血的医学文书。输血治疗知情同意书内容包括患者姓名、性别、年龄、科别、病案号、诊断、输血指征、拟输血成分、输血前有关检查结果、输血风险及可能产生的不良后果、患者签署意见并签名、医师签名并填写日期。

4. 特殊检查、特殊治疗同意书 是指在实施特殊检查、特殊治疗前,经治医师向患者告知特殊检查、特殊治疗的相关情况,并由患者签署是否同意检查、治疗的医学文书。内容包括特殊检查、特殊治疗项目名称、目的、可能出现的并发症及风险、患者签名、医师签名等。

5. 病危(重)通知书 是指因患者病情危、重时,由经治医师或值班医师向患者家属告知病情,并由患方签名的医疗文书。内容包括患者姓名、性别、年龄、科别,目前诊断及病情危重情况,患方签名、医师签名并填写日期。一式两份,一份交患方保存,另一份归病历中保存。

6. 使用自费药物、耗材等自费药品／物品知情同意书等,格式及内容参照上述知情同意书。

三、强调的问题及注意事项

1. 知情同意书若系非患者本人以外的他人代为签字,必须有患者签名的授权委托书,并注明与患者的关系。

2. 知情同意书是患者对所要进行的手术操作等医疗活动知情并表示同意与否的重要文书,代表的是患者的意愿,非患者本人签署或非患者授权委托人签署或非患者法定代理人签署,在法律上无效。

3. 知情同意书格式及内容符合统一要求,避免内容残缺不全。

第八节　医嘱、辅助检查报告单及体温单书写要求

一、相关概念及要求

1. 医嘱是指医师在医疗活动中下达的医学指令。医嘱单包括开具医嘱的时间、医师签名、医嘱内容,医嘱执行时间及执行护士签名,医嘱单是记录医师、护士临床医疗活动的纽带和载体。医嘱分为长期医嘱单和临时医嘱单。

2. 辅助检查报告单是指患者住院期间所做各项检验、检查结果的记录。包括血常规、尿常规、粪常规等化验检查报告单及病理检查报告单、超声检查报告单、CT 检查报告单等。

3. 体温单为表格式,以护士填写为主,主要用于记录患者的体温、脉搏、呼吸等生命体征及有关情况。

二、具体内容及要求

1. 医嘱的具体内容及要求

(1) 长期医嘱单内容包括患者姓名、科别、住院病历号(或病案号)、页码、开始日期和时间、长期医嘱内容、停止日期和时间、医师签名、执行时间、执行护士签名。其中,由医师填写开始日期和时间、长期医嘱内容、停止日期和时间。

(2) 临时医嘱单内容包括医嘱时间、临时医嘱内容、医师签名、执行时间、执行护士签名等。

(3) 医嘱包括护理常规、护理级别、饮食、药物的剂量和用法、各种治疗与检查等内容。

(4) 医嘱内容及起始、停止时间应当由医师书写。医嘱内容应当准确、清楚,每项医

嘱应当只包含一个内容,并注明下达时间,应当具体到分钟。医嘱不得涂改。需要取消时,应当使用红色墨水标注"取消"字样并签名。

（5）一般情况下,医师不得下达口头医嘱。因抢救急危患者需要下达口头医嘱时,护士应当复诵一遍。抢救结束后,医师应当即刻据实补记医嘱。

2. 辅助检查报告单内容包括患者姓名、性别、年龄、住院病历号（或病案号）、检查项目、检查结果、报告日期、报告人员签名或者印章等。

3. 体温单内容包括患者姓名、科室、床号、入院日期、住院病历号（或病案号）、日期、手术后天数、体温、脉搏、呼吸、血压、大便次数、出入液量、体重、住院周数等,要求记录内容真实、及时、正确,描绘清晰,点线分明,大小、颜色一致,卷面干净整洁。

三、强调的问题及注意事项

1. 医嘱是患者报销医疗费用的重要依据,执行签名必须客观、真实、准确、及时。

2. 体温单项目填写完整、真实、客观、及时,不缺项,避免涂改和填写不全。

第九节　住院病案首页书写要求

一、具体内容及要求

1. 住院病案首页是医务人员使用文字、符号、代码、数字等方式,将患者住院期间相关信息精炼汇总在特定的表格中,形成的病例数据摘要。住院病案首页包括患者基本信息、住院过程信息、诊疗信息、费用信息。

2. 住院病案首页填写内容较多,凡本节要求未强调或未补充说明的病案首页项目,填写内容仍按照《卫生部关于修订下发住院病案首页的通知》（卫医发〔2001〕286 号）、《卫生部关于修订住院病案首页的通知》（卫医政发〔2011〕84 号）执行。

3. 随着信息化技术的发展以及现代医院管理理念的不断深入,住院病案首页信息已作为医疗核心数据广泛应用于医院及专科医疗服务能力评价和医疗质量评价,成为医保付费的重要数据。因此,应正确理解并掌握住院病案首页各个项目的填写要求,确保首页质量。

二、相关概念及要求

1. 凡栏目中有"□"的,应当在"□"内填写适当阿拉伯数字。栏目中没有可填写内容的,填写"-"。如:联系人没有电话,在电话处填写"-"。

2. 医疗付费方式分为"1. 城镇职工基本医疗保险;2. 城镇居民基本医疗保险;3. 新型农村合作医疗;4. 贫困救助;5. 商业医疗保险;6. 全公费;7. 全自费;8. 其他社会保险;9. 其他"。

应当根据患者付费方式在"□"内填写相应阿拉伯数字。其他社会保险指生育保险、工伤保险、农民工保险等。

3. 年龄 指患者的实足年龄,为患者出生后按照日历计算的历法年龄。年龄满 1 周岁的,以实足年龄的相应整数填写;年龄不足 1 周岁的,按照实足年龄的月龄填写。

4. 从出生到 28 天为新生儿期 出生日为第 0 天。产妇病历应当填写"新生儿出生体重";新生儿期住院的患儿应当填写"新生儿出生体重"、"新生儿入院体重"。新生儿出生体重指患儿出生后第一小时内第一次称得的重量,要求精确到 10 克;新生儿入院体重指患儿入院时称得的重量,要求精确到 10 克。

5. 职业 按照国家标准《个人基本信息分类与代码》(GB/T2261.4)要求填写,共 13 种职业"11. 国家公务员、13. 专业技术人员、17. 职员、21. 企业管理人员、24. 工人、27. 农民、31. 学生、37. 现役军人、51. 自由职业者、54. 个体经营者、70. 无业人员、80. 退(离)休人员、90. 其他"。根据患者情况,填写职业名称,如:职员。

6. 联系人"关系" 指联系人与患者之间的关系,参照《家庭关系代码》国家标准(GB/T4761)填写"1. 配偶,2. 子,3. 女,4. 孙子、孙女或外孙子、外孙女,5. 父母,6. 祖父母或外祖父母,7. 兄、弟、姐、妹,8/9. 其他"。根据联系人与患者实际关系情况填写,如:孙子。对于非家庭关系人员,统一使用"其他",并可附加说明,如:同事。

7. 入院途径 指患者收治入院治疗的来源,经由本院急诊、门诊诊疗后入院,或经由其他医疗机构诊治后转诊入院,或其他途径入院。

8. 实际住院天数 入院日与出院日只计算一天,例如:2011 年 6 月 12 日入院,2011 年 6 月 15 日出院,计住院天数为 3 天。

9. 门(急)诊诊断 指患者在住院前,由门(急)诊接诊医师在住院证上填写的门(急)诊诊断。

10. 出院诊断 指患者出院时,临床医师根据患者所做的各项检查、治疗、转归以及门急诊诊断、手术情况、病理诊断等综合分析得出的最终诊断。

(1) 主要诊断:指患者出院过程中对身体健康危害最大,花费医疗资源最多,住院时间最长的疾病诊断。外科的主要诊断指患者住院接受手术进行治疗的疾病;产科的主要诊断指产科的主要并发症或伴随疾病。

(2) 其他诊断:除主要诊断及医院感染名称(诊断)外的其他诊断,包括并发症和合并症。

11. 入院病情　指对患者入院时病情评估情况。将"出院诊断"与入院病情进行比较，按照"出院诊断"在患者入院时是否已具有，分为"1. 有；2. 临床未确定；3. 情况不明；4. 无"。根据患者具体情况，在每一出院诊断后填写相应的阿拉伯数字。

● 有：对应本出院诊断在入院时就已明确。例如，患者因"乳腺癌"入院治疗，入院前已经钼靶、针吸细胞学检查明确诊断为"乳腺癌"，术后经病理也诊断为乳腺癌。

● 临床未确定：对应本出院诊断在入院时临床未确定，或入院时该诊断为可疑诊断。例如：患者因"乳腺恶性肿瘤不除外"、"乳腺癌？"或"乳腺肿物"入院治疗，因缺少病理结果，肿物性质未确定，出院时有病理诊断明确为乳腺癌或乳腺纤维瘤。

● 情况不明：对应本出院诊断在入院时情况不明。例如：乙型病毒性肝炎的窗口期、社区获得性肺炎的潜伏期，因患者入院时处于窗口期或潜伏期，故入院时未能考虑此诊断或主观上未能明确此诊断。

● 无：在住院期间新发生的，入院时明确无对应本出院诊断的诊断条目。例如：患者出现围术期心肌梗死。

12. 损伤、中毒的外部原因　指造成损伤的外部原因及引起中毒的物质，如：意外触电、房屋着火、公路上汽车翻车、误服农药。不可以笼统填写车祸、外伤等。应当填写损伤、中毒的标准编码。

13. 病理诊断　指各种活检、细胞学检查及尸检的诊断，包括术中冰冻的病理结果。病理号：填写病理标本编号。

14. 药物过敏　指患者在本次住院治疗以及既往就诊过程中，明确的药物过敏史，并填写引发过敏反应的具体药物，如：青霉素。

15. 死亡患者尸检　指对死亡患者的机体进行剖验，以明确死亡原因。非死亡患者应当在"□"内填写"-"。

16. 血型　指在本次住院期间进行血型检查明确，或既往病历资料能够明确的患者血型。根据患者实际情况填写相应的阿拉伯数字"1. A；2. B；3. O；4. AB；5. 不详；6. 未查"。如果患者无既往血型资料，本次住院也未进行血型检查，则按照"6. 未查"填写。"Rh"根据患者血型检查结果填写。

17. 签名

（1）医师签名要能体现三级医师负责制。三级医师指住院医师、主治医师和具有副主任医师以上专业技术职务任职资格的医师。在三级医院中，病案首页中"科主任"栏签名可以由病区负责医师代签，其他级别的医院必须由科主任亲自签名，如有特殊情况，可以指定主管病区的负责医师代签。

（2）责任护士：指在已开展责任制护理的科室，负责本患者整体护理的责任护士。

（3）编码员：指负责病案编目的分类人员。

（4）质控医师：指对病案终末质量进行检查的医师。

（5）质控护士：指对病案终末质量进行检查的护士。

（6）质控日期：由质控医师填写。

18. 手术及操作编码　目前，按照全国统一的 ICD-9-CM-3 编码执行。表格中第一行应当填写本次住院的主要手术和操作编码。

19. 手术级别　指按照《医疗技术临床应用管理办法》（卫医政发〔2009〕18号）要求，建立手术分级管理制度。根据风险性和难易程度不同，手术分为四级，填写相应手术级别对应的阿拉伯数字：

- 一级手术（代码为1）：指风险较低、过程简单、技术难度低的普通手术；
- 二级手术（代码为2）：指有一定风险、过程复杂程度一般、有一定技术难度的手术；
- 三级手术（代码为3）：指风险较高、过程较复杂、难度较大的手术；
- 四级手术（代码为4）：指风险高、过程复杂、难度大的重大手术。

20. 手术及操作名称　指手术及非手术操作（包括诊断及治疗性操作，如介入操作）名称。表格中第一行应当填写本次住院的主要手术和操作名称。

21. 有创诊疗操作是指在临床诊疗活动过程中进行的具有一定创伤和风险的各种诊断、治疗性操作。按照操作的目的，分为诊断性操作和治疗性操作；诊断性操作是指以明确疾病诊断为目的的检查操作；治疗性操作是指以治疗疾病为目的的非手术性操作。

22. 切口愈合等级，按以下要求填写：

切口分组	切口等级/愈合类别	内涵
0 类切口		有手术，但体表无切口或腔镜手术切口
I 类切口	I/甲	无菌切口/切口愈合良好
	I/乙	无菌切口/切口愈合欠佳
	I/丙	无菌切口/切口化脓
	I/其他	无菌切口/出院时切口愈合情况不确定
II 类切口	II/甲	沾染切口/切口愈合良好
	II/乙	沾染切口/切口愈合欠佳
	II/丙	沾染切口/切口化脓
	II/其他	沾染切口/出院时切口愈合情况不确定
III 类切口	III/甲	感染切口/切口愈合良好
	III/乙	感染切口/切口欠佳
	III/丙	感染切口/切口化脓
	III/其他	感染切口/出院时切口愈合情况不确定

● 0 类切口:指经人体自然腔道进行的手术以及经皮腔镜手术,如经胃腹腔镜手术、经脐单孔腹腔镜手术等。

● 愈合等级"其他":指出院时切口未达到拆线时间,切口未拆线或无需拆线,愈合情况尚未明确的状态。

23. 麻醉方式　指为患者进行手术、操作时使用的麻醉方法,如全麻、局麻、硬膜外麻等。

24. 离院方式　指患者本次住院出院的方式,填写相应的阿拉伯数字。主要包括:

● 医嘱离院(代码为 1):指患者本次治疗结束后,按照医嘱要求出院,回到住地进一步康复等情况。

● 医嘱转院(代码为 2):指医疗机构根据诊疗需要,将患者转往相应医疗机构进一步诊治,用于统计"双向转诊"开展情况。如果接收患者的医疗机构明确,需要填写转入医疗机构的名称。

● 医嘱转社区卫生服务机构 / 乡镇卫生院(代码为 3):指医疗机构根据患者诊疗情况,将患者转往相应社区卫生服务机构进一步诊疗、康复,用于统计"双向转诊"开展情况。如果接收患者的社区卫生服务机构明确,需要填写社区卫生服务机构 / 乡镇卫生院名称。

● 非医嘱离院(代码为 4):指患者未按照医嘱要求而自动离院,如:患者疾病需要住院治疗,但患者出于个人原因要求出院,此种出院并非由医务人员根据患者病情决定,属于非医嘱离院。

● 死亡(代码为 5)。指患者在住院期间死亡。

● 其他(代码为 9):指除上述 5 种出院去向之外的其他情况。

25. 是否有出院 31 天内再住院计划　指患者本次住院出院后 31 天内是否有诊疗需要的再住院安排。如果有再住院计划,则需要填写目的,如:进行二次手术。

26. 颅脑损伤患者昏迷时间　指颅脑损伤的患者昏迷的时间合计,按照入院前、入院后分别统计,间断昏迷的填写各段昏迷时间的总和。只有颅脑损伤的患者需要填写昏迷时间。

27. 住院费用　总费用指患者住院期间发生的与诊疗有关的所有费用之和,凡可由医院信息系统提供住院费用清单的,住院病案首页中可不填写。已实现城镇职工、城镇居民基本医疗保险或新农合即时结报的地区,应当填写"自付金额"。住院费用共包括以下 10 个费用类型:

(1)综合医疗服务类:各科室共同使用的医疗服务项目发生的费用。

1)一般医疗服务费:包括诊查费、床位费、会诊费、营养咨询等费用。

2）一般治疗操作费：包括注射、清创、换药、导尿、吸氧、抢救、重症监护等费用。

3）护理费：患者住院期间等级护理费用及专项护理费用。

4）其他费用：病房取暖费、病房空调费、救护车使用费、尸体料理费等。

（2）诊断类：用于诊断的医疗服务项目发生的费用。

1）病理诊断费：患者住院期间进行病理学有关检查项目费用。

2）实验室诊断费：患者住院期间进行各项实验室检验费用。

3）影像学诊断费：患者住院期间进行透视、造影、CT、磁共振检查、B超检查、核素扫描、PET等影像学检查费用。

4）临床诊断项目费：临床科室开展的其他用于诊断的各种检查项目费用。包括有关内镜检查、肛门指诊、视力检测等项目费用。

（3）治疗类

1）非手术治疗项目费：临床利用无创手段进行治疗的项目产生的费用。包括高压氧舱、血液净化、精神治疗、临床物理治疗等。临床物理治疗指临床利用光、电、热等外界物理因素进行治疗的项目产生的费用，如放射治疗、放射性核素治疗、聚焦超声治疗等项目产生的费用。

2）手术治疗费：临床利用有创手段进行治疗的项目产生的费用。包括麻醉费及各种介入、孕产、手术治疗等费用。

（4）康复类：对患者进行康复治疗产生的费用。包括康复评定和治疗。

（5）中医类：利用中医手段进行治疗产生的费用。

（6）西药类：包括有机化学药品、无机化学药品和生物制品费用。

1）西药费：患者住院期间使用西药所产生的费用。

2）抗菌药物费用：患者住院期间使用抗菌药物所产生的费用，包含于"西药费"中。

（7）中药类：包括中成药和中草药费用。

1）中成药费：患者住院期间使用中成药所产生的费用。中成药是以中草药为原料，经制剂加工制成各种不同剂型的中药制品。

2）中草药费：患者住院期间使用中草药所产生的费用。中草药主要由植物药（根、茎、叶、果）、动物药（内脏、皮、骨、器官等）和矿物药组成。

（8）血液和血液制品类

1）血费：患者住院期间使用临床用血所产生的费用，包括输注全血、红细胞、血小板、白细胞、血浆的费用。医疗机构对患者临床用血的收费包括血站供应价格、配血费和储血费。

2）白蛋白类制品费：患者住院期间使用白蛋白的费用。

3）球蛋白类制品费：患者住院期间使用球蛋白的费用。

4）凝血因子类制品费：患者住院期间使用凝血因子的费用。

5）细胞因子类制品费：患者住院期间使用细胞因子的费用。

（9）耗材类：当地卫生、物价管理部门允许单独收费的耗材。按照医疗服务项目所属类别对一次性医用耗材进行分类。"诊断类"操作项目中使用的耗材均归入"检查用一次性医用材料费"；除"手术治疗"外的其他治疗和康复项目（包括"非手术治疗"、"临床物理治疗"、"康复"、"中医治疗"）中使用的耗材均列入"治疗用一次性医用材料费"；"手术治疗"操作项目中使用的耗材均归入"手术用一次性医用材料费"。

1）检查用一次性医用材料费：患者住院期间检查检验所使用的一次性医用材料费用。

2）治疗用一次性医用材料费：患者住院期间治疗所使用的一次性医用材料费用。

3）手术用一次性医用材料费：患者住院期间进行手术、介入操作时所使用的一次性医用材料费用。

（10）其他类

其他费：患者住院期间未能归入以上各类的费用总和。

三、强调的问题及注意事项

1. 全面了解首页各项目具体内容，有利于保证首页整体质量，使首页数据更好地用于医、教、研各个方面。

2. 掌握首页各个项目，特别是诊疗项目的定义及表达方式，是规范填写首页的基础。

3. 在完整填写首页的基础上，确保项目填写的真实、客观、及时、准确。

第十节 门、急诊病历书写要求

一、门诊病历书写要求

1. 门诊病历书写一般要求

（1）门诊病历应由接诊医师在患者就诊时及时完成，纸质病历应用钢笔或圆珠笔书写，字迹要清楚、整洁、不得涂改。电子病历应按要求录入。

（2）患者每次就诊均应书写门诊记录。第一次在某科就诊应按初诊病历要求书写。每次就诊的门诊病历必须能反映患者诊疗的主要过程。

（3）门诊病历要求文字简明扼要，重点突出，使用医学术语。

（4）在门诊开具的各种化验单、检查申请单、诊断证明、病假单等都必须在病历中有记录。

（5）向患者或家属交代过的病情相关事项均应记录在病历中。需要作创伤性检查或手术治疗者，患者及家属需在知情同意书上双签名，并记录在病历中。

（6）门诊处方的药名必须用通用名，并注明每片（支）的剂量、所开的总量、具体用法。门诊病历记录的用药必须与所开处方相同。

2. 初诊病历书写要求

（1）一般项目：医院名称、就诊日期（年、月、日）、根据病情记录具体就诊时间、科别、患者姓名、性别、年龄（或出身年月）。

（2）主诉：本次来诊的主要症状及持续时间，要求精炼、准确。

（3）现病史：记录本次就诊的主要病史，包括发病情况、主要症状或体征、病情演变情况、伴随症状、发病以来的诊治情况及结果等。要求简明扼要，重点突出。

（4）既往史：记录与本次有关的各系统疾患。

（5）体格检查：生命体征（T、P、R、BP）、一般情况、心肺腹（结合病情，对心、肺、腹部作相应的全面检查），重要查体项目不能遗漏。

（6）诊断：对能明确诊断的应书写出疾病诊断全名。不能明确的应写明"待诊"，但应注明最可能的疾病诊断，如"腹痛待查，慢性阑尾炎可能性大"；"胸痛待查，急性胸膜炎不除外"。

（7）处理意见：记录所需的化验、影像学检查项目；记录所需的治疗项目或措施；记录处方开的药名、剂量、用法；记录与患者及/或家属交代的所有事项（用药、治疗、病情变化、预后、随诊等）；记录所有开具的转诊单、会诊单、诊断书、病假单等单据。

（8）医生签名：应签正楷全名。

3. 门诊复诊病历书写要求

（1）一般项目：医院名称、就诊日期、科别。

（2）主诉：如与前次就诊并疾病相同，可简单书写，如"×× 病复诊"。"×× 术后 1 周复查"。

（3）现病史：记录前次诊治后的病情变化情况或治疗效果。具体包括症状体征变化、辅助检查结果及判读、药物疗效和副反应等。

（4）体格检查：根据病情变化作相应的体格检查。重症患者应记录生命体征。

（5）诊断：如无变化可简略（仅限 2 次），如有变化则应写明诊断。

（6）处理：同初诊病历。

（7）医生签名:应签正楷全名。

二、急诊病历书写要求

急诊病历格式及内容要求参照门诊病历书写要求。需强调的特点是:

1. 医生接诊时,应准确记录患者就诊时间(要精确到分钟)、科别。

2. 危重抢救患者要在重点了解病史的同时开展急救诊治,维持生命体征。其后再补充细致询问,并及时记录在病历中。

3. 所有患者必须记录注明患者诊后的去向(离院、留观、住院)及时间。患者在离开急诊时应记录患者的生命体征数据(呼吸、心率、血压、神志状况等)。

4. 进入抢救室的患者需写明进入抢救的原因。

5. 进入抢救室应立即建立特别抢救护理记录,随时记录病情变化及诊治措施。

6. 及时记录上级医师、会诊医师的诊疗意见及时间。

7. 自动要求离院的患者要有家属及患者本人签字,院方应有主治医师以上资质者签字。

（王　怡）

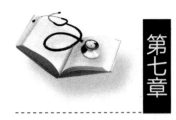

第七章 临床思维

一、本课程主要学习内容

1. 临床思维概念、意义及重要性。

2. 正确临床思维的方法。

3. 临床病例思维（内科、外科、妇科、儿科）实践。

二、本课程教学目的

1. 掌握临床思维的重要性。

2. 掌握正常临床思维的基本原则、注意事项。

3. 通过临床病例实践熟悉正确临床思维的过程。

三、本课程学习安排（即学时和学分）

1. 根据师资条件和学生数，安排讲课2学时，临床讨论8学时。

2. 建议授予学分2分。

四、推荐阅读的参考书目及网站

1. 王吉耀.内科学.第2版.北京:人民卫生出版社,2010.

2. 万学红,卢雪峰.诊断学.第8版.北京:人民卫生出版社,2013.

3. 陈孝平.外科学.第2版.北京:人民卫生出版社,2010.

4. 郑树森.外科学.第2版.北京:高等教育出版社,2011.

5. Courtney M.克氏外科学.第19版.彭吉润,王杉译.北京:北京大学医学出版社,2015.

6. 沈铿,马丁.妇产科学.第3版.北京:人民卫生出版社,2015.

7. 谢幸,苟文丽.妇产科学.第8版.北京:人民卫生出版社,2013.

8. 薛辛东.儿科学.第2版.北京:人民卫生出版社,2005.

9. 胡亚美,江载芳,申昆玲等.实用儿科学.第8版.北京:人民卫生出版社,2015.

10. 贝尔曼詹森.尼尔森儿科学.北京:北京大学医学出版社,2007.

11. 娄格,福斯.哈里森胃肠病学与肝病学.北京:北京大学医学出版社,2011.

12. 吴孟超,吴在德.黄家驷外科学.第7版.北京:人民卫生出版社,2008.

13. 胥少汀,葛宝丰,徐印坎.实用骨科学.第4版,北京:人民军医出版社,2012.

14. 卡纳莱.坎贝尔骨科手术学.第12版.北京:人民军医出版社,2013.

15. Funder J W,Carey R M,Fardella C,et al. Case detection,diagnosis,and treatment of patients with primary aldosteronism: an endocrine society clinical practice guideline. Journal of Clinical Endocrinology & Metabolism,2009,93（9）:3266-3281.

16. Zollinger R M. Zollinger's Atlas of Surgical Operations,9th Ed. New York:McGraw-Hill Medical,2011.

17. 中华妇产科杂志指南系列:《前置胎盘的临床诊断及处理指南》《产后出血预防及处理指南》《胎盘早剥的临床诊断与处理规范》

18. 期刊类:《中华儿科杂志》、中国实用儿科杂志》《实用临床儿科杂志》等。

五、思考题

见各章节

第一节 临床思维概述

内科学作为临床医学之重要学科,也历史悠长。古希腊名医希波克拉底(Hippocrates of Cos,C460 to C375 B.C.)迈开了现代医学之步履,中国春秋战国黄帝《内经》奠定了我国传统医学之基石。文艺复兴、工业革命及实验医学之发展,医学跨入生物医学模式,最近半个多世纪更进展为生物-心理-社会医学模式(bio-psycho-social medicine model)。生物医学科技、医学伦理学、医学经济学迅速发展。循证医学确立,各项临床指南颁发与更新。内科学乃至整个临床医学的观念、内涵不断拓展创新。临床医师(clinician)理念、医疗环境及疾病诊断防治策略均发生深刻演进与变化,也面临诸多挑战。内科医师(physician)如何面对神圣的使命? 在具备一定的医学基础理论、基本知识、基本技能离开医学院校之后,临床医师怎能踏入临床认真工作并顺利快速成长? 尽管影响因素有许多,客观条件多不同,但归结起来主要是下述两项,一曰踏实的临床实践(bedside clinical practice),二谓良好的临床思维(perfect clinical thinking),尤其两者均离不开尽力掌控相关病状的确实信息(information),从而及时作出恰当的临床决策(clinical decision making)。(塞萨尔·伊达尔戈:宇宙由能量、物质和信息三个元素构成,但真正令宇宙奥秘无穷的是信息……)严肃、严格、严谨地从事踏实的临床实践有助于踏上医学殿堂的稳固台阶,而良好、辨证的临床思维有益于抓住跨入医学大厦之门的智能钥匙。实际经验颇丰的临床医师在良好的临床思维推动下,善于运用相应的途径与方法,其风险尽可能小,且代价也相对低,及时准确的临床决策,以确立诊断、规范治疗,更因具体病情安排个体化医疗服务举措,达成良好的医疗预期,均至关重要,也难能可贵。反之,延迟、抑或误诊误治,极可能造成显著不良影响,甚或导致严重有害后果。

概言之,"医学实践乃科学与艺术之结合体"(the practice of medicine combines both science and art),而一名医生的最高境界应是"他是一名无所不知的全面的人。"(the physician should ask of his destiny no more than this; he should be concent with no less)(两者皆出自 *HARRISON's Principles of Internal Medicine*)事实上,临床医师在诊治疾病的医学实践过程中面对具体的患者,自始至终均直面临床决策与临床思维的全过程,有时容许反复推敲,但也或亟需当机立断。实际上,临床思维与临床决策贯穿于临床医师诊治患者的全过程,既非一枚硬币的两面正反之辩,也非鸡与蛋孰先孰后之议,而属医疗实践过程中筹划安排、决断实施的关系。

试以常见多发病为例,推敲疾病诊治过程中有关临床思维与临床决策(clinical

thinking & clinical decision making)的方方面面。

　　询问并归纳出患者之主诉,权衡其信息值,当在下笔之前完成,应反映其初步诊断,也即主诉应与其临床印象相呼应。均为"胸痛…",心绞痛(稳定或不稳定)或急性心肌梗死,其主诉的确不应该"类同"。遇见患者,当即判定其一般状态(至少包括6项),可记为一般好、可或差。顾及重点、全面完成病史采集及体检,两者相互指引,彼此补充,遂即记录在案。一切力求半小时内完成。病史、体检与辅助检查之无论哪一项的意外发现,虽非常见,也均在意料,当及时彼此补充,并体现在临床思维过程中的反复修正与完善。

　　一切经归纳、分析、推理、鉴别等思维辨证而列出初步诊断,即临床印象(Clinical Impression,或Imp.),与患方沟通拟定必要的检验建议或开出处方。一般初诊须按"一是(似)三非"惯常的判别思维进行,即当肯定或考虑某一可能之前先否定或排除另二、三种可能的病况。随着临床经验的累积,临床思维的成熟以及果断的临床决策力,多可达成医患双方的共同预期。在临床实践总体上医患乃也友也师之关系,双方坦诚相待、热忱伸手,达成良好预期,对双方的相互信赖均有所悟、也有所获,即或意外,也易互谅。

　　下列举一部分以往的病例,对正确理解临床思维会有所启示。

　　男性,70岁。高血压多年,日服降压药等达6~7种,来院就诊,测BP 170/110mmHg以上,唇暗略胖。医生详细询问病史,诊后即安排睡眠呼吸监测,夜间呼吸暂停时间最长达57秒,且次数频多,氧合极差,建议老人购置辅助呼吸器。老人应用后,降压药品数迅即减至日二、三种,血压控制良好。

　　男性,54岁。曾疑为"冠心病",追寻其动态心电图(Holter)记录示夜间胸导联T波深倒,但心电图运动负荷试验(treadmill test)未见异常改变,自认无夜间睡眠打鼾史,医生追问其夫人,获知患者自年轻时就有打鼾,且很重,遂安排睡眠呼吸监测确诊为"睡眠呼吸暂停综合征"(OSA syndrome),嘱其应用辅助呼吸器治疗。

　　男性,72岁。因一天来胸闷头晕在某门诊部就诊,作心电图正常,血压略高,唯双侧Babinski's sign(+),经神内、外科主任急会诊确认非卒中所致,嘱临床观察。2小时后复查心电图仍无异常,考虑双侧病理反射与脑缺氧相关。医生仔细查体,测右上肢血压140/100mmHg,左上肢血压140/60mmHg,余无异常体征发现,遂疑为主动脉夹层,血肿压迫累及左锁骨下动脉口可能,随即嘱担架抬送至救护车转收入上级医院。次日晨发现颈部血管杂音,并经超声及CT确诊为主动脉夹层,稳定3周后经外科手术治疗,康复出院。

　　男性,49岁。近日来略感胸部不适,作心电图可见电脑打印结果示"正常心电图",但医生认真阅图后发现V_5、V_6的ST段轻微压低,且aVR的ST段略呈抬高,遂收入院。次日行心电图运动负荷试验(treadmill test),报告"阴性",患者询问可否减药出院,医生再次行心电图检查仍见类似改变,虽并未加重,但建议当日行冠状动脉造影(CAG),结果示左主干(LM)50%~60% 狭窄、左前降支(LAD)35%~50% 狭窄、左回旋支(LCx)30%~50% 狭窄及右冠脉(RCA)30% 狭窄。医生斟酌后未予支架干预,嘱维持规范药物治疗。

男性,55 岁。以"扩张型心肌病伴充血性心力衰竭"入外院 CCU,突发心室颤动经电复律后心力衰竭加重,心电图示完全左束支传导阻滞(CLBBB)。医生仔细阅读心电图时发现其胸前导联 R 波递增不良,拟属冠心病及心肌梗死并发缺血性心肌病改变所致。稳定后转院经冠状动脉造影证实并予 PCI 及支架植入等治疗康复。

男性,75 岁。1 个月前夜间突发胸痛,持续约 2 个小时,至天明后稍缓解,因工作繁忙而未进一步诊治,继续伏案工作。1 周来稍活动后即感呼吸困难而到某院,门诊作超声心动图提示二尖瓣反流,疑为乳头肌功能不全转来我院。经我院某主任医师认真查体,发现患者心前区确有收缩期杂音,但更重要的是在杂音同时伴有轻微收缩期震颤存在,即考虑患者为室间隔穿孔,后经左心室造影证实并行冠状动脉旁路移植术(CABG)及室间隔穿孔修补术,康复出院。

20 世纪 70 年代,一成年男性患者因发现心脏杂音而诊断为"风湿性心脏病,联合瓣膜病"多次在某院住院。本次因胸闷不适来我院诊治,老主任查房,经全面体检后发现除心脏杂音外,掌骨指数 >8.4,拇征、腕征均(+),胸部 X 片显示升主动脉扩张,否定了"风心病,联合瓣膜病"诊断,证实为"马方综合征"。

20 世纪 70 年代。男性,77 岁,系当地老中医。因高血压住院,发现二度 I 型房室传导阻滞,并伴脱落,曾行无创 His 束检查示 AH 及 HV 均有延长。临床医生仔细观测示波发现心率降至 55~60 次 / 分左右,传导阻滞脱落即可消失,经科主任同意,予利血平口服治疗至第三天,心率降至 60 次 / 分,传导阻滞脱落消失,两周后出院,并坚持规律服药。10 年后复查,老人仍健在。

20 世纪 80 年代。男性,58 岁。患急性前壁心肌梗死,经救治已下地活动自如,并无不适。某日,患者在大病室端盆水至床旁,约 3~5 米距离,此时患者突然摔倒,医护人员即刻到来进行抢救,心电显示心室颤动,经及时电除颤转复为窦律。复查全导心电图显示新发下壁心肌梗死,终至不治,然确非摔地所致。

综合上述经验和体会,归纳起来说,一个合格的临床医生在诊治患者的过程中,除了必须要具备的细致、耐心、负责的高尚医德及良好、有效的沟通技巧外,全面深入地了解病情、认真地结合患者实际情况进行分析、综合、判断,加之医生自身过硬的基本功和积累的实践经验,才能真正做到准确诊断、精心治疗。整个诊治过程就是临床思维的整个过程,也是作为一个医生必须掌握的基本功之一。

（蒋宝琦　毛节明）

第二节 临床思维的方法

临床思维是贯穿在整个临床诊治过程中的。一般来说可以分为资料收集、综合分析和确诊验证三个部分。但实际上在临床诊治疾病时这三部分是紧密相关、相互依赖、不可分割的一个完整体。

一、临床思维过程

1. 资料收集 资料收集包括病史采集、体格检查、常规检查和一般器械辅助检查结果。

(1) 病史采集：有著名医学教授称："病史采集乃一项真正的艺术"。也是效/价比最佳的工具，可用以作为患者评价的基础，是建立良好医患关系纽带的最重要途径。如上述高血压难以控制，或夜间心电图 T 波倒置等缺氧性改变，几句直截了当的询问直至"靶心"。病史采集需聚焦于主诉并反映临床诊断。

(2) 体格检查：全面而又重点的体检绝非"不需要"，更不是"浪费时间"，而以各项检查化验代之。实际上体格检查可让你更好地了解患者的感受与期待。如急性心肌梗死患者心前区杂音伴震颤的确认即有助于确定室间隔穿孔，经造影证实并及时手术。

(3) 辅助检查：除常规的血、尿、便检查外，其他辅助检查项目的选择应结合病史、体检全面考虑，且需重点突出。选择项目的过程也实为临床分析思维过程。如一例误诊为"风湿性心脏病联合瓣膜病"患者，实为"马凡综合征"致主动脉根部扩张而导致主动脉瓣相对关闭不全所产生的杂音，超声心动图检查即为最佳选择。上述久治不愈的高血压患者，在仔细询问病史后，选择行睡眠呼吸监测检查，即刻发现真正病因而得到最佳治疗效果。

2. 综合病情分析 综合所获的全部病史、体检、辅助检查资料，分析病情发生发展的过程，抓住主要轴线，判断最可能的病变（初诊）。临床常用的诊断思维模式有以下四类：

(1) 顺向思维模式（图 7-1）：常用于简单病例、典型病例的诊断。根据完整的病史、体检、一般辅助检查即可得出诊断。如患者 4 天前受凉后发热、咳嗽伴胸痛，1 天来咯铁锈色痰，查体右上肺叩浊，可闻支气管呼吸音，血象白细胞增高，胸片示右上大片阴影。临床表现典型，可直接诊断"大叶

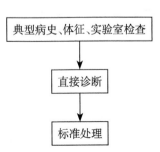

图 7-1 顺向思维

肺炎"。

(2) 逆向思维模式(图 7-2):根据完整病史、体检及部分辅助检查结果,综合分析患者可能的疾病或疾病的范围。然后经过进一步分析检查,将某些疾病逐个加以排除,最终筛选出最可能的疾病,并进一步用相应的检查给予确诊。如患者 2 天来头晕,黑便 3 次,既往有反酸、夜间上腹疼痛、进食后可缓解的病史。大便隐血检查(+++),诊断上消化道出血。分析多种原发病均可导致出血,溃疡病、急性胃黏膜病变、胃癌、肝硬化等,则可结合病史并采用相应的检查逐个加以排除,最终确定诊断。

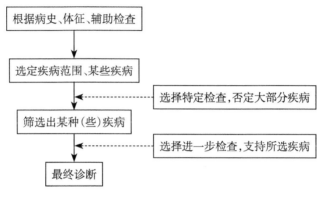

图 7-2　逆向思维

(3) 肯定之否定思维模式(图 7-3):首先根据病史、体检及部分辅助检查资料,经过综合分析考虑某种疾病。然后假设疾病诊断成立,再用所获的资料进行解释,如果全部都能解释,则诊断基本确立;如完全不能解释,则可排除此诊断;若部分不能解释,可作进一步检查分析。如仍不能解释,则可排除该疾病。如患者,56 岁。4 小时前突发左

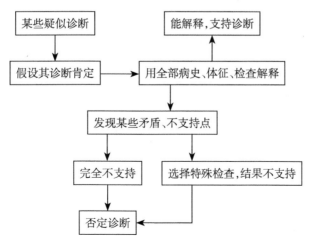

图 7-3　肯定之否定思维

胸部剧烈疼痛,持续呈刀割样,放散至背部及后腰部,伴大汗,自含硝酸甘油无效而来院。既往有高血压10年;糖尿病5年;吸烟30年。查体:痛苦表情,P 92次/分,BP 190/100mmHg,双肺(-),心律整,心音正常,A2>P2,未闻杂音,下肢不肿。入院心电图提示左心室肥厚,继发ST-T改变。血cTnI正常。根据患者有明显冠心病危险因素,突发持续性胸痛,硝酸甘油无效,首先考虑急性心肌梗死可能性最大。但患者胸痛向腰背部放散,血压明显增高,心音无减弱,发病已4小时而心肌损伤标志物不高,心电图无典型ST改变。分析病史、体征、检查均不符合,则可排除急性心肌梗死诊断。同时考虑主动脉夹层可能,根据病史、血压增高、心电图表现等检查应高度提示,建议患者进一步做CTA检查后确诊。

(4) 否定之否定思维模式(图7-4):与上述第三种模式相反,首先假设此疾病不成立,但结合患者病史、体检、部分辅助检查资料不能用其他疾病来解释,则仍应考虑此疾病。然后再进行进一步相关检查,如仍能支持,则诊断可确定。如仍不能完全支持,则应考虑有其他疾病之可能。

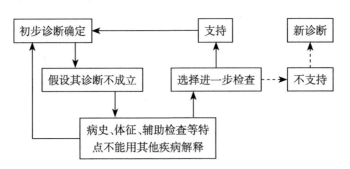

图7-4 否定之否定思维模式

必须强调的是,临床思维模式绝对不是机械的、一成不变的,常常是需多种模式共同使用,全面思考分析。归纳起来是一般初诊患者须按"一是(似)三非"的惯常判别思维方式进行,即当肯定或考虑某一疾病可能之前先否定或排除另二、三种可能的病况(即作鉴别诊断思维)。

另外,在对患者进行临床综合分析时还必须要体现作为一个医生的责任,尤其在患者病情危急时,"时间就是生命"。如对急性心肌梗死患者,按规范指南中提出心肌坏死标志物为确诊的必要指标,另有病史或心电图改变之一即可确立诊断。但临床医生的使命更应是争分夺秒,决不能长时间等待检验结果后才请上级医师或专科会诊。

3. 确诊、验证及修正 经过综合分析,对患者疾病确定诊断后,并非是此阶段的终结。在根据诊断决定对患者的治疗过程中,病情遵循自然转归发展或痊愈,则验证了先前诊断的准确性。实际上,疾病的临床过程是非常复杂多变的。常在诊治过程有可能出现新的变化;进一步的体征、检查结果提示不同于先前考虑的疾病;既定的治疗措施未显示明显疗效,这就需要医生再次进行分析判断,随时修正诊断,更改新的诊治措施等,直至患者得到最佳或合理的转归(治愈、好转、正常死亡)。

对疾病的验证及修正过程也是医生反思的过程。重视反思过程,及时总结正确与错误、成功与失败的经验是住院医师能迅速成长的关键,也是医生成长的必经之路。

二、临床思维的基本原则

临床思维过程是贯穿在整个患者诊治的全过程中,随着患者病情的发展变化,需要随时进行分析、思考,及时调整诊治方向或措施。但诊治疾病的思维过程需掌握最基本的原则。

(1)首先应考虑常见病、多发病,如不能解释则再考虑可能的少见病。

(2)对任何一个患者来诊,无论临床表现有些特殊、不符合规律等表现,但必须首先考虑器质性疾病、功能性疾病。如能排除则再可考虑精神性疾病。

(3)因人体是一个整体,因此,应尽量考虑用一个疾病来解释全部临床表现。

(4)应贯穿在整个患者诊治全过程,是一个动态、连续的过程,需随时结合病情变化做进一步分析、调整、修正。要养成经常反思的习惯,尤其是对某些难以解释的现象更应反思。

(5)临床思维过程是一个辨证的过程,不仅要重视阳性的,也不能忽视阴性的资料。在整个临床诊治过程中,认真分析这两者之间的辨证关系,是正确思维的重要环节。

(6)应处处体现出一切为患者的理念。除特殊病情条件外,一般均应先从临床基础资料分析判断开始,由简入繁、先普通后特殊、先无创后有创,必须遵循患者安全的原则。

三、医生在临床思维过程中应注意的问题

临床医学的认识对象是活生生的,具有社会性的,并不断变化发展的、具有自我评价与个人隐私的具体对象,故医学临床思维与自然科学思维及社会科学思维具有明显不同,临床医生应避免一些主观及客观因素导致的错漏或误判。

(1)医生应避免由于主观导致的先入为主,须根据所握证据的变化不断修正初始的判断。

诊治过程中占主导地位的医生在临床思维和决策过程中,由于个人学识、临床经验、采集资料的准确与充分程度、所具辅助检验手段之所限,均可影响临床决策的准确与周全。医生应不断依据掌控更新的资料和补充的证据,不断完善、修正并提出最新的完整的判定,偶尔或许会"推倒重来"。

（2）要避免患方因素导致的临床思维否定：临床医学医治对象是具体的个人，疾病具有特定的征象及规律，临床医生的经验适合大多数情景类似的状况。但在不同的患者或同一患者的不同社会情况、身体状态下也会有差异，患方甚至主观上可能有意无意忽略部分关键信息。故临床思维过程中，当充分考虑患者个体状况，根据其身心状态、社会关系多方采集信息，既要保证充分可靠，又要结合上述情形分析推断，助以修正医生的原有判定。

（3）须避免时间因素及客观条件导致的不足：医生必须认识临床思维的时间性和急迫性。在某些情况下，尤其是危重急症抢救时，极需迅即作出判断并实施治疗。在后续的诊治中必须严格认真地在观测病情变化的过程中，尽快补充完善临床资料收集，以及时弥补不足，作出正确的诊断，也有助于患者转危为安。

（蒋宝琦　毛节明）

第三节　内科临床思维病例

第 1 例　腹痛、黑便、贫血

一、主要学习内容

病历资料 1

卢 XX，男性，42 岁，未婚。

主因"腹痛、黑便伴全身皮疹 20 余天"来诊。

患者 20 余天前无明显诱因出现脐周及下腹部胀痛，为持续性疼痛，无缓解，不向其他部位放射。同时出现排便次数增多，为黑色糊状便，无黏液及脓血，每日 5~6 次，每次量约 100~200 克，无里急后重或便不净感。伴恶心、呕吐一次，呕吐少量胃内容物，无咖啡色物质或血丝，无反酸嗳气。同时，躯干、四肢出现散在多处片状红色斑丘疹，直径约 8~10cm，瘙痒明显，无发热。患者未予诊治，后腹痛症状逐渐加重，难以忍受，大便次数增多至 10 次 / 日，每次量较少，约 20~30ml，为黏液样黑便，并出现尿频、夜尿增多、憋尿感，伴尿色加深，无尿痛，遂来我院门诊就诊。查血常规：WBC 13.49×10⁹/L，中性百分比 67.6%，Hb 98g/L，HCT 29.9%，PLT 197×10⁹/L，便常规：潜血阳性，RBC 8 个 / HP，WBC 25/HP，为进一步诊治收入我院。患者自发病以来，无发热、盗汗，无关节肿痛，无视物不清，无口干眼干，无咳嗽咳痰，无胸闷憋气，精神食欲差，夜间睡眠欠佳，体重无明显变化。

既往高血压病史 5 年,血压最高 150/100mmHg,平时服用氨氯地平 5mg 1 次 / 日,血压控制在 130/80mmHg 左右。冠心病病史 5 年,5 年前行心脏支架植入术,近 5 年规律服用阿司匹林 100mg,1 次 / 日。

查体:T 36.5℃,P 90 次 / 分,R 18 次 / 分,BP 150/80mmHg。身高 160cm,体重 44kg,无向心性肥胖、皮肤变薄及紫纹,睑结膜、皮肤略苍白。躯干、四肢可见散在多处片状红色斑丘疹,直径约 8~10cm,表面有抓痕,未见出血点。双肺呼吸音清,未闻及干湿啰音。心率 90 次 / 分,心律齐,心脏各瓣膜区未闻及杂音。腹部饱满,未见胃肠型及蠕动波,全腹软,全腹散在压痛,以下腹部明显,无反跳痛,肝脾肋下未触及,墨菲氏征阴性,肝肾区无叩击痛,移动性浊音阴性,肠鸣音 4 次 / 分。双下肢轻度可凹性水肿。四肢肌力、肌张力正常,生理反射存在,病理反射未引出。

临床分析 1

患者的病历特点:中年男性,急性起病,以腹痛为主要症状,伴有腹泻及黑便,并出现皮疹。查体发现贫血貌,全腹散在轻压痛,无反跳痛。实验室检查提示轻度贫血。既往有高血压和冠心病病史,长期服用氨氯地平和阿司匹林。

腹痛是临床常见的症状,多数由腹部脏器疾病引起,但腹腔外疾病及全身性疾病也可以引起。腹痛根据机制分为三类情况:①内脏性腹痛:是腹内某一器官的痛觉信号由交感神经传入脊髓引起,疼痛特点是部位不确切,接近腹中线;疼痛感觉模糊,多为绞痛、不适、钝痛或者烧灼样疼痛;常伴有恶心呕吐等其他自主神经兴奋症状。该患者为脐周及下腹部持续性胀痛,不向其他部位转移和放射,伴有腹泻黑便,考虑为腹腔内脏性疼痛。②躯体性腹痛:是由来自腹膜壁层及腹部的痛觉信号,经体神经传至脊神经根,反应到相应脊髓节段所支配的皮肤引起,其特点是定位准确,程度剧烈并可伴有局部腹肌强直。该患者腹痛特点与之不符。③牵涉痛:指内脏性疼痛牵涉到身体体表部位,即内脏痛觉信号传至相应脊髓节段,引起该阶段支配的体表部位疼痛,其特点是定位明确,疼痛剧烈。该患者腹痛特点与之不符。

根据上述分类,考虑该患者为内脏性腹痛。接下来根据疼痛的部位和性质初步进行鉴别诊断。一般腹痛部位多为病变所在部位,如疼痛发生在中上腹部,多为胃、十二指肠和胰腺疾病,中老年人要排除急性心肌梗死、主动脉夹层等消化系统以外疾病;如疼痛发生在右上腹,需要考虑胆囊炎,胆石症和肝囊肿等;急性阑尾炎疼痛为转移性右下腹痛,多发生在右下腹 McBurney 点;小肠疾病疼痛多在脐周;结肠疾病疼痛多在下腹部,同时还要除外膀胱炎,女性患者要除外盆腔炎及异位妊娠;弥漫性或部位不定的内脏性疼痛多见于急性出血坏死性小肠炎、血卟啉病、铅中毒、腹型过敏性紫癜等少见疾病。

该患者有持续的腹部胀痛,同时伴有黑便、腹泻,血象提示白细胞升高,贫血,便常规提示潜血阳性并有红白细胞,考虑患者疾病可能来源于胃肠道,分析具体原因有如下可能:①感染性腹泻:感染是最常见的腹痛和腹泻的病因,同时患者门诊化验提示白细胞升高,需要考虑该诊断,但患者无不洁饮食史,无发热等表现,需要多次查大便常规和便潜血。②上消化道疾病:患者出现腹痛和黑便,要考虑上消化道肿瘤可能;长期服用阿司匹林,还需排除 NSAIDs 相关溃疡引起的消化道出血,需要进一步完善胃镜检查。③肠道疾病:主要包括结肠和小肠疾病,结肠疾病较小肠疾病更为常见,需要考虑:a. 炎症性肠病:患者有腹痛、腹泻症状,并出现全身皮疹,外周血 WBC 升高,应考虑该诊断可能性,需要进一步内镜检查;b. 急性出血性坏死性小肠炎:患者腹痛伴有黑便,需要考虑该诊断,建议进一步内镜检查;c. 缺血性肠炎:患者中年男性,既往高血压和冠心病病史,曾有心梗病史,本次出现腹痛和黑便,应考虑肠道缺血的可能性,可查腹部 CTA 观察血管情况,并查肠镜是否有缺血性肠炎的典型改变。

为此,患者需要进一步完善生化、CRP、血沉、便常规、便潜血以及胃镜等检查。

病历资料 2

入院后患者仍有腹部持续胀痛,间断为绞痛,大便一天 1~2 次,为褐色成形大便,无发热,无恶心呕吐等症状。完善各项相关检查,复查便潜血阳性,红白细胞均为 0/HP。血常规:Hb 87.6g/L,MCV 82.3 fl,WBC 9.58 ×10^9/L,中性 52.3%,嗜酸性粒细胞 6.5%,PLT 158 ×10^9/L,网织红细胞比例和数目正常。生化:ALT 169 U/L,AST 84U/L,TBIL 64.6μmol/L,DBIL 27.3μmol/L,ALB 37.6g/L。血电解质示:钠 129mmol/L,氯 87mmol/L,钾 3.0mmol/L。腹部立位片提示:①肠胀气;②考虑左肾结石。腹部 B 超示胆囊胆汁淤积。胃镜提示慢性浅表性胃炎,HP 阴性。

临床分析 2

入院后检查提示贫血、转氨酶升高、低钠低钾,结合腹痛及黑便,首先要排除消化道恶性肿瘤。但一般消化道肿瘤的贫血表现为小细胞低色素性贫血,与本患者不符,同时胃镜排除恶性病变;患者长期服用阿司匹林,需排除 NSAIDs 相关消化性溃疡,胃镜结果不支持,故可排除上消化道相关疾病。

根据患者腹痛和黑便等消化道症状,同时有转氨酶升高,皮肤曾有皮疹,要考虑可以引起多系统症状的疾病,主要有以下几种:

① 患者腹痛,黑便,躯干和四肢曾有皮疹,需考虑过敏性紫癜,又称为 Henoch-Schonlein 紫癜,这是一种血管变态反应性出血性疾病,主要累及皮肤、肾脏、关节滑膜、消化道黏膜和浆膜等部位。累及消化道的过敏性紫癜常表现为腹痛、黑便及便血等。内

镜下可以表现为消化道黏膜充血水肿,点状或斑点状出血,甚至是糜烂溃疡伴有出血,胃镜未提示类似病变,需要进一步查肠镜,并查 IgE。

② 患者外周血嗜酸性粒细胞轻度增高,长期腹痛,要考虑嗜酸性粒细胞胃肠炎的可能。该病是以胃肠道组织中嗜酸性粒细胞异常浸润为特征的少见胃肠道疾病,可以表现为无明显诱因出现反复腹痛,外周血中嗜酸性粒细胞可表现为增多或者在正常范围内。该病的诊断目前尚无公认的指南,但根据既往的文献和报道需要满足以下的条件:患者存在胃肠道症状,如腹痛、恶心呕吐、体重下降等;内镜组织活检病理显示胃肠道有 1 个或 1 个以上部位的嗜酸性粒细胞浸润,嗜酸细胞计数≥20 个 /HPF;除外寄生虫感染和胃肠道外以嗜酸性粒细胞疾病,如结缔组织病、嗜酸性粒细胞增多症、Crohn 病、淋巴瘤、原发性淀粉样变性、Menetrier 病等。为此该患者入院后应对内镜病理进行嗜酸性粒细胞计数。

③ 炎症性肠病:为累及回肠、直肠、结肠的一种特发性肠道炎症性疾病。临床表现腹泻、腹痛,甚至可有血便。本病包括溃疡性结肠炎(UC)和克罗恩病(Crohn's disease)。溃疡性结肠炎是结肠黏膜层和黏膜下层连续性炎症,疾病通常先累及直肠,逐渐向全结肠蔓延,克罗恩病可累及全消化道,为非连续性全层炎症,最常累及部位为末端回肠、结肠和肛周。克罗恩病可以表现为腹痛和黑便,溃疡性结肠炎主要表现为脓血便,腹痛较为少见,需要进一步检查肠镜。

④ 风湿免疫系统疾病:如血管炎等疾病可以引起全身多系统损害,需要筛查自身抗体。

⑤ 出血坏死性小肠炎:该病与 C 型产气荚膜芽孢杆菌感染有关,为专性厌氧菌,可以表现为小肠出血和坏死,病变部位主要在小肠,可以引起腹痛和黑便,需要进一步检查小肠。

另外,患者出现肝功能异常,需要排除嗜肝病毒感染,如 HBV、HCV、EBV 等,还要仔细询问病史排除药物性肝损害。患者入院后检查发现贫血,血细胞偏小,考虑原因首先要排除消化道出血,因此,要多次查大便潜血;贫血伴有转氨酶升高,黄疸以间接胆红素升高为主,要除外溶血性贫血的可能。溶血性贫血也可以表现为腹痛,需要进一步查外周血有无破碎红细胞、查 Coomb 实验等;另外还要考虑其他血液系统疾病,必要时需要查骨穿。

病历资料 3

HBsAg 阴性,HCV 阴性,甲肝 IgM、戊肝 IgG 及 IgM 抗体均阴性,EBV(IgA,IgM,IgG)、CMV IgM 抗体均阴性。TPHA 阴性,HIV 抗体阴性,外周血未见破碎红细胞,Coomb's 实验阴性,红细胞渗透脆性试验阴性,酸溶血试验阴性。IgE 水平正常。自身抗体 ANA、ANCA 等均为阴性。空腹及餐后血糖均正常,尿常规正常,酮体阴性。骨穿结果:增生性贫血。

入院后追问病史,患者在发病前服用 2 个月中药汤药自行调理身体,具体成分不详。患者入院后仍有间断脐周疼痛,位置不固定,并无明显诱因出现腹痛腹胀加重伴有停止排气排便,急查立位腹平片:小肠积气扩张,可见小气液平,结肠积气。腹部及盆腔 CT 提示:脂肪肝可能,部分结肠扩张积气,结肠肝曲部分壁稍厚,腹腔多发小淋巴结。考虑患者出现急性肠梗阻,给予禁食水、胃肠减压对症治疗后患者症状好转。进一步查肠镜提示:结肠黏膜未见明确病变,嗜酸性粒细胞计数 2 个 /HPF。胶囊内镜提示小肠黏膜未见明确病变。

临床分析 3

患者入院后仍有腹痛,并出现肠梗阻;胃镜、肠镜和胶囊内镜未提示胃肠道器质性病变;腹部 CT 也排除肝脏、胆囊和胰腺的器质性病变。同时内镜活检标本嗜酸性粒细胞计数未达嗜酸性粒细胞性胃肠炎诊断标准,内镜未见过敏性紫癜的镜下表现,为此,要考虑其他少见的腹痛原因,如遗传、代谢疾病和中毒性疾病等,主要包括:

① 酮症酸中毒:糖尿病患者在酮症酸中毒时可以引起不明原因的腹痛,但该患者空腹和餐后血糖正常,尿常规未见酮体,故可以排除。

② 卟啉病:本患者出现不明原因腹痛,位置不固定,伴有贫血、肝功能损害、皮疹,各项检查未发现器质性病变,需要考虑少见的遗传代谢疾病如卟啉病。卟啉病是血红素合成途径当中,由于缺乏某种酶或酶活性降低,而引起的一组卟啉代谢障碍性疾病,可为先天性疾病,也可后天出现。主要临床症状包括光敏感、消化系统症状和精神神经症状。但卟啉病主要为光暴露部位的皮疹,本患者为躯干四肢的皮疹,与之不符,需要进一步查尿卟啉、尿卟胆原。同时,该病的特点为尿液经过紫外光照射后可以出现酒红色,建议将尿液在阳光中曝晒。

③ 铅中毒:对于这种无明显诱因,无明显器质性疾病的腹痛要考虑铅中毒的可能。铅和其化合物对人体各组织均有毒性,可以经过呼吸道或经消化道吸收,进入血循环而发生中毒。患者虽然无明显铅接触史,但追问病史发病前曾服用大量中成药物,不除外含铅,建议进一步查体内铅含量协助诊断。

病历资料 4

进一步查尿卟啉阴性,尿卟胆原阴性,将患者新鲜尿液在阳光下曝晒未见颜色变化。外院化验血铅 986.0μg/L(正常值 <99μg/L),尿铅 560.0μg/L(正常值 <70μg/L)。考虑诊断为"亚急性铅中毒伴肝损害及胃肠道损害",给予依地酸二钠钙驱铅治疗,随访患者 3 个月未再发作。

临床分析 4

铅中毒可分为职业性和非职业性,前者多由呼吸道吸入引起,后者多为口服经胃肠道吸收,常见于中药偏方治疗癫痫、哮喘等疾病或饮用铅锡壶所装水等。铅对神经、血液、消化系统及血管和肾脏均有毒性。本病急性潜伏期为数小时至数十小时,亚急性为1至2周。起病急骤,可以出现腹痛、恶心、呕吐等多种消化道症状,以脐周疼痛为著,疼痛无固定压痛点、反跳痛及肌紧张。其他系统损害可以表现为贫血、转氨酶升高、黄疸、蛋白尿等,确诊需实验室检查血、尿铅升高。本例患者无明显铅接触史、发病以胃肠道症状为主,伴皮肤损害及肝功能异常,但初步检查未发现胃肠道存在明显病变,结合多系统损害,考虑为中毒性或代谢性疾病可能性大。按照此种思路继续追问病史,得知有服用中药史,最终引导出明确诊断。患者入院后嗜酸性粒细胞数值一直偏高,结合皮疹,曾经诱导考虑"嗜酸细胞胃肠炎"和"过敏性紫癜"的诊断。但胃镜及结肠镜检查没有典型炎症表现,考虑患者可能同时合并有中药过敏,导致嗜酸细胞增高。患者症状缓解后,复查嗜酸细胞降至正常。铅中毒治疗以金属络合剂驱铅治疗为主,包括依地酸二钠钙、Na-DMA 等,直至尿铅恢复正常。该病例提示临床遇到腹部剧痛、伴多系统损害,尤其是皮疹及肝功能损伤的患者,注意追问病史,应考虑到铅中毒的可能性,以免漏诊。追问病史得知,患者近 20 天一直用成分不明中药自行"调理身体",随后查血铅及尿铅含量,均较正常值明显升高,为此可以看出,病史的采集在疾病的诊断和鉴别诊断中具有十分重要的作用,任何一个细小的信息都可能是起到决定作用的线索。

铅中毒导致腹痛及肠梗阻的机制是铅可抑制肠壁碱性磷酸酶和 ATP 酶的活性,使肠道平滑肌痉挛所致;也有研究认为铅导致神经丛病变,引起肠壁平滑肌痉挛,或使小动脉壁平滑肌收缩引起肠道缺血所致。这种顽固性腹痛应用解痉止痛剂及中枢性镇痛剂效果欠佳,彻底驱铅治疗后腹痛方可缓解。这种腹痛从机制来说属于内脏性疼痛,为此,从症状上需要和胃肠道其他疾病引起的腹痛加以鉴别,首先需要排除胃肠道器质性病变,如急性胃肠炎、消化性溃疡、缺血性肠病等鉴别;同时,该患者出现多系统损害,要考虑系统性疾病;以上疾病都排除后,需要考虑消化系统以外的疾病,如少见的遗传代谢疾病和中毒性疾病。从病史和临床症状入手,逐渐深入,层层剥茧方能找出疾病的真相。

二、思考题

1. 腹痛根据机制主要有哪几种?

2. 哪些消化系统以外的疾病可以表现为腹痛?

(张媛媛)

第2例 发热、三系降低

一、主要学习内容

病历资料1

郭×,女性,31岁。

主因"发热2周"来诊。

患者2周前无明显诱因出现发热,以午后及夜间为主,体温最高达39.5°C,伴畏寒,无寒战,口服退热药物1小时后体温可降至正常,数小时后体温复升,伴全身肌肉、关节酸痛,颈部及胸背部出现红色斑丘疹,无疼痛、脱屑及瘙痒。无咳嗽、咳痰,无尿频、尿急、尿痛,无腹痛、腹泻。曾查血常规 WBC 3.02×10^9/L,N 59.6%,RBC 3.07×10^{12}/L,Hb 98g/L,PLT 54×10^9/L。为进一步诊治就诊于我院。

既往体健。

查体:T 39.4°C,P 108次/分,R 22次/分,BP 130/90mmHg。

颈部及胸背部可见红色斑丘疹,双肺呼吸音粗,未闻及干湿啰音。心律齐,各瓣膜区未闻及杂音。腹软,无压痛、反跳痛及肌紧张,肝脾肋下未及,双下肢可见凹性水肿。

临床分析1

青年女性,急性起病,以发热、皮疹、三系减少为主要表现。

发热是内科最常见的临床症状,主要通过以下两方面进行鉴别:

(1)感染性疾病:如各种病原体(细菌、病毒、支原体、衣原体、螺旋体、立克次体和寄生虫等)。本患者无前驱感染证据,应进一步完善感染相关检查以明确诊断。

(2)非感染性疾病:如血液系统疾病、结缔组织病、肿瘤等。患者血常规检查提示三系减低,有发热、皮疹表现,故应考虑到结缔组织病的可能,进一步完善自身抗体、骨穿等检查,明确三系降低的原因。患者本次发病过程中有口服 NSAIDs 类药物病史,非甾体抗炎药也可以引起三系减少,故嘱患者暂停 NSAIDs 类药物口服,并继续观察体温变化。

临床上发热疾病的诊断思路如图7-5。

病历资料2

完善相关检查,血沉43mm/h,C反应蛋白30.6mg/L,肥达反应、外斐试验阴性,抗布鲁菌抗体阴性,EB病毒抗体 IgG 223.0U/ml(阴性0~20U/ml)。肺炎衣原体抗体、肺炎支原体抗体、嗜肺军团菌抗体阴性。细小病毒 B19 抗体阴性。降钙素原 $1.62\mu g$/ml,血培养及骨髓培养阴性。胸片:双肺未见明确浸润灶。盆腔CT未见明显异常。腹部CT:脾大。胸部CT:双侧腋窝多发小淋巴结。头颅正位:颅脑CT未见明确骨质破坏征象。

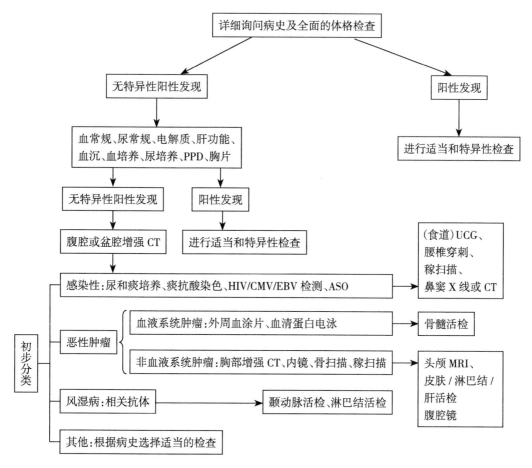

图 7-5　发热的诊断及鉴别诊断

胸骨正侧位：胸骨未见明显异常。患者骨穿：骨髓增生Ⅲ级，未见明显异常。

尿常规提示尿蛋白（+++），RBC（+++），24 小时尿蛋白定量 3.6g/ 天。生化 Alb 27.6g/L，LDL 4.20mmol/L（1.90~4.10mmol/L），TG 2.32mmol/L（0.45~1.70mmol/L），CHO 6.30mmol/L（2.90~6.20mmol/L）。血糖 4.37mmol/L。铁蛋白 813.4ng/ml，甲功 5 项阴性。血、尿 M 蛋白均阴性。

临床分析 2

患者感染及肿瘤相关检查均未见明显异常。辅助检查提示有大量蛋白尿（尿蛋白 >3.5g/d），低蛋白血症、高脂血症及水肿，故应考虑到肾病综合征的诊断。肾病综合征分为原发性及继发性肾病综合征。常见的引起继发性肾病综合征的病因包括：①乙型肝炎病毒（HBV）相关性肾炎：患者既往无乙型肝炎病毒感染病史，考虑本诊断的可能性小。入院后进一步完善 HBV-DNA 明确诊断。②狼疮性肾炎：患者育龄期女性，有发热、皮疹、全血细胞减少、蛋白尿等多系统受累的表现，故考虑系统性红斑狼疮的可能性大，入院后进一步完善自身抗体以明确诊断。③紫癜性肾炎：患者无皮肤紫癜、腹痛、关节肿痛等临床表现，故考虑本诊断可基本除外。④糖尿病肾病：患者青年女性，既往无糖尿病病史，入院后血糖不高，故考虑本诊断可基本除外。

病历资料 3

患者抗核抗体（ANA）、抗双链 DNA 抗体（抗 ds-DNA）、抗 U1-RNP 抗体、抗 Sm 抗体阳性，心磷脂抗体阳性，β2-GPI 及狼疮抗凝血因子试验阴性。补体 C3 0.542G/L 降低（正常值 0.790~1.520），C4 0.194G/L（正常值 0.160~0.380）。乙肝 HBsAg 阴性，HBV-DNA 阴性。

临床分析 3

患者有发热、皮疹、三系降低，辅助检查提示大量蛋白尿、低蛋白血症，多种自身抗体（ANA、抗 ds-DNA、抗 U1-RNP 抗体、抗 Sm 抗体）阳性，补体 C_3 降低，故考虑系统性红斑狼疮、狼疮性肾炎、继发性肾病综合征、全血细胞减少诊断明确。

治疗上给予患者甲强龙 40mg 1 次／日静点后患者三系恢复正常，同时给予环磷酰胺 400mg 每 2 周 1 次静点治疗，羟氯喹 200mg 2 次／日治疗、氯沙坦 50mg 1 次／日降低尿蛋白，患者治疗好转后出院。

病历资料 4

患者出院后 6 天出现全身肌肉酸痛、尿中泡沫增加，间断心悸，并无明显诱因突然出现四肢抽搐及口吐白沫，呼之不应，伴舌咬伤，无大小便失禁、持续数十秒后患者意识恢复，无肢体活动障碍，无定向力障碍，自觉偶有头部胀痛，程度较轻，可忍受。为进一步诊治再次收入院。

神经系统查体：神清、精神可、颈软、无抵抗。四肢肌力正常，生理反射存在，病理反射未引出。Kernig 征阴性。

头颅 CT 及核磁未见明显异常。腰穿脑脊液压力 85mmH_2O，CSF 常规：外观清透，潘氏试验阴性，总细胞 $4×10^6$/L，白细胞 $4×10^6$/L，单核 0，多个核 0；脑脊液生化：微量蛋白 0.23g/L，葡萄糖 2.89mmol/L，氯 123.5mmol/L。脑电图未见明显异常。

临床分析 4

患者为初诊的 SLE 患者，在治疗 1 年之内容易出现神经精神性狼疮。但患者有应用激素及免疫抑制剂病史，腰穿无感染等继发性因素引起的抽搐，故患者神经精神性狼疮诊断明确。

治疗上给予腰穿 + 鞘内注射，甲强龙 500mg 1 次／日冲击治疗 3 天。患者临床症状缓解后出院。

二、思考题

1. 发热鉴别诊断的临床思路是什么？
2. 系统性红斑狼疮的诊断要点。

第3例　高血压,低血钾

一、主要学习内容

病历资料1

靳 X,男性,52 岁,已婚。

主因"发现血压升高 5 年,间断血钾降低 2 年"来诊。

患者 5 年前体检发现血压升高,当时血压为 160/100mmHg,多次测血压升高,诊断为高血压,予以厄贝沙坦 150mg 1 次 / 日治疗,血压控制在 135~145/75~90mmHg。3 年前因血压控制不佳,联合厄贝沙坦 150mg 1 次 / 日及氨氯地平 5mg 1 次 / 日降压,血压波动在 130~140/70~90mmHg。2 年前患者因 1 周前行胃镜检查发现血钾 3.12mmol/L,当时血压控制尚可,否认肢体乏力、心悸等,未进一步检查,未予以特殊治疗。1 年前患者再次因胃镜检查发现血钾 3.22mmol/L,仍未予以重视。未监测血钾变化。2 周前患者体检血压:140/90mmHg,血钾:3.10mmol/L,就诊于门诊,停用厄贝沙坦及氨氯地平,改为缓释维拉帕米 240mg 1 次 / 日降压治疗,为进一步明确病因收入院。患者自发病以来,精神尚可,否认食欲改变,饮食结构正常,否认偏食,睡眠可,大小便正常,体重无明显变化。

既往有反流性食管炎 10 年,间断服用 PPI 类药物。否认糖尿病、冠心病等,无肝炎、结核病史,否认外伤手术史。无烟酒等不良嗜好,无药物食物过敏史。

婚育史、家族史无特殊。

查体:T 36.4℃,P 78 次 / 分,R 18 次 / 分,BP 140/80mmHg。身高 175cm,体重 76kg,营养良好,无向心性肥胖、皮肤变薄及紫纹。双肺呼吸音清,心率 78 次 / 分,心律齐,心脏各瓣膜区未闻及杂音。腹软无压痛,双下肢不肿。全身肌肉无压痛。

入院实验室检查:血电解质:Na$^+$143.4mmol/L,K$^+$3.08mmol/L,Cl$^-$ 90mmol/L,CO$_2$ 29.1mmol/L。

临床分析1

患者的病历特点:中年男性,慢性病程,高血压、间断低血钾为主要症状,查体发现有高血压,实验室检查提示低钾血症。既往反流性食管炎 10 年。

低钾血症的原因主要有三类情况：①钾摄入不足：追问病史，患者每次发现血钾偏低，否认进食改变等因素，故摄入不足引起低钾血症的可能性不大。②钾丢失过多：常见原因为肾性、消化道和皮肤失钾。患者无呕吐、腹泻，无大汗，肾外失钾可能性不大，肾性失钾的可能性需进一步完善 24 小时电解质协助明确。③钾分布异常：钾分布的异常即钾从细胞外液转移至细胞内从而发生血浆低钾血症，常见有碱中毒、周期性瘫痪及其他情况，如钡中毒、应用胰岛素、儿茶酚胺制剂以及因细胞生长过速等导致的 K+ 进入细胞内。甲状腺功能亢进症患者，特别是亚洲年轻男性，发病时肌细胞钠 / 钾 -ATP 酶活性增高，血清钾向细胞内转移可出现低血钾导致的周期性瘫痪，常在饱餐、疲劳、精神紧张、高糖饮食、寒冷、饮酒、运动以及应用胰岛素、利尿剂、糖皮质激素、麻醉药后发作。结合病史，该患者无特殊疾病及特殊服药史，低钾血症无明显诱因，不支持甲亢周期性瘫痪等病因所致钾分布异常可能性，可进一步完善甲状腺功能检查，协助除外有无钾分布异常所致低钾血症。

鉴别是否肾性失钾的简便方法是测定 24 小时尿钾的排出，正常情况下人体肾脏有自我调节能力，低血钾时尿钾排出减少，如果患者的血钾 <3.5mmol/L 而尿钾排出仍大于 25mmol/24h 则说明肾脏排钾过多。临床上根据患者的临床表现、尿钾水平、血 pH 测定及各种激素水平等可作出低钾血症的鉴别诊断。

病历资料 2

患者的 24 小时尿钾测定：50.1~66.7mmol/24h；甲状腺功能：FT_4 17.0pmol/L（11.45~23.17pmol/L），$FT_3$5.21 pmol/L（3.5~6.5pmol/L）），T_3 94.33ng/dl（60~180ng/dl），T_4 8.6μg/dl（3.2~12.6μg/dl），TSH 1.22μIU/ml（0.55~4.78μIU/ml），提示甲状腺功能在正常范围内。血气分析：pH 7.412，HCO_3^- 29.5mmol/L，BE 2.5mmol/L，$PaCO_2$ 41.2mmHg，PaO_2 89.8mmHg，SaO_2 99%。

临床分析 2

该患者甲状腺功能属正常范围，故除外甲亢性周期性麻痹钾分布异常引起的低钾血症。患者在低钾血症同时，24 小时尿钾仍大于 25mmol/24h，提示肾性丢钾。

该患者表现为高血压，肾性失钾导致低钾血症，需注意鉴别诊断以下疾病：①原发性醛固酮增多症：该病表现为高血压和（或）低钾血症，醛固酮分泌是自主或部分自主的，表现为低肾素，醛固酮分泌增加。②继发性醛固酮增多症：通常为肾血管性高血压、肾素瘤等，呈现高肾素与高醛固酮水平。③原发性高血压：患者在服用排钾类利尿剂可出现低钾血症，停药后血钾逐渐恢复正常，该患者在病程中未服用相关利尿药物，不符合该疾病可能性。④ Liddle 综合征：该病为常染色体显性遗传家族性疾病，为先天性肾小管重吸收钠增多导致高血钠，低血钾。肾素与醛固酮水平正常。⑤皮质醇增多症（库欣综合征）：

皮质醇分泌增多引起糖、脂和蛋白质代谢的异常，由于皮质醇有轻度潴钠及排钾作用，可发生高血压及低钾血症，常有向心性肥胖、皮肤变薄、紫纹等表现。该患者无明显库欣综合征体征，不支持该诊断。⑥先天性肾上腺皮质增生症：该类患者在肾上腺类固醇合成过程中，由于 11β- 羟去氧皮质酮及 18- 羟皮质酮生成增多，去氧皮质酮为强盐皮质激素，从而导致高血压与低血钾，同时伴有性激素合成障碍以致性腺发育异常，为原发闭经，假两性畸形等。表现为肾素及醛固酮均降低。该患者正常婚育，无性腺发育异常不支持该诊断。

综上分析，该患者进一步需完善肾素 - 血管紧张素 - 醛固酮测定协助诊断。

病历资料 3

8am 患者卧位血浆肾素 PRA 0.10ng/（ml·h）↓ [0.33~5.15ng/（ml·h）]，血管紧张素 AgⅡ 41.0pg/ml（15~97pg/ml），醛固酮 ALD 18.4ng/dl ↑（6~17.3ng/dl），醛固酮 / 肾素比值（ARR）184 ↑。

10am 患者立位血浆肾素 PRA 0.05ng/ml ↓ [0.33~5.15ng/（ml·h）]，血管紧张素 AgⅡ 81.1pg/ml（15~97pg/ml），醛固酮 ALD 17.7pg/ml ↑（6~17.3ng/dl），醛固酮 / 肾素比值（ARR）354 ↑。

临床分析 3

原发性醛固酮增多症是因体内重要的盐皮质激素—醛固酮分泌增多而使肾素 - 血管紧张素系统受抑制但不受钠负荷调节的疾病，是一种以高血压、正常血钾或低血钾、低血浆肾素及高血浆醛固酮水平为主要特征的临床上可控制或可治愈的一种继发性高血压。20 世纪 90 年代后期逐渐有学者报道：原发性醛固酮增多症在高血压人群中的患病率 >10%，并且存在正常血钾水平的原发性醛固酮增多症。由于对该病认识的提高及检测技术的发展，已将原发性醛固酮增多症的诊断大大提前。2008 年由美国内分泌学会发起，联合国际六家学会共同参与制定了原发性醛固酮增多症指南。指南建议应在有相对高度怀疑为原发性醛固酮增多症的患者中进行检测：美国联合委员会（Joint National Commission，JNC）7 定义的 1 期（>160~179/100~109mmHg）、2 期（血压 >180/110 mmHg）高血压、药物抵抗性高血压、高血压伴有持续性或利尿剂引起的低钾血症、高血压伴有肾上腺意外瘤、有早发高血压或 40 岁以前发生脑血管意外家族史的高血压患者；同时也推荐在原发性醛固酮增多症患者一级亲属的所有高血压患者中进行该病的筛查。

目前，醛固酮 / 肾素比值（ARR）已作为原发性醛固酮增多症最常用的筛查指标。应清晨进行，需离床 2 小时，可坐位、站立位或行走，但不宜剧烈运动，采血测定醛固酮水平（单位 ng/dl）和肾素活性 [单位 ng/（ml·h）]。若 ARR 大于 20~40，可判定结果阳性，即生化诊断原发性醛固酮增多症。注意试验前不应限制饮食中钠的含量并将血钾纠正至

3mmol/L 以上,螺内酯、阿米洛利、氨苯蝶啶、氢氯噻嗪、吲达帕胺等利尿剂停用 4 周,降压药物宜选用对肾素 - 血管紧张素 - 醛固酮系统影响小的非双氢吡啶类钙离子拮抗剂和(或)α - 受体拮抗剂。其他降压药物应停用 2 周。

该患者醛固酮 ALD 18.4ng/dl ↑,同时 ARR 为 354,明显升高,生化诊断为原发性醛固酮增多症,需进一步完善确诊实验。

病历资料 4

卡托普利抑制实验:清晨口服 50mg 卡托普利,服药前和服药 2 小时后测定醛固酮:服药前:醛固酮 17.2pg/ml,服药后醛固酮 15.9pg/ml,醛固酮下降 7.6%,提示该患者醛固酮水平不受卡托普利抑制。支持原发性醛固酮增多症诊断。

临床分析 4

原发性醛固酮增多症患者醛固酮水平升高和肾素活性明显受抑制,但皮质醇水平正常;有的血钾正常的原发性醛固酮增多症患者在高钠试验时可诱发低血钾的发生,且高醛固酮水平不被高钠所抑制;低钠试验时原发性醛固酮增多症患者的低肾素水平也不因低钠刺激而升高,故可用钠负荷试验来帮助进行原发性醛固酮增多症的鉴别诊断。此外,卡托普利可通过抑制正常人或继发性醛固酮增多症患者的血管紧张素Ⅰ到血管紧张素Ⅱ的转换而减少醛固酮水平,但不能抑制及减少原发性醛固酮增多症患者的醛固酮自主分泌,故可行卡托普利试验鉴别有无醛固酮自主分泌增多。氟氢可的松为盐皮质激素,可通过潴钠抑制正常的醛固酮分泌,但也不能抑制原发性醛固酮增多症患者的醛固酮自主分泌。因此指南推荐在 ARR 增高的患者中,再选择下述 4 种试验之一并根据结果作为确诊依据。4 种确诊试验包括口服钠负荷试验、静脉生理盐水试验、氟氢可的松抑制试验和卡托普利试验。四种试验各有优缺点,可根据情况选择,行确诊试验应避免干扰实降压药物。

本例患者行卡托普利试验,显示醛固酮下降 7.6%,提示该患者醛固酮水平不受卡托普利抑制。支持原发性醛固酮增多症诊断。

病历资料 5

双侧肾动脉超声:双侧肾动脉血流参数未见明显异常。

双侧肾上腺 CT:左侧肾上腺可见多发结节影,大者位于内侧支,大小为 1.5cm×1.2cm,平扫呈低密度,边界清楚,密度基本均匀,平扫平均 CT 值为 6Hu,增强后强化,平均 CT 值为 35Hu,右侧肾上腺可见多发微小结节,密度及强化表现类似。

临床分析 5

多种病因可导致原发性醛固酮增多症,其临床类型和相对发病率见表 7-1

表 7-1　原发性醛固酮增多症按病因的发病类型和相对发病率

类型	相对发病率（%）
1. 特发性原醛症	55
2. 醛固酮分泌瘤	44
3. 分泌醛固酮的肾上腺皮质癌	<1
4. 原发性肾上腺增生症	<1
5. 糖皮质激素可抑制性原醛症	<1
6. 家族性原醛症	未知
7. 异位醛固酮分泌性腺瘤和腺癌	罕见

对定性诊断为原发性醛固酮增多症的患者均应做肾上腺定位检查以鉴别其亚型分类及定位,并除外较大肿物的肾上腺皮质癌。2008 年指南推荐肾上腺 CT 扫描为首选的无创性定位方法,因肾上腺腺瘤较小,故应采用高分辨 CT 连续薄层及造影剂对比增强扫描并行冠状位及矢状位三维重建显像,则可发现几毫米大小的肿瘤并提高肾上腺腺瘤的诊断阳性率。磁共振显像在原发性醛固酮增多症亚型中对较小腺瘤的分辨率低于 CT 扫描,故不推荐在原发性醛固酮增多症中首选磁共振显像检查。一般的 CT 影像学描述为:正常肾上腺、单侧大腺瘤（>1cm）、轻微的肾上腺单肢增厚、单侧小腺瘤（≤1cm）,双侧大腺瘤或小腺瘤（或大小腺瘤混合）;也可表现为小的低密度结节（<2cm）,而特发性原发性醛固酮增多症可显像为正常或多发结节样改变,若为醛固酮癌则多为 4cm 以上或有其他恶性表现如边缘不清等,但影像学检查需要与双侧肾上腺静脉插管采血结果进行综合分析。

肾上腺静脉插管采血（adrenal venous sampling,AVS）是公认的原发性醛固酮增多症分型诊断"金标准"。用于鉴别过多的醛固酮分泌是单侧还是双侧来源。

图 7-6~ 图 7-9 为该患者肾上腺 CT 表现,图 7-6（平扫）为左侧肾上腺较大结节,可见多发结节影,大者位于内侧支,大小为 1.5×1.2cm,平扫呈低密度,边界清楚,密度基本均匀,平扫平均 CT 值为 6Hu;图 7-7（增强）为相应部位增强影像,增强后强化,平均 CT

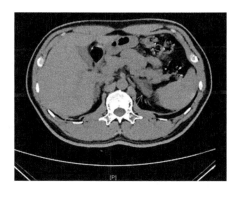

图 7-6　患者肾上腺 CT 表现（平扫）

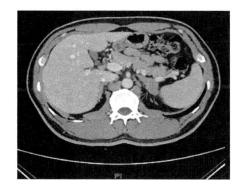

图 7-7　患者肾上腺 CT 表现（增强）

值为 35Hu；图 7-8（平扫）为右侧肾上腺可见多发微小结节；图 7-9（增强）为相应部位增强影像。

　　该患者肾上腺 CT 显示双侧多发结节，支持该患者诊断为原发性醛固酮增多症，其病因为特发性醛固酮增多症。同时，结合该肾上腺 CT 表现，进一步完善其他腺体相关检查协助除外其他可能引起高血压、低血钾表现的内分泌疾病。

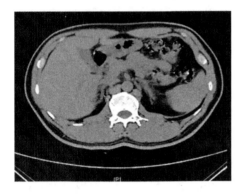 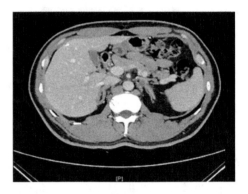

图 7-8　患者肾上腺 CT 表现（平扫）　　　　　图 7-9　患者肾上腺 CT 表现（增强）

病历资料 6

进一步化验检查：

肾上腺激素水平：①性腺：睾酮（T-RIA）20.04nmol/L（6.07~27.1nmol/L），孕酮（P-RIA）1.70nmol/L（0.45~6.55nmol/L），雌二醇（E2-RIA）0.1405nmol/L（<35pg/ml），②糖皮质激素：皮质醇节律示 8am 8.41μg/dl（8.7~24μg/dl），4pm 5.28μg/dl，0am 3.29μg/dl；③血儿茶酚胺：肾上腺素 24.80pg/ml，去甲肾上腺素 21.14pg/ml，多巴胺 68.54pg/ml；尿儿茶酚胺：肾上腺 6.83μg/24h，去甲肾上腺素 49.20μg/24h，多巴胺 285.0μg/24h，均在正常范围内。

垂体激素水平：①促性腺激素：黄体生成素（LH-RIA）5.15U/L（1.24~8.62U/L），卵泡刺激素（FSH-RIA）7.93U/L（1.27~19.26U/L），泌乳素（PRL-RIA）15.42ng/ml（2.64~13.13ng/ml），②促肾上腺皮质激素：ACTH 节律示 8am 3.19 pmol/L（0~10.2pmol/L），4pm 1.88 pmol/L，0am 0.97pmol/L（0~10.2pg/ml），ACTH 节律正常。

临床分析 6

　　该患者 ACHT 节律及皮质醇节律在正常范围内，儿茶酚胺正常，性腺激素均在正常范围内，排除其他内分泌疾病所致高血压、低血钾，进一步印证患者为原发性醛固酮增多症，病因考虑为特发性醛固酮增多症。

病历资料 7

　　患者原发性醛固酮增多症诊断明确，患者目前服药后血压控制尚可，由于双侧肾上腺静脉插管采血为侵入性检查,权衡利弊,不考虑行双侧肾上腺静脉取血测定醛固酮,不考虑手术治疗。予以患者硝苯地平控释片 30mg 1 次 / 日联合醛固酮受体拮抗剂螺内酯 40mg 1 次 / 日服用,血压控制良好出院随诊。

临床分析 7

2008 年指南强调,应由有经验的放射科医生进行选择性肾上腺静脉插管取血留取标本(adrenal venous sampling,AVS)分别测定两侧肾上腺静脉血浆醛固酮和皮质醇水平以确诊腺瘤或增生,可极大提高诊断符合率。因 AVS 价格较贵,且为侵入性检查,故应强调适应证并避免肾上腺出血等并发症的发生。如确诊原发性醛固酮增多症患者年龄在 20 岁以下、有原发性醛固酮增多症或有年轻人卒中的家族史,则应做基因检测以确诊或排除遗传缺陷所导致的糖皮质激素可调节性醛固酮增多症的诊断。

原发性醛固酮增多症治疗方案的确定取决于病因和患者对药物的反应。醛固酮腺瘤建议首选手术,特发性醛固酮增多症不建议首选手术治疗。2008 年指南推荐,如确诊为单侧肾上腺醛固酮分泌瘤或单侧肾上腺增生,应采用微创腹腔镜手术行单侧肾上腺切除术,术前应用盐皮质激素受体(MR)拮抗剂治疗以纠正高血压和低钾血症。如患者不能手术或为双侧肾上腺增生,则推荐长期用 MR 拮抗剂治疗;而应用小剂量肾上腺糖皮质激素长期治疗 GRA 患者螺内酯为指南推荐的常用醛固酮受体拮抗剂,如血钾水平较低,初始剂量可为 200~300mg/d,分 3~4 次口服,待血钾恢复正常,血压下降后,可减至维持量 60~120mg/d,长期服用或择期进行手术,术前至少应服用 4~6 周。依普利酮为高选择性醛固酮拮抗剂,指南推荐为螺内酯不能耐受时的选择用药。其他如 CCB、ACEI、ARB、钾制剂等可与螺内酯联合使用作为降压或补钾治疗,但目前无循证医学证据表明它们有拮抗醛固酮的作用,但同时使用时应定期检测血钾水平及肾脏功能,特别在肾功能不全的患者要警惕高血钾的发生。

关于预后:本病的预后取决于病因的性质和诊断治疗是否及时。若为醛固酮腺瘤者早期手术,切除腺瘤可获痊愈。而其他类型者的预后决定于患者对药物的反应性、病程长短和病情严重程度。若病程较短,无严重的心、脑、肾功能损害者,药物治疗可长期控制病情,预后良好。若病程过长,有严重并发症者,部分原醛症状和体征可获得缓解。若由肾上腺癌等引起者,若早期未及时根治者,预后不良。该患者为特发性醛固酮增多症,病情平缓,目前无心、脑、肾等脏器损害,降压药物治疗有效,可以长期控制病情。

近年来的研究证实,与原发性高血压患者相比,原发性醛固酮增多症患者有更高的心血管事件的患病率和病死率。醛固酮水平增高可伴有血糖调节异常及增加心血管损伤,代谢综合征患病率也明显高于原发性高血压患者。因此,对于该患者的随访,在监测血压变化之余,需密切关注患者心、脑、肾相关并发症及代谢综合征的发生发展。患者若存在降压治疗方案调整,需要每4~6周监测血钾、血清肌酐及血压水平变化,并定期复查血肾素、醛固酮和影像学检查。

二、思考题及参考答案

1. 原发性醛固酮增多症CT影像学表现特点。

通常,原发性醛固酮增多症CT影像学描述为:正常肾上腺、单侧大腺瘤(>1cm)、轻微的肾上腺单肢增厚、单侧小腺瘤(≤1cm),双侧大腺瘤或小腺瘤(或大小腺瘤混合);也可表现为小的低密度结节(<2cm)。而特发性原发性醛固酮增多症可显像为正常或多发结节样改变。若为醛固酮癌则多为4cm以上或有其他恶性表现如边缘不清等。

2. 高血压、肾性低钾的临床诊疗思路(图7-10)

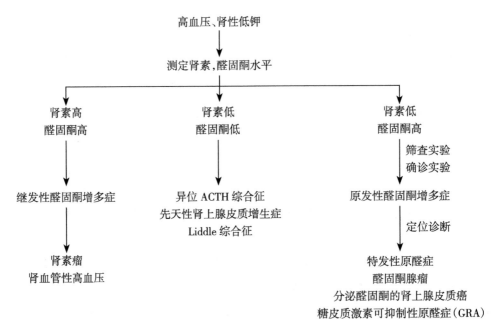

图7-10　高血压、肾性低钾的临床诊疗思路

(魏雅楠)

第四节 外科临床思维病例

第1例 黄 疸

一、主要学习内容

病例资料1

患者,女性,63岁。

因"发现皮肤巩膜黄染10余天"就诊。

患者10余天前无明显诱因出现皮肤巩膜黄染,伴尿色加深,大便颜色变浅,皮肤瘙痒。无发热,无腹痛。食欲较前减退,厌油腻。近半年来体重减轻3kg。既往体健。

查体:一般状况可,皮肤巩膜明显黄染,皮肤可见多处抓痕,心肺未见明显异常,全腹无压痛,右上腹可触及肿大的胆囊,Murphy征阴性。

临床分析1

患者的病历特点:老年女性,皮肤巩膜黄染伴尿色加深、大便颜色变浅、皮肤瘙痒为主要症状,查体可见皮肤巩膜黄染、皮肤抓痕和胆囊增大。既往体健。

根据临床表现可初步确定患者存在黄疸,首先需要排除患者是否是假性黄疸。所谓假性黄疸一般是指胡萝卜素血症,是由各种原因所引起的血中胡萝卜素浓度过高,致色素在皮肤沉着,以皮肤黄染为主要特征,但巩膜无黄染;另外,老年人球结膜有微黄色脂肪堆积,巩膜黄染不均匀,以内眦较明显,皮肤无黄染。本例患者有明确的巩膜及皮肤黄染,故可以排除假性黄疸。

真性黄疸主要有三种类型:

1. **梗阻性黄疸** 为肿瘤、结石等原因导致导致胆管梗阻、胆汁排泌不畅所致,典型表现为黄疸伴尿色加深、大便颜色变浅、皮肤瘙痒,查体可及肿大的胆囊,与患者临床表现非常吻合。

2. **溶血性黄疸** 为大量红细胞破坏产生的非结合胆红素超过肝脏的摄取、结合与排泌能力所致。急性溶血性黄疸患者常有发热、寒战、头痛、呕吐、腰痛,并有不同程度的贫血,慢性溶血多为先天性,除伴贫血外尚有脾肿大。本例患者并无溶血性黄疸常见的伴随症状,故此种可能性较小。

3. **肝细胞性黄疸** 是由于肝细胞本身病变导致摄取、结合和排泌胆红素的功能障碍而引起的血胆红素升高。急性肝病患者可有发热、乏力和肝区疼痛,慢性肝病患者查体可见肝掌、蜘蛛痣、脾肿大和腹水。本例患者并无肝病的常见表现,所以肝细胞性黄疸的可能性不大。

实验室检测是确诊黄疸和鉴别黄疸类型的简单方法。主要检测项目包括:血红蛋白、血胆红素、转肽酶、碱性磷酸酶、尿胆红素、尿胆原。表7-2为三种黄疸的鉴别要点。

表7-2　正常人及各类型黄疸患者血尿粪的检查特点

类型	血液		尿液		粪便颜色(粪胆素)
	未结合胆红素	结合胆红素	胆红素	胆素原	
正常	有	无或极微	阴性	阳性	棕黄色
溶血性黄疸	显著增加	正常或微增	阴性	显著增加	加深
阻塞性黄疸	不变或微增	显著增加	强阳性	减少或消失	变浅或陶土色
肝细胞性黄疸	增加	增加	阳性	不定	不定(与尿胆素原一致)

病例资料2

全血细胞分析:Hb 136g/L

生　化:ALT 57U/L,AST 96U/L,TBil 204μmol/L,DBil153μmol/L,GGT 356U/L,ALP 279U/L,尿胆红素阳性。

临床分析2

患者血总胆红素和直接胆红素显著升高,可以确定黄疸的诊断。血红蛋白正常,结合症状和体征可以排除溶血性黄疸。谷丙转氨酶和谷草转氨酶均升高,提示存在肝细胞损伤;转肽酶和碱性磷酸酶升高提示存在胆道梗阻;因患者直接胆红素(结合胆红素)升高的水平显著大于间接胆红素(非结合胆红素＝总胆红素－结合胆红素)升高的水平,考虑患者为梗阻性黄疸的可能性较大。

影像学检查是明确有无胆道梗阻的有效方法,其中以B型超声检查最为普遍,是首选的筛查手段。

病例资料3

腹部B超:胆囊增大,肝内胆管及肝外胆管上段扩张,胆管下段显示不清。

临床分析3

超声检查提示肝内外胆管扩张,提示胆总管下段存在梗阻,可以确定梗阻性黄疸的诊断。

胆总管下段梗阻的常见原因包括:

1. 壶腹周围癌　无痛性黄疸是壶腹周围癌的特征性表现,与本例患者相符。但是现有的超声检查只观察到了胆管扩张,尚未获得肿瘤的直接证据,需要进一步检查明确。

2. 胆总管结石 胆总管结石是常见的胆道良性疾病,未导致梗阻时常无临床症状,导致胆道梗阻时常继发胆管炎,表现为典型的 Charcot 三联征,即腹痛、发热和黄疸。本例患者仅表现为黄疸,没有腹痛和发热,故胆管结石的可能性相对较小,但仍不能完全排除,可进一步检查明确。

3. IgG4 相关性胆管炎或胰腺炎 IgG4 相关性胆管炎和胰腺炎是近年来逐渐认识到的引起胆道梗阻的少见原因。可引起胆管壁增厚或胰头肿块造成胆管狭窄,IgG4 升高是较为特异的表现,可进一步结合化验和影像学检查明确。

4. 其他病变 胆管腺瘤、缩窄性乳头炎等也是引起低位胆管梗阻的原因,也需要进一步检查排除。

因此,进一步完善检查是明确诊断的前提。化验检查需要完善 CA199 和 IgG 亚类分析,影像学检查首选上腹部增强 CT 或 MRI 检查。

螺旋 CT 扫描有助于发现胆道梗阻的病因,增强扫描有助于病变良恶性的判断。但是 CT 检查对人体具有一定的辐射,无法检出不含钙结石。MRI 除了能够实现 CT 检查的效果以外,弥散加权成像有助于病变良恶性的判断,T2 序列有助于发现不含钙结石。因此,对于没有禁忌的患者应首选 MRI 检查。当然 MRI 也有其局限性,例如,高龄患者不能较长时间屏气,呼吸运动容易影响成像质量。

MRCP 为磁共振胆道成像,在一定程度上替代了有创的 ERCP 和 PTC 检查,尤其对于胆管下段结石的检出具有优势。

ERCP 和 PTC 均为有创的检查方法,多用于完善了前述无创的检查后仍不能明确诊断的患者。前者主要用于胆管下段梗阻的诊断和治疗,尤其是怀疑十二指肠乳头病变者,后者多用于高位胆道梗阻。

病例资料 4

CA199:137.6 U/ml;IgG4:正常,上腹部 MRI 检查图像如下:(图 7-11~ 图 7-15)

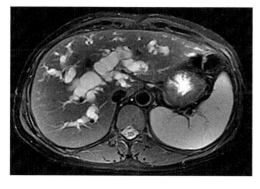

图 7-11 T2 加权像示胆管扩张

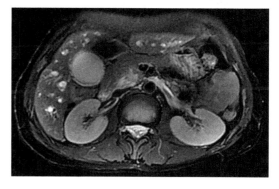

图 7-12 T2 加权像示胆管壁增厚阻塞管腔

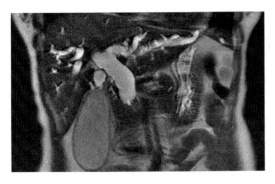

图 7-13 冠状位示胆总管梗阻和胆囊增大

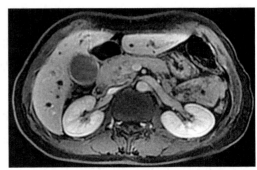

图 7-14 增强扫描示胆总管下段占位

常规上腹部 MRI 检查报告:肝内外胆管明显扩张,走行迂曲,胆总管最宽处约 2.2cm,胆总管下段明显狭窄,局部呈一软组织信号结节影,大小约 2.2cm×1.7cm×1.7cm,向外侵出至胰腺钩突,DWI 为高信号,增强后可见不均匀强化,胆总管末段显示,未见明显异常,胰管未见明显扩张。胆囊增大。

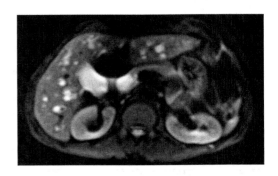

图 7-15 弥散加权成像显示病变为高信号

临床分析 4

CA199 升高可见于胰腺癌和胆管梗阻,当存在胆管梗阻时,CA199 升高不能作为支持胰腺癌诊断的证据。IgG4 正常提示可基本排除 IgG4 相关性胆管炎和胰腺炎。MRI 检查显示胆管下段存在软组织结节,增强扫描明显强化,支持壶腹周围癌的诊断。

壶腹周围癌是指起源于壶腹周围 2cm 以内的肿瘤,包括壶腹癌、胆管下段癌、十二指肠乳头癌和胰头癌。

1. 胆管下段癌　位于胆管和胰管汇合部以上,早期仅引起胆管梗阻,胰管不受累,故影像学检查表现为胆管高度扩张,但胰管正常,与本例患者的影像学表现相符,故本例患者的临床诊断为胆管下段癌。

2. 壶腹癌　起源于壶腹,同时阻塞胆管和胰管,影像学表现为胆管和胰管都扩张。因肿瘤坏死脱落可引起慢性失血,临床表现为贫血和便潜血阳性;肿瘤坏死脱落后,可出现暂时性梗阻解除,黄疸表现出波动性的特点。十二指肠镜检查可见乳头增大,但表面黏膜尚光滑。

3. 十二指肠乳头癌　起源于十二指肠乳头黏膜,临床表现与壶腹癌相似,也是同时阻塞胆管和胰管,可有贫血和便潜血阳性,黄疸程波动性。十二指肠镜检查可见乳头部菜花样肿物。

4. 胰头癌 胰头癌多起源于胰管上皮,早期仅引起胰管梗阻,但常无症状。胰头癌侵袭性强,易侵及胰腺周围组织,侵犯肠系膜血管及内脏神经。临床常出现腹痛及顽固性背痛,为肿瘤侵犯内脏神经所致,属晚期表现。

病例资料 5

患者于全麻下接受了胰十二指肠切除手术治疗,术中探查见肝脏淤胆,胆囊增大,胆管扩张,胆管下段可及直径约2cm的质硬结节,术后病理回报为中分化胆管癌。患者顺利康复。

临床分析 5

胰十二指肠切除术是壶腹周围癌患者的首选治疗方法。手术禁忌包括:肝脏转移或广泛淋巴结转移,肿瘤侵犯肠系膜上动脉或腹腔动脉。

对于不能实施根治性胰十二指肠切除术的患者,应行胆肠吻合手术或支架植入治疗,解除胆道梗阻;无法行胆肠吻合手术或支架植入的患者,可行 PTCD 治疗。

没有淋巴转移的胆管癌、壶腹癌和十二指肠乳头癌的预后尚好,胰头癌常存在脉管癌栓和神经侵犯,预后不佳。

二、思考题

1. 胆管下段癌的主要临床表现是什么?

2. 试述胆总管结石合并急性梗阻性化脓性胆管炎应如何治疗?

三、推荐阅读的参考书目

1. 陈孝平.外科学.第2版.北京:人民卫生出版社,2007.

2. 郑树森.外科学.第2版.北京:高等教育出版社,2011.

3. Courtney M.克氏外科学.第19版.彭吉润,王杉译.北京:北京大学医学出版社,2015.

(高鹏骥)

第2例 肠 梗 阻

一、主要学习内容

病历资料 1

患者,男性,78 岁。

主因"胃癌术后 11 个月,间断腹胀腹痛 3 个月,加重 2 天"来院就诊。

患者 11 个月前因胃癌于我院行全胃切除术,病理分期 T4aN0M0,术后拒绝行化疗,定期复查未见复发及转移征象。3 个月前间断出现进食后腹部不适,多表现为腹胀腹痛,脐周为著,禁食后可缓解。2 天前患者进食后出现腹痛腹胀明显,为阵发性绞痛伴恶心、呕吐,呕吐物为少量食物残渣及胆汁,并停止排气排便,就诊于我院急诊。患者精神较差,尿量少,近半年体重下降 3Kg。

既往:40 余年前因"十二指肠溃疡"行"胃大部切除术(毕Ⅱ式)"。5 年前因"痔疮"行痔上黏膜环切术。右斜疝史 2 年余。

查体:T 37.1℃,P 88 次 / 分,R 18 次 / 分,BP 130/75mmHg

一般情况尚可,双肺清,未闻及干湿啰音,心律整,各瓣膜区未闻及杂音,腹部膨隆,上腹可见肠型,上腹正中手术瘢痕,全腹压痛,反跳痛可疑阳性,未触及明显包块。Murphy 征阴性,肝脾未触及,肝浊音界存在,移动性浊音阴性,双侧肾区无叩痛,可闻及高调肠鸣音。右侧腹股沟区见一肿物,约 4cm×3cm×3cm,色正常,质软,可还纳。

临床分析 1-1

老年男性,既往有腹部手术史,突发的腹痛、腹胀、停止排气排便,符合肠梗阻的临床表现。

肠梗阻的临床表现:①腹痛:由于梗阻近端肠管内容物不能向下运行,肠管强烈蠕动所致。呈阵发性剧烈绞痛。在腹痛发作时,患者自觉有肠蠕动感,且有肠鸣,有时还可出现移动性包块。②腹胀:腹胀往往在腹痛之后发生。在腹壁较薄的患者,常可显示梗阻部位近端肠管的膨胀而出现肠型。高位小肠梗阻常表现为上腹尤其是上腹中部饱胀,低位小肠梗阻为全腹性胀气,以中腹部为明显。低位结肠梗阻呈全腹性广泛胀气,闭袢肠梗阻可出现局限性腹胀。③呕吐:高位小肠梗阻出现较早,在梗阻后短期即可发生,呕吐较频繁。早期呕吐物为食物或胃液,其后为胃液、十二指肠和胆汁。低位小肠梗阻的呕吐出现较晚,主要为积蓄在肠内并经发酵、腐败呈粪样带臭味的肠内容物。结肠梗阻少有呕吐。④停止排气排便:在完全性肠梗阻,停止排气排便是肠梗阻的主要症状。在梗阻发生的早期,梗阻部位以下肠内积存的气体或粪便可以排出,可能会误认为肠道通畅,在询问病史时应注意。

临床分析 1-2

患者的腹部体征符合急性肠梗阻的特点。肠梗阻的体格检查特点:不同程度的腹部膨隆,可见肠型及蠕动波,有时在梗阻部位可有轻压痛,当梗阻部位近端肠管内积存的气体与液体较多时,可闻及振水音。腹部叩诊呈鼓音。肠鸣音亢进,动力性肠梗阻可表现为肠鸣音减弱或消失。当出现绞窄性肠梗阻或单纯性肠梗阻晚期,肠壁已有坏死、穿孔,腹腔内感染时,可出现腹膜炎体征。

临床分析 1-3

为进一步明确诊断,需要进行何种检查?

首先,明确患者生命体征是否稳定,是否存在主要脏器的功能障碍,有无电解质及酸碱平衡紊乱。除了常规检查之外,需要检查生化、电解质以及动脉血气分析。肠梗阻可引起局部和全身性的病理和生理变化。慢性不完全性肠梗阻的局部主要改变是梗阻近端肠壁肥厚和肠腔膨胀,远端肠管变细、肠壁变薄。急性肠梗阻依梗阻的类型及梗阻的程度而有不同的改变。

其次:为了明确梗阻的部位、梗阻的程度,初步判断可能的病因以及鉴别诊断,应给患者安排立位腹平片和腹部 CT 检查。急性肠梗阻的 X 线表现,立位腹平片:可显示肠袢胀气,空肠黏膜的环状皱襞在肠腔充气时呈鱼骨刺样,结肠可显示结肠袋。肠腔充气的肠袢是在梗阻以上的部位,小肠完全梗阻时,结肠将不显示。典型的 X 线表现是出现多个肠袢内含有气液面呈阶梯状。钡灌肠:可用于有结肠梗阻的患者,可显示结肠梗阻的部位与性质。但在小肠梗阻时忌用此方法,以免加重病情。

病历资料 2

入院后各项实验室检查结果:

血常规 WBC 9.52×10^9,NE% 78%,Alb 35.3g/L,K^+3.78mmol/L,Na^+141.5mmol/L。动脉血气(鼻导管吸氧 3L/ 分):pH 7.421,PaO_2 79mmol/L,$PaCO_2$ 32mmol/L。

立位腹平片:两膈光滑,膈下未见明确游离气体影,腹部可见多发阶梯状气液平面,腹部肠管积气扩张,双侧腹脂线清晰(图 7-16),诊断考虑为肠梗阻。

腹部 CT:小肠普遍积气积液扩张,可见多发气液平面,脐附近可疑粘连带,局部小肠变窄;结肠空虚(图 7-17),诊断考虑为小肠梗阻。

入院后暂予禁食水、胃肠减压、静脉输液治疗。患者 24 小时尿量 700ml,呕吐 3 次,呕吐物为黄绿色液体,总量约 500ml。

临床分析 2-1

患者的肠梗阻是机械性的还是动力性的?

机械性梗阻与动力性梗阻的区别:机械性梗阻最常见,具有肠梗阻典型的临床表现,早期腹胀不明显,肠鸣音亢进。立位腹平片显示梗阻近端肠管扩张胀气。动力性肠梗阻一般无阵发性绞痛,肠鸣音减弱或消失。立位腹平片显示大肠、小肠全部充气扩张。

根据本例患者典型的临床表现:肠鸣音亢进,立位腹平片显示部分小肠扩张,考虑该病例应为机械性肠梗阻。

临床分析 2-2

患者是否存在绞窄性肠梗阻?

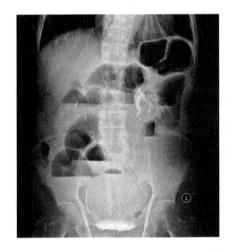

图 7-16 立位腹平片

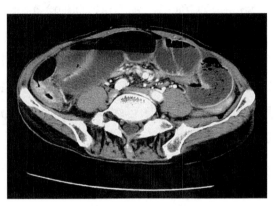

图 7-17 腹部增强 CT

这一点至关重要,关系到治疗方法的选择和患者的预后。该病例腹痛为阵发性,症状并非危重,无腹膜炎表现,一般情况可,无休克表现。考虑为单纯性肠梗阻。下列表格显示单纯性与绞窄性肠梗阻的鉴别要点(表 7-3)。

表 7-3　单纯性肠梗阻与绞窄性肠梗阻的鉴别要点

	单纯性肠梗阻	绞窄性肠梗阻
发病	较缓慢,阵发性腹痛为主	发病急,腹痛剧烈,持续性绞痛
腹胀	均匀全腹胀	不对称,麻痹性肠梗阻
肠鸣音	气过水音,金属音	气过水音
压痛	轻,部位不固定	固定压痛
腹膜刺激征	无	有
一般情况	良好	感染中毒症状
休克	无	感染中毒性休克
腹腔穿刺	阴性	血性液体或炎性渗出液
血性大便	无	可有
X 线	小肠襻扩张呈梯形排列	孤立、位置形态不变的肠襻

临床分析 2-3

该患者属于高位小肠梗阻还是低位小肠梗阻?

高位小肠梗阻的呕吐发生早而频繁,腹胀不明显;低位小肠梗阻的腹胀明显,呕吐出现晚而次数少,并可吐出粪样物;结肠梗阻与低位小肠梗阻的临床表现很相似,因回盲瓣具有单向阀门作用而导致形成闭袢性肠梗阻,以腹胀为主要症状,腹痛、呕吐、肠鸣音亢进均不及小肠梗阻明显,体检时可发现腹部有不对称的膨隆。X 线检查有助于鉴别,低位小肠梗阻,扩张的肠袢在腹中部,呈"阶梯状"排列,结肠梗阻时扩大的肠袢分布在腹部周围,可见结肠袋,胀气的结肠阴影在梗阻部位突然中断,盲肠胀气最显著。钡灌肠检查或结肠镜检查可进一步明确诊断。

根据本例患者早期出现呕吐,结合 X 线的表现,考虑为高位小肠梗阻。

临床分析 2-4

该患者是完全性梗阻还是不完全性梗阻?

完全性肠梗阻呕吐频繁,如为低位梗阻则为明显全腹胀,停止排气排便,立位腹平片可见梗阻部位近端肠袢明显充气、扩张,梗阻部位远端小肠结肠内无气体;不完全性肠梗阻呕吐与腹胀均较轻,立位腹平片所见肠袢充气、扩张都较前者为轻,梗阻部位远端的小肠和结肠内可见气体存在。

本例患者腹胀及呕吐较为明显,存在停止排气排便的情况,立位腹平片可见梗阻部位近端肠袢明显充气扩张,不除外完全性肠梗阻的可能。

临床分析 2-5

患者肠梗阻可能的病因?

患者既往曾有二次腹部手术病史,第二次腹部手术后间断有不全梗阻发作,本次发作呈现机械性小肠梗阻特点。据此推断,粘连性肠梗阻的可能性较大。

临床分析 2-6

患者目前的初步处理?

首先,应首先采取急性肠梗阻的基础治疗。

急性肠梗阻的基础治疗:无论采用非手术治疗或手术治疗,均需应用以下基本处置:

1. 胃肠减压 多采用鼻胃管减压,持续负压吸引。目的是减少胃肠道积存的气体、液体,减轻肠腔膨胀,有利于肠壁血液循环的回复和减少肠壁水肿,从而缓解梗阻。胃肠减压还可以减轻腹内压,改善因膈肌抬高所致的呼吸循环障碍。抽出的引流液也可以帮助鉴别梗阻部位和有无绞窄。

2. 纠正水、电解质紊乱和酸碱失衡 根据出入量情况补充液量,初期应以晶体液为主;依据电解质丢失的情况补充电解质。治疗过程中,必须监测尿量,以及中心静脉压。

3. 抗感染 肠穿孔或肠道菌群移位可导致较为严重的感染,此类致病菌一般来源于肠道,应根据肠道细菌的分布特点选用敏感的抗菌药物。此外,腹压增高导致膈肌抬高,可能影响肺部气体交换,从而继发肺部感染。

4. 生长抑素 有助于减少胃肠道内液体的分泌量,减轻梗阻症状。

5. 其他对症治疗 解痉、镇静、镇痛等。

其次,目前患者无肠绞窄表现,临床表现不重,病情相对稳定,可以暂时不进行手术治疗。

病历资料 3

入院 72 小时后,患者诉腹痛较前加重,为持续性绞痛,无明显缓解。生命体征:T 37.9℃,P 120 次 / 分,R 22 次 / 分,BP 85/55mmHg。腹部查体:腹膨隆,左上腹可见肠型,全腹压痛、反跳痛,以左上腹为著,肠鸣音未闻及。实验室检查结果:WBC 18.24×10^9,NE% 85%,Alb 32g/L,K$^+$3.52mmol/L,Na$^+$139.4mmol/L。动脉血气(面罩吸氧 5L/ 分):pH 7.374,PaO$_2$ 69mmol/L,PaCO$_2$ 37mmol/L

临床分析 3-1

患者病情加重的原因是什么?

患者急性机械性小肠梗阻诊断明确,保守治疗 3 天后,症状加重,体温升高,血压下降,心率增快,查体可见急性腹膜炎表现,结合血白细胞增高伴核左移,应首先考虑肠绞窄的可能性。

肠绞窄的临床特点:有下列表现之一者,应考虑肠绞窄的可能:

1. 腹痛发作急骤,初始即为持续性剧烈疼痛,或在阵发性加重之间仍有持续性疼痛,有时出现腰背部疼痛。

2. 病情发展迅速,早期出现休克,抗休克治疗后改善不明显。

3. 有腹膜炎体征、体温升高、脉率增快、白细胞计数增高。

4. 腹胀不均匀,腹部有局部隆起或触及孤立胀大的肠袢。

5. 呕吐出现早而频繁,呕吐物、胃肠减压液、肛门排出物为血性。

6. 立位腹平片可见孤立扩大肠袢;经积极非手术治疗,症状、体征无明显改善。

临床分析 3-2

患者下一步的治疗如何考虑?

患者保守治疗无明显缓解,且出现肠绞窄及感染中毒性休克表现,应在积极抗休克治疗的同时,立即行手术治疗。

病历资料 4

患者于入院后 3 天在全麻下行开腹探查术。手术过程:麻醉成功后,仰卧位,常规消毒铺巾。取原腹正中切口,切去瘢痕,切开腹白线,确认腹膜,避免损伤腹腔脏器,切开腹膜。见腹腔内小肠扩张,水肿,沿小肠探查,发现腹腔内大量粘连索条,其中一处粘连索条自小肠肠壁粘连至原切口下方,导致部分小肠嵌入,形成内疝,疝入之小肠扩张明显,局部一直径约 0.3cm 穿孔,粘连包裹,未形成弥漫性肠液漏出。自此口插入肠减压管,进行肠减压后,缝合此裂口两层。继续从回盲部起向上探查小肠,至原空肠空肠吻合口处,发现其远端一段肠管越过横结肠粘连于原胃空间,并形成 180° 扭转,粘连极其紧密,以电刀锐性分离,注意保护脾和膈肌,操作艰难,将此段肠管分离,并解除扭转。术后返回ICU,逐渐恢复,14 天后出院。

临床分析 4-1

术中判断肠管坏死的方法?

如果在解除梗阻原因后出现下列表现,则表明肠管已无生机:

1. 肠壁呈紫黑色并已塌陷。

2. 肠壁失去张力和蠕动能力,肠管扩大,对刺激无收缩反应。

3. 相应的肠系膜终末小动脉无搏动。

在肠系膜血管根部注射 1% 普鲁卡因或酚妥拉明以缓解血管痉挛,将肠管放回腹腔,观察 15~30 分钟,如仍不能判断有无生机,可重复一次;最后确认无生机后方可考虑切除。

临床分析 4-2

粘连性肠梗阻的预防措施有哪些?

1. 清除手套上的滑石粉,不遗留线头、纤维、切除的组织异物于腹腔内,减少肉芽组织的产生。

2. 不做大块的组织结扎,减少缺血的组织。

3. 注意无菌操作,减少炎性渗出。

4. 保护肠管浆膜面,防止损伤。

5. 清除腹腔内的积血、积液。

6. 及时治疗腹腔内的炎性病变,防止炎症扩散。

7. 术后早期活动,促进肠蠕动及早恢复。

临床分析 4-3

该患者术后处理的重点,以及主要观察指标?

1. 患者高龄、腹部多次手术病史、急诊手术后、术前出现感染中毒性休克表现,围术期风险较高,术后早期应密切观察生命体征和心肺脑等重要脏器功能。

2. 术前存在重度腹腔感染,术后应加强抗菌药物使用,应联合应用广谱抗菌药物,且覆盖厌氧菌。

3. 注意引流量和引流液的性质,时刻关注两者的变化。

4. 早期给予全胃肠外营养支持,待胃肠功能部分功能恢复后,可尝试给予肠内营养,并逐渐过渡至正常饮食。

5. 观察肠鸣音的变化,注意肛门排气的时间。

二、思考题

1. 肠梗阻的病因、主要分类及病理生理改变。

2. 肠梗阻的临床表现及诊断思路。

3. 急性肠梗阻的手术时机与手术治疗原则。

4. 急性肠梗阻的非手术治疗原则。

5. 粘连性肠梗阻的临床特点、治疗原则及预防措施。

（郭　鹏）

第3例　腰痛伴下肢疼痛

一、主要学习内容

病历资料1

患者,男性,32岁。

主因"下腰部及右侧下肢疼痛、麻木6个月,加重10天余"就诊。

患者6个月前劳累后出现下腰部及右侧下肢疼痛,呈放射性,沿右侧臀部向大腿后外侧、小腿外侧放射至足踝部。偶伴麻木,以小腿外侧、足背为著,行走时症状加重。曾在外院经腰椎CT检查,诊断为腰椎间盘突出症。经封闭及三维牵引等治疗无明显疗效。近10天来,腰及右侧下肢疼痛、麻木加重,行走受限,来院诊治。患者自发病来精神、食欲尚可,体重无减轻。二便正常。

既往体健,无肝炎、结核病史,无特殊嗜好,无药物过敏史。

查体:T 36.5℃ P 72次/分 R 18次/分 BP 130/80mmHg

发育正常,营养中等,痛苦面容,行走受限;头面部无异常;气管居中,甲状腺不大;胸廓对称,无畸形,双肺清,未闻干湿啰音;心律整,心音正常,各瓣膜区未闻杂音;肝脾未及;双侧病理征均阴性。

辅助检查:血、尿常规(-),肝、肾功能正常,凝血正常;X线胸片、心电图未见明显异常。

临床分析1

腰痛的原因

腰痛是一种常见的疾病,60%~80%的成人有患病史。临床上引起腰痛的原因很多,如骨科、普通外科、内科、妇科、泌尿科及神经科的某些疾病均可引起。对于腰痛患者,可按照以下思路考虑:①疼痛发生的具体部位;②疼痛的性质和持续时间;③疼痛的具体病因。

腰痛常见于下列疾病：①脊柱疾患，包括脊柱的创伤和劳损(如腰肌劳损，压缩性骨折)；脊柱退行性病变，如椎间盘突出、椎管狭窄、腰椎滑脱、脊柱肿瘤、炎症、感染、畸形。②神经疾患，如中枢神经系统肿瘤、蛛网膜粘连、神经纤维瘤等。③血管疾患，多见腹主动脉瘤，血栓闭塞性动脉炎产生的勒里施综合征(Leriche's syndrome)。④脏器性疾患，如消化系统的胃及十二指肠溃疡、胰腺癌、肝癌等，泌尿系统的结石或脓肿，妇科炎症，肿瘤以及后腹膜的肿瘤等。⑤精神心理性疾病，精神紧张症、过度疲劳综合征、癔症、抑郁症等。

为提高诊断的准确性，应做到以下几点：

1. 详细询问病史，包括年龄、性别、职业、病程，腰痛的部位、性质、程度、持续时间及伴随症状；全面细致的体格检查，这是确定诊断方向的必要手段也是最重要的过程；然后进行必要的影像学检查和其他辅助检查，包括 X 线片、CT、MRI、B 超、化验检查等。

2. 病史、体征以及相关检查、伴随症状与腰痛的关系

年龄、性别与腰痛的关系：年龄和性别与腰背痛的病因有密切的关系。老年人应考虑是否有椎体骨折，中老年先考虑脊柱退行性骨关节病，绝经后女性则应注意骨质疏松和围绝经期综合征。中青年家务及工作较繁重，且椎间盘、韧带、肌肉已开始退变，因而多易发生腰椎间盘突出症、肌纤维组织炎、韧带炎、脊柱滑脱等。青少年因长期坐位可导致韧带炎或肌纤维组织炎。脊柱结核、特发性脊柱侧弯也多见于儿童、青少年。

腰痛的性质、伴随症状与腰痛的关系：若腰背痛逐渐加重，以夜间痛更明显，则需注意脊柱肿瘤。若逐渐加重出现后凸成角畸形，伴有低热、无力、盗汗等则可能为椎体结核。有的椎体结核患者腰背疼痛伴有无痛性寒性脓肿。腰椎术后数日至数周再次出现腰深部剧烈疼痛，应考虑椎间隙感染。

腰痛同时伴：①下肢放射痛：常见于腰椎间盘突出症、腰椎管狭窄症、腰椎滑脱症、脊柱肿瘤、腰椎结核等。②间歇性跛行的疾病：腰椎管狭窄症、腰椎间盘突出症、血管源性疾病。③下肢麻木无力的疾病：腰椎间盘突出症、腰椎管狭窄症、峡部裂滑脱、脊髓病变等。④并发热的疾病：脊柱化脓性感染、脊柱结核、肿瘤。⑤伴有上、下肢关节或肌肉疼痛：需考虑风湿性关节炎、类风湿关节炎、强直性脊柱炎等。

在腰痛症状的鉴别诊断中，应特别注意脊柱结核、脊柱肿瘤(包括椎管肿瘤、椎体转移瘤)等少见但危险性极大的特殊情况。

病历资料 2

专科查体：患者双上肢感觉、肌力正常；颈椎活动好；颈胸椎无压痛；腰椎前屈 40°，后伸 0°，左右侧屈 30°；触诊：L4、L5、S1 棘间、右侧椎旁等处明显压痛；左下肢感觉正常，右

侧大腿感觉正常,右小腿外侧、足背部感觉减弱;右拇趾背伸肌力Ⅳ-级;右侧直腿抬高实验 40°（+）,加强试验（+）,左侧直腿抬高试验（-）;膝腱反射正常;跟腱反射稍减弱;括约肌功能正常;双侧病理征未引出。

临床分析 2

如何定位诊断?

患者入院后专科查体示腰部后伸受限,下腰部右侧椎旁压痛,右小腿外侧、足背部感觉减弱;右拇趾背伸肌力Ⅳ-级;右侧直腿抬高实验 40°（+）,加强试验（+）。根据查体表现,结合病史,我们可以初步诊断腰椎间盘突出症,考虑 L4/5 椎间盘突出压迫 L5 神经根可能性大。

根据查体表现,如何定位诊断? 图 7-18 显示下肢节段性感觉神经分布状况,表 7-4 为常见部位的腰椎间盘突出症具有定位意义的症状和体征。

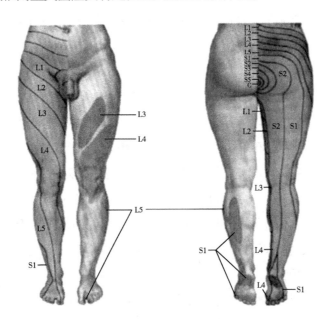

图 7-18　下肢节段性感觉神经分布图

表 7-4　常见部位的腰椎间盘突出症定位症状和体征

突出部位	L3/4 椎间盘	L4/5 椎间盘	L5/S1 椎间盘
受累神经	L4 神经根	L5 神经根	S1 神经根
疼痛部位	骶髂部、髋部、大腿前内侧、小腿前侧	骶髂部、髋部、大腿和小腿后外侧	骶髂部、髋部、大腿、小腿足踝和足外侧
麻木部位	小腿前内侧	小腿外侧或足背,包括拇趾	小腿和足外侧包括外侧三足趾
肌力改变	伸膝无力	拇趾背伸无力	足跖屈及屈拇趾无力
反射改变	膝反射减弱或消失	无改变	踝反射减弱或消失

病历资料3

患者入院后行腰骶椎磁共振(MRI)表现如图7-19所示,可以明确看到L4/5椎间隙变窄,椎间盘信号改变,并向右后方突出,压迫硬膜囊及神经根。

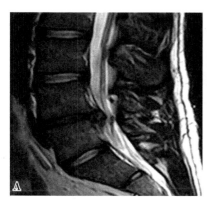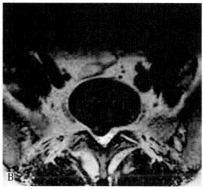

图7-19 患者腰骶椎MRI(T_2W_1,矢状位A及轴位B):L4/5椎间隙变窄,椎间盘信号改变,并向右后方突出,压迫硬膜囊及神经根

临床分析3:影像学

针对该患者,我们可以根据其临床表现及查体初步诊断腰椎间盘突出症,需要进一步行腰椎X线,腰椎CT,腰骶椎MRI等影像学检查,两者相结合,影像学表现能解释目前症状,才能确诊腰椎间盘突出症。

该患者腰骶椎MRI示L4/5椎间盘突出,压迫L5神经根,与我们根据查体作出的初步判断相互印证,因此,腰椎间盘突出症诊断明确。

影像学上,腰椎间盘突出分型包括:

1. 椎间盘正常 椎间盘无退变,所有椎间盘组织均在椎间盘内。

2. 椎间盘膨出(bulging) 椎间盘纤维环环状均匀性超出椎间隙范围小于3mm。

3. 椎间盘突出(protruded) 椎间盘组织局限性移位超过椎间隙大于3mm,椎间盘纤维环大部分撕裂,仅有外层纤维环尚完整,将髓核局限于椎间盘内。

4. 椎间盘脱出(extruded) 椎间盘纤维环全部断裂,髓核组织突出于椎间盘外,为后纵韧带所约束。

5. 游离性椎间盘突出 髓核组织突破纤维环和后纵韧带,游离于椎管内。

病历资料4

患者右下肢疼痛,症状逐渐加重,行走时加重明显,现活动明显受限。

临床分析4

临床上,间歇性跛行常见于腰椎疾患及血管疾病。常见的血管源性下肢疼痛伴跛行的有周围动脉疾病(peripheral artery disease,PAD),如闭塞性血栓性脉管炎、雷诺综合征(Raynaud syndrome)等。血管性间歇性跛行往往是单侧肢体受累,患肢有发凉、麻木或足底有发紧感,活动后小腿或足部肌肉发生胀痛或抽搐,其症状在站立休息后即可缓解,而不必像神经源性间歇性跛行需要弯腰或下蹲等动作才能缓解症状,该类患者可出现患肢皮温降低、皮肤粗糙、毛发稀疏等营养不良的表现,足背动脉或股动脉搏动减弱或消失,在老年男性患者,血管源性和神经源性间歇性跛行常常同时存在,可能给诊断和治疗带来困难,在诊断中应提高警惕,必要时需行下肢血管彩超或血管造影加以鉴别。

病历资料 5

患者全麻下行椎间盘镜髓核摘除术,术中可见 L4/5 椎间盘向右后方突出,压迫 L5 神经根。术后患者腰痛及下肢疼痛症状缓解,术后 2 天下地活动,行走自如,出院。

临床分析 5:腰椎间盘突出症治疗

非手术疗法

腰椎间盘突出症大多数患者可以经非手术治疗缓解或治愈。其治疗原理并非将退变突出的椎间盘组织回复原位,而是改变椎间盘组织与受压神经根的相对位置或部分回纳,减轻对神经根的压迫,松解神经根的粘连,消除神经根的炎症,从而缓解症状。非手术治疗主要适用于:①年轻、初次发作或病程较短者;②症状较轻,休息后症状可自行缓解者;③影像学检查无明显椎管狭窄。

(1)绝对卧床休息:初次发作时,应严格卧床休息,强调大、小便均不应下床或坐起,这样才能有比较好的效果。卧床休息 3 周后可以佩戴腰围保护下起床活动,3 个月内不做弯腰持物动作。此方法简单有效,但较难坚持。缓解后,应加强腰背肌锻炼,以减少复发的几率。

(2)牵引治疗:采用骨盆牵引,可以增加椎间隙宽度,减少椎间盘内压,椎间盘突出部分回纳,减轻对神经根的刺激和压迫,需要专业医生指导下进行。

(3)理疗和推拿、按摩:可缓解肌肉痉挛,减轻椎间盘内压力,但注意暴力推拿按摩可以导致病情加重,应慎重。

(4)支持治疗:可尝试使用硫酸氨基葡萄糖和硫酸软骨素进行支持治疗。硫酸氨基葡萄糖与硫酸软骨素在临床上用于治疗全身各部位的骨关节炎,这些软骨保护剂具有一定程度的抗炎抗软骨分解作用。基础研究显示氨基葡萄糖能抑制脊柱髓核细胞产生炎性因子,并促进椎间盘软骨基质成分糖胺聚糖的合成。临床研究发现,向椎间盘内注射氨基葡萄糖可以显著减轻椎间盘退行性疾病导致的下腰痛,同时改善脊柱功能。有病例报告提示口服硫酸氨基葡萄糖和硫酸软骨素能在一定程度上逆转椎间盘退行性改变。

(5)皮质激素硬膜外注射:皮质激素是一种长效抗炎剂,可以减轻神经根周围炎症和粘连。一般采用长效皮质类固醇制剂 +2% 利多卡因行硬膜外注射,每周一次,3 次为一个疗程。

手术治疗

(1) 手术适应证:①病史超过 3 个月,严格保守治疗无效或保守治疗有效,但经常复发且疼痛较重者;②首次发作,但疼痛剧烈,尤以下肢症状明显,患者难以行动和入眠,处于强迫体位者;③合并马尾神经受压表现;④出现单根神经根麻痹,伴有肌肉萎缩、肌力下降;⑤合并椎管狭窄者。

(2) 手术方法:经后路腰背部切口,部分椎板和关节突切除,或经椎板间隙行椎间盘切除。中央型椎间盘突出,行椎板切除后,经硬脊膜外或硬脊膜内椎间盘切除。合并腰椎不稳、腰椎管狭窄者,需要同时行脊柱融合术。

近年来,显微椎间盘摘除、显微内镜下椎间盘摘除、经皮椎间孔镜下椎间盘摘除等微创外科技术使手术损伤减小,取得了良好的效果。

该患者病史较长,且症状较重,影响生活,有明确手术适应证,行椎间盘镜下髓核摘除微创手术治疗,手术效果良好。各类手术方法的适应证各有不同,禁忌证以及风险也有差异,但是总目标是一致的,就是在更安全、有效的基础上解除患者病痛。

二、思考题

1. 简述腰椎间盘突出症临床表现。
2. 简述腰椎间盘突出症的手术适应证。

(王伟炎)

第五节 妇科临床思维病例

产前产后出血及育龄期腹痛待查

一、主要学习内容

临床病例(1)

病历资料

赵 ××,女,36 岁,无业。

主因"停经 30⁺5 周,无痛性阴道出血 1 小时"来院。既往月经规律,3~4 天 /28 天,停经 34 天,自测尿 HCG(+),停经 40 天出现轻微恶心、呕吐,停经 20 周自觉胎动活跃至今,未行羊水穿刺。自述早、中孕期无明显不适。1 小时前无诱因突然发生阴道出血,量多余月经量,为鲜血,有血块,大约 300ml,无腹痛,无恶心、呕吐,无阴道流水。急诊入院。既往体健,G3P0,人流 2 次。

查体:P120 次 / 分,R 22 次 / 分,BP 90/60mmHg。平车推入病房。发育正常,急性面容、中度贫血貌,查体合作,皮肤黏膜略苍白,无瘀点、瘀斑,无黄染。双肺(−),心律齐,各瓣膜区未闻及病理性杂音。腹部膨隆,宫高 30cm,腹围 95cm,头位,胎头浮,宫体无压痛,子宫放松好,未及宫缩,多普勒可闻及胎心 135 次 / 分,临床估计胎儿体重 1800g。

专科查体:外阴可见血迹及鲜红色血,会阴垫积血称重 350ml,消毒后,窥器暴露宫颈。见阴道畅,阴道内可见大量积血,宫口常大,光滑,闭,宫口可见活动性出血,无组织嵌顿,宫颈表面无活动出血。

实验室检查:全血细胞分析:Hb 85g/L,HCT 28%,Plt 172×10⁹/L,DIC 全项:D-Dimer 1200ng/ml,PT 11.4s,APTT 26.8s,FIB-C487mg/dl。产科彩超提示:中央型前置胎盘,胎盘前壁,绕过宫颈达后壁下段。

临床分析

患者的病例特点:高龄女性,初产妇,两次人流病史,停经 30⁺5 周,孕期未行定期产前检查,突发无痛性阴道出血 1 小时,累计出血 650ml,并仍有活动性出血。查体:入院 BP 90/60mmHg,P120 次 / 分,中度贫血貌,子宫放松好,胎心正常,宫底高度与停经时间相符,阴道大量出血,宫口活动性出血,呈现出休克前期的表现,无其他部位出血表现,为外出血。辅助检查:中度贫血,B 超提示中央型前置胎盘,胎盘前壁,绕过宫颈达后壁下段。

初步诊断:①宫内妊娠 30⁺5 周,G3P0,头位;②阴道出血原因待查:中央型前置胎盘;③失血性休克代偿期。

前置胎盘的鉴别诊断:

(1)轻型胎盘早剥:突然发生的持续性腹痛、可无阴道流血或流血不多,宫体部有压痛,子宫放松差,B 超提示胎盘与子宫壁之间出现液性暗区。

(2)脐带帆状附着,前置血管破裂:表现为无痛性阴道出血,常主诉"见红多于月经量",需引起警惕。伴胎心率异常或消失,几分钟之后胎儿死亡。消毒后阴道检查,多可见活动性出血,为鲜血,做碱变色试验显示"樱桃红"色,提示为胎儿血。B 超有助于判断脐带附着与胎盘的关系。因失血为胎儿失血,速度快,若不能及时发现及时处理,常常发生胎死宫内。需立即局部压迫,紧急剖宫产或局麻剖宫产或可挽救胎儿。

（3）妊娠合并宫颈病变：宫颈病变如宫颈癌、宫颈癌前病变、宫颈息肉等，孕期也可能发生阴道不规则出血，行阴道检查，见宫颈表面活动性出血，行宫颈防癌检查或可疑组织取活检送病理等可确诊。

前置胎盘的治疗原则：止血、纠正贫血、预防感染、适时终止妊娠。根据前置胎盘类型、出血程度、妊娠周数、胎儿宫内状况、是否临产等进行综合评估，给予相应治疗。

（1）在母儿安全的前提下，延长妊娠时间，提高胎儿存活率。适用于妊娠 36 周前，一般情况良好，胎儿存活，阴道流血不多，无需紧急分娩的孕妇，给予抗炎、止血、保持大便通畅，<34 周孕妇给予促胎肺成熟，有早产风险的孕妇酌情慎重给予宫缩抑制剂，同时严密观察阴道出血情况。

（2）出现大出血甚至休克，为挽救孕妇生命，应果断紧急剖宫产终止妊娠。无需考虑胎儿情况。在期待治疗过程中，若出现胎儿窘迫等产科指征，胎儿已可存活，可行急诊手术。临产后诊断的部分性或边缘性前置胎盘，出血量较多，估计短时间内不能分娩者，也选择急诊剖宫产终止妊娠。

入院后应有的急诊抢救措施：

（1）迅速判断病情，制定抢救方案。无痛性大量阴道出血，短时间出血量 >500ml，现仍有活动性出血，已出现休克早期表现，进一步出血有可能出现 DIC、胎死宫内、危急母体生命可能。因此，立即开放可输血的两条静脉通道，完善血常规、DIC、生化 21、感染四项、血型、RH 血型，配血，留置尿管，持续心电监护、持续胎心监护。同时启动孕产妇危重症抢救体系，组织医护人员抢救。

（2）简短与患者及家属交代病情，急诊剖宫产术，挽救母儿生命，分析剖宫产术中大出血、DIC、多器官功能衰竭等可能，积极取血输血支持维持携氧能力，必要时输新鲜冰冻血浆维持凝血功能，同时备好卡前列素氨丁三醇注射液等强宫缩剂，备好宫腔填纱，备好必要时行子宫动脉介入栓塞治疗的准备。充分告知术中术后母儿风险。

（3）联系新生儿科，组织儿科做好抢救新生儿准备。因新生儿为早产儿，胎肺未成熟，出生后备好猪肺磷脂注射液，做好气管插管，转儿科的准备工作。

下一步治疗：

（1）立即开放静脉通道，输液，配血，急诊联合麻醉下行剖宫产术。同时输入压积红细胞 400ml，400ml 新鲜冰冻血浆。术中发现子宫下段血管粗大呈树枝状充盈明显，子宫下段似可触及胎盘组织，较厚，行子宫下段横切口剖宫产术，切开子宫下段，胎盘打洞，迅速娩出胎儿，卵圆钳钳夹切口减少出血速度。迅速娩出胎盘，卡前列素氨丁三醇注射液 250μg 宫底注射。于子宫下段置止血带，控制出血速度，缝合胎盘剥离面出血活跃处，结扎双侧子宫动脉上行支，查子宫收缩好，但子宫下段仍有活动性出血，行宫腔填纱。局部出血明显减少,常规缝合子宫切口。新生儿女婴,体重 1980g,Apgar 评分 5-10-10 分钟评分 7-9-9 分,出生后给予气管插管,猪肺磷脂注射液 2 支气管给药后转儿科。检查胎盘大小 25cm×20cm×1.5cm。

(2) 术中出血累计 1200ml,术中输入压积红细胞 600ml,血浆 600ml,术中血压一过性降至 80/50mmHg,心率 125 次/分,术后复查 Hb 75g/L,HCG 25%,PLT 87×10^9/L,DIC 全项提示:D-Dimer 2100ng/ml,PT10.7s,APTT 26s,FIB-C394mg/dL。

(3) 术后安返病房,持续心电监测,保留会阴垫 24 小时严密观察生命体征及阴道出血量,产后 2 小时另外出血 50ml,宫底压沙袋,宫底轮廓清楚,宫底平脐。患者一般情况好,BP100/70mmHg,HR 98 次/分。至产后 24 小时累计出血 1300ml,术后 24 小时取出宫纱,加强抗炎,术后 5 天好转后出院。

出院诊断:

(1) 中央型前置胎盘。

(2) 宫内妊娠 30$^+$5 周,G3P1,剖宫产。

(3) 产后出血。

(4) 失血性休克。

(5) 早产。

(6) 新生儿轻度窒息。

(7) 中度贫血。

产后出血的四大原因:宫缩乏力(占 70%~90%)、产道损伤(占 20%)、胎盘因素(占 10%)和凝血功能障碍(占 1%);四大原因可以合并存在,也可以互为因果;每种原因又包括各种病因和高危因素。

常用的估计失血量的方法有:

(1) 称重法或容积法。

(2) 监测生命体征、尿量和精神状态。

(3) 休克指数法,休克指数 = 心率/收缩压(mmHg)。

(4) 血红蛋白含量测定,血红蛋白每下降 10g/L,失血 400~500ml。

但是在产后出血早期,由于血液浓缩,血红蛋白值常不能准确反映实际出血量。

产后出血的一般处理:

(1) 呼叫,向有经验的助产士、上级产科医师、麻醉医师和血液科医师求助,通知血库和检验科做好准备。

(2) 建立通道:双静脉通道维持血液循环,积极补充血容量;进行呼吸管理,保持气道通畅;监测出血量和生命体征,留置尿管,记录尿量。

（3）交叉配血，进行基础的实验室检查（血常规、凝血功能、肝肾功能检查等），并行动态监测。

（4）针对产后出血的原因进行特殊处理。

（5）积极抗休克治疗，积极纠正凝血功能障碍。

宫缩乏力的处理：根据产后出血四大原因，最常见的原因即是宫缩乏力。方法有：

（1）子宫按摩和压迫法。

（2）使用宫缩剂如缩宫素、卡前列素氨丁三醇（商品名：欣母沛）、米索前列醇等。

（3）手术治疗。根据患者具体情况及术者熟练程度选择合适的方法：宫腔填纱、B-lynch 缝合、盆腔血管结扎、经导管动脉栓塞术（TAE）、子宫切除术。

临床病例（2）

病历资料

患者张××，女性，39 岁，个体，主因"右下腹痛 1 天，加重 3 小时"急诊入院。既往月经不规律，13 岁初潮，3~7 天 /28~50 天，经量中等，痛经。末次月经为 40 天前，经量、色同既往月经。1 天前同房后出现下腹痛，以右侧为重，无明显恶心、呕吐，3 小时前腹痛明显加重，伴肛门坠胀感，呕吐一次，无腹泻，无晕厥，急诊我院就诊。患病以来精神、二便可。G3P1，2011 年足月顺产一男活婴，体健。2013 年宫外孕（左侧）一次行保守治疗，之后偶有感冒后下腹痛，诊断为"慢性盆腔炎"。近两年未行妇科体检。体外射精避孕。既往无其他慢性病史和家族特殊病史。

查体：T 37℃，P 90 次 / 分，R 22 次 / 分，BP 100/70mmHg。痛苦面容，扶入急诊室，神志清楚，查体合作，睑结膜稍苍白，表浅淋巴结未触及肿大。心肺听诊无阳性体征。腹部平坦，肠鸣音活跃，右下腹压痛（＋），反跳痛（＋），未扪及明显肿物，腹肌略紧张，移动性浊音可疑阳性。

妇科检查：外阴已婚已产型，阴道畅，宫颈光滑，常大，后穹隆略饱满，举痛（＋），摇摆痛（＋），子宫前位，质中，孕 7 周大小，活动，压痛（＋），左附件区压痛（－），右附件区增厚，压痛（＋），反跳痛（＋）。

辅助检查：全血细胞分析：WBC 9×10^9/L，NE 76％，Hb 95g/L，HCT30％，PLT 158×10^9/L。B 超：子宫后位 6.0cm×5.4cm×4.5cm，内膜厚 1.8cm，回声均匀，右卵巢 3.0cm×2.5cm×1.3cm，其外上方不均质中低回声包块 6.0cm×5.1cm×4.9cm，形态不规则，左附件（－）。盆腔游离液 5.8cm。

临床分析

患者的病例特点：育龄期女性，月经不规律，停经史不明确，突发下腹痛并急性加重，肛门坠胀感伴恶心、呕吐一次。既往有宫外孕、慢性盆腔炎病史。查体生命体征尚平稳，轻度贫血，右下腹压痛(+)、反跳痛(+)，妇科检查后穹隆略饱满，宫颈举痛(+)，子宫压痛(+)，右附件区压痛(+)。B超提示右附件包块，盆腔游离液5.8cm。

初步诊断：腹痛待查：异位妊娠？黄体囊肿破裂？

生育年龄突发下腹痛需考虑的诊断与鉴别诊断：

(1) 异位妊娠：异位妊娠的典型表现为停经、腹痛、阴道出血，但也有症状不典型仅以下腹痛为单独表现的。患者生育年龄女性，体外射精避孕不可靠，月经周期不规律，停经40天。约25%的异位妊娠患者无典型的停经史，因此无停经史不能作为排除诊断的标准。需行尿HCG，血HCG检查进一步明确诊断。该患者腹痛伴恶心、呕吐及肛门坠胀感，穹隆略饱满，盆腔游离液，考虑有腹腔内出血；B超提示右附件区包块，局部压痛反跳痛明显，存在腹膜刺激征；以上情况高度怀疑异位妊娠，进一步行尿和血HCG明确诊断。

(2) 卵巢黄体破裂：该患者月经周期不规律，28~50天，腹痛出现在停经40天，可能为黄体中后期，同房后出现突发下腹痛1天伴加重3小时，腹痛时有恶心、呕吐、肛门坠涨，妇科检查提示宫颈举痛，后穹隆略饱满，B超提示盆腔游离液5.8cm，结合患者轻度贫血，考虑腹腔内出血较为明确，可进一步行后穹隆穿刺明确诊断。卵巢黄体破裂和异位妊娠相似，关键的鉴别点就是是否妊娠，因此行尿和血HCG进一步明确诊断。

(3) 阑尾炎：典型的阑尾炎有转移性右下腹痛，有腹膜刺激症而无内出血的症状和体征。妇科检查可以有右附件区的压痛，麦氏点最重，血常规提示白细胞和中性分类升高。该患者既往体健，无发热，无转移性右下腹痛，血常规提示血象中性分类略升高，有腹膜刺激征及内出血征象，考虑该诊断可能性不大，可完善腹部B超进一步除外。

(4) 急性盆腔炎：急性盆腔炎患者可发生在有慢性盆腔炎后遗症的患者，在机体自身免疫力下降或一定感染诱因基础上出现的腹痛、发热、白带增多有异味，同时出现子宫或附件区明显的压痛等，B超提示附件区包块，宫旁充血等表现。该患者既往有慢性盆腔炎病史，以及宫外孕保守治疗病史，同房后出现下腹痛1天，加重3小时，初诊时不能除外该诊断可能，检查尿HCG、血常规、CRP等可进一步除外该诊断。

(5) 卵巢巧克力囊肿破裂：属于妇科领域急腹症中的一种，发病多在月经前期，因巧克力囊肿囊内反复出血，囊内压急剧升高，易自发破裂或受外力挤压后破裂，以突发下腹痛为首发症状。囊内陈旧血液刺激腹腔形成明显的腹膜刺激征。妇科检查可在盆腔一侧子宫后方可触及包块，固定、边界不清、有触痛。后穹隆穿刺为咖啡色样液体。该患者平素有痛经,近 2 年未行妇科体检。同房为诱因,之后出现突发下腹痛,月经不规律,周期 28~50 天,现停经 40 天,也可能为月经前期,初诊时不能完全除外该诊断可能。可检查尿 HCG、阴道后穹隆穿刺等明确诊断。

下一步应做的检查:

(1)尿、血 HCG 检查:进一步明确是否为妊娠相关的腹痛,尤其是尿 HCG 检查,方面快捷,便于快速明确诊断。血 HCG 检查需至少 2 小时后出结果,对妊娠相关性腹痛在治疗前留血样对于治疗后动态观察其变化水平有一定参考意义。

(2)阴道后穹隆穿刺:阴道后穹隆为盆腔最低点,为内出血聚集的部位,此处进行穿刺阳性率最高,有助于根据穿刺液的形状对急腹症作出初步判断,是不凝血还是陈旧的咖啡色液体等。

补充的辅助检查:尿 HCG(+),阴道后穹隆穿刺抽出不凝血 10ml。

下一步治疗:经术前准备,配血,开放静脉,签署知情同意书后,当日急诊行腹腔镜探查术。术中发现右输卵管壶腹部妊娠,流产型,伴凝血块直径 6cm,盆腔积血 500ml,左附件区外观正常。经术后病理证实为绒毛组织。为除外宫内宫外同时妊娠,因内膜厚 1.8cm,同时行刮宫术。

异位妊娠的保守治疗指征:对无内出血或仅有少量内出血、无休克、病情较轻的患者,可采用非手术保守治疗。药物保守治疗的具体指征为:

(1)一般情况良好,无活动性腹腔内出血;

(2)盆腔包块最大直径 <3cm;

(3)血 HCG<2000U/L;

(4)B 超提示未见胎心;

(5)肝肾功能及血常规无明显异常;

(6)无 MTX 禁忌证。

二、思考题

1. 胎盘早剥的主要临床表现是什么?

2. 前置胎盘合并胎盘植入该如何进行术前评估?

3. 异位妊娠药物保守治疗该如何随访?

(唐志坚 张晓红)

第六节　儿科临床思维病例

新生儿黄疸

一、主要学习内容

病历资料 1

患儿女,3 天,因皮肤黄染 2 天余就诊。

患儿系 G2P1,孕 40⁺1 周,自然分娩,生后无窒息,无胎膜早破。出生体重 3.3kg。生后 4 小时开始母乳喂养,吃奶好。生后 17 小时家长发现患儿颜面部皮肤轻度黄染,并逐渐加重,现已达四肢远端,为鲜黄色。不伴嗜睡、拒乳、激惹、惊厥等。不伴发热,无呕吐、大便黄软,尿不染尿布。

母亲血型"O",父亲血型"B",祖籍北京,家庭成员体健,否认患类似疾病史。

查体:T36.5℃,R42 次 / 分,P130 次 / 分。神清,反应好,全身皮肤黄染,鲜黄色,已达手足心,唇色和甲床稍苍白。前囟 1.5cm×1.5cm,平坦。双肺呼吸音清,双肺未闻及干湿性啰音。心率 130 次 / 分,律齐,心音有力,未闻及杂音。腹部平软,肝脏肋下 1cm,质软边锐,脾未触及。四肢肌张力正常。颈无抵抗,新生儿神经反射正常引出,巴氏征(−)。

临床分析 1

一、病例特点

1. 早期足月新生儿。

2. 其母孕期平顺,无胎膜早破,祖籍北京,家族中无类似病史。

3. 生后 24 小时内出现皮肤黄染并迅速进展达四肢远端,不伴发热及神经系统症状。

4. 查体可见贫血貌,全身皮肤重度黄染,呈鲜黄色,范围已达手足心。无肝脾肿大及神经系统阳性体征。

5. 其母血型"O"型,其父血型"B"型。

二、根据病史及查体对患儿黄疸原因初步临床分析

1. 传统上新生儿黄疸一般可以分为生理性黄疸和病理性黄疸

(1) 生理性黄疸:足月儿:生后 2~3 天出现,4~5 天达高峰,胆红素 <220.6μmol/L(12.9mg/dl),7~10 天消退,最迟不超过 2 周;早产儿:生后 3~5 天出现,黄疸重,胆红

素 >256μmol/L(15mg/dl),2~4 周消退。

(2) 病理性黄疸:生后 24 小时内出现;足月儿胆红素 >220.6μmol/L(12.9mg/dl),早产儿胆红素 >256.5μmol/L(15mg/dl);结合胆红素 >34.2μmol/L(2mg/dl);胆红素每日上升 >85.5μmol/L(5mg/dl);黄疸持续时间 >2~4 周,或进行性加重或退而复现。

该患儿在生后 24 小时之内即出现黄疸,且进展迅速,程度重,所以病理性黄疸诊断明确。患儿全身皮肤重度黄染,范围已达手足心,临床考虑已经达到新生儿高胆红素血症水平。目前患儿无神经系统症状及体征,尚未合并胆红素脑病。

2. 病理性黄疸的病因　包括肝前性(胆红素生成过多)、肝性(肝细胞摄取和结合胆红素能力低下)及肝后性(胆红素排泄异常)。

(1) 肝前性黄疸(胆红素生成过多):因过多的红细胞的破坏及肠肝循环增加,使血清未结合胆红素升高。常见的病因有:红细胞增多症、血管外溶血、同族免疫性溶血、感染、肠肝循环增加、红细胞酶缺陷、红细胞形态异常、血红蛋白病。

(2) 肝性黄疸(肝细胞摄取和结合胆红素能力低下):由于肝细胞摄取和结合胆红素的功能低下,使血清未结合胆红素升高。常见的病因有:缺氧和感染、Crigler-Najjar 综合征、Gilbert 综合征、Lucey-Driscoll 综合征、药物(如磺胺、水杨酸盐、吲哚美辛、毛花苷丙等)、先天性甲状腺功能低下。

(3) 肝后性黄疸(胆红素排泄异常):肝细胞排泄结合胆红素障碍或胆管受阻,可致高结合胆红素血症,但如同时伴肝细胞功能受损,也可有未结合胆红素的升高。常见的病因有:新生儿肝炎、先天性代谢性缺陷病、胆管阻塞。

三、患儿黄疸病因分析

通常早期新生儿黄疸病因以肝前性即胆红素生成过多为主,间或有肝性及肝后性病因。而晚期新生儿黄疸则以肝性及肝后性更为常见。该患儿生后 24 小时内即出现皮肤黄染且进展迅速,并伴有贫血表现,病因考虑为肝前性,以红细胞破坏增多可能性大。具体分析有以下可能:

(1) 新生儿溶血病:患儿黄疸出现早,程度重,进展快,同时伴有贫血表现,结合患儿母亲血型"O",父亲血型"B"型,存在"ABO 血型不合溶血病"的可能性。需要进一步检查患儿血型及相关检查明确诊断,并排除 Rh 溶血。

(2) 红细胞膜、酶及血红蛋白等先天性异常所致的溶血:如球形红细胞增多症、G-6PD 缺陷症、地中海贫血等。此类疾病可以在新生儿早期出现严重黄疸及贫血,但均好发于南方地区,通常有家族史。该患儿祖籍北京,非高发区,无家族史,无特殊用药史,不支持此类疾病的诊断。

（3）新生儿败血症：严重感染时细菌毒素可直接破坏红细胞，同时抑制肝酶的活性，造成严重黄疸。该患儿生后17小时即发病，如若为感染所致，其感染时间应在产前及产时，但其母无感染及胎膜早破史，患儿生后精神反应好，查体也未发现感染征象，不支持新生儿败血症的诊断，可做感染相关检查进一步除外。

病历资料2

实验室检查：患儿血型"B"型，Rh(+)；其母血型"O"型，Rh(+)。血常规 WBC8.1×10^9/L，RBC3.71×10^{12}/L，Hb130g/L，网织红细胞0.07，有核红细胞0.11，PLT198×10^9/L，CRP<8mg/L，血生化：ALT29U/L，AST35 U/L，TBi1341.2μmo1/L，DBi18.4μmo1/L。

临床分析2

患儿血生化总胆红素升高>220.6μmol/L(12.9mg/dl)，支持新生儿高胆红素血症的诊断。患儿黄疸出现早，进展快，生化以间接胆红素升高为主，血中Hb下降，网织红细胞及有核红细胞比例增高，支持溶血诊断。结合其母子ABO血型不合，诊断首先考虑ABO血型不合性溶血病。患儿有贫血体征，HB<145g/L，存在轻度贫血，贫血原因考虑为溶血性。

病历资料3

实验室检查：改良抗人球蛋白试验(改良Coombs试验)：(+)，抗体释放试验：(+)，游离抗体试验：阳性，效价1：256。

临床分析3

新生儿溶血病的诊断需做致敏红细胞及血型抗体测定，通常包括以下3项检查(溶血三项试验)：改良Coombs试验、抗体释放试验及游离抗体试验。其中改良Coombs试验及抗体释放试验为确诊试验，而游离抗体试验有助于估计是否继续溶血或换血后的效果，但不是确诊试验。

根据以上检查结果，该患儿黄疸最终诊断为：

新生儿溶血病(ABO血型不合)

新生儿高胆红素血症

溶血性贫血(轻度)

二、思考题

1. 新生儿时期胆红素代谢的特点有哪些？

2. 新生儿黄疸分为哪几类？各有什么特点？

3. 新生儿溶血病分为哪几类？临床表现有哪些？

4. 新生儿胆红素脑病的临床特点是什么？

5. 诊断新生儿溶血病应做哪些实验室检查?

6. 如何治疗新生儿溶血病?

7. 如何预防胆红素脑病?

8. 光疗的原理及副作用有哪些?

9. 换血疗法的血源如何选择?

（曾超美 李 洁）

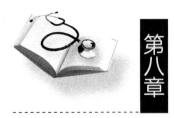

第八章 临床路径

一、本课程主要学习内容

1. 临床路径的概念及内涵

2. 临床路径的理论基础

3. 如何制定和实施临床路径

4. 如何进行临床路径管理

二、本课程教学目的

1. 了解临床路径的由来和国内外发展

2. 掌握临床路径的概念和理解其内涵

3. 掌握实施临床路径的原则

4. 了解临床路径的理论基础

5. 掌握3~5种常见疾病的临床路径

6. 了解临床路径的变异和处理措施

三、本课程学习安排（学时及学分）

1. 安排课程讲课3~4学时，实践操作6~8学时

2. 建议安排学分2分

四、推荐阅读的参考文献及网站

1. 卫生部关于印发《临床路径管理指导原则（试行）》的通知，卫医管发〔2009〕99号，2009.

2. 中国临床路径网：http://www.ch-cp.org.cn/

3. 周保利、英立平.临床路径应用指南.北京：北京大学医学出版社，2012.

4. 郑树森.数字化临床路径建设.北京：科学出版社，2012.

5. 何晓，金龙玉，朱丽辉，等.临床路径研究与实践.广州：世界图书出版广东有限公司，2013.

6. 林芳郁.台大医院临床路径-医师篇.南京：南京东南大学出版社，2012.

7. 林芳郁.台大医院临床路径-护理篇.南京：南京东南大学出版社，2012.

8. 马谢民，王锡宁，苗涛，等.中国式临床路径管理.北京：科学技术文献出版社，2016.

9. 中华医学会网站/临床路径网址：http://www.cma.org.cn/kjps/jsgf/

10. Julio Frenk, Lincoln Chen, Zulfiqar A Bhutta, et al. Health professionals for a new century: transforming education to strengthen health systems in an interdependent world. Lancet, 2010, 376(2): 1923-1958.

11. 陶红兵，梁铭会，阎赢，等.医疗机构临床路径的制定与实施.中华人民共和国卫生行业标准 WS/T 393-2012.中华人民共和国卫生计生委发布，2013年4月1日起实施。

五、思考题

1. 如何理解临床路径？其对临床有何意义？

2. 实施临床路径的原则是什么？如何进行临床路径管理？

3. 国内外临床路径的发展现状和未来趋势是什么？

4. 结合所在医院临床路径的实施谈谈其优缺点。

5. 作为规培医生如何借助临床路径提升自己的临床胜任力？

第一节　临床路径的定义、内涵、理论基础和发展

一、临床路径的定义和内涵

临床路径是指医护及其他专业人员针对某些病种、手术或治疗,以循证医学证据和指南为指导,建立的一整套有明确时间要求的标准化治疗模式与治疗程序,通过规范化实施和持续改进,以达到提高医疗质量、规范医疗行为、降低医疗风险和成本、使患者获得适宜的医疗服务的目的。

临床路径最初是 20 世纪 80 年代美国医疗机构为应对医疗费用上涨过快而变革所产生的一种新型的医疗服务模式。随着临床路径的发展,其内涵也在逐渐丰富,从狭义上讲:临床路径是预先建立的以时间为参照的针对特定疾病和治疗的标准化流程,注重治疗过程中各专科人员的合作,其相对于诊治指南来讲内容更简洁、实用,适用于多学科、多部门具体操作;从广义上讲:临床路径是一种新型的标准化的医院管理模式,它以循证医学和管理学为指导进行持续医疗质量改进,正在从单纯的临床医疗质量管理向医院全面管理,从院内医疗服务向社区医疗服务扩展,在我国目前已经成为公立医院改革的核心内容之一。

二、临床路径的理论基础

临床路径的提出和成功实施是医学、管理学和数学等多学科交叉融合的重要成果。临床路径的理论基础主要包括如下几个方面:

1. 循证医学　临床路径文本制定和实施需要基于循证医学,制定路径的专家组通过对具体临床问题全面高效地检索有关循证医学证据,严格评价证据的质量,根据实践经验、临床证据和患者期望做出最佳临床决策并对临床实践进行追踪和后期效果评价,确定临床路径。

2. 数据化与统计分析　制定临床路径的标准需要建立医院信息系统和病种数据库,运用多种统计工具和方法进行回顾性病案调查,基于数据分析确定临床路径的核心数据,用以制定临床路径。

3. 持续质量改进理论　该理论是美国管理学家戴明提出的,又称 PDCA 循环。PDCA 是英语单词 Plan(计划)、Do(执行)、Check(检查)和 Act(纠正)的第一个字母,

PDCA 循环就是质量计划的制订和组织实现的过程,不停顿地周而复始地运转。在临床路径中应用包括对临床路径本身和临床路径标准两方面的持续改进。

4. 组织再造和作业流程重组　该理论由美国哈默和查米皮提出,是以顾客为导向,以作业流程重组为核心,对组织的整个运营进行根本性的再思考和组织再造,从而创造出一个全新的以顾客为核心的作业流程。

在我国,临床路径的制定和实施已经成为政府主导的,以患者为中心,以持续改进医疗质量为目标的医疗流程重组,并随着科技发展而与时俱进。

三、临床路径在国外的发展状况

20 世纪 60 年代到 80 年代,美国人均医疗费用上涨了 21 倍,为了遏制医疗费用不断的上涨,美国政府以法律的形式实行了耶鲁大学提出的以诊断相关分类(DRGs)为付款基础的定额预付款制度(DRGs-PPS),医院在提供该类疾病的医疗服务前就已知道付款的金额,即 DRGs 标准费用。这对参加 DRGs—PPS 的医院带来了明显的经济压力和风险,医院收治 DRGs 类患者,只有提供的实际服务成本低于 DRGs-PPS 标准费用才能盈利,否则只能亏损,所以医院必须在保证医疗质量前提下优化每一项诊疗服务的成本,同时探索出低于 DRGs-PPS 标准费用的服务方法与模式才能生存。

20 世纪 80 年代,美国新英格兰医疗中心医院的护士 Karen Zander 和她的助手们运用护理程序与路径的概念,大胆尝试以护理为主的临床路径服务计划,将路径应用于医院的急救护理,结果发现这种方式既可缩短住院天数,节约护理费用,又可以达到预期的治疗效果,随后该中心选择了 DRGs 中的某些病种在住院期间,按照预定的既可缩短平均住院日和降低费用,又能达到预期治疗效果的医疗护理计划为患者实施诊疗,此种模式提出后受到了美国医学界的高度重视,较为普遍地被称为临床路径,到 20 世纪 90 年代初,临床路径已经成为类似于工业标准的医疗程序,逐步得到应用和推广。

近些年来,随着世界各国医疗费用的快速增长,临床路径在欧洲以及部分亚洲国家的医院中得到广泛应用,已经成为这些国家在医疗服务中用来保证医疗质量和控制费用的一种成功手段,其应用的广度和深度也在逐渐扩大,已经突破外科手术种类的限制,从外科向内科,从急性病向慢性病、从单一疾病向疑难复杂疾病扩展。

四、我国目前开展临床路径概况

1998 年以后,我国部分省市三甲医院开始引入临床路径这一概念,开展研究和试点。2009 年中国出台新医改方案后,同年原卫生部开始临床路径的制定和在全国部分医院的试点；2010 年原卫生部指出：临床路径管理是公立医院改革的核心内容，从 2010 年起中国 50 家医院开始推行仿照工业流水线设计的"临床路径管理"，112 个病种有了"标准流程图"，可望实现"同病同治"，旨在探讨一种"规范医疗行为、控制医疗成本、提高患者满意度"的医疗模式。历经 5 年，截止到 2015 年 11 月底，全国有 1599 家三级医院、4563 家二级医院开展了临床路径管理（全国共三级医院 2123 家，二级医院 7494 家）。

自 2009 年原卫生部在中国临床路径网上陆续发布主要病种（手术）的临床路径，至 2013 年先后制定和发布了 400 多个病种（手术）的路径，截至 2016 年 12 月 8 日，国家卫生计生委委托中华医学会组织专家共制（修）订了 1010 个临床路径，授权在中华医学会网站发布，供卫生计生行政部门和医疗机构参考使用。

2015 年 1 月 28 日国家卫生计生委发布的《关于印发进一步改善医疗服务行动计划的通知》中，对推广临床路径提出了明确的要求：大力推行临床路径，至 2017 年底，所有三级医院和 80% 的二级医院实行临床路径管理，三级医院 50% 的出院患者和二级医院 70% 的出院患者按照临床路径管理，提高诊疗行为透明度，实现患者明明白白就诊。

第二节　临床路径的制定、实施和管理

一、临床路径的制定

1. 确定进入路径的病种、手术种类或治疗的原则

（1）常见病和多发病，治疗方案相对明确，技术相对成熟，诊疗费用相对稳定，疾病诊疗过程中变异相对较少的疾病和手术或者治疗，例如化疗。

（2）结合医疗机构实际，优先考虑卫生行政部门已经制定临床路径的病种和本单位易于开展和实施的病种，对于复杂疾病，各医院可以根据实际情况制定适合自己医院实施的临床路径，比如多种器官移植或者部分治疗阶段的临床路径，例如人工肾透析等。

截至 2016 年 12 月，国家卫生计生委临床路径目录已包括 1010 个临床路径，可供各级医疗单位采用。

2. 制定临床路径的原则

（1）临床路径内的医嘱类项目应当遵循循证医学原则，参考相关专业学会和临床标

准组织制定的疾病诊疗常规和技术操作规范,包括饮食、护理、检验、检查、处置、用药、手术等。

(2)临床路径强调团队合作,倡导多学科协同,对于具体一个病种的临床路径包括医师版本、护理版本和患者版本三个部分,强调时间和效率管理,需要多学科专业人员共同制定,合作完成。

3. 临床路径变异和如何处理

(1)临床路径变异是指在实施临床路径的过程中,患者的实际诊疗过程及诊疗效果偏离了预期的标准、规范,即患者的诊疗过程偏离了预期的临床路径标准化流程。

(2)按照变异的原因可以分为:医院系统造成的变异、医务人员造成的变异、病人需求造成的变异、疾病转归造成的变异,由于多种原因患者退出临床路径也属于变异的范畴。按照变异的性质分类:正变异和负变异。正变异是对路径实施产生正面影响的变异,比如医院各部门良好合作,医务人员工作认真,技术达标,注重医患沟通,促进路径提前完成。负变异就是向背离预期结果的方向变异,比如医院各部门缺乏衔接,医务人员对临床路径积极性不高,不执行路径要求,导致路径无法完成。

(3)当进入临床路径的患者出现以下变异情况之一时,应当退出临床路径:

1)在实施临床路径的过程中,患者出现了严重的并发症,需要改变原治疗方案的。

2)在实施临床路径的过程中,患者要求出院、转院或改变治疗方式而需退出临床路径的。

3)发现患者因诊断有误而进入临床路径的。

4)其他严重影响临床路径实施的情况。

(4)对路径变异进行持续质量改进:临床路径具有一定的变异率和退出率,但是其本身包含了严格的变异分析管理。在使用路径时,允许专业人员根据患者的实际情况做出自主决策,当严重偏离路径时可以退出路径。实施临床路径的医疗机构应该建立完善的、分工明确的变异管理的组织,在执行过程中出现变异时,路径实施小组应对变异进行搜集,记录和分析,通过管理组织分析和讨论,找到相应原因,进而改良和优化,进行消除变异的持续质量改进,有利于临床路径的完善和实施。

二、临床路径的实施

1. 首先确定实施对象(患者、手术、治疗),经治医师对患者进行检诊工作,会同科室临床路径个案管理员(科室专门负责对临床路径监督和管理的人员)对住院患者进行临床路径的准入评估,确定为入选对象。原则上要选择诊断明确,没有严重合并症,能够按临床路径设计流程和预计时间完成诊疗项目的患者。

2. 确定实施流程（图 8-1）

（1）患者入选后,医师组应及时通知护理组,根据临床路径医护版本的分工共同对患者制定、完成整个诊疗服务计划,同时完成临床路径登记表格。

（2）按照临床路径确定的诊疗流程,根据医师版本临床路径表开具诊疗项目,在患者入院时发放患者版本临床路径,并向患者介绍住院期间为其提供诊疗服务的计划及住院期间注意事项（包括术前的注意事项等）,并对患者进行知情同意告知,帮助患方了解医疗护理、康复过程以及预期的结果,促使其配合医院的工作,同时监督医护人员的工作,共同促进医护质量提高。

（3）经治医护人员会同临床路径个案管理员要根据当天诊疗项目完成情况及病情的变化,对当日的变异情况进行分析、处理,并做好记录。

（4）患者诊治结束,临床路径表中的诊疗项目完成后,执行（负责）人在相应的签名栏签名。

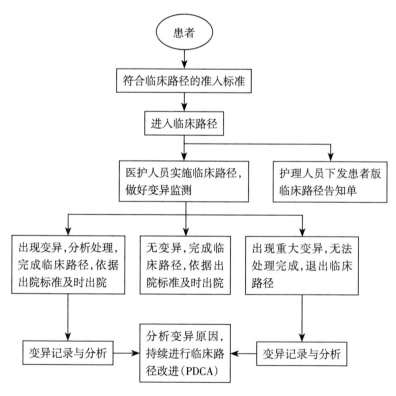

图 8-1 临床路径实施流程图

3. 信息化技术有助于临床路径的实施 临床路径最初阶段是纸质版,医护人员需要在完成医疗记录时填写临床路径材料,使用起来相对繁琐,并且增加工作量。随着电子病历的应用和发展,我国不少医院已经将临床路径和电子病历进行整合,进而创新出基于电子病历系统的数字化临床路径,可以方便医护人员使用。目前数字化临床路径已经具备分析、评估和改进功能,较传统纸质表简单,便于信息的自动化管理和收集,加速临床信息反馈能力,方便操作和管理,提高效率,更加直观和智能化,是现在和以后的发展趋势。

数字化临床路径的制定需要一线临床医护人员和有能力的软件设计人员共同参与,以弥补专业领域知识的不足,真正解决临床问题,同时数字化临床路径应该和电子病历深度整合,以使临床医务人员易于操作,获得的数据详实可靠,统计方便、准确,真正起到规范临床过程的作用,同时完备的临床路径应有医学知识系统支持,以便临床工作者在临床文件处理中能随时获得相应的医学知识,方便和规范医疗行为。

三、临床路径管理

1. 临床路径管理的定义　　临床路径管理是针对临床路径的管理,包括成立各级管理、制定和监管临床路径的组织机构,确定各层次和专科路径实施小组和确定个案管理员,采用 PDCA 模式持续对临床路径的实施和变异进行管理,以实现临床路径提升医疗质量,缩短平均住院日和减少医疗成本的目的。

2. 临床路径组织管理体系的构成和管理原则

临床路径组织管理的各层次机构和人员应该始终遵循"循证医学"理念,坚持以人为本,始终将患者利益放在第一位,根据所在单位的医疗水平和条件进行组织和管理,充分发挥医患双方的参与度,综合多学科、多专业人员以持续质量改进进行具体的临床路径管理(图 8-2)。

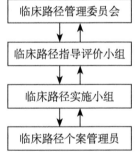

图 8-2　临床路径组织管理体系的构成

3. 临床路径管理的持续质量改进　　临床路径是一种先进的管理理念和工作方法,在其应用过程中,不可避免的出现临床路径变异和部分疾病无现成的临床路径。临床路径管理的核心就是持续质量改进,并且正是其具有持续改进的内在品质,才作为一种新的医疗及管理模式日益普及,并且具有良好的前景。

变异的出现需要医护人员正视出现的变异的问题,分析变异的原因,通过沟通,解决矛盾,进行品质改进,结果测量,循证医学及 PDCA 循环理论,结合人本原理,国内外的进展和本地实际,进行持续改进。

对于复杂疾病等缺少临床路径的情况,医院科室人员可以结合自身情况,以循证医学为基础结合国内外文献指南和科室临床实际,制定符合自己科室的综合性或者阶段性的临床路径,进而改进医疗质量,比如对于复杂的慢性肝脏疾病可以在诊断前建立筛查路径,根据疾病的复杂程度建立分层评估,并且对于治疗进行阶段性疗效评估,当阶段性路径结束后可以切换治疗路径进入后续治疗。

4. 临床路径管理的意义 临床路径是用系统管理、过程管理等科学手段建立起来的一种新型医疗质量管理模式,是一个整合多学科,以标准化为基础的质量控制工具,临床路径管理是现阶段我国医院质量管理的核心之一和重要抓手。

实施临床路径管理将保证患者所接受的治疗项目标准化、程序化、精细化、减少治疗过程的随意化;同时缩短住院周期,降低费用,达到同病同质化治疗,提高医院资源的管理和利用,加强临床治疗的风险控制,符合我国"低成本、广覆盖"的卫生改革政策;在效率上能配合市场经济需求,有利于医院在当前激烈的医疗市场竞争中处于优势地位。

第三节 临床路径的主要内容

一、临床路径的主要内容

临床路径通常由具体的文本和表单组成,为确保有效执行需要建立完整的临床路径文件体系,具体包括医护版本临床路径表单、变异记录单、标准化医嘱单、术后康复状况评价表、患者版本临床路径表单及使用说明、交班记录本、病案个例评价登记表和变异分析报告等文件,这些文件从进入路径开始使用到出院进行最终评价,需要进行完整和详细地记录。

标准住院流程文本一般包括:路径的主题和适用对象、诊断依据、进入路径标准、标准住院日、检查项目、治疗方案(含手术和围术期处理)、术后康复、出院标准、变异及分析等。

临床路径表单横轴为住院时间,纵轴为标准化诊疗计划项目,形成一个"时间 - 任务"矩阵,其中诊疗项目的具体内容依时间流程在表格中系统罗列出来。一般包括:路径的主题和适用对象;标准住院日;病例一般情况,包括患者姓名、年龄、住院标识、入院、出院时间、实际住院天数等;标准化诊疗计划项目,通常临床医疗和护理诊疗项目可以分为医嘱类和非医嘱类两种,可以分为临床评估、检验、药剂、处置与手术、营养;活动、护理与健康教育;变异标识;其他内容(包括各级主管医师、护理人员)签名以及患者使用说明等。

二、临床路径实例

本章以乳腺癌的临床路径进行举例说明。截至 2016 年 12 月,国家卫生计生委已经组织专家编纂了 1010 个临床路径,现以其中乳腺癌的外科治疗这一临床路径举例说明,其他的临床路径可以在中华医学会的网站上下载。

乳腺癌临床路径
(2016 年版)

一、乳腺癌临床路径标准住院流程

(一)适用对象

第一诊断为乳腺癌(C50.900)

拟行乳腺癌根治术(保乳、改良根治、根治术)

(二)诊断依据

1. 病史:乳腺肿块、乳头溢液、无痛。

2. 体征:肿块质硬、边界不清、活动度差,与皮肤粘连。

3. 橘皮征、血性乳头溢液等。

4. 辅助检查:彩超、钼靶、MRI 等。

5. 病理:穿刺或活检诊断。

(三)治疗方案的选择及依据

1. 改良根治术:明确乳腺癌患者。

2. 保乳手术:有保乳意愿、适宜行保乳手术的乳腺癌患者。

3. 其他术式:不适合上述术式的乳腺癌患者。

4. 可行前哨淋巴结活检等。

(四)标准住院日为≤18 天。

(五)进入路径标准。

1 第一诊断必须符合 ICD10:C50.900 乳腺癌疾病编码。

2. 当患者合并其他疾病,但住院期间无需特殊处理也不影响第一诊断时,可以进入路径。

(六)术前准备(术前评估)3~5 天。

1. 血常规、尿常规、粪常规、凝血实验、血糖、肝功能、肾功能、电解质、血脂、传染病四项、甲状腺功能、性激素六项。

2. 胸片、肝胆胰脾彩超、甲状腺彩超、盆腔彩超、心电图、心脏彩超、双肾输尿管膀胱彩超。

3. 乳腺彩超、钼靶,必要时行双乳 MRI 检查等。

4. 根据临床需要选做:肿瘤标志物全套、血气分析、肺功能、24 小时动态心电图、头、胸、上腹部 CT、MRI、ECT 等。

(七) 预防性抗菌药物选择与使用时机。

预防性抗菌药物应用应按《抗菌药物临床应用指导原则(2015 年版)》(国卫办医发〔2015〕43 号)

1. 预防性用药时间为术前 30 分钟。

2. 手术超过 3 小时加用 1 次抗菌药物。

3. 术后 24 小时内停止使用抗菌药物。

(八) 手术日为入院第≤4 天。

1. 麻醉方式:全麻。

2. 手术方式:乳房单纯切除术、乳癌改良根治术、乳癌保乳术、乳癌根治及扩大根治术,必要时行前哨淋巴结活检术及乳房重建术。

3. 手术内固定物:皮肤钉合器的应用、切缘银夹标志等。

4. 输血:视术中情况而定。

5. 病理:冰冻、石蜡切片,免疫组化检查,必要时行 FISH 基因检测。

6. 其他:必要时术中使用可吸收缝线、双极电凝、术后应用镇痛泵。

(九) 术后住院恢复≤14 天。

(十) 出院标准(围绕一般情况、切口情况、第一诊断转归)。

1. 切口愈合好,切口无感染,无皮瓣坏死(或门诊可处理的皮缘坏死)。

2. 没有需要住院处理的并发症或合并症。

(十一) 有无变异及原因分析。

1. 有影响手术的合并症,需要进行相应的诊断和治疗。

2. 行保乳手术时,必须行钼靶或 MRI 检查以排除多病灶。

3. 术前可行空心针等穿刺活检。

4. 患者其他方面的原因。

5. 本路径仅限手术方面,其他如新辅助化疗、术中放疗、术后辅助化疗等均未纳入本路径范围。

二、乳腺癌临床路径表单

适用对象：第一诊断为乳腺癌 C50.900 行手术治疗

患者姓名： 性别： 年龄： 门诊号： 住院号：

住院日期： 年 月 日 出院日期： 年 月 日标准住院日：≤18 天

时间	住院第 1 天	住院第 2~5 天	住院第 3~6 天（手术日）
主要诊疗工作	□ 询问病史及体格检查 □ 交代病情，将"乳腺肿瘤诊疗计划书"交给患者 □ 书写病历 □ 开具化验单 □ 上级医师查房与术前评估 □ 初步确定手术方式和日期	□ 上级医师查房 □ 完成术前准备与术前评估 □ 穿刺活检（视情况而定） □ 根据体检、彩超、钼靶、穿刺病理结果等，行术前讨论，确定手术方案 □ 完成必要的相关科室会诊 □ 住院医师完成术前小结、上级医师查房记录等病历书写 □ 签署手术知情同意书、自费用品协议书、输血同意书 □ 向患者及家属交代围术期注意事项	□ 实施手术 □ 术者完成手术记录 □ 住院医师完成术后病程记录 □ 上级医师查房 □ 向患者及家属交代病情及术后注意事项
重点医嘱	长期医嘱： □ 乳腺外科护理常规 □ 二级护理 □ 饮食 □ 留陪一人 □ 患者既往基础用药 临时医嘱： □ 血常规、尿常规、粪常规 □ 血糖、血脂、肝肾功能、电解质、甲状腺功能、性激素六项、凝血功能、传染病四项、肿瘤标志物全套 □ 胸片、肝胆胰脾彩超、甲状腺彩超、心脏彩超、心电图、双肾输尿管膀胱彩超 □ 双乳彩超、钼靶、MRI □ 肺功能、24 小时动态心动图（视情况而定）	长期医嘱： □ 患者既往基础用药 临时医嘱： 手术医嘱： □ 在全麻下行乳腺癌改良根治术、乳腺癌根治术或扩大根治术、乳腺癌保乳术、乳腺单纯切除术，必要时行前哨淋巴结活检术、乳房再造 □ 术前 12 小时禁食，4 小时禁水 □ 送手术通知单，麻醉会诊单 □ 术区备皮 □ 预约术中快速冰冻 □ 预防性抗菌药物应用 □ 术晨留置尿管	长期医嘱： □ 术后禁食、禁水 □ 一级护理 □ 吸氧、心电监护、尿管护理、会阴护理、口腔护理 □ 术后引流管护理、持续负压吸引 □ 置气垫床、平卧位 □ 双下肢气压泵治疗 临时医嘱： □ 必要时给予止吐、镇痛药物 □ 给予止血、补液、雾化吸入等对症支持治疗 □ 必要时给予提高免疫力治疗
主要护理工作	□ 入院介绍 □ 入院评估 □ 指导患者进行相关辅助检查	□ 术前准备 □ 术前宣教（提醒患者术前禁食水） □ 心理护理	□ 观察患者病情变化 □ 术后生活护理、疼痛护理 □ 定时巡视病房
病情变异记录	□ 无 □ 有，原因： 1. 2.	□ 无 □ 有，原因： 1. 2.	□ 无 □ 有，原因： 1. 2.
护士签名	白班 | 小夜班 | 大夜班	白班 | 小夜班 | 大夜班	白班 | 小夜班 | 大夜班
医师签名			

时间	住院第 4~7 天(术后第 1 日)			住院第 5~9 天 (术后第 2~3 日)			至住院第 18 天 (术后第 4~12 日)		
主要 诊疗 工作	□ 上级医师查房,注意病情变化 □ 住院医师完成常规病历书写 □ 注意引流量			□ 上级医师查房 □ 住院医师完成常规病历书写 □ 根据引流情况明确是否拔除引流管			□ 上级医师查房,进行手术及切口评估,确定有无手术并发症和切口愈合不良情况,明确是否出院 □ 完成出院记录,并案首页、出院证明书等,向患者交代出院后的注意事项,如:返院复诊的时间、地点,发生紧急情况时的处理等		
重点 医嘱	长期医嘱: □ 普食 □ 自主体位 □ 双下肢气压泵治疗 □ 负压吸引 □ 胸壁负压鼓护理,按时更换负压引流器 临时医嘱: □ 继续止血、补液、雾化吸入治疗 □ 止吐(必要时) □ 止痛(必要时) □ 提高免疫力治疗(必要时)			长期医嘱: □ 胸壁引流管护理 □ 每日更换负压引流器 □ 负压吸引 临时医嘱: □ 继续止血、补液、雾化吸入治疗 □ 止吐(必要时) □ 止痛(必要时) □ 静脉输液(必要时) □ 提高免疫力治疗(必要时)			出院医嘱: □ 出院带药 □ 适时切口换药		
主要 护理 工作	□ 观察患者病情变化 □ 术后生活护理 □ 术后心理护理 □ 术后疼痛护理 □ 指导术后功能锻炼			□ 观察患者病情变化 □ 术后生活护理 □ 术后心理护理 □ 术后指导(功能锻炼等)			□ 指导患术后康复 □ 出院指导 □ 协助患者办理出院手续		
病情 变异 记录	□ 无 □ 有,原因: 1. 2.			□ 无 □ 有,原因: 1. 2.			□ 无 □ 有,原因: 1. 2.		
护士 签名	白班	小夜班	大夜班	白班	小夜班	大夜班	白班	小夜班	大夜班
医师 签名									

第四节 规培医师如何借助临床路径成长

2009 年 3 月,国务院颁布《关于深化医药卫生体制改革的意见》,明确提出要建立住院医师规范化培训制度,强化继续医学教育。住院医师规范化培训是指高等院校医学类专业、本科及以上学生,即临床医学类、口腔医学类、中医学类和中西医结合类学生,在 5 年医学院校毕业后,以住院医师身份接受的系统化、规范化培训。住院医师规范化培训属于毕业后教育,主要模式是"5+3",即 5 年医学类专业本科教育后,进行 3 年住院医师规范化培训。

2012 年来自全球不同国家的 20 位不同专业的专家,在《柳叶刀》杂志上发表《新世纪医学卫生人才培养:在相互依存的世界为加强卫生系统而改革医学教育》报告,报告认为 21 世纪的高等医学教育系统应从全球的、系统性的视角出发,研究如何应对全球范围的新挑战。报告提出以岗位胜任力培养为导向进行医学人才培养和转化式学习的理念。该报告提出了三个学习层次:其中授予式学习即获取知识和技能的学习,目的在于培养卫生专门人才;形成式学习着重于学生社会价值观的形成,目的在于培养具有职业素养的卫生人才;转化式学习着重于培养领导能力,目的在于培养推动卫生系统变革的有心人。转化式学习引导学生从死记硬背式的学习转化为通过信息检索、分析、综合做出决策;从为了获取专业文凭转化为掌握有效团队合作所需要的核心能力;从不加批判地采用现有的教育模式,转化为创造性地利用全球资源来应对本地亟须解决的问题。

住院医师规范化培训是在省级及以上卫生计生行政部门认定的具备资质的培训基地进行,培训对象在临床有关科室轮转,在经验丰富的上级医师指导下从事临床诊疗,接受临床教育培训,着重培养和提高能胜任临床工作的医疗、预防、康复和健康管理能力,达到能够正确、独立、规范地处理临床常见问题,并为今后具备处理复杂疑难问题的能力奠定基础,培训内容主要包括政策法规、医德医风、专业理论知识、临床实践技能、人际沟通交流等,简而言之,这就是住院医师规培要求的临床胜任力。

临床路径依据循证医学,由多位专家根据循证医学证据和诊疗指南制定,住院医师在规培成长的过程中,临床路径是很好的医疗工具和教学工具,能够有效地提高住院医师的临床思维,实践操作规范,保障医疗质量,防范医疗差错,提升规培医生的临床胜任力。

我国医学院校学制有 3 年制专科、5 年制本科、7 年制硕士和 8 年制博士,学制参差不齐,课程设计以医学课程居多,因此多数医学生难以选修管理学,数理统计等课程,而在现实的医疗环境中,规培医师面对复杂多变的患者,要想胜任不同患者医疗的需求,就要能整合医学、管理学、大数据及数理统计,采用现代信息手段如电子化病历等,以培养临床胜任力为导向来深刻理解和应用临床路径这一先进有效的工具,将这一具有医疗及质量管理内涵的工具和自己在各个医院具体病种和病例的临床实践相结合,积极学习和发挥临床路径的优势,促进自己医疗实践和学习中的持续质量改进,提高自己的临床胜任力,提升转化式学习的能力,做能推动我国卫生系统变革的有心人,在熟练掌握和运用多种疾病的临床路径的基础上推陈出新,为自己的医师执业生涯打下良好的基础,为践行"健康中国"的战略做出贡献。

(蒋建文)

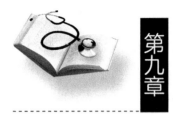

第九章 缓和医疗

一、本课程主要学习内容

1. 缓和医疗的定义、基本原则、发展历史及国际国内现状。
2. 缓和医疗的团队与服务模式。
3. 缓和医疗的具体内容：①症状控制；②沟通；③心理、社会、灵性支持。
4. 肿瘤和非肿瘤患者的缓和医疗。
5. 生命末期照顾及居丧服务。

二、本课程教学目的

1. 掌握缓和医疗的理念，认识到医疗服务中人文关怀的重要意义。
2. 掌握缓和医疗的团队服务的模式。
3. 熟悉缓和医疗中沟通的重要性及沟通的具体方法。
4. 熟悉缓和医疗患者的症状及其控制方法。
5. 了解护理、心理支持、灵性照护、家属支持的重要性和方法。

三、学习安排（学时和学分）

1. 根据师资条件和学生人数，可以安排20~40学时。
2. 建议授予学分：2分。

四、推荐阅读的参考书目及网站

1. 李嘉诚基金会"人间有情"全国宁养医疗服务计划办公室.纾缓医学—晚期癌症的宁养疗护.北京:高等教育出版社，2013.
2. 李金祥.姑息医学.北京:人民卫生出版社，2005.
3. 刘玉村.牛津姑息临床姑息治疗手册.北京:人民卫生出版社，2006.
4. Oneschuk D，Hagen N，Macdonald N.Palliative medicine:a case-based manual. Oxford University Press，2012.
5. Lagman，Ruth L.Principles and Practice of Palliative Care and Supportive Oncology. Lippincott Williams & Wilkins，2013.

五、思考题

1. 缓和医疗的基本概念。
2. 缓和医疗在医疗服务中的重要意义是什么？
3. 缓和医疗的团队组成包含什么？
4. 缓和医疗团队的服务内容有哪些？如何发挥团队的作用？
5. 缓和医疗中沟通的重要性及沟通的具体方法是什么？
6. 缓和医疗患者的主要症状及其控制方法有哪些？
7. 缓和医疗中护理支持、心理及社会因素关注的重要意义是什么？
8. 缓和医疗中"灵性"的概念是什么？"灵性关怀"的意义是什么？
9. 您认为目前我国在缓和医疗方面最主要存在的问题是什么？
10. 您对我国缓和医疗的发展有什么看法和建议？

第一节 缓和医疗的定义与原则

一、定义

给予那些对治疗已无反应的、生存期有限的患者(包括恶性肿瘤以及非肿瘤,如恶性肿瘤被确诊为晚期时,慢性充血性心力衰竭晚期,慢性阻塞性肺疾病末期,等等)及其家人进行全面的综合治疗和照护,尽力帮助终末期患者和家属获得最好的生存质量。它通过镇痛、控制各种症状、减轻精神、心理、灵性痛苦来实现这一目标。

缓和医疗是减轻痛苦、追求临终的安详与尊严为目的的学科,是一门医学专业技术与人文结合的学科。缓和医疗是从事老年医学科及肿瘤科医生的基本技能,广义上讲,所有的临床工作人员都应该知道缓和医疗的知识。

二、原则

以患者为中心;关注患者的舒适和尊严;不再以治疗疾病为焦点;接受不可避免的死亡;不加速也不延缓死亡。

缓和医疗与临终关怀的区别:临终关怀指接近生命终点的一段时间的照顾,一般是指临终前 6 个月的照料。正如上面所提到的缓和医疗的时机,临终关怀是涵盖于缓和医疗的服务之内的内容,两者并无本质区别。在不同的疾病阶段需要处理的内容和侧重上会有差别。

第二节 缓和医疗的发展历史及国际国内现状

一、国际现状

2015 年 10 月,经济学人智库发布了《2015 年度死亡质量指数》报告,在对全球 80 个国家和地区"死亡质量指数"的调查排名中,英国位居全球第一,中国大陆则排名第 71,中国台湾第 6,中国香港第 22。"死亡质量指数"是衡量全球 80 个国家和地区缓和医疗(palliative care)供应质量的指标,聚焦于成人的缓和医疗的质量和供应情况,由 20 项定性和定量指标的得分加权构成,满分为 100 分,这些指标涵盖五大类别:①缓医疗环境(权重 20%),该类别中包含的指标展示了整体的医疗环境、缓和医疗服务环境以及供应情况;②人力资源(权重 20%),衡量医疗护理的供应情况和专业人员和支持人员的培训质量;③医疗护理的可负担程度(权重 20%),评估缓和医疗公共资金支持的供应情况和患者的经济负担;④护理质量(权重 30%),评估监控指导方针、阿片类镇痛剂的供应情况以及医疗专业人员与患者在治疗中合作的程度;⑤公众参与(权重 10%),衡量志愿者的供应情况和公众对缓和医疗的认识。

拥有较高的死亡质量的国家有几个共同特点:①强大且得到有效实施的国家缓和医疗政策框架;②在医疗保健服务方面保持高水平的公共开支;③为普通和专业医疗工作者提供广泛的缓和医疗培训资源;④提供慷慨的补贴,以减轻患者接受缓和医疗的财务负担;⑤阿片类镇痛剂的广泛供应;⑥公众对缓和医疗的高度认识。

国家政策对于拓展获取缓和医疗的渠道至关重要。许多排名靠前的国家和地区,如英国及中国台湾地区都有全面的政策框架,将缓和医疗融入到本国医疗体系中,有效的政策可以带来显著的成果。要满足不断增长的需求,对所有医生和护士提供培训是必需的。在排名靠前的国家,例如英国和德国都拥有成熟的国家培训及认证体系。普通和专业医疗人员必须拥有缓和医疗专业知识。

护理质量取决于患者能否获得阿片类镇痛剂和心理支持。在本指数排名的 80 个国家中,只有 33 个国家免费开放提供阿片类镇痛剂。在许多国家,阿片类药物的供应仍然受繁文缛节和法律限制、缺乏培训和意识,以及社会污名等因素所限。最好的护理也包括提供心理和精神支持的跨学科团队,以及让患者参与决策并接纳患者选择的医师。

公众宣传对提高人们对死亡的认识、鼓励谈论死亡方面非常重要。英国及美国等国家已建立或组织一些相关机构和活动,鼓励人们开诚布公地谈论自己的临终遗愿,正常对待有关死亡的话题。许多国家和地区,如巴西、希腊等国,其政府和非营利团体使用电视、报纸和社交媒体大大促进了主流社会对缓和医疗的了解。

缓和医疗需要投资,但是在医疗支出方面可以帮助节省费用。从严格的治愈式健康干预转变为更加综合的疼痛和症状管理,可以减少医疗系统的负担,限制使用成本高昂但无效的治疗手段。最近的有关统计研究显示,使用缓和医疗和治疗成本节约之间存在显著关联,几个排名靠前的国家已经意识到这一点并开始扩大缓和医疗服务。

经济学人智库 2010 年发布的指数在全球引发了提供缓和医疗的政策辩论。从那以后,一些国家在国家政策方面已经取得了巨大进步。如哥伦比亚、丹麦、厄瓜多尔、芬兰、意大利等都已制定新的或经过重大更新的指导方针、法律或全国计划。有些国家,如巴西、哥斯达黎加等正在制定自己的国家政策框架。各国的方法会根据环境和文化差异而有所不同,但是不同的国家都有一个共同目标,那就是为面对死亡的患者提供更好的生命质量。缓和医疗在政策层面所取得的进展也得到了 2014 年世界卫生大会发布的国际决议的支持,该决议呼吁各国将缓和医疗融入到本国的医疗体系中。

二、国内情况

缓和医疗在中国大陆的发展一直很缓慢,治愈性治疗始终占据主导地位。中国大陆在 80 个国家的综合排名中位列第 71 位,缓和医疗总体的供应有限,而且质量不高。

1988 年,大陆地区接受到从西方传入的临终关怀的理念并在天津成立临终关怀研究所。1990 年我国将 WHO 癌症三阶梯止痛方案推向全国,医务界开始逐渐接触缓和医疗的理念。但在中国大陆 400 家专业肿瘤医院中,只有少数慈善医院和社区康复中心为患者提供缓和医疗服务。仅有不到 1% 的人可以享受到缓和医疗服务。在一些城市中有了相当长时间的尝试:如昆明第三人民医院在 1996 年就开设了"关怀科",主要收治老年终末期的患者,每年从这里离去的老人的数量在 300 位左右。成都华西医科大学第四附属医院、上海复旦大学附属肿瘤医院建立姑息治疗科;大连市中心医院关爱病房;沈阳盛京医院宁养病房;北京德胜社区卫生服务中心关爱病房;郑州第九医院的姑息治疗暨宁养关爱病区。这些开设的缓和医疗病房与其他的临床科室相比并没有特殊的政府政策,入住的患者大部分都是依靠各种地方医疗保险,这些缓和医疗病房也面临着像其他科室一样自谋生路的问题,很多病房是在所在医院的特殊政策扶持下才得以生存。李嘉诚基金会在全国开设的 30 多家宁养院,专门为贫困的癌症疼痛患者免费提供止痛药物,是大陆地区开展针对末期病患的缓和医疗慈善事业的典范。

由于缺乏国家缓和医疗战略或指导方针,护理质量不均衡,没有具体标准可以遵循。截至 2014 年,上海市通过 2012 年和 2014 年市政府实施缓和医疗项目,已全面完成 17 个区县 76 个试点机构建设任务。天津最近将临终关怀加入了政府资助的社会工作的官方名单中。

民众宣传层面上,由陈小鲁和罗点点组织的北京生前预嘱推广协会和他们创办的选择与尊严网站是向民众宣传缓和医疗理念及个人医疗自主权的社会组织。他们在国内缓和医疗的推动方面做了实实在在的工作。2015 年两会提案中中国香港特区的胡定旭先生提出了"实施缓和医疗刻不容缓"的提案,预示着缓和医疗的需求必将得到更多的政府和民间的关注。

教育层面上,全国有包括北京协和医学院、北京大学医学部、中国医科大学、华西医科大学等 10 几所大学开设了"姑息医学"或称"舒缓医学"的课程,基本上都是面向本科生或研究生选修课。但从报名和旁听情况看关注这一学科的人数明显呈上升趋势。

研究方面,国内有相当数量的缓和医疗领域的横断面研究,而且很多发表在国外缓和医疗专业期刊上,其中涉及疼痛、患者生活质量、照顾者需求、教育等多个方面,未来需要加强缓和医疗方面的研究以及干预性研究,研究将有利于推动临床实践的进步和发展。

第三节　缓和医疗的团队与服务模式

缓和医学将提高患者及其家人的生活质量作为学科目标,而生活质量的影响因素包括文化背景、宗教信仰、生活经历、社会经济地位、社会支持、身体状况、疾病程度、治疗方案、心理预期等方面,这远远超出了医生、护士等所能提供和完成的服务,跨专业团队合作是进行缓和医疗照护的必要条件。缓和医学的跨专业团队的组成人员包括:医生、护理人员、营养师、康复理疗师、心理科医师、志愿者、社工、音乐治疗师、芳香治疗师、宗教人士(神职人员/灵性照顾者)等。

(1) 医生是整个团队的领导,照顾患者的需求,重点是缓解患者的疼痛和控制各种症状、维持患者的舒适。同时又是团队的协调者和教育者(针对患者、家属以及团队的非医务人员)。

(2) 护理人员要配合医生执行医嘱,协助处理患者的不适。对患者提供各项基础护理生活、起居的照护,输液、换药、灌肠等技术性护理,以及淋巴水肿按摩等辅助治疗。在对患者的照护中,护士是绝对的主力军。

(3) 营养师根据患者的身体状况和疾病情况,合理安排患者的膳食(营养丰富、便于吸收),照顾患者的喜好,努力通过饮食尽可能维持其生活质量。终末期患者如何给予营养是一个非常重要的但常常没有被真正关注和做好的内容。对于各种疾病终末期,身体衰竭,已经不能够耐受高能量和太多的液体负荷,如何给予适合他们的营养值得我们共同探讨。目前,大多数患者是被给予了过多的液体和能量。

(4) 康复科医师包括物理治疗师/作业治疗师(PT/OT),提高患者的功能水平、生活质量,并通过电疗、磁疗等理疗协助控制疼痛、尿潴留、吞咽困难等症状。这也是人们对生活质量更好要求的必然方向。国内目前在这方面涉及的并不深入,很多领域值得探索、研究。

(5) 心理科医师关注并评估患者的精神心理问题,对焦虑抑郁等精神心理的疾病症状进行药物与非药物的干预,并处理谵妄、幻觉等相关的精神症状。

(6) 社工是一项重要专职,可以帮助患者和家属处理由于疾病和失能引发的个人及社会问题,从社会心理的角度确定患者和家属的综合需求。目前国内大部分地区是由医生、护士兼顾了本该由社工完成的重要工作。社工是急需发展的一个团队组分。

（7）志愿者是贡献个人的时间和精力，不为任何物质报酬，协助为患者及家属提供最佳照护品质的"爱心人士"。经过培训后为患者及其家人提供服务，包括照顾及社会心理支持，协助行政事务，健康教育、宣传、募捐等。

（8）音乐治疗师通过音乐，放松释放，安抚患者的情绪问题、言语 - 语言障碍，改善粗动作协调性、肢体精细动作、注意力下降、空间概念障碍等。

（9）芳香理疗师运用纯天然的芳香植物精油有针对性地进行调油，通过嗅吸、薰香、泡澡或按摩等方式帮助患者。

（10）宗教人士（神职人员／灵性照顾者）提供信仰支持和灵性照顾，倾听、促进患者对人生的回顾以及对未来做好准备。

缓和医学团队的工作形式灵活，团队内各成员使用各自的方法，主动发现问题，共同参与处理。这就需要团队成员全部接受缓和医疗专业培训，还要有良好的医学人文素养，同时团队成员间的相互支持和尊重、协作。

实施缓和医疗可以通过住院缓和医疗模式（团队会诊及病房）或非住院缓和治疗模式（门急诊和居家缓和医疗服务）。缓和医疗的实施不应该受到科室、专业或地点的限制，只要患者或者家属有这样的需求，就应该开始这样的服务。早期启动缓和医疗服务，不但可以尽可能维持患者的生活质量，甚至能够延长患者的生存期。

第四节　缓和医疗的具体内容

一、症状处理

症状控制是患者医疗的基础和核心内容。减少患者的症状是心理、灵性和社会层面照顾的基础。

1. 疼痛

（1）发病率：疼痛在抗癌治疗过程中患者的发病率为 59%，转移、晚期或疾病末期患者中发病率为 64%，33% 的肿瘤被治愈的患者仍有疼痛。

（2）疼痛的种类：疼痛大致被分为两类，即伤害性疼痛和神经性疼痛。

评估方法：评估疼痛强度常用的是数字评估法（NRS Numeric Rating Scale）：0 分是无痛，10 分是患者能够想象的最大疼痛。

1~3 分为轻度疼痛

4~6 分为中度疼痛

7~10 分为重度疼痛

（3）疼痛的治疗

疼痛治疗的方法包括：止痛药物治疗、非药物治疗和介入止痛治疗。

药物治疗需要考虑的一般原则：①镇痛药物和剂量；②给药途径；③给药间隔；④调整到最佳剂量；⑤对副反应采取预防措施；⑥处理副作用；⑦考虑辅助镇痛药；⑧定期回顾和再评估；⑨个体化治疗。

给药途径：一般以口服的方式为最常用的给药途径，因为无创、方便。其他的给药方式：直肠、肠外、舌下、颊黏膜、鼻腔或皮下、静脉、脊髓、吸入等非经口途径。

1）止痛药物：常用止痛药物（表 9-1）

表 9-1　常用止痛药物一览表

阶梯	药物
第一阶梯（非阿片）	对乙酰氨基酚，阿司匹林，布洛芬，吲哚美辛，奈普生，百服宁，双氯芬酸钠，塞来昔布等
第二阶梯（弱阿片）	可待因，双氢可待因，布桂嗪，曲马朵，泰勒宁，氨酚待因（扑热息痛 + 可待因）
第三阶梯（强阿片）	吗啡，盐酸吗啡缓释片，硫酸吗啡缓释片，芬太尼透皮贴，美沙酮，盐酸羟考酮缓释片

2）强阿片类药物的具体用法：

① 速释吗啡起始剂量通常是 5~10mg 1 次 /4 小时。

② 如何增量：用药后残余疼痛的强度决定了加量的幅度，残余疼痛越重，加量幅度越大，具体见下表（表 9-2）。

③ 如何减量和停药：吗啡 30~60mg/d，一般不需减量，可直接停药；最初两天内减量 25%~50%，之后每两天减量 25%，直至日用量减至 30~60mg 时停药。

表 9-2　根据疼痛程度增加药物剂量

剩余疼痛程度	剂量增加幅度
≥ 7 分	50%~100%
5~6 分	25%~50%
≤ 4 分	25%

3）哌替啶：哌替啶现已不用于癌痛的长期控制。原因：哌替啶代谢产物在体内蓄积，会导致神经系统毒性且容易导致成瘾。

2. 虚弱与乏力

（1）发病率：70%~100% 的接受癌症治疗的患者有此症状。

（2）一般治疗

1）病因多样,其中许多是不可逆的。

2）需承认乏力症状的存在,并且正视症状对于患者和照护者的影响。

（3）药物治疗

1）在厌食/恶液质相关的乏力患者中,糖皮质激素或孕激素可能有用。

2）精神刺激剂在缓和医疗中会偶尔用到。

（4）非药物治疗　包括适当的体力活动;尽可能保存体力以及社会心理干预。

3. 恶心,呕吐

（1）发病率:恶心在晚期肿瘤患者中发病率为 20%~30%,在生命最后一周达到 70%。

（2）一般治疗:需设立恰当的目标,例如:在完全性肠梗阻的患者中,尽可能去除恶心和减少呕吐的量和(或)呕吐的次数是较为适合的目标。

一般措施:调整饮食、患者周围环境及药物等。

（3）药物治疗

1）根据具体临床情况确定。

2）化疗引起的恶心和呕吐治疗中的一线用药 5HT-3 受体拮抗剂。

3）其他可以使用的药物包括:糖皮质激素,生长抑素类似物等。

（4）非药物治疗:可以考虑针灸,音乐治疗,肌肉放松等。

4. 呃逆

（1）发病率:在普通缓和医疗的患者中,大约 2% 的人发生呃逆。

（2）一般治疗

处理可逆因素;若呃逆持续则需要治疗,可以尝试简单的生理动作及以前有效的方法。

1）啜饮冰水或吞咽碎冰;

2）罩上纸袋呼吸;

3）用拭子摩擦软腭以刺激鼻咽部;

4）用经口导管刺激鼻咽部;

5）针灸。

（3）药物治疗

1）促动力药物,如多潘立酮或甲氧氯普胺;

2）PPI 治疗胃食管反流;

3）肝脏或颅脑肿瘤,可短期使用口服 4~8mg 地塞米松;

4）其他药物包括：巴氯芬，加巴喷丁，氟哌啶醇等。

5. 皮肤瘙痒

（1）发病率：瘙痒在缓和医疗患者中发病率为 5%~12%。

（2）一般治疗

1）与皮肤干燥相关，通常先使用润肤剂；

2）排除皮肤病，尤其疥疮；

3）对可逆的病因（例如胆道的恶性梗阻）进行处理；

4）修剪指甲以避免损伤；

5）经常使用润肤剂或水性乳膏作为保湿剂；

6）回顾用药以排除药物反应。

（3）药物治疗

局部用药：

1）水性乳膏，克罗米通 10% 乳膏用于局限性瘙痒；

2）如果局部皮肤红肿而并无感染，可局部使用糖皮质激素。

全身用药：

1）如果存在睡眠不佳可使用镇静类抗组胺药，如氯苯那敏和羟嗪；

2）一些非镇静类抗组胺药具有抗瘙痒药效，如氯雷他定和西替利嗪。抗组胺药使用几天无效应停药；

3）西咪替丁可以用于淋巴瘤或真性红细胞增多症引起的瘙痒。

（4）非药物治疗

1）保持身体凉爽；

2）轻柔的透气的衣服；

3）凉爽的周围温度；

4）保持适当湿度；

5）温热的洗澡水；

6）避免酒精和辛辣食物。

6. 恶性伤口

（1）发病率：大约 15% 的转移癌患者会发生局部皮肤真菌样溃疡，其中 62% 与乳腺癌相关。

（2）解释、教育（必须进行）

1）解释是为了使患者安心。

2）了解并解释患者对疮口的关注是什么？

3）了解影响他们生活质量的因素有什么？

4）患者优先选择什么样的治疗？

5）治疗的较现实的目标是什么？要清楚：在多数病例中，治愈是实现不了的。

（3）药物治疗

1）治疗通常旨在处理并发症（例如疼痛、感染、恶臭）；

2）可经口或局部用药如局部麻醉药，镇痛药，抗生素等。

（4）非药物治疗

1）敷料，需按照需要，经常换药来处理气味、疼痛、出血和渗出；

2）水凝胶敷料适用于轻微渗出的伤口，但不适用于感染的或严重渗出的伤口；

3）水状胶体敷料帮助干燥、有腐肉的和坏死伤口的再水化和自溶性清创；

4）活性炭敷料可被用来吸收气味，充当滤器，在从伤口散出的挥发性恶臭的化学物质飘散进空气之前与之结合；

5）其他疗法：在某些病例中可考虑体外放射治疗，外科清创，化疗，激素治疗等。

7. 气短

（1）发病率：大约 50% 的癌症患者有过气短；在肺癌患者中发病率达 70%，且在生命最后几周发生率明显上升。

（2）一般治疗

1）恰当地处理可逆因素；

2）鼓励转变生活方式以减少不必要的活动；

3）鼓励活动至呼吸急促为止，由此提升耐力和保持健康；

4）教给患者呼吸练习和放松的方法；

5）确保患者处于最舒服的体位；

6）注意口腔卫生。

（3）药物治疗

阿片类：

1）口服或肠外给予阿片类药物可缓解气短症状，尤其是静息性以及终末期气短，发生严重的呼吸抑制的风险远低于预期；

2）口服吗啡被广泛地应用于处理气短。开始试验性应用低剂量治疗，根据药物反应以及副作用逐渐调整药量。

抗焦虑药：

1）抗焦虑药在缓和医疗中通常被用来处理气短；

2）最常使用的是地西泮、劳拉西泮和咪达唑仑。通常小量起用，按需求和耐受情况逐渐加量。

其他可以用于气短治疗的药物

1）按需使用 0.9% 氯化钠 5 毫升雾化吸入，有助于稀释气道分泌物；

2）以吸入、雾化或贴剂形式使用支气管扩张剂，如糖皮质激素；

3）应用呋塞米雾化。

（4）氧疗

严重缺氧的患者可以进行氧疗。根据患者的意愿和舒适度来选择使用面罩还是鼻导管。

（5）非药物治疗

1）探究患者呼吸急促的经历；

2）给予处理呼吸急促的支持和建议；

3）芳香疗法；

4）催眠、针灸等辅助疗法。

8. 咳嗽

（1）发病率：咳嗽在肿瘤患者中的发病率为 23%～37%。在肺癌患者中发病率为 47%～86%，且中到重度的咳嗽发生率为 17%～48%。

（2）一般治疗

1）确认病因或潜在的咳嗽机制；

2）评估咳嗽对患者的不良影响；

3）评估咳嗽对患者生理、社会和心理感受的影响；共同决定治疗目标和策略，这一点非常重要。

（3）药物治疗　根据情况不同，选择不同的方案：

1）肺炎、鼻窦炎—抗生素；

2）气管肿瘤、淋巴性转移、放射性肺炎—糖皮质激素；

3）对引起咳嗽的胸腔积液、心包积液—穿刺引流；

4）鼻后滴漏综合征—抗组胺药；

5）止咳药：右美沙芬、可待因和吗啡。

9. 谵妄

（1）发病率：20%～45% 的住院患者有过谵妄；在生命最终阶段发病率可高达 90%。

（2）终末期谵妄需要评估

1）评估所有用药并停用非必需的药物；

2）注意阿片类药物毒性；必要时考虑减量或阿片轮替，但要权衡疼痛和谵妄这两个问题对患者的影响哪个更大；

3）判断是否存在便秘、尿潴留；

4）是否存在感染？判断谵妄的原因，之后再讨论如何处理，并非有感染就用抗生素；

5）如果必需控制症状，可以用药物治疗，但需要定期评估并在患者恢复时尽快撤药。

（3）药物治疗

1）氟哌啶醇，0.5~3mg 口服或皮下注射（以低口服剂量起用），如必需，在 2 小时后重复给药；如病因不可逆则需维持治疗；

2）二线用药：苯二氮䓬类，劳拉西泮应在 0.5~1mg。

（4）非药物治疗

1）确保患者、家人和工作人员的安全；

2）使患者和家属明确谵妄的医学本质，如"谵妄不是精神错乱"；

3）如果是疾病终末期，有必要向家属说明谵妄是死亡临近的标志；

4）提供时钟等使患者保留时间定向力；

5）与患者和家属沟通，了解他们的医疗目标和期望是怎样的？例如，是要镇静还是要虽痛苦但保持清醒？

10. 恶性肠梗阻

（1）发病率：在晚期卵巢癌肠梗阻发病率5%~42%，在晚期结直肠癌中为 4%~24%。

（2）治疗目标：消除梗阻症状或使症状最小化，提高患者生活质量。关于恶性肠梗阻的治疗计划和可能的效果需与患者和家属认真探讨。

（3）其他一般治疗措施

1）口腔护理非常重要；

2）提供冰块以供吸吮，并且按需提供少量食物和饮料；

3）提供低纤维食谱；

4）如果患者处于脱水状态并且没有到临终状态，应给予静脉补液；

5）每天 1~1.5L 的水化可减轻恶心，但如果补液超过以上剂量可引起肠腔分泌液体增多，加重呕吐。

（4）药物治疗

1）目的是为了控制肠梗阻所导致的疼痛、恶心和呕吐；

2）通常包括使用镇痛药、止吐药和抗分泌药物；

3）通常由持续皮下注射的途径给予；

4）早期使用药物治疗可减轻症状，提供更高的生活质量和死亡质量；

5）用药方案和给药途径需针对患者采取个体化措施。

（5）非药物治疗

非药物治疗方法包括：手术（如有适应证）、支架、鼻胃管引流或胃造口术。

11. 口干

（1）发病率：进展期肿瘤患者中常见，发病率高达 70%。

（2）一般治疗：尽量处理潜在的病因，尤其注意服药情况。

口腔干燥的治疗如下：

1）回顾药物剂量或停用导致口腔干燥的药物；

2）纠正脱水；

3）每 2 小时清洁口腔；

4）保持空气湿润；

5）避免酒精，包括含酒精的口腔清洁剂。

（3）药物治疗

毛果芸香碱片是可以使用的药物，前提是患者仍有残余的唾液腺分泌功能。

毛果芸香碱具体用法：5mg 每日三次，在餐时或饭后立即给予；如果剂量可被耐受，4 周反应不佳，可增大剂量，最大剂量为 30mg/d。

乌拉胆碱是毛果芸香碱替代药。

（4）非药物治疗

1）啜饮半冻结饮料；

2）可以口含冰块、维生素 C 片、冷冻奎宁水；

3）咀嚼无糖口香糖、柑橘糖果、菠萝碎块；

4）可以使用人工唾液和口腔润滑剂；

5）针灸。

12. 便秘

（1）发病率：大约 50% 的专业缓和医疗机构患者出现便秘，并且大约 80% 的患者需要缓泻药。

（2）评估：在缓和医疗中，便秘的功能性原因远超过了其器质性原因，其中阿片类诱发的便秘非常重要。（参见网络版）

（3）一般治疗（下述方法对处于终末期、进食水及活动能力差的患者不适用）

1）向患者解释预防便秘的重要性；

2）鼓励经口摄入足够的水分；

3）高纤维饮食；

4）增加运动量；

5）确保患者如厕方便及其私密性；

6）处理引起便秘的可逆因素。

如果当前的治疗方案是令人满意且可被耐受的,继续目前方案并定期评估患者。

（4）药物治疗：缓和医疗中治疗便秘的推荐药物是软化剂和刺激剂合用。

1）刺激性的缓泻剂（例如番泻叶,比沙可啶和匹可硫酸钠）：起效的时间在6~12小时内,这类药物可引起显著的肠绞痛,尤其是在它们没有和软化剂一起使用的时候；

2）软化剂可以是渗透性的（如乳果糖、硫酸镁和聚乙二醇）,表面活性剂（例如多库酯钠,泊咯沙姆联合丹蒽醌）,或润滑剂（如液状石蜡）；

3）如果给予口服缓泻剂,那么应每天或隔天加量直到起作用为止。合适的口服缓泻剂剂量可使直肠给药量减半；

4）如果粪便嵌顿存在,则需要使用灌肠剂或栓剂；油性或磷酸盐灌肠剂适用于坚硬粪块嵌顿,如果嵌顿粪块质软,则只需使用栓剂；

5）甲基纳曲酮,一种不易通过血脑屏障的阿片类拮抗剂,可在缓解便秘又不影响阿片类的镇痛作用。它通常在缓泻剂治疗便秘无效后使用。

重要注意事项：出现肠绞痛意味着软化剂相对于刺激剂不足。

（5）患者教育：非常重要,做好这点,事半功倍,例如：保证液体摄入,多运动,饮食结构的调整等。

（6）非药物治疗：包括手动去除粪便、针灸／针压、反射疗法等。

13. 淋巴水肿

（1）发病率：发生率取决于患者人群和曾接受的治疗。

（2）淋巴水肿的分级（表9-3）

表9-3　淋巴水肿的分级

分级	表现	分级	表现
1级	极少或无纤维化 按压出现水肿坑 肢体抬高后水肿减轻	2级	实质性纤维化 按压后无水肿坑 肢体抬高后水肿不减轻
		3级	2级合并热带皮肤改变（象皮病）

正确诊断淋巴水肿对于恰当的治疗非常重要。在多数患者当中,可依据病史和体格检查轻松诊断。肥胖、静脉功能不全、隐匿的创伤和反复的感染可使临床表现变得复杂。因此,评估需要除外其他疾病。一些可用来辅助诊断的检查（例如淋巴显像）几乎不适用于晚期疾病的患者。

许多淋巴水肿的患者会有疼痛和不适的体验,可显著影响他们的生活质量,有些患者从皮肤溢出淋巴液,从而影响日常生活并产生痛苦的情感和心理问题,包括不良的外观形象、尴尬、焦虑和抑郁等。

(3) 一般治疗

1) 给予患者重要相关信息:淋巴水肿的病因、后果。

2) 告知包括皮肤护理在内的处理方案。

3) 强调避免外伤的重要性。

(4) 药物治疗

1) 在单纯淋巴水肿中利尿药几乎不起作用。

2) 利尿剂可能在治疗更复杂的、例如有液体潴留或心脏衰竭因素参与的淋巴水肿中起部分作用。

3) 苯丙吡喃酮(例如香豆素,曲可芦丁)已被推荐用来治疗淋巴水肿(尚未被系统回顾证实)。

4) 皮质激素可在晚期肿瘤的转移性淋巴结病所导致的慢性水肿中起到部分作用。

5) 对反复的蜂窝组织炎,抗生素可起到作用,这种情况下抗生素需至少连续使用 14 天或当炎症的征象已消失再停用。

(5) 非药物治疗:淋巴水肿的主要治疗是以一系列物理治疗作为基础的。有证据表明组合的物理治疗有效,在中度到重度水肿中,治疗是分阶段的。需注意的是,在某些患者中物理治疗的一些方法是禁忌的,如压迫、按摩、锻炼、皮肤护理等

(6) 淋巴水肿进行物理治疗时的禁忌证(表 9-4)

表 9-4 淋巴水肿物理治疗禁忌证

疗法	禁忌证	原因
手工淋巴引流	严重的动脉灌注不足	加重病情
	无法控制的心衰	造成皮肤损伤和增加感染风险
	麻痹	疼痛
	急性蜂窝组织炎	
弹力袜	动脉灌注不足	加重病情
	无法控制的心衰	造成皮肤损伤和增加感染风险
	扭曲的肢体	
	溃疡	
	淋巴溢出	
	麻痹	

14. 抑郁

(1) 发病率:抑郁在临终患者中很常见,发病率高达 75%。

（2）抑郁的核心症状（表9-5）

表 9-5 抑郁的核心症状

S	睡眠障碍	A	易怒 / 精神运动性阻滞
A	食欲或体重的改变	C	注意力不集中
D	烦躁不安或心情较坏	E	自我评价低
A	缺乏快感或丧失对娱乐的兴趣	S	自杀想法
F	疲劳		

（3）一般治疗：抑郁的一般治疗包括识别和处理潜在的病因或共存的几个病因。

（4）药物治疗：抗抑郁药

1）抗抑郁药是抑郁的药物性治疗的主流。三环类抗抑郁药（TCAs）和选择性五羟色胺再摄取抑制剂（SSRIs）类是常用于临终患者的两类药。

2）虽然阿米替林便宜和普及，且相对于其他抗抑郁药其药效相当甚至更佳，但它的副作用更多。

3）抗抑郁药的起效需要时间，尤其是在 TCAs 类用药时需缓慢增加剂量，老年患者的平均反应时间是 2~3 个月，而米氮平和文拉法辛起效较快。

4）当需由一种抗抑郁药调整为另一种时，应注意逐渐缓慢地加量以及抗抑郁药的相互作用。

5）当联合使用五羟色胺类抗抑郁药时，应注意五羟色胺的毒性。

6）当患者服用抗抑郁药超过 8 周，停药时应缓慢减量，以预防药物撤退症状。

7）精神兴奋剂可作为一种快速起效的抗抑郁药，尤其是对那些预期寿命很短的患者。有报道提到右旋安非他命和哌醋甲酯在几小时或几天内起效。

终末期患者使用的抗抑郁药物见表9-6。

表 9-6 终末期患者使用的抗抑郁药物

分类	药物	每日口服剂量（mg）
三环类	阿米替林	10~150
	多塞平	12.5~150
	丙咪嗪	12.5~150
	脱甲丙咪嗪	12.5~150
	去甲阿米替林	12~125
	氯丙咪嗪	10~150
SSRIs	氟西汀	20~160
	舍曲林	50~200

分类	药物	每日口服剂量(mg)
	帕罗西汀	10~60
	西酞普兰	10~40
	艾斯西酞普兰	50~300
	氟伏沙明	
SNRI	文拉法辛	75~225
非五羟色胺 - 多巴胺再摄取抑制剂	米氮平	15~60
精神刺激剂	右苯丙胺	2.5~2.0 每日两次
	利他林	2.5~2.0 每日两次
	莫达非尼	50~400
单胺氧化酶类	噁唑酰肼	20~40
	苯乙肼	30~60
	强内心百乐明	20~40
	吗氯贝胺	100~600
苯二氮䓬类	阿普唑仑	0.25~2.0 每日三次
碳酸锂		600~1200

(5) 非药物治疗

1) 认知 - 行为疗法;

2) 支持性表达团体治疗;

3) 芳香按摩法。

15. 焦虑

(1) 发病率:至少 25% 的肿瘤患者体验过强烈的焦虑。在缓和医疗中有时很难分辨焦虑是由躯体还是心理因素引起的。

焦虑症状可以有:不安,担心,凶兆,忧惧,惊恐症状(心悸,心动过速;出汗;呼吸困难;胃肠道不适和恶心;濒死感),入睡困难或在深夜觉醒,易怒等表现。

(2) 一般治疗

1) 情感支持和提供信息;

2) 探讨他们关于疾病进展、社会心理问题以及死亡的恐惧来预防或减轻他们的焦虑;

3) 让患者有机会表达他们的感受。

(3) 药物治疗

1) 苯二氮䓬类是一线抗焦虑药;

2) 肝功能受损的患者,优先选用短效的苯二氮䓬类药物,如针对焦虑的劳拉西泮和奥沙西泮以及针对睡眠的替马西泮；

3）长效的苯二氮䓬类药物（如氯硝西泮）可提供更持久的缓解焦虑的作用，还可起到稳定情绪的作用；

4）对于失眠，替马西泮和非苯二氮䓬类唑吡坦可能有效，五羟色胺受体激动剂丁螺环酮适用于广泛性焦虑，它的镇静作用比苯二氮䓬类弱，但起效时间慢（至少2周）；

5）惊恐障碍：苯二氮䓬类药物阿普唑仑和氯硝西泮、抗抑郁药物（选择性五羟色胺再摄取抑制剂[SSRIs]，三环类抗抑郁药[TCAs]，单胺氧化酶抑制剂[MAOs]）有效。阿普唑仑可迅速缓解惊恐发作。

治疗焦虑的药物见表9-7。

表 9-7　治疗焦虑的药物

类别	药物	每日剂量（mg）	给药途径
苯二氮䓬类	咪达唑仑	10~60 q24h	静脉，皮下
	阿普唑仑	0.25~20 tid/qid	口服，舌下
	奥沙西泮（去甲羟基安定）	10~15 tid/qid	口服
	劳拉西泮	0.2~2.0 tid/qid	口服，舌下，静脉
	利眠宁（甲氨二氮䓬）	10~50 tid/qid	口服
	地西泮	5~10 bid/qid	口服，静脉，经肛门
	氯硝西泮	0.5~2.0 bid/qid	口服
非苯二氮䓬类	丁螺环酮	5.0~20 tid	口服
神经松弛剂	氟哌啶醇	0.5~2.0 q2~12h	口服，静脉，皮下
	左米丙嗪	10~20 q4~8h	口服，皮下，静脉
	氯丙嗪	12.5~50 q4~12h	口服，静脉
非典型神经松弛剂	奥氮平	2.5~20 q12~24h	口服
	利培酮	1.3~3.0 q12~24h	口服
抗组胺	羟嗪（安泰乐）	25~50 q4~6h	口服，皮下，静脉
三环类	丙咪嗪	12.5~100 每日	口服
抗抑郁	氯丙咪嗪	10~150 每日	口服

（4）非药物治疗：心理治疗最有效的两种方法是行为疗法和认知-行为疗法。旨在通过一系列基于经验性关系建立、对话、沟通和行为治疗来提高患者自身的幸福感。

二、沟通

1. 沟通的必要性　有人存在就需要沟通。在医疗环境中，需要沟通的环节无处不在。尤其是面对生命期有限的患者时，面对"生死大事"，要沟通的点就更多。如果沟通不及时,内容不详尽,都可能会导致患者及其家属强烈的情绪反应。

2. 沟通的内容

(1) 目前治疗;

(2) 治疗计划;

(3) 治疗现况;

(4) 未来预期发展;

(5) 费用;

(6) 医疗技术层面之外,帮助患者家属接受患者生命有限、即将离世的事实,以及在这种时期家属需要做的具体事情;

(7) 如何和家属配合,让患者本人知道自己的生命有限或者即将到达终点,陪伴患者,必要时建议患者做这个时期非常必要的、重要的事情;

(8) 帮助患者和家属确定最佳照顾地点;

(9) 帮助他们明确"患者(和(或)家庭)希望的患者死亡地点PPD(patient preferred death)";

(10) 对家庭内部意见不一致的,帮助临床决策(家庭会议)。

3. 沟通技巧

沟通是一门临床技能,需要学习和不断练习。沟通的学习方法(图9-1):

在医学生学习沟通课的时候我们会在采集病史、解释问题、达成双方同意的处理意见、告知、处理愤怒患者等环节设计学习内容。但其中难度很大的就是"告知坏消息"的这个内容。具体告知的方法可参考SPIKES模型。

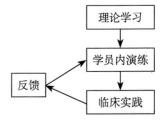

图9-1 沟通的学习方法

SPIKES模型

- Setting 准备

- Perception 弄清楚:患者知道多少和希望知道多少

- Invitation 分享/告知医疗信息

- Knowledge 从患者希望的"起点"开始告知

- Emotions/empathy 对患者的心情做出回应

- Strategy and summary 制定出治疗及随诊计划

S(Setting)准备:提前收集患者详细疾病信息、患者及家属的社会状况、心理状态等。选择一个安静的环境,减少被打扰,将手机调成静音,请患者或家属坐下,告知人也应坐下与被告知人视线相平。

P（Perception）：指了解患者或家属对疾病的认识情况，目的是弄清被告知者已经知道什么和想知道些什么。

I（Information）：分享／告知医疗信息。注意：并非医生长篇大论，要根据前面我们已经了解到的被告知人的基础，一点一点进行，注意对方的反应（是否听懂？情绪是否很强烈？是否希望继续听下去，等等）。

K（Knowledge）：从患者希望的"起点"开始告知。医生们都非常擅长"告诉患者"，有太多的东西需要说，但请从被告知者希望知道的地方说起，目的性强、效率高。

E（Empathy）：指和患者或家属共情，回应对方的情绪反应。

S（Strategy/Summary）：总结、制定出治疗及随诊计划。情况复杂，不可能一次性全部说完，后续我们要做什么，应该让对方清楚，尤其是预约下一次见面会让对方非常踏实。

按照脚本开始学习（角色扮演，需要有教师指导进行）和练习是初学者非常好的一个进入困难沟通学习的方法，跟随它，"沟通"变得简单了。

家庭会议也是沟通演练的重要内容。

三、心理、社会、灵性支持

缓和医疗体现的是全人照顾的理念。其实，医学应该做到全人照顾，各个医学专科都不例外。但在照顾生命期有限的患者时"全人"的视角就显得尤其重要。这里的全人，指的是除了我们最常关注的患者的"躯体"症状之外，患者的心理（如焦虑等）和社会（如经济、与家人及朋友的关系等）等一切能够影响他自我感受的环节都应该被关注，因为，所有这些都会影响他的生活质量，或者说整体感受。

对于心理和社会两个方面我们还是熟悉的，并且也关注和处理过，只是在缓和医疗的领域中，这种关注的力度还要大大的加强。

关于灵性（spirit），我们了解的就非常有限了。但对于这些患者，这个问题是持续存在的且非常重要。

什么是"灵性"？从学术的角度来给灵性一个定义，美国亚历桑纳大学 Pamela G.Reed 教授的定义是：灵性（spirituality）为经由自我超越（self-transcendence）以发现生命意义的人类习性（propensity）——是一种潜在发展的对策，且通常当人们年长与靠近死亡时变得更为显著。从超越性（transcendence）的角度来看，当一个人为了面对无法改变的困境，进而问自己"我是谁"、"我活着的意义是什么"等问题，这些就是灵性的活动。能够找到自己安身立命的答案，灵性得以安适（well-being）；反之，陷入这些问题而无法突破，则陷入灵性痛苦。灵性关怀就是我们去关怀患者或家属的灵性活动，协助他们走出灵性痛苦，进而拥有灵性安适。

灵性关怀需要有非常专业的培训后才可能实施。灵性关怀在末期照顾,尤其是临终关怀中扮演着不可或缺的作用,而且是最核心的一环。因为有了灵性关怀,患者与家属才能真正达到生死两无憾,生者善别,逝者善终。

第五节　肿瘤和非肿瘤患者的缓和医疗

缓和医疗的定义中可以看到,并非只有恶性肿瘤晚期患者才需要缓和医疗照顾。在不能治愈、严重影响患者生活质量、急性医疗没有很好的处理手段的情况下,都需要缓和医疗的帮助。例如,心衰末期,所有的针对心衰的治疗(强心、利尿、扩血管等)都在使用,药物尽可能地调整,但患者仍然憋气、浮肿、不能平卧,非常痛苦,这时我们该如何帮助他/她? 我们是说"什么药都用了,但他也就是这样了"还是,我们设法减轻他憋气的症状? 利用上面症状控制中我们讲到的"呼吸困难"的处理方法? 结论是肯定的:我们可以采用某种方法让患者不要那么痛苦!

恶性肿瘤的末期与非恶性肿瘤的末期,其主要区别在于整个病程的特点,在痛苦症状处理上并没有本质性的区别。因此,更多是病程上的特点不同,恶性肿瘤患者可能病情突然加重恶化,导致威胁生命。但慢性疾病病情是起起伏伏,但总体情况不断恶化,其特点是我们比较难以判断何时患者就真正到达生命的终点。而神经系统慢性病变的特点是病程会很长,情况缓慢恶化。

原发疾病、病程特点确实有明显不同,但患者的需求是相似的;改善患者的生存质量、对他们进行全人照顾的原则是一致的。

第六节　生命末期照顾及居丧服务

处理好临终患者的心愿,关注家人的需求、痛苦和困惑,正确理解家人的预期性悲伤反应和亲人离世后的悲伤反应的表现和特点,帮助患者的家人顺利度过哀伤期,这也是缓和医疗的重要内容,需要我们去学习并实践。

有关伦理相关的问题(如安乐死);生存意愿与医疗权限代理问题等可参阅网络版。

(宁晓红)

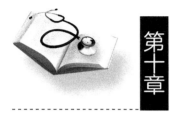

第十章 全科医学与社区卫生服务

一、本课程主要学习内容

1. 全科医学概念：概念、发展、学科特点。

2. 全科医生及全科医疗：全科医生应具备的基本能力、全科医疗的特点。

3. 社区卫生服务：概念、基本功能、基本内容。

4. 慢性非传染性疾病的社区管理模式。

二、本课程教学目的

1. 了解全科医学的基本概念及特点。

2. 了解全科医生应具备的基本能力及角色。

3. 熟悉社区卫生服务的基本内容。

4. 熟悉慢性非传染性疾病的社区管理模式。

三、本课程学习安排（即学时和学分）

1. 根据师资条件和学生数，安排讲课 12 学时，实地见习 10 学时。

2. 建议授予学分 2 学分。

四、推荐阅读的参考书目及网站

1. 陈博文，杨文秀．社区卫生服务管理．北京：科学技术文献出版社，2006.

2. 杜雪平，吴永浩，王和天．全科医学科诊疗常规．北京：中国医药科技出版社，2013.

3. 梁万年，路孝琴．全科医学．北京：人民卫生出版社，2013.

4. 杜雪平，王家骥，席彪．全科医生基层实践．北京：人民卫生出版社，2012.

5. 杜雪平，王永利．实用社区护理．北京：人民卫生出版社，2012.

五、思考题

1. 全科医学学科研究的内容及学科特点是什么？

2. 全科医生应具备的基本能力及应担当的角色是什么？

3. 社区卫生服务的基本特点及基本内容是什么？

4. 社区卫生服务与医院服务的相同点和差异是什么？

5. 慢性非传染性疾病社区管理模式的主要特点是什么？

第一节　全科医学概论

一、全科医学概念

全科医学又称家庭医学，是临床医学的二级学科，其综合了生物医学、行为科学和社会医学的一门综合性学科。

全科医学有其独特的知识体系研究领域；全科医学和专科医学的区别在于全科医学

覆盖面广,而专科医学则在其特定的范围内更为深入;全科和专科的最佳结合,是经济有效的医疗卫生实践模式、教学体系和科研基础。

二、全科医学发展历史

全科医学已有 50 多年历史。至 20 世纪 40 年代,在美、英两国全科医学已具有一定规模,美国在 1947 年成立了全科医师学会(1969 年改为"美国家庭医学学会")。1952 年英国也相继成立"皇家全科医学学院"。经历了多年的发展,世界上约有 50 个国家设有全科医学组织和全科医生培训项目,1972 年又成立了世界家庭医生组织(WONCA),为促进全科医学在全世界范围内的发展起到了积极作用。WONCA 现有正式成员约 60 个,代表着全世界 15 万多名经过规范培训的家庭医生。1994—1995 年,世界卫生组织和 WONCA 合作,联合发表了《使医疗服务和医学教育更适合民众的需要——家庭医生的贡献》的工作报告,指出"为了满足民众的需要,保健系统、医学界、医学院校及其他医学教育机构必须进行根本变革。在保健系统提供适用、优质、经济有效、公平的服务过程中,家庭医生应发挥核心作用。为了担当起这一重任,家庭医生应具有为患者提供医疗保健的高度技能,同时又必须将个人和社区的保健融为一体。"这对全科医学和家庭医学提出了更高的要求。

我国虽然直至 20 世纪 80 年代末才开始从国外引进全科医学理论,但全科医疗和社区卫生服务事实上早已存在。我国城乡三级卫生保健网的最基层一级、农村的赤脚医生和乡村医生、各种基层保健站、三级医院的普通门诊、急诊以及保健病房和外宾病房提供的医疗服务实际上就是一种全科性医疗服务。然而,随着几十年来我国专科迅速发展,以至分科越来越细,专科、专病、以某种专门技术为主的诊疗机构日益增多,致使医疗供需失去了平衡。与此同时,全科医学研究也在全国迅速开展。1989 年和 1993 年,第一届和第二届国际全科医学会议先后在北京召开。中华医学会全科医学分会于 1993 年 11 月正式成立,目前,国内多种全科医学杂志在全国公开发行。目前,全国 95% 的地级以上城市和一批县级市开展了城市社区卫生服务,全国已设立社区卫生服务中心 3400 多个,社区卫生服务站 12 000 余个,2011 年、2012 年全国创建了 305 个全国示范社区卫生服务中心,2013 年又确定了 183 个。据全国社区卫生服务现状调查结果显示,包括就医环境、诊疗水平、服务态度、服务价格、服务项目、治疗效果等项的满意度均高于医院就诊者。

2015 年 3 月,世界家庭医生组织"WONCA"亚太区域暨两岸四地家庭医学 / 全科医学学术研讨会在中国台湾地区举办。大会以"家庭医学之新视界与新挑战"为主题,面对全球老化的社会,倾向于从基层医疗为基础,跨专业组成团队,由家庭医师主导,以共同照护模式提供医疗卫生服务,提供具成本效益的健康照护。为此,WONCA 组织在本次大会上提出:我们应致力于提升亚太地区的基层医疗水平,实现"人人有全人照护,家家有家庭医师",全民皆有健康照护的新视野。

社区卫生服务的发展,离不开全科医学的发展与支持,两者是紧密相关不可分割的。

三、全科医学产生基础

(一)人口增长与老龄化

随着世界经济发展变革,公共卫生事业蓬勃发展,许多国家 65 岁及以上的人口所占比例日趋增大,在发达国家和部分发展中国家超过了 7% 进入老龄化社会。我国在2000 年已正式宣告进入老龄化社会。人口老龄化给社会造成巨大压力,"长寿"和"健康"成为两个相互矛盾的目标。如何帮助老年人全面提高生活质量安度晚年,成为 21 世纪各国公众和医学界共同关注的热门话题。

(二)疾病谱与死因谱变化

20 世纪 40 年代,由于抗生素的成功研制和运用,控制了许多严重感染性疾病,拯救了无数生命。传染病和营养不良症在疾病谱与死因谱上的顺位逐渐下降。与 20 世纪80 年代死因谱对照,心血管疾病、恶性肿瘤和意外死亡已成为世界各国共同的前几位死因。疾病谱的变化向现代医学和医疗卫生服务系统提出了新的要求,包括:服务时间的长期性、连续性;服务内容的全方位(如生物、心理、社会、环境);服务地点的方便性(如家庭上门服务,社区就近服务);服务类型的综合性(医疗、预防、康复、保健、教育、咨询等综合照顾);服务方式的互动性(如要求医患双方共同参与,强调患者的主动性和自觉性,强调自我管理与家庭监督相结合)等。

(三)医学模式转变

所谓医学模式是指医学整体上的思维方式方法,即以何种方式解释和处理医学问题。生物医学模式一直是近代医学科学界占统治地位的思维模式,解释大多数专科医生观察处理问题的基本方法,它把人作为一个生物体,只是关注疾病本身,忽略疾病造成人的种种身心不适和情绪反应,无法解释生物学与行为科学的相关性,其片面性与局限性日益凸显。

生物 - 心理 - 社会医学模式的概念是由美国医生 G.L.Engle 于 1977 年首先提出,是一种多因多果、立体网状式的系统论思维模式。它认为人体是一个开放系统,通过与周围环境的相互作用以及系统内部的调控能力决定健康状况。

(四)医疗费用上涨

目前,世界各国都面临医疗费用快速上涨问题,其主要原因是高技术医学发展和人口老龄化的矛盾。高技术医学发展使医疗投入急剧增长,而对改善人类总体健康状况却收效甚微,其成本的投入与实际效果及效益相距甚远。有资料显示,85% 以上的卫生资源消耗在 15% 的危重患者治疗上,而仅有 15% 的资源用于大多数人的基本医疗和公共卫生服务。这种资源的不合理使用,迫使人们要求改变现行医疗服务模式,合理利用有效的医疗卫生资源,使大众得到及时、方便、价廉的基本医疗卫生服务。

四、全科医学学科

全科医学主要研究常见健康问题以及综合性地解决健康问题所需要的理论、方法和适宜技术以及相应的学科发展。

(一)研究内容

1. 社区常见健康问题的诊疗、管理、康复和预防。

2. 完整人及其健康问题:即以人为本,以健康为中心,了解完整的个体的特征与需求。

3. 家庭的健康问题:即以家庭为单位,家庭与个人之间的关系和家庭对健康的影响。

(二)学科特点

1. 综合临床医学　全科医学是综合性临床医学二级学科,其理论内容可分为总论和各论两部分。总论介绍全科医学的理论精髓,包括以人为中心、家庭为单位、社区为范围、预防为导向的健康照顾等,还包括慢性病临床服务基本能力和服务手段与工具;各论是临床诊疗中常见健康问题的诊断、处理与评价方法和技术,常见健康问题包括生理疾病、心理问题和影响健康的社会问题。

2. 现代服务模式　具有地域和民族特点的全科医疗服务,采取以人为中心的全人照顾模式。全科医学重视发展与患者之间的长期稳定的合作伙伴关系,强调要对患者及其家庭、社区的健康长期负责;对疾病预防、治疗及康复,医疗卫生服务满意度,卫生资源的有效利用和医学伦理学问题等的全面关注。

3. 整体临床思维　采取整体性的"生物 - 心理 - 社会"医学模式为患者、家庭和社区提供整体服务。全科医学用系统论和整体论的方法来理解和解决人群和个体的健康问题,注重患者及其健康背景和关系,作为整体医学照顾以满足患者及其家庭和社区的需求。

4. 重视服务艺术　全科医学不仅仅提供医学科学诊疗与防病治病,更重要的是关注人文关怀与情感支持,关注服务艺术和服务质量;注重人胜于疾病,注重伦理胜于病理,注重满足患者需求胜于疾病诊疗;关注服务过程与服务效果,兼顾减轻病痛需求与情感需求。

第二节　全科医生与全科医疗

一、全科医生

(一) 全科医生定义

全科医生又称家庭医生(family doctor)、全科医师或家庭医师(general practitioner GP,family physician),是全科医疗卫生服务的提供者。

全科医生是对个人、家庭和社区提供优质、方便、经济有效、一体化的基本医疗服务,进行生命、健康与疾病的全过程、全方位负责式管理的医生。

全科医生的服务涵盖不同性别、年龄的个体及其所涉及的生理、心理、社会各层面的健康问题。

(二) 全科医生应具备的基本能力

1. 处理常见健康和疾病问题的能力　能熟练应用全科医学的理论和方法处理社区中常见的健康问题;鉴别患者的健康状况,能及时对急症患者进行必要的救治处理,准确把握转诊时机;能整合健康教育、心理咨询、心理疏导与治疗等技术,适当运用中西医结合的诊疗方法,提供日常的预防、诊疗、保健、康复及健康管理一体化的服务。

2. 评价个人心理、行为问题的能力　能熟练评价和处理各种行为问题,包括生活事件与应激反应,饮食与营养,吸烟、酗酒、药物成瘾,儿童、妇女、老年人的特殊问题。熟悉身心疾病产生机制,掌握一定的心理诊断、心理治疗和心理咨询的基本技能。

3. 家庭评估、家庭访视的能力　能熟练评价家庭的结构、功能、家庭生活周期和家庭资源状况;善于鉴别有问题的家庭及其患病成员,能准确评价家庭功能障碍与个别患病成员之间的互动关系,充分利用现有资源提供家庭服务;为个人及家庭提供预防性咨询服务,帮助解决家庭存在问题。

4. 服务社区的能力　具有较强社会工作能力,能协调和利用社区医疗和非医疗资源,组织社区调查;使用卫生统计学和流行病学的方法评价社区健康状况,制定和实施社区卫生计划;能胜任初级卫生保健工作,提供综合性预防保健服务。

5. 处理医疗相关问题的能力　能妥善处理在医疗过程中可能会遇到的社会与伦理学问题;熟悉有关法律,正确维护患者及其家庭利益以避免医疗纠纷。

6. 自我完善与发展的能力　有较强的医疗管理能力,学习新知识、新技能,不断进步与完善自我;能熟练查阅文献资料,适当开展科研和教学工作,不断进取并善于应对各种困境和挑战。

（三）全科医生的角色

1. 个人与家庭层面

（1）医生：负责健康的全方位全过程管理及常见健康问题的诊治，包括疾病的早期发现、干预、康复和终末期服务。

（2）健康监护人：负责健康的全面维护，促进健康生活方式的形成；定期进行适宜的健康检查，早期发现并干预危险因素；进行家庭医生卫生签约服务，维护签约对象健康权益；作为患者及家庭的医疗代理人对外维护当事人的利益。

（3）咨询者：提供健康与疾病的咨询服务，聆听与体验患者的感受，通过有技巧的沟通与患者建立信任关系，指导服务对象进行有效的自我保健。

（4）教育者：采用各种形式对服务对象（包括健康人、高危人群和疾病患者）进行有针对性的健康教育，实施教育效果评价。

（5）卫生服务协调者：应患者需求负责提供协调性服务，包括动用家庭、社区、社会资源和各级各类医疗保健资源，与专科医生建立有效的双向转诊关系。

2. 医疗保健与保险体系层面

（1）守门人：作为家医签约首诊医生和医疗保险体系的门户，为患者提供所需的基本医疗保健，将大多数常见病多发病患者的问题解决在社区，为少数需专科诊疗的患者提供有选择的会诊和转诊服务。

（2）团队管理与教育者：作为社区卫生服务团队的核心人物，在日常医疗保健工作中管理社区人、财、物，协调好医护、医患关系及社区社会各方面关系；负责团队成员的业务培训与提高，提供职业生涯发展机会，保证服务质量和服务水平。

3. 社会层面

（1）社区与家庭的成员：融入所在社区和家庭，参与各项活动，建立良好人际关系，维护和推动健康社区环境与家庭环境建设。

（2）社区健康的组织与检测者：协调建立与管理社区健康信息网，做好健康促进、疾病预防和全面健康管理，建立健全并合理运用健康档案，做好疾病监测和卫生统计工作。

二、全科医疗

（一）全科医疗的概念

全科医疗是社区卫生服务中的主要医疗卫生服务形式，是将全科／家庭医学理论应用于患者、家庭和社区照顾的一种基层医疗专业服务。

美国家庭医师学会（American Academy of Family Physicians，AAFP）对全科医

疗（即家庭医疗）的定义是："家庭医疗是一个对个人和家庭提供连续性与综合性卫生保健的医学专业。它是一个整合了生物医学、临床医学与行为科学的宽广专业。家庭医疗的范围涵盖了所有年龄、性别、每一种器官系统以及各类疾病实体。"

（二）全科医疗的特点

1. 强调连续性、综合性、个体化的照顾。

2. 强调早期发现并处理病患。

3. 强调预防疾病和维持促进健康。

4. 强调在社区场所对患者提供服务，并在必要时协调利用社区内外资源。

5. 强调长期负责性、整体性照顾，随时关注身心健康。

三、全科医生规范化培养

1. 全科医生规范化培训标准

2. 全科医生规范化培训基地标准

（见国家卫生计生委相关文件）

第三节　社区卫生服务

一、社区卫生服务概念

1999 年，国务院十部委在联合下发的《关于发展城市社区卫生服务的若干意见》中，将社区卫生服务（community health service,CHS）明确定义为：社区卫生服务是社区建设的重要组成部分，是在政府领导、社区参与、上级卫生机构的指导下，以基层卫生机构为主体，全科医师为骨干，合理使用社区资源和适宜技术，以人的健康为中心，家庭为单位，社区为范围，需求为导向，以妇女、儿童、老年人、慢病患者、残疾人等为重点，以解决社区主要卫生问题，满足基本卫生服务需求为目的，融预防、医疗、保健、康复、健康教育、计划生育技术服务等为一体的有效、经济、方便、综合、连续的基层卫生服务。

二、社区卫生服务基本功能

社区卫生服务机构为社区居民提供基本公共卫生和基本医疗卫生服务。

（一）预防服务

预防服务包括传染病、非传染病和突发事件的预防。

1. 开展社区居民健康调查,进行社区卫生诊断,向社区管理部门提出改进社区公共卫生的建议及规划,对社区爱国卫生工作予以技术指导。

2. 开展慢性非传染性疾病、地方病、寄生虫病的健康指导、筛查和行为干预,高危人群检测和规范管理。

3. 提供精神卫生服务和心理咨询服务。

(二)医疗卫生服务

运用适宜的中西医药及技术,开展常见病、多发病的诊疗;提供急诊服务;家庭出诊、家庭护理、家庭病床等卫生服务;提供会诊、转诊服务;提供社区临终关怀等医疗卫生服务。

(三)保健服务

对社区妇女、儿童、老年人、慢性病患者、残疾人等重点人群提供保健服务,提供个人与家庭的连续性的健康管理服务。

(四)康复服务

了解社区慢性病患者和残疾人及功能障碍患者的基本情况和医疗康复需求,提供康复治疗和咨询。

(五)健康教育服务

开展社区健康教育和健康促进工作,普及相关卫生知识,提供干预改变影响居民健康的生活行为与生活方式,配合开展免疫接种、预防性病、无偿献血、生殖健康、禁烟及控烟等宣传教育。

(六)计划生育技术指导

为社区育龄人群计划生育和优生优育提供咨询与指导。

三、社区卫生服务基本特点

随着疾病谱和医学模式的转变,卫生服务也发生了六个转移,即:从以疾病为主导转移到以健康为主导;从以单个患者为中心转移到以人群为中心;从以医疗为重点转移到以预防保健为重点;从以医院为基础转移到以社区为基础;从以疾病防治为目标转移到以身心健康及与环境和谐为目标;从主要依靠医学和卫生部门转移到依靠众多学科和全社会参与。据此,社区卫生服务呈现以下六个特点:

(一)以健康为中心

健康是指人们整个身体、精神和社会生活的完好状态,而不仅仅是没有疾病。目前许多互相关联的因素影响着人们的健康,如环境污染、不良的生活方式和行为、社会文化因素、医疗保健制度、疾病等。社区卫生服务是以人为中心、以健康为中心,而不是以患者为中心,更不是以疾病为中心。

(二) 以预防为导向

社区卫生服务是对个人、家庭和社区健康的整体负责与全程控制,根据服务对象生命周期和疾病发生、发展的不同阶段可能存在的危险因素和出现的健康问题,提供一、二、三级预防。

(三) 综合性服务

社区卫生服务向社区全体人群提供"全方位"综合性服务。体现在:

1. 服务对象不分年龄、性别和疾患类型;

2. 服务内容包括医疗、预防、保健、康复和健康促进;

3. 服务层面涉及生理、心理和社会文化各个方面;

4. 服务范围涵盖个人、家庭与社区;

5. 服务项目包括医疗、预防保健、咨询等许多方面;

6. 综合利用各类适宜的技术和手段。

(四) 持续性服务

社区卫生服务是从生前到死后的全过程服务。体现在:

1. 人生的各个阶段;

2. 健康 - 疾病 - 康复的各个阶段;

3. 任何时间任何地点。

(五) 可及性服务

社区卫生服务站点一般设在居民家门口,步行 15 分钟内能够到达,方便快捷;体现在技术适宜、地理接近、服务方便、关系亲密、结果有效,价格便宜(合理)等特点,使社区居民能及时得到的服务。

(六) 团队合作式服务

社区卫生服务工作者对不良行为的干预以及对患者的治疗,均需要家庭的参与;由多学科、多专业卫生技术人员合理配置,组成团队,协调合作,共同完成社区预防、医疗、保健、康复、健康教育和健康促进、计划生育技术服务等融为一体的任务。

社区卫生服务中心(站)的基本工作内容包括两部分:一是基本公共卫生服务,二是基本医疗服务。

四、社区卫生服务基本内容

社区卫生服务的基本内容包括社区范围的基本医疗卫生服务、公共卫生服务、健康管理、慢性非传染性疾病的防治及管理等。

（一）基本医疗卫生服务

1. 常见病的诊疗　社区常见病诊疗是通过首诊，对社区居民在患病早期或病情较轻的阶段所给予的评估、诊断、护理管理、干预和治疗，使患者疾病症状减轻或消失、疾病痊愈、身体功能恢复。

社区常见疾病包括心、脑血管疾病（如冠心病、高血压）、肿瘤、内分泌系统疾病（如糖尿病、骨质疏松症）、呼吸系疾病（如急性上呼吸道感染、肺炎、阻塞性肺气肿、支气管哮喘）、消化系统疾病（如消化性溃疡）、常见传染病（如流行性感冒、病毒性肝炎、肺结核、艾滋病、梅毒）的防治；健康教育及转诊时机和条件；精神心理疾病（如精神分裂症、抑郁症、老年痴呆）、药物依赖性和滥用的早期识别、社区防治管理等。

2. 慢性非传染性疾病管理

（1）社区慢性病流行现状：慢性病在全球范围总发病率和死亡率占很大比例，每年致死人数比所有其他病因致死人数的总和还要多。据统计，2008 年，全球共有约 5700 万人死亡，其中约 3600 万人死于非传染性疾病，占总死亡人数的 63%。我国慢性病发病也呈现上升趋势，现已成为我国人群健康头号威胁。2008 年我国慢性病患病率为 157.4‰。前 10 种慢性疾病患病率为：高血压、糖尿病、胃肠炎、类风湿关节炎、脑血管病、椎间盘疾病、慢性阻塞性肺疾病、缺血性心脏病、胆结石胆囊炎、消化性溃疡。2013 年，国家卫生计生委采用 ICD-10 疾病分类标准对部分城乡居民的疾病死因统计显示：恶性肿瘤、心脏疾病、脑血管病、呼吸系统疾病等成为我国居民死亡的主要原因。

（2）慢性病主要危险因素：慢性病的发生与不健康的生活方式、行为和不健康的环境密切相关，且多种慢性病都具有相同相似的危险因素。

1）吸烟：吸烟与许多慢性病相关，如心脑血管病、慢性阻塞性肺病、肺癌、食管癌、膀胱癌、胃癌、口腔癌和胰腺癌等。吸烟与疾病的早期和疾病发展过程都产生影响。

2）酗酒：酒精能促使中性脂肪的合成趋于旺盛，引起动脉硬化、脂肪沉积于肝脏降低解毒功能，严重时直接导致肝硬化。酗酒与冠心病、高血压以及各种癌症的发生有关。

3）不合理膳食：慢性病的发生与膳食结构、食物摄入量有关，膳食因素与血脂水平、肥胖有关。肥胖和超重可引起多种疾病，如高血压的患病率肥胖者是正常体重者的 4 倍。另外，维生素的缺乏、微量元素、食盐、食物的加工、烹饪及摄入方式都与慢性病的发生相关。

4）缺少体力活动：缺少体力活动是慢性病发病的主要危险因素之一。工作条件的改善、现代化交通工具如汽车、电动车的使用、手机的发展与广泛使用，人们体力活动的时间越来越少，强度日益减弱。如冠心病、高血压、脑血管疾病、糖尿病、多种癌症、骨质疏松、龋病等都与之有关。

（3）慢性病管理的基本步骤

1）确定管理对象：患者的发现和检出的主要途径是，实行门诊 35 岁以上首诊患者免费测量血压；门诊诊疗及双向转诊中发现患者；进行社区卫生调查和专项筛查；周期性健康体检等。

2）建立档案：对确诊的慢性病患者及时建立健康档案，除一般内容外，应针对慢性病的具体病种设定相应的监测项目。

3）随访：慢性病随访是对慢性病进行动态管理的重要措施，由全科医生、社区护士以及健康管理人员组成服务团队，进行分工负责，落实随访计划。随访分为疾病随访和功能随访，主要内容包括：了解患者病情、评估治疗情况；了解慢性病治疗的效果，包括非药物治疗和药物治疗的执行情况；相关指标的检查和监测；健康教育及患者自我管理指导；高危人群定期体检以及早发现患者。另外，随访计划应得到家属及家庭成员的配合。随访方式可采取门诊预约、电话联系、家庭访视、集体座谈等。

（4）转诊：慢性病患者出现下述情况者应及时转到上一级医疗机构：

1）临床各科急危重症，社区卫生服务机构难以实施有效救治的病例；

2）不能确诊的疑难复杂病例；

3）重大伤亡事件中，处置能力受限的病例；

4）疾病诊治超出本机构核准诊疗登记科目的病例；

5）需要到上一级医疗机构做进一步检查，明确诊断的病例；

6）传染病病例；

7）精神障碍疾病的急性发作期病例；

8）涉及法律和纠纷的病例；

9）其他因技术、设备条件限制不能处置的病例。

（5）效果评价指标：分为过程评估和效果评估，如防治知识的知晓率、目标人群知识及态度行为的变化率、某病种患者群并发症的发生率和稳定率等。

3. 常见慢性病社区管理案例（见附案例）。

4. 急危重症的现场急救与转诊　急危重症的现场急救是指在任何伤病突然发生时，利用当时环境中可供应用的一切设备及材料，按照一定的原则，立即加以处理的行为。急救的目的是抢救患者生命，预防并发症，提高救治成功率，降低死亡率和致残率。

（1）危重急症的急救处理原则：

1）抢救生命，降低死亡率；

2）防止病情继续恶化；

3）全面分析，尽早确定病因；

4）有针对性地选择辅助检查,保证时效性;

5）实事求是评估病情,合理向患者或家属交代病情;

6）急救工作加强请示报告,并与其他科室医师密切配合。

（2）常见的急危重症

1）心脏骤停;

2）休克;

3）多发创伤;

4）心血管急症:如急性心肌梗死、恶性心律失常、急性心功能不全、高血压危象等;

5）窒息;

6）哮喘急性发作;

7）急性胸痛:如急性冠脉综合征、主动脉夹层、肺栓塞、气胸、食管损伤等;

8）急性脑血管病:如急性缺血性脑血管病、急性出血性脑血管病;

9）消化系统急症:如消化道大出血、急腹症、出血坏死性胰腺炎等致命性腹痛。

（3）全科医生急救处理流程

1）紧急评估:判断患者有无危及生命的情况;

2）抢救措施:立即解除危及生命的情况;

3）评估和判断:次级评估,判断是否有严重或者其他紧急情况;优先处理患者当前最为严重的或者其他紧急问题;

4）一般性处理;

5）注释说明:寻求完整、全面的资料(包括病史);辅助检查进一步诊断治疗;确定去向(住院、转 ICU、留院观察或回家);完整记录(抢救、治疗、检查)等。

（二）基本公共卫生服务

按一般定义,公共卫生服务就是社会共同努力,改善环境卫生条件,预防控制传染病和其他疾病流行,培养良好卫生习惯和文明生活方式,提供医疗卫生服务,达到预防疾病,促进人们身体健康的目的。

1. 公共卫生服务的重要意义　通过评价、政策发展和保障措施来预防疾病、延长人寿命和促进人的身心健康;是党和政府实施惠民政策的一种成本低、效果好的服务,又是一种社会效益回报周期相对较长的服务;由各级财政共同提供经费保障,项目本质就是政府购买公共卫生服务,交由基层医疗卫生机构实施,让居民享受国家基本卫生保健制度。

2. 社区疾病预防控制的重要性　社区疾病预防控制是关系到国家或地区人民大众健康的公共事业。其具体内容包括对重大疾病尤其是传染病(如结核、艾滋病、SARS 等)

的预防、监控和医治;对食品、药品、公共环境卫生的监督管制,以及相关的卫生宣传、健康教育、免疫接种等。例如,对 SARS 的控制预防治疗属于典型的公共卫生职能范畴。

3. 社区基本公共卫生服务项目　根据国家卫生计生委《2015 年国家基本公共卫生服务项目一览表》(表 10-1)中的描述,一是针对全体人群的公共卫生服务任务,如为辖区常住人口建立统一、规范的居民健康档案;向城乡居民提供健康教育宣传信息和健康教育咨询服务;二是针对重点人群的公共卫生服务,如为 0~36 个月婴幼儿建立儿童保健手册,开展新生儿访视及儿童保健系统管理;为孕产妇开展至少孕期保健服务和产后访视;对辖区 65 岁及以上老年人进行健康指导服务;三是针对疾病预防控制的公共卫生服务,包括为适龄儿童接种乙肝、卡介苗、脊灰等国家免疫规划疫苗;及时发现、登记并报告辖区内发现的传染病病例和疑似病例,参与现场疫情点处理,开展传染病防治知识宣传和咨询服务;对高血压、糖尿病等慢性病高危人群进行指导,对确诊高血压和糖尿病患者进行登记管理,定期进行随访;对重性精神疾病患者进行登记管理,在专业机构指导下对在家居住的重性精神疾病患者进行治疗随访和康复指导等。

表 10-1　2015 年国家基本公共卫生服务项目一览表

序号	类别	服务对象	项目及内容
一	建立居民健康档案	辖区内常住居民,包括居住半年以上非户籍居民	1. 建立健康档案 2. 健康档案维护管理
二	健康教育	辖区内居民	1. 提供健康教育资料 2. 设置健康教育宣传栏 3. 开展公众健康咨询服务 4. 举办健康知识讲座 5. 开展个体化健康教育
三	预防接种	辖区内 0~6 岁儿童和其他重点人群	1. 预防接种管理 2. 预防接种 3. 疑似预防接种异常反应处理
四	儿童健康管理	辖区内居住的 0~6 岁儿童	1. 新生儿家庭访视 2. 新生儿满月健康管理 3. 婴幼儿健康管理 4. 学龄前儿童健康管理
五	孕产妇健康管理	辖区内居住的孕产妇	1. 孕早期健康管理 2. 孕中期健康管理 3. 孕晚期健康管理 4. 产后访视 5. 产后 42 天健康检查
六	老年人健康管理	辖区内 65 岁及以上常住居民	1. 生活方式和健康状况评估 2. 体格检查 3. 辅助检查 4. 健康指导

序号	类别	服务对象	项目及内容
七	慢性病患者健康管理（高血压）	辖区内 35 岁及以上原发性高血压患者	1. 检查发现 2. 随访评估和分类干预 3. 健康体检
	慢性病患者健康管理（2 型糖尿病）	辖区内 35 岁及以上 2 型糖尿病患者	1. 检查发现 2. 随访评估和分类干预 3. 健康体检
八	重性精神疾病（严重精神障碍）患者管理	辖区内诊断明确、在家居住的重性精神疾病（严重精神障碍）患者	1. 患者信息管理 2. 随访评估和分类干预 3. 健康体检
九	结核病患者健康管理	辖区内肺结核病可疑者及诊断明确的患者（包括耐多药患者）	1. 可疑者推介转诊 2. 患者随访管理
十	中医药健康管理	辖区内 65 岁及以上常住居民和 0~36 个月儿童	1. 老年人中医体质辨识 2. 儿童中医调养
十一	传染病和突发公共卫生事件报告和处理	辖区内服务人口	1. 传染病疫情和突发公共卫生事件风险管理 2. 传染病和突发公共卫生事件的发现和登记 3. 传染病和突发公共卫生事件相关信息报告 4. 传染病和突发公共卫生事件的处理
十二	卫生监督协管	辖区内居民	1. 食品安全信息报告 2. 职业卫生咨询指导 3. 饮用水卫生安全巡查 4. 学校卫生服务 5. 非法行医和非法采供血信息报告

4. 慢性非传染性疾病防治　影响我国人群健康的常见慢性病主要有心脑血管疾病、糖尿病、恶性肿瘤、慢性呼吸系统疾病等。慢性病发生和流行与经济社会、生态环境、文化习俗和生活方式等因素密切相关。伴随工业化、城镇化、老龄化进程加快，我国慢性病发病人数快速上升，现有确诊患者 2.6 亿人，是重大的公共卫生问题。慢性病病程长、流行广、费用贵、致残致死率高。慢性病导致的死亡已经占到我国总死亡的 85%，导致的疾病负担已占总疾病负担的 70%，是群众因病致贫返贫的重要原因，若不及时有效控制，将带来严重的社会经济问题。

5. 社区康复　在社区卫生服务"六位一体"的工作中，康复工作是必不可少的。广义上的康复是指综合协调地应用各种措施，最大限度地恢复和发展病、伤、残者的身体、心理、社会、执业、娱乐、教育和周围环境相适应等各方面的潜能,使他们能独立生活,重返社会。

(1) 社区康复的定义:社区康复(community-based rehabilitation,CBR)是以社区为基地开展的康复工作。我国自 20 世纪 80 年代末开始进行社区康复试点,至今已 20 余年。根据国际上对康复的定义,结合我国国情,社区康复定义为:"社区康复是社区建设的重要组成部分,在政府指导下,相关部门密切配合,社会力量广泛支持,残疾人及其亲友积极参加,采取社会化方式,使广大残疾人得到全面康复服务,实现机会均等,充分参与社会生活的目标。

(2) 社区康复的特点:与医院(门诊部、康复中心)为基地的康复相比较,社区康复有其自身特点:①充分利用社区资源:主要依靠社区资源(人力物力财力)开展社区残疾人的康复服务,社区负责计划、组织、领导,全社区参与和支持。②社区参与:社区卫生保健和社区民政福利相结合,要求社区的卫生、民政、社会服务等部门共同参与,密切配合,形成合力。③全面康复:一方面充分发挥社区潜力,同时也要充分利用专业的康复中心、康复医院、康复机构和残疾人服务中心(部、站)的帮助。④使用适宜康复技术:充分利用中药、针灸、推拿、太极拳等传统方法促进功能恢复。⑤医患共同参与:残疾人和他们的家属、残疾人组织代表参与决策、计划和实施,使社区康复做到按需康复。

(3) 社区康复服务的开展:①社区康复对象:我国社区康复对象主要是残疾人、慢性病患者和老年人。②社区康复内容:主要包括功能训练、全面康复和重返社会。功能训练,即物理训练、生活自理能力训练、作业劳动训练、语言能力训练、问题活动训练、使用辅助器具训练和传统医学如中药、针灸、推拿、气功、武术等治疗手段的辅助;全面康复,即医疗康复、教育康复、执业康复;社会康复,即建设无精神障碍和心理障碍的社会环境、建立无通行障碍的物质环境、改善残疾人经济环境、改善有关残疾人权益的法律环境、改善为残疾人服务的各项设施和制度以及鼓励和促进残疾人参与学习、工作、休闲、文化体育等社会活动。③常用康复治疗技术:社区常用的康复技术有物理治疗、作业治疗、言语治疗和中医传统康复治疗。④康复服务形式:即基层康复站服务、上门康复服务和家庭康复服务。

(4) 社区康复的工作步骤:①成立区(县级市)、街(乡、镇)、居委会(村)各级社区康复领导小组,建立健全康复服务制度,履行社区康复工作职责;②建立健全社区康复网络,如社区康复管理网络、社区医疗康复网络、社区社会保健网络等,开展社区概况调查和残疾人普查;③在本社区内选择 1~2 家医院或社区卫生服务中心(乡镇卫生院)作为社区康复技术资源中心,为街道、居委会或志愿者服务队提供技术指导、接受转诊的社区康复对象等;④培训社区康复工作者,包括管理人员、基层康复员(居委会专门干事、志愿者服务队成员、街道干部、残疾者家属),动员残疾人本人及其家庭成员积极参与;⑤根据残疾人不同需求,在社区服务中心和家庭中开展残疾预防、医学教育、康复训练指导,进行职业培训、就业指导、文体活动、心理疏导与咨询等多方面康复服务;⑥定期总结、评估社区康复工作,宣传和推广社区康复工作经验。

附:慢性非传染性疾病管理案例

高血压社区管理案例

【案例概要】

患者男性,69 岁,已婚,大专学历,退休,与老伴、儿子共同居住。

1. 主观资料(S) 间断头晕 7 年,加重 1 个月。患者 7 年前无明显诱因出现头晕,就诊于单位医务室时发现血压升高,为 160/90mmHg,未用药治疗,后多次测血压大于 140/90mmHg,最高达 180/100mmHg,诊断为"高血压 3 级",但未规律服用降压药,也未监测血压。3 年前因头晕反复发作、血压明显升高就诊于某三级医院,开始服降压药,血压控制在"130~160/70~100mmHg",目前应用"左旋氨氯地平 5mg,1 次/日"。近 1 月来头晕加重求诊。

既往无传染病史;有吸烟、饮酒史 50 余年,每日吸烟 15~20 支,饮白酒 1 两,每日食盐 8~10g,主食 250~300g,油脂 40g,肉蛋类约 200g。平日缺乏运动。其父亲患有高血压。

2. 客观资料(O)

体格检查:体温 36.2℃,脉搏 78 次/分,呼吸 18 次/分,血压 160/90mmHg,身高 175cm,体重 82kg,腰围 96cm,BMI 26.7kg/m^2。神清,体型偏胖,双侧鼻唇沟对称,颈软,双肺呼吸音清,心率 78 次/分,律齐,未闻及杂音,腹软,双下肢不肿。

辅助检查:血总胆固醇 6.5mmol/L,低密度脂蛋白 4.3mmol/L,甘油三酯 1.6mmol/L,高密度脂蛋白 1.2mmol/L,BUN 5.4mmol/L,肌酐 68μmol/L,ALT 12IU/L,空腹血糖 5.5mmol/L。颈动脉超声提示双侧颈动脉膨大处多发强回声斑块,右侧颈外动脉起始处强回声斑块。

3. 问题评估(A)

目前诊断:高血压 3 级(极高危);血脂异常;颈动脉硬化伴斑块形成

目前存在的健康问题:①危险因素:老年男性,超重,吸烟、饮酒,摄盐、油脂过量,缺乏运动,血脂异常;②目前,患者间断头晕症状发作,病情控制不稳定;③颈动脉硬化伴斑块形成,要积极控制危险因素,延缓疾病发生发展;④家庭评价、卫生服务的利用:患者家庭为三口之家,家庭和睦,受教育情况良好,能够听从医护人员的指导平素积极参加社区举办的健康知识讲座、定期随诊,依从性较好。

4. 问题处理计划（P）

诊断计划：①完善检查：血常规、糖化血红蛋白、尿常规、尿微量白蛋白；心电图、胸片、24 小时动态血压监测；检查是否存在靶器官损害。②建议心脏专科就诊。③定期复查血糖、血脂、肝功、肾功等指标，重点掌握患者应用降脂治疗后血脂控制是否达标，监测肝功能、肌酸激酶。

治疗计划：

（1）非药物治疗：①减重：饮食运动治疗，减低体重，要达到理想体重。②合理饮食：低盐低脂饮食，食盐量 6g/d 以下，油脂量 20~30g/d。③多食一些富含纤维素、维生素的食物。④规律有氧运动，可选择步行、打太极拳等；每周运动 3~5 次即可达到锻炼目的；携带急救药盒和急救卡，运动时一旦心绞痛发作要立即休息含服硝酸甘油、速效救心丸等药物，并给家人或 120 打电话求助。⑤戒烟、限制饮酒：立即戒烟；不提倡高血压患者饮酒，如饮酒，白酒摄入量男性应 <50ml/d、葡萄酒 <100ml/d、啤酒 <300ml/d。⑥心理指导：帮助患者预防和缓解精神压力，积极配合制定的治疗方案，动员患者接受专科诊断及治疗。⑦纳入高血压规范化管理，建议患者每日晨起规律用药，介绍自我监测血压方法，监测血压。

（2）药物治疗：左旋氨氯地平 5mg 每日 1 次；阿司匹林 0.1g 每日 1 次；辛伐他丁 20mg 每晚 1 次；美托洛尔 12.5mg 每日 2 次。

【评价】

1. 流行状况　高血压患病率和发病率在不同国家、地区或种族之间有差别，工业化国家较发展中国家高，高血压患病率、发病率及血压水平随年龄增加而升高。高血压在老年人中较为常见，尤以单纯性收缩期高血压为多。我国人群高血压患病率呈增长态势，我国成人高血压患病率为 18.8%，全国患病人数约 1.6 亿，即每 10 人就有 2 人患有高血压，约占全球高血压人数的 1/5。虽然我国目前高血压知晓率、治疗率和控制率有所改善，但与发达国家比较仍然处于较低水平。

2. 危险因素

（1）遗传因素：高血压具有明显的家族聚集性。父母均有高血压，子女的发病率高达 46%。

（2）环境因素：不同地区的人群血压水平和高血压患病率与钠盐平均摄入量显著相关，摄盐越多，血压水平和患病率越高。钾摄入量与血压呈负相关。

（3）其他因素：超重或肥胖是血压升高的重要因素，血压与体重指数呈显著正相关。

3. 心理社会评价　患者情绪紧张，总是担心会引起心血管以外的疾病和后遗症，疑虑重重，内心忧郁。应及时改善患者的精神和心理状态，消除不必要的思想负担和精神压力,帮助患者及其家属认识高血压的病因、对身体的危害、常用药物的使用方法、日常生活应该注意的问题,减轻不必要的心理压力。

4. 家庭评价 患者文化水平较高,能够充分理解全科医生的指导建议,配合治疗;全科医生在治疗患者同时注意对患者家人进行疾病相关的健康教育,给予患者精神上鼓励与支持。

5. 协调性和连续性照顾 经过与患者交流、限盐、运动、减少吸烟量、限酒、减轻体重等改进后,患者血压控制仍欠佳,加用美托洛尔 12.5mg 2 次 / 日联合左旋氨氯地平 5mg 1 次 / 日降压治疗,加用阿司匹林 0.1g,1 次 / 日抗血小板聚集,辛伐他丁 20mg 每晚 1 次降脂;血压基本控制在 120~130/70~90mmHg,患者非常满意,坚持规律服药、监测血压,并监督家人保持良好生活方式,定期复诊、体检。纳入高血压社区规范管理。

6. 高血压的治疗目的与原则

(1)改善生活行为:减轻体重,尽量将体重指数控制在小于 24;减少钠盐摄入,每人每日不超过 6g;补充钙和钾盐,每人每日进食新鲜蔬菜 400~500g,牛奶 500g,钾 1000mg,钙 400mg;膳食中脂肪量控制在总热量的 25% 以下;戒烟、限酒,每日饮酒量不超过 50g 乙醇的量;增加运动,一般每周 3~5 次,每次 20~60 分钟。

(2)血压控制目标值:原则上应将血压降到患者能最大耐受的水平,至少 <140/90mmHg,糖尿病或慢性肾病合并高血压患者,血压控制目标 <130/80mmHg。老年收缩期性高血压的降压目标水平。收缩压 140~150mmHg,舒张压 <90mmHg 但不低于 65~70mmHg。

【案例提示】

在社区门诊中经常会遇到以头晕为主诉就诊的患者,但并未引起患者及其家属,甚至就诊医院医生的重视,常笼统地考虑为"脑供血不足",简单地给予中药活血化瘀治疗,未系统地评估、完善检查、明确诊断、消除隐患。此例患者间断头晕 7 年,加重 1 个月,全科医生接诊后应对其进行生理、心理、社会方面的综合评估,分析其存在的危险因素及是否存在合并症情况。因目前病情控制不稳定,故在进行非药物治疗同时加用第二种降压药物联合降压治疗,纳入高血压规范管理,实现了协调性、连续性照顾,体现了全科医疗对患者"以人为本"的全程管理。

(杜雪平 江红 严春泽)

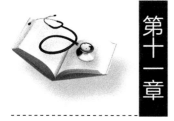

第十一章 循证医学和临床研究

一、本课程主要学习内容

1. 循证医学与循证临床实践基本概念。

2. 循证临床决策的步骤。

3. PICO 原则。

4. 临床证据评估。

5. 循证临床指南的形成与应用。

6. 临床研究基本概念和基本特征。

7. 临床研究的分类和常见研究设计方案。

8. 临床研究的四大原则。

9. 临床研究的基本原则和实施要点。

二、本课程教学目的

1. 了解循证医学形成背景及发展史。

2. 掌握循证医学"三要素"及 PICO 原则。

3. 熟悉循证临床决策的 4A 步骤、循证医学的证据检索与评价。

4. 掌握临床研究的基本概念及研究分类。

5. 熟悉常见的临床研究设计类型,临床研究的四大原则。

6. 熟悉临床研究实施的基本原则和要点。

三、本课程学习安排(即学时和学分)

1. 根据师资条件和学生数,安排 8~12 学时。

2. 建议授予学分:1 分。

四、推荐阅读的参考书目及网站

1. Straus, SharonE.Evidence-based medicine: how to practice and teach it.4th ed.Elsevier/
Churchill Livingstone, 2011.

2. 王家良.循证医学.第 2 版.北京:人民卫生出版社,2010.

3. 王吉耀.循证医学与临床实践.第 3 版.北京:科学出版社,2012.

4. 王家良.临床流行病学:临床科研设计、测量与评价.上海:上海科学技术出版社,2014.

5. 李立明.临床流行病学.北京:人民卫生出版社,2011.

五、思考题

1. 循证医学的产生和发展原因是什么?

2. 如何合理地开展临床决策?

3. 如何有效地转化临床问题?

4. 如何合理评价循证医学证据?

5. 循证临床指南是如何制定的?

6. 如何理解临床研究基本概念的内涵和外延?

7. 如何正确选择临床研究设计方案?

8. 临床研究的基本原则有什么,具体如何落实在临床研究设计中?

9. 实施临床研究有哪些需要关注的要点?

10. 什么是临床研究规范?参加临床研究操作实施要注意哪些问题?

第一节 循证医学和循证临床实践的概念

一、循证医学的形成背景

传统的医疗模式是以临床经验为导向的医疗模式,医生利用教科书所学知识、专家意见、高年资医生的指导、自己在临床实践中获得的经验以及医学文献中的病例报告和临床试验结果等对患者进行诊治。这些均存在一个问题,就是过于依赖个人经验和判断,因此,传统的方法决定临床诊断治疗是有一定局限性的。如:有研究显示,英国不同城市抗凝剂治疗心梗的使用率相差 100 倍;而美国不同社区颈动脉内膜切除术使用率相差 20 倍。这样的后果是一些真正有效的疗法不为公众所知,一些实际无效甚至存在危害的疗法由于从理论推断上可能有效而长期应用。

近年来,随着医学模式更重视人的因素,临床的诊断治疗行为已经从单纯症状与指标的控制转向对死亡、转归的重视;而有限卫生资源更是对价 / 效比提出了严格要求。随着医疗技术的发展,越来越多的药物和技术手段应用于临床。而在商业利益的驱使下,还有部分未经验证、无效的诊断治疗方法经过各种高新技术的包装试图鱼目混珠。如何选择最合适有效的诊断治疗方法成为摆在临床医生面前的一个难题。

此外,医学知识迅速更新与扩容,大量文献质量良莠不齐,鉴别和利用高质量的研究结果需要大量的时间和精力,与临床医师繁忙的日常工作形成尖锐矛盾。另外,如何将科学研究的结果应用于千变万化的具体患者也是需要慎重考虑的。

在这种情况下,循证医学(evidence-based medicine,EBM)应运而生,在某种程度上解决了上述问题。

二、循证医学的发展历史

20 世纪 70 年代末至 80 年代中期,医学领域兴起循证实践运动(evidence-based practice movement),旨在评价不同类型的临床文献。这一运动推动了循证医学的建立。

1992 年 EBM 专家工作组在 JAMA(1992;268,2420—2425)发表了《循证医学:医学实践教学的新模式》,对 EBM 作了全面阐述,标志 EBM 时代的正式开始。1995 年美国与英国医学会联合创办了《循证医学》杂志,并陆续创建了许多临床与基础学科的 EBM 中心及资料库,在全球范围开展培训与讲授 EBM 的基本内容与实践方法,逐步更新了临床医学模式,尤其是大量临床试验的开展、汇总分析的发表,及其他多种形式临床与流行病学研究,丰富了 EBM 的内容。1996 年被誉为循证医学之父的 Sackett 教授提出了广为接受的循证医学定义:医生严谨、清晰、明智地运用当前最佳证据来为患者进行医疗决策。此后,伴随循证医学的发展和不断的争议,2000 年,Sackett 教授对循证医学的概念进行了更新。

我国真正意义上的循证医学发展始于 20 世纪 90 年代。1996 年,在刘鸣教授等学者的努力下,中国循证医学中心 /Cochrane 正式成立,1999 年,我国正式成为国际 Cochrane 协作网的第 14 个成员国。

进入 21 世纪后,人们对循证医学的认识逐渐深入,其地位也在逐渐提高。2006 年英国医学杂志(British Medical Journal,BMJ)邀请读者投票评选自 1840 年创刊以来的医学突破,循证医学位列第八。在相关学者的努力下,循证医学逐渐被临床医生和研究人员所接受,并得到广泛应用。目前,越来越多的临床医生采用循证医学方法指导日常临床工作,循证医学为临床研究和诊疗工作做出了巨大的贡献。

三、循证医学的概念

循证医学的初始概念是"谨慎地、明确地、明智地应用当代最佳证据,对个体患者的医疗作出决策"。

在 2000 年《怎样实践和讲授循证医学》中,Sackett 教授将循证医学定义为:"慎重、准确和明智地应用当前所能获得的最佳研究证据,同时结合临床医生的个人专业技能和多年临床经验,考虑患者的价值和愿望,将三者完美地结合,制定出患者的治疗措施。"其核心是从患者的利益出发,将当前的最佳证据应用于临床实践,使患者获益。

这一概念意味着临床医师在专业技能基础上,根据患者个体情况,选用现代最佳证据对患者作出最后决策,它包含三个相关要素,即:患者的具体情况及问题、证据的收集与评估、医师的判断与实施(图 11-1)。

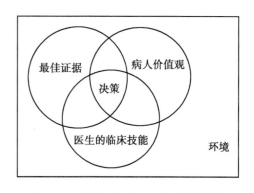

图 11-1　循证医学定义中各要素关系图

循证医学强调的是遵循最佳证据进行治疗的理念,并为检索、甄别证据提供系统和科学的方法。基于循证医学的定义,Davidoff 及其同事界定了循证医学的五个相关核心概念:①临床决策应该以可利用的最佳证据为基础;②应由临床问题来决定获得的证据类型;③确认证据必须使用流行病学和医学统计学的方法;④只有在被用到病患管理或作出医疗卫生决策中去时,源自确认和评估的证据结论才是有用的;⑤后效评估应该持续进行。

四、循证医学临床实践

正如循证医学之父 Sackett 教授所说,依据循证医学作出医疗决策的过程应该是:医生严谨、清晰、明智地运用当前最佳证据来为患者进行医疗决策。循证医学临床实践强调运用循证医学理论参考最佳证据,结合临床医师技能,同时考虑患者价值观、个人意愿和诊疗环境而制定出最佳治疗方案的临床实践方法。这是对循证医学时代医师才智与技能新的要求。

循证医学临床实践的目的是为了获得正确、完整的证据用于指定临床决策。为了达到这一目标,需要进行以下四步工作:①列举需要解答的问题;②检索各种信息源获得相关证据;③评估各种证据的相关性、质量和重要性;④综合获得的证据和患者情况,作出临床判断。

与早期的循证医学单纯强调证据不同,现在循证医学临床实践对"临床技能"的含义加强化,不是临床医师被动地跟随证据,而是让众多证据更好为临床医师所用。通过对大量的研究经过判断与评估,将最新成果引入实践。

值得注意的是,循证医学临床实践并不单纯强调证据,它包括四个要素,临床专业技能为核心,其他因素是证据,临床状态与环境,患者意愿及行为。其中患者意愿优先于研究证据,从而突出以患者为本的理念。要将循证医学原则用于指导临床实践,考虑证据的相关性以及对患者及其环境的适用性、可行性,正确了解新的研究成果的含意、临床价值,慎重决策。

上述任何一个因素的变化都会影响循证医学临床实践。例如,某些指南强调在进行某种治疗决策前,应进行昂贵的影像学检查评估病情,这在一般情况下是合理的,但是,如果考虑到社会因素,某些患者经济贫困,在进行检查后可能就无力治疗了,如果僵化的进行循证,就无法获得预期的效果。因此,在进行循证医学临床实践时,应认真考虑医患所有影响因素。

五、循证医学的问题

身处循证医学时代,临床医生在医疗实践中也面临诸多尴尬:①基于循证医学研究制定的指南,研究的是特定地区、特定人群中带有普遍性或共同性的疾病规律,回答的是临床中"该不该做"的问题,但是无法回答"如何做到最好"的问题。②临床试验有纳入标准和排除标准,不能反映真实世界的复杂临床问题。③各种指南太多,更新快,基层医院的临床医生对知识"消化不良",一个指南还没有彻底领悟,指南又更新了;教学医院则过分强调指南,言必循证、动辄临床路径,抑制了年轻医师主观能动性,在面对复杂疑难的临床问题时无所适从,在多专业会诊时每个专科坚持专科的指南,导致在同一个患者治疗上相互矛盾时无所适从,在患者、家属的价值观、经济能力无法达到指南要求时无所适从。④目前,我国指南多参照国际指南而定,缺少适合中国国情、患情、文化特点和价值观的指南。

因此,循证医学的新模式指导着广大临床医生的医疗实践,发展循证医学可以促进临床医学发展;促进临床医生业务素质的提高。但循证医学并不是完美无缺,它也在处于不断发展和完善之中。

(李　军　赵一鸣)

第二节　循证医学指导下的临床实践

循证医学的主要目标是获得正确而全面的信息,以指导临床实践,作出临床决策。要实现这一目标,需要 4 个关键的步骤(4A):

1. 把临床问题(诊断、治疗、预后、预防等)转换成可以通过循证医学回答的格式化的问题(Ask)。

2. 通过检索获得所需的循证证据(Acquire)

3. 评估这些证据的相关性、质量和重要性(Assess)。

4. 把这些证据应用于临床实践(Apply)。

一、把临床问题转换为可以通过循证医学回答的格式化的问题

1. 一般性问题与焦点问题　学会正确的提问方式是循证临床实践至关重要的第一步,这有助于你获得和你所要解决的临床问题最相关的信息。对于一个患者,可以提出上百个问题,这些问题包括解剖、生理、病理、流行病学、诊断、治疗,等等,这些问题可以分为两大类:

(1) 一般性(背景性)问题:关于解剖、生理、生化、病理、药理、诊断流程、治疗原则等方面的问题。

(2) 焦点问题:在某个特定的临床情境下,某个诊断试验的价值、某种治疗方法的获益和风险、某个具体的患者的预后。对焦点问题的回答直接影响临床决策。

表 11-1 比较了这两种问题的区别。只有焦点问题是可以通过检索循证证据给出答案的,因此,在临床实践中,为了根据循证医学的证据作出临床决策,需要学会提出焦点问题。

表 11-1　一般性问题与焦点问题的区别

	一般性问题	焦点问题
提问的目的	了解基础科学知识,如解剖和病生理	解决患者的具体问题
是谁提问	一般是医学生	一般是有经验的临床医生
例 1:早孕的诊断	早孕的临床表现和诊断试验有哪些?	超声在诊断早孕时的敏感性和特异性怎样?
例 2:吉兰巴雷综合征的治疗	吉兰巴雷综合征的治疗措施有哪些?	对于某个特定的患者来讲,使用激素治疗的风险和获益是什么?
例 3:吉兰巴雷综合征的预后	影响吉兰巴雷综合征预后的因素有哪些?	某个特定的吉兰巴雷综合征患者预后怎样?

2. 凝练焦点问题　为了在最短的时间内得到和所要解决的临床问题最相关的文献,我们需要学会把临床问题凝练成焦点问题。举例来说,你在治疗一个脑卒中的患者,考虑是否要给这个患者加用肝素治疗。如果你所提出的问题是:肝素在脑卒中治疗中的价值,这是一个背景性问题,你很难以此检索到所需的临床证据。如果我们把问题具体化为:对于一个动脉血栓形成所致的老年急性缺血性卒中患者,使用肝素联合阿司匹林治疗,与单独使用阿司匹林相比,患者恢复生活自理的可能是否更大? 这就构成了一个焦点问题,如果我们仔细分析这样一个问题,会发现它是由下面四个要素构成的:

患者	动脉血栓形成所致的老年急性缺血性卒中患者
干预措施	肝素联合阿司匹林治疗
比较	单独使用阿司匹林
结局	恢复生活自理

这种提问的模式被称为 PICO,一个好的焦点问题要由以下四部分构成:

P(患者,Patient):所要研究的患者的特征

I(干预,Intervention):新的诊断方法或治疗措施

C(比较,Comparison):与上述干预相对照的其他诊断方法或治疗措施

O(结局,Outcomes):对于患者有重要意义的临床上可测量的结局

我们不难看出,构成 PICO 的四个要素,恰恰是一个好的临床研究所必备的要素,因此,当我们学会以 PICO 的模式提问时,就很容易找到与之密切相关的临床研究,从而根据这些研究的结果作出临床决策。

二、通过检索获得所需的循证证据

在用 PICO 的模式提出了临床问题之后,下一步就需要通过检索找到最佳的临床证

据来解答这些问题。循证证据可以分成四个等级，构成被称为 4S 的金字塔结构（图 11-2）

研究（Studies）：以论文形式发表的原始研究，在 MEDLINE 上有超过两千万篇研究论文，在使用这些研究的结果前，要首先对这些研究进行评价。

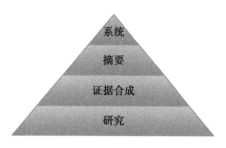

图 11-2　循证证据的 4S 结构

证据合成（Syntheses）：针对某一主题，对原始研究的论文进行系统综述，如著名的 Cochrane 系统综述。这些系统综述遵循严格的写作指南，对某一主题的论文进行了全面的检索和严格的评估，并采用统计学方法对不同研究的结果加以综合汇总，因此比单独一篇原始研究对临床决策更有指导价值。但在使用系统综述的结果前，也应对其进行评价。

摘要（Synopses）：在繁忙的临床工作中，要仔细阅读原始研究或系统综述来指导临床决策往往是不现实的。一些循证医学杂志对这些研究进行评价，并以摘要的形式发表，可以作为临床决策的快速参考。常用的杂志包括：ACP Journal Club、Evidence-Based Medicine 等。

系统（Systems）：系统是处于 4S 结构顶层的循证资源。常用的循证系统包括 UpToDate（www.uptodate.com）、Best Practice（www.bestpractice.bmj.com）等。这些循证系统包含了各种疾病病因、诊断、治疗、预后的各方面的主题，每一个主题由这一领域的专家书写，在系统的检索并评估现有文献后，对每一个主题下现有的临床证据进行了整合，并定期更新，纳入新的临床证据。这些资源是目前进行循证临床实践最快捷便利的工具。

为了在短时间内最有效率地获得最佳的临床证据，在寻找临床证据时，应从金字塔顶端的资源开始检索，这些资源已经将现有的临床证据加以系统的评价和整合，其结论往往可以直接用于指导临床决策，从而节省大量的时间。当在较高级别的资源中找不到所需的证据时，则逐级向下检索。对于某些少见病或特殊情况，有时需要直接在 PubMed 等搜索引擎上直接检索原始文献来获得循证证据。要注意的是，在应用这些原始文献的结论之间要首先对其进行评价（见下文）。

三、评估所获得的临床证据

在把检索到的循证证据应用于临床之前，要从以下四个方面评估这些证据：①相关性；②有效性；③一致性；④结果的临床意义。

1. 相关性　相关性是指研究论文与所需要的信息的一致性。比较论文中所提出的研究问题和你所要解决的临床问题有助于判断相关性。采用 PICO 的模式提问使得判断相关性变得容易,因为 PICO 的模式恰恰也是一个好的临床研究设计的主要构成要素。有很多时候,不一定能找到和所提出的 PICO 问题完全一致的文献。如果一篇研究的患者人群和干预措施是一致的,而采用的结局指标不同,那么在没有更符合的文献时,其结果也可以作为参考。

2. 有效性 有效性是指研究是否没有偏倚。偏倚主要有以下三种类型(表 11-2):

(1) 选择偏倚

(2) 测量偏倚

(3) 分析偏倚

表 11-2 不同类型的临床研究中可能存在的偏倚

	治疗	诊断	预后	Meta 分析
选择偏倚	入选在各组的患者是否具有相似的预后?	入选的患者是否代表了该疾病的整个疾病谱?	入选的患者是否代表了该疾病的整个疾病谱?	检索研究的策略是否没有遗漏并且可重复?
测量偏倚				
A. 缺失(不完全的测量)	是否所有患者都完成了随访?	是否每个患者都接受了新的诊断方法和金标准的检测?	是否所有患者都完成了随访?	是否存在发表偏倚?
B. 结局测量	是否采用了盲法?	是否采用了盲法?	结局评估是否客观而没有偏倚(在不知道是否存在可能的预后因素的情况下进行)	是否有两个或以上的研究者各自独立的提取研究数据,两者的一致性如何?
分析偏倚	是否采用意向治疗分析			不同研究的结果是否一致?

所有类型的研究都需要评估是否存在上述偏倚,以此来评估其有效性。如果确实存在偏倚,那么下一个问题是:这种偏倚会影响研究结论的内部有效性或外部有效性吗?这两个概念的含义如下:

(1) 内部有效性:这个研究的结果对于参加研究的个体来说是正确的吗? 这是所有研究都要回答的最首要的问题。

(2) 外部有效性:研究的结果可以应用到哪些人群? 外部可以从时间、地点和患者方面来考虑。研究的结果可以推广到现在或未来吗? 可以推广到其他地理区域或环境下的人群吗? 可以推广到不同年龄段或临床状况的患者吗?

内部有效性是一个研究的最基本要求。然而即便如此,要获得 100% 的内部有效性也几乎是不可能的,许多试图将内部有效性最大化的尝试会损害外部有效性。因此,需要在内部有效性和外部有效性之间做出平衡。

3. 一致性　一致性包括内部一致性和外部一致性。内部一致性是指在一个研究中,采用不同的分析方法,所得到的结论是否一致。举例来说,某个治疗性研究可能进行了未校正和校正后的分析、某种敏感性分析、不同亚组的分析、主要终点指标和次要终点指标的分析。如果这些分析的结果一致,比如说都有利于这种新的疗法,那么就可以认为研究具有较好的内部一致性。

外部一致性是指研究的结果与其他研究的结果、生物学证据或医生的临床经验是否一致。如果不一致,要找到可能的原因。

4. 结果的临床意义　对于诊断性试验和治疗性研究,需要问这样两个问题:

(1)在研究中新的治疗手段或诊断方法的表现如何?结果具有统计学差异吗?具有临床上的重要性吗?要注意区分统计学差异和临床上的重要性,比如,某种新型降压药物与对照组相比可以使血压平均降低 5mmHg,这一降低可能是具有统计学差异的,但是,如果两组患者的预后没有差异,这种血压降低可能并不具备临床上的重要性。

(2)从这些研究中可以获得那些信息用于临床实践?

四、把证据应用于临床实践

在找到相关、有效、一致并且重要的循证证据后,下一个问题是,这种新的诊断或治疗方法是否对你的患者有用。你需要评估患者目前的问题、可能存在的不良预后的风险,然后评估采用新的诊断或治疗方法后,这种情况是否会改善,并权衡这种获益与新的干预所带来的风险和花费。同时,也不要忘记和患者讨论这种新的干预的风险和获益,这将有助于你作出最后的决策。

(王　晔　赵一鸣)

第三节　循证临床指南的形成与应用

一、循证临床指南的定义

2012 年美国医学研究所提出了临床指南的定义:"针对特定的临床问题,经系统研究制定后发布,帮助医生和患者做出恰当的判断的指导性意见,从而选择和决策适宜的卫生保健服务"。临床指南是在对现有临床证据进行系统性回顾以及对替代治疗手段风险和收益评估的基础上制定的推荐意见,并结合当地资源情况、各国患者的需求和价值观等,提出具体的推荐意见,以指导临床医生的医疗行为,最大程度优化患者的医疗护理过程。循证临床指南则是将推荐意见与相关的证据质量明确的联系起来,对现有的证据进行评价,并依据此评价结果来确定推荐意见,制定指南。循证临床指南增加了指南的科学性、针对性和实用性。因此,目前临床指南的制定多数采用循证临床指南的制定方法。

二、循证临床指南制定的步骤

循证临床指南的制定和修订需要科学化的过程,国际指南联盟(Guidelines International Network,G-I-N)提出了循证临床指南制定的国际标准和流程,包括以下流程:

1. 确定核心问题和重要结果　明确指南所要解决的 PICO 问题。使用 GRADE 制定指南时,应事先把结果分为关键结果、重要而非关键结果以及重要性有限的结果三类。前两类结果证据会对推荐意见产生影响,第三类则可能会也可能不会。指南制定者可用 1~9 的数字给结果赋值(7~9 为关键,4~6 为重要,1~3 为重要性有限)来区分重要性。

2. 组织指南制定小组和外部评审小组　指南制定小组的指责是确定需要解决的 PICO 问题,选择结局指标并对其排序,根据需要对指南范围的修改提供建议,评价支持指南的证据,充分考虑利弊的整体平衡,以对证据的解释提供建议,考虑不同的价值观和偏好形成最终推荐意见。指南制定小组的职责贯穿于整个指南的制定过程中。

外部评审小组则由不同方面的人员组成,包括患者、社区医生、专科医生、护士、康复师、职业顾问、研究员和卫生保健政策制定者,利益相关者等。外部评审小组可能会在前期评审指南范围、参加草拟推荐意见及 PICO 问题。相比单一领域专家小组能更好地平衡指南的内容,更有利于指南的推广和应用。

在指南外部评审小组和指南制定小组最终确定以及发出邀请函之前,所有可能被纳入这些小组的成员都要进行利益冲突声明。WHO 定义利益冲突为:任何可能或被认为影响到专家提供给 WHO 建议的客观性和独立性的专家利益。

3. 针对核心问题进行系统的文献检索和证据质量评价　证据的质量直接影响后期形成的推荐意见的可信度,因此,评估证据质量以及根据质量形成推荐意见非常重要。评估证据质量主要包括两种方法:

(1) AMSTAR(A Measurement Tool to Assess Systematic Reviews)或 PRISMA checklist(preferred reporting items for systematic review and meta-analysis)主要用于评估系统评价/Meta 分析方法学质量;

(2) GRADE 系统:(Grading of Recommendations Assessment, Development, and Evaluation, 推荐意见的评定、发展和估价分级), 可以用于评估所有证据的质量, 并与证据推荐强度之间有清楚的分割。

GRADE 系统较之其他系统的优势在于:

1) 由一个具有广泛代表性的国际指南制定小组制定;

2) 明确界定了证据质量和推荐强度;

3) 清楚评价了不同治疗方案的重要结局;

4) 对不同级别证据的升级与降级有明确、综合的标准;

5) 从证据到推荐全过程透明;

6) 明确承认价值观和意愿;

7) 就推荐意见的强弱, 分别从临床医生、患者、政策制定者角度做了明确实用的诠释;

8) 适用于制作系统评价、卫生技术评估及指南。

GRADE 系统在国际循证临床指南中已广泛应用, 为达到透明和简化的目标, GRADE 系统将证据质量分为高、中、低、极低 4 级。4 级证据质量分别的标准的定义是:

高质量(A):非常确信估计的效应值接近真实的效应值, 进一步研究也不可能改变该疗效评估结果的可信度;

中等质量(B):对估计的效应值确信程度中等, 估计值有可能接近真实值, 但仍存在两者不相同的可能性, 进一步研究很可能影响该疗效评估结果的可信度, 且可能改变该评估结果;

低质量(C):对估计的效应值的确信程度有限, 估计值与真实值可能大不相同。进一步研究极有可能影响该疗效评估结果的可信度, 且该评估结果很可能改变;

极低质量(D):对估计的效应值几乎没有信心, 估计值与真实值很可能完全不同。

任何疗效评估结果都很不确定。一些使用 GRADE 系统的组织甚至把低和极低归为一级。虽然基于 RCT 得出的证据一开始被定为高质量, 但我们对该类证据的信心可能会因为下面 5 个因素而降低:①研究的局限性;②研究结果不一致;③间接证据;④结果不精确;⑤报告有偏倚。

4. 建立新指南的内容框架及撰写各部分初稿 在指南撰写的过程中, 除了充足可靠的证据外, 还需考虑经济因素、成本 - 效果比、人们的价值取向等问题, 综合判断后形成推荐意见。GRADE 系统将推荐意见分为"强""弱"两级。当明确显示干预措施利大于弊或弊大于利时, 指南小组将其列为强推荐。当利弊不确定或无论质量高低的证据均显示利弊相当时, 则视为弱推荐。除证据质量外, 其他一些因素也会影响推荐意见的强弱, 包括需要权衡干预的利弊平衡与负担、患者偏好和价值观的不确定性或可变性，以及资源的合理应用、推荐措施的公平性和可实施性等。推荐意见标识举例：1A：基于 A 级证据，强烈推荐；1B：基于中等强度证据，强烈推荐；2C：基于弱证据，弱推荐。

5. 专家组和外部专家讨论，进行指南的评估 指南的潜在益处取决于指南本身的质量，在指南开发过程中采用恰当的方法和严密的策略，杜宇保证最终形成合适的推荐建议十分重要。指南的治疗良莠不齐，因此，开发指南研究和评估工具（appraisal of guideline research and evaluation，AGREE Ⅱ）的目的就是帮助评估说明各指南的质量差别。因此，AGREE Ⅱ是一个评估指南开发方法是否严谨和透明的工具，目的是评估指南的治疗，为新指南的开发提供方法学策略，明确什么信息应当在指南中加以报告和何时报告。AGREE Ⅱ的适用对象包括：卫生保健提供者，指南制定者，卫生决策者和相关教育工作者，可以用来评价地方、国家、国际组织或联合政府组织发行的指南。包括 6 个领域和 23 个条目，每个领域针对指南质量评价的一个特定问题。6 个领域包括：①范围和目的（条目 1~3）：涉及指南的总目的，特定卫生问题和目标人群；②参与人员：涉及指南开发小组成员组成的合理程度，并能代表目标使用人群的观点（条目 4~6）；③严谨性：涉及证据的收集和综合过程、陈述和更新推荐建议的方法（条目 7~14）；④清晰性：涉及指南的语言、结构及表现形式（条目 15~17）；⑤应用性：涉及指南实施过程中的有利条件和潜在不利因素及其改进策略，以及应用指南涉及的相关资源问题（条目 18~21）；⑥独立性：涉及指南推荐建议的产生不受相关利益竞争的影响和作用（条目 22~23）。推荐评价指南的人数至少为 2 人，最好为 4 人。每个条目的评分为 1~7 分，1 分表示指南完全不符合该条目，7 分为完全符合该条目，2~6 分代表指南不完全符合该条目，得分越高，符合程度越高。最后根据六个方面的标化百分比综合判断该指南是否值得推荐使用，分三个等级：

（1）强烈推荐：大多数条目的高分（3~4 分），6 个方面中的大多数标化百分比 > 60%；

（2）推荐：低分条目（1~2 分）与高分条目数目大致相当，6 个方面中的大多数标化百分比介于 30%~60%；

（3）不推荐：大多数条目得低分（1~2 分），6 个方面中的大多数标化百分比 <30%。

6. 完成指南撰写及推广和更新 指南完成后进行推广，并随着医疗技术的发展及患者的反馈意见及时更新指南的内容。

三、应用循证临床指南解决临床问题：

当临床碰到需要解决的问题时，首先需要按照 PICO 原则构建明确的临床问题，构建问题后，首先需要寻找和使用临床指南，如果没有发现相应指南，则应寻找系统综述的证据或原始研究的证据。如果仍缺乏可使用的研究证据,指南会根据共识提出指导性意见。如果多项指南均包含了所要回答的临床问题,则需要从中筛选出质量好、可信度高、实用性强的指南来解决临床问题。

应用临床指南来解决临床问题时,应注意以下方面:

1. 需要考虑指南的时效性问题 若指南很长时间没有更新,则应用时需慎重。需要临床医师检索在此指南制定之后出现的循证医学证据,并结合临床实际权衡是否参考指南。

2. 需要考虑指南的科学性 在指南的前言部分会详述指南制定的过程,循证医学指南的制定过程更为严谨,科学,如本节前述。对于其他临床指南或共识则应采用AGREEII 评估工具来评价指南的科学性。

3. 需要评价指南所述情况与临床实际情况是否匹配 比如指南所描述情况与临床实际情况差距较大,循证指南则有可能是针对某一特殊人群,则推荐意见应慎重应用。另外,即使与临床实际相匹配,也应评估指南制定推荐意见时所引用的证据质量和证据人群,切不可不加思考,原封照搬。

4. 指南应用过程中应结合医生的经验、患者的价值观、费用和意愿等方面综合判断 指南为临床医生处理临床问题提供参考性文件,是针对多数或典型患者提供的普遍性指导原则,但不可能包括每一名患者的复杂特殊的临床情况。因此,需要临床医生结合临床经验,判断患者对于干预所获得的风险效益比,以及患者的价值观、意愿,以及费用等方面综合考虑,结合指南推荐意见,作出临床决策。

(闫秀娥 赵一鸣)

第四节 临床研究特点和分类

一、临床研究的定义及特征

临床研究是以疾病的诊断、治疗、预后、病因和预防为主要研究内容,以患者为主要研究对象,以医疗服务机构为主要研究基地,由多学科人员共同参与组织实施的科学研究活动。

1. 临床研究围绕临床问题开展研究,包括疾病的诊断、治疗、预后、病因和预防,是临床工作的主要内容,也是研究的主要内容。临床研究范围与临床工作范围一致,选题来源于临床实践中遇到的无法解决的问题,需要经过研究才有可能解决。因此,临床研究是医务人员的研究,医务人员是临床研究的主体。

2. 临床研究以医疗服务机构为研究基地,是将临床工作平台转变为临床研究平台,将临床工作平台中的各种资源转化为临床研究资源,将临床研究方案嵌入临床工作平台,在尽可能不干扰临床工作的情况下设计方案,在保证医疗质量和医疗安全的前提下开展研究。临床环境的复杂性与开展简单科学研究需求之间的矛盾,决定了临床研究方案和实施过程中有许多复杂特殊的要求和做法。

3. 临床研究已患者为主要研究对象。患者在诊疗中所做的各种检查、治疗和随访,既是诊疗工作的内容又是临床研究需要做的工作。临床研究可以直接利用临床工作收集的资料,既减少了研究对正常诊疗的干扰,又减少了患者参与临床研究可能带来的不便。保护患者健康利益是临床研究中伦理考虑的主要问题,必不可少,有相关要求和措施。

4. 临床研究需要整合多学科资源。临床研究是在复杂的临床环境中开展简单的科学研究,面临科学性与可行性矛盾突出,临床专家在解决这些问题时已经力不从心,需要相关专业的专家参与,如临床流行病学专家、统计学专家、伦理学专家等。随着临床研究分工细化,许多研究任务可以从医务人员手中分离出来,转由非临床专业人员承担,由此出现了中介服务机构和专业技术人员,如 CRO 公司、科研护士、研究助理等。

二、临床研究的常见分类方法

临床研究可以按照待解决临床问题、解决问题时所处的阶段、研究的设计方案等多个维度进行分类。正确认识临床研究的分类,对于我们理解临床研究,结合自己的问题和资源选择合理的临床研究设计方案至关重要。

1. 按研究解决的临床问题分类

(1)诊断研究:了解决临床中疾病诊断问题,应用临床流行病学的方法,对新的诊断试验进行评价的研究。诊断试验研究是诊断研究的主要形式之一,通过比较诊断方法与标准方法"金标准"在同一批研究对象中诊断结果的异同,从而对诊断方法进行评价。对诊断方法的选择应考虑该方法的诊断效力(灵敏度、特异度及其他衍生指标)、安全性、费用、可行性、结果的重复性、患者的可接受性以及是否能改善最终临床结局。

(2)治疗性研究:在临床中开展的对于药物、手术等治疗措施和预防措施等干预方法效果的评价。治疗性研究产生的临床证据,是医生们对患者进行临床干预的重要依据。

(3)预后研究:预后是指疾病发生后,对将来发展为各种不同临床结局(痊愈、复发、恶化、伤残、并发症、死亡)的预测或是事前估计。凡是影响疾病预后的因素均可成为预后因素。对疾病的结局发生情况(发生率、生存时间)和预后因素进行研究的临床研究称为预后研究。研究通常在已患有某一类疾病的患者中开展,通过收集患者的人口学和疾病相关特征、随访患者的临床结局,探讨影响疾病预后的预后因素及其效应方向和大小。

(4)病因和危险因素研究:病因学研究即寻找疾病病因、危险因素,探讨其对疾病发生发展影响的研究。病因和危险因素研究是临床医学中预防、诊断、治疗疾病的基础。

2. 按临床研究的阶段划分

(1)探索性研究:是对所研究的现象或问题进行初步了解,获得初步印象和感性认识,为今后的深入研究提供基础和方向。其设计简单,形式自由。探索性临床研究的成果只能是初步的,阶段性的,研究工作本身存在许多局限性,研究设计在科学性和方法学上也许存在不少缺陷。尽管探索性研究存在缺陷,其科学性也常常受到挑战,但是从临床研究的自然规律、过程性和完整性来看,探索性研究仍是必不可少。

(2)培育性研究:是对于某个规律的认识由浅入深的过程,即从小样本和临床体会中感知到可能的规律,通过培育性研究进行摸索。培育性研究多采用分析性研究设计,如病例 - 对照研究、队列研究甚至样本量较少的试验性研究。培育性临床研究是在探索性研究与验证性研究之间搭一座桥,是探索性临床研究的自然延伸,为验证性临床研究夯实基础。

(3)验证性研究是以验证意识中已有的知识或概念是否正确为主要目的的研究。验证性研究有明确的研究假说,设计严格,多为试验性研究设计,比如随机对照临床试验或者非随机临床试验。验证性研究往往具有较高的科学性,研究结论更严谨,证据等级更高,通过验证性研究可以获得更具临床指导价值的知识和经验。

(李 楠 赵一鸣)

第五节 临床研究设计方案

一、病例报告和病例系列

病例报告(case report)是有关少量病例的详见临床记录与描述,试图在疾病的表现、机制、诊断以及治疗等方面提供具体资料的医学报告,并附有作者对此类少量病例的认识与理解。病例报告是医学论文的常见形式,从广义上讲也是一种较为简单的研究类型。病例系列(case series)与病例报告类似,但报告病例较多,多在十几例以上,甚至是对多年积累的病例的总结。病例报告研究重点关注新发现疾病、罕见疾病,也有对已知疾病的特殊临床表现、影像学及检验学等诊断手段的新发现和诊断治疗中的经验教训等。病例报告的书写格式包括前言、病例介绍、讨论和参考文献。病例报告的研究对象数量很少,不具有很强的外推性,其主要价值是为临床研究提供了线索,给出了一定的经验和教训,对同行有着重要的提示作用。病例报告和病例系列研究不设对照组,其默认的对照是临床医生自身经验里的病例诊疗情况。

病例报告和系列病例研究是发现和研究新发病例、罕见疾病、疑难重症以及药物不良反应等的一种重要方式。由于病例报告研究报道的大都是特征性的研究对象,且研究对象的数量往往很少,所以,不具有很强的外推性,但是这类研究为临床研究提供了线索,也给出了一定的经验和教训,对医学同行有着重要的提示作用。病例系列研究,虽然增加了一些研究对象的数量,但其所得的结论往往是局限性,仅能代表所报道的病例。另外病例报告和病例系列研究往往都不设对照组,其默认的对照是临床医生自身经验里的病例诊疗情况。

二、横断面研究

横断面研究(cross-sectional study)是指通过对特定时点(或期间)和特定范围内人群中的疾病或健康状况和有关因素的分布情况所做的研究,又称现况研究。

横断面研究的研究目的确定是研究设计的重要步骤,研究目的需要由研究者自己来考虑,如在实际临床工作中发现有某一问题需要探讨,可针对此问题立题研究。也可参考国内外有关文献报道,结合具体情况,对感兴趣的问题进行现况调查。

横断面研究根据研究的目的,对研究对象的人群特征及范围的大小要有明确的规定,并在研究方案中写明,即所谓的入选和排除标准。有了研究对象的范畴(目标人群),就需要明确调研多少名研究对象合适,即确定研究所需样本量。随后需要确定的是如何选取这么多样本量的研究对象,即研究对象的抽样方法。

病例报告表(case report form)是临床研究中研究对象资料收集的主要工具。病例报告表没有固定的格式,内容的繁简,提问与回答的方式,应服从于调查的目的,并适应于整理和分析资料的要求。横断面研究资料的整理分析尤为重要,需要进行严格的质量控制。

在横断面研究的整个过程中,要采取必要的质量控制措施,包括调查员的培训、调查过程中的检查和抽查评价等。不同的研究在开展之初都应该明确质量控制方案,并将质量控制措施具体到每一个细节,写入研究方案。在研究开展过程中由专职的质控人员按照质控方案对研究全过程进行严格的质量控制。质量是研究结论是否正确的保障,质量控制在得到广大研究者的充分关注的同时,更应该在实践中落实到位。

横断面研究具有以下优点:

(1) 是基于总体的抽样研究,以样本估计总体的可信度高;

(2) 研究是横断面耗时短,不需要随访;

（3）收集的研究对象可按某属性进行分组,形成同期的对照组,组间更具有可比性;

（4）病例报告表的研究内容往往很多,可实现同时观察多种因素对疾病的影响。

同样,横断面研究也存在如下缺点:

（1）不能够根据横断面研究得出因素与疾病的因果关系;

（2）由于横断面是某一时点/时间段的一次断面,所以,不能获得发病率,但可以获得患病率;

（3）不适用于病程很短的疾病,同时,研究中当疾病处于潜伏期或临床前期时也可能带来偏倚。

三、病例-对照研究

病例-对照研究（case-control study）是最常用的临床研究方案。病例-对照研究选择确诊研究疾病的患者作为病例组,以未患有该疾病的人为对照组,回顾既往暴露与疾病的关系,是病因学研究中常用的研究方案。除了病因学研究外,临床预后研究也经常选用病例-对照研究方案。

在病例-对照研究的研究对象选择中涉及病例的选择和对照的选择,良好的研究对象选择需要考虑以下问题:①病例和对照要拥有良好的可比性;②各组的样本含量是否能满足分析要求;③研究对象内部是否存在可能的混杂因素。病例-对照研究的样本量估算在一定程度上可以节省研究成本,避免阴性结果的产生。但样本量估算时所采用的样本统计量不一定绝对合理,所以,样本量估算仅仅是参考。

在病例-对照研究中,主要分析病例组和对照组有关研究因素的比例有否差异,即是否存在统计学的联系。研究资料的整理包括原始资料的核查与录入,原始资料的核查可发现资料中存在的问题,剔除不合格的调查表格,并应尽量设法补救,保证调查资料真实完整。研究资料的录入是将原始的数据录入计算机并以数据库的形式保存。数据录入的过程也应保证数据的准确无误。

病例-对照研究适合于罕见疾病或长潜伏期疾病的病因和危险因素的研究,同时,它省时省力,并能充分地利用资料信息,它在研究开展过程中只需较少量的研究对象即可进行,另外,它可探索病例组多种可疑的危险因素。病例-对照研究也存在一些缺点,如研究中选择性偏倚和回忆偏倚控制的难度较大,对照组的选择有困难,且难以很好地控制外部变量和混杂偏倚。

四、队列研究

队列研究（cohort study）是通过直接观察暴露于某因素不同状况人群的结局来探

讨该因素与所观察结局的关系,队列研究由于其检验病因假设的能力较强而在临床研究中广泛应用。队列研究首先将研究对象分为暴露组和非暴露组,然后通过随访观察分别收集暴露组和非暴露组的结局,再比较两组在结局上差异以便说明暴露于结局的关系。

队列研究依据研究对象进入队列时间和收集到研究对象结局时间的不同,分为前瞻性队列研究、历史性队列研究和双向性队列研究三种。前瞻性队列研究是从人群中按照是否存在某种暴露选择和确定两个群组,一个群组暴露,另一个是非暴露群组。两组除暴露因素有差别外,其他方面的条件应基本相同,将这两个群组的所有观察对象都被同样地随访一定时期,观察并记录在这个期间内研究对象的结局发生情况,如果两组的发病率或死亡率确有差别,则可以认为该因素与疾病之间存在着联系。

队列研究存在如下优点:

(1) 由于研究对象的暴露资料是在结局发生之前收集的,一般不存在回忆偏倚;

(2) 可以直接计算暴露组和非暴露组人群的发病率或死亡率;

(3) 由于病因发生在前,疾病发生在后,故一般可证实病因联系;

(4) 有助于了解疾病的自然史,可分析一种暴露因素与多种疾病的关系。

同样,队列研究也有其自身的局限性:

(1) 不适用于发病率很低的疾病的研究,因为这样的疾病需要的队列太大,随访困难;

(2) 随访过程中研究对象可能会发生某种影响结局的改变,如由抽烟者变成了已戒烟者;

(3) 队列研究耗费人力、物力、财力和时间较多,其组织工作相当艰巨。

五、随机对照研究

随机对照研究(randomized controlled trial,RCT)将研究对象按随机化的方法分为试验组与对照组,试验组给予试验措施,对照组不给予,观察两组结局的异同。随机、对照、盲法是随机对照研究中保证研究科学性的关键环节。

RCT 的研究计划一般应该包括以下内容:

(1) 明确的研究目的,即本研究需要解决的问题;

(2) 明确研究对象的特征与数量,即研究对象的入选和排除标准以及样本量估算;

(3) 明确研究因素的剂量、给药时长和给药途径等;

(4) 确定主要观察指标和次要观察指标,主要观察指标最好是较客观和可定量的指标;

(5) 明确随访时间和资料的收集方法;

（6）明确的资料统计分析计划；

（7）研究的伦理学要求。

RCT 研究的优点是按照随机化的方法，将研究对象进行分组，提高了组间可比性，能够较好地控制研究中的偏倚和混杂；另外，RCT 研究属于前瞻性研究，研究因素事先设计，研究的论证强度较高。RCT 研究的缺点是整个试验设计和实施条件要求高，在实际工作开展中难度略大；同时，受到干预措施适用范围的约束，研究对象的代表性可能不够好。由于是干预性研究，随访时间长，依从性不好也是 RCT 研究的缺点之一。

（陶立元　赵一鸣）

第六节　临床研究设计的四大原则

临床研究方案设计通常遵循以下四项原则，即随机化原则、对照原则、盲法原则和重复原则，主要目的是防止临床研究受已知或未知的偏倚因素影响和干扰，提高临床研究科学性，使研究结果更为真实可靠。此外，从保护受试者的角度，临床研究还应遵循伦理学原则。

一、随机化原则

在生活中人们常会通过掷色子或抛硬币的方法来做决定，这就是最常见的随机。随机化（randomization）是临床研究设计中非常重要的原则，其核心是机会均等。在临床研究中随机化用于研究对象的选择，主要是涉及两个方面：随机化抽样和随机化分组。

1. 随机抽样　在医学研究中，目标人群往往范围比较大，人数众多，而研究者往往只能从目标人群中选择一定数量的患者作为研究对象，其中必然涉及抽得样本人群对目标人群代表性问题。随机抽样（random sampling）是指在被研究的目标人群中通过随机化的方法选择研究对象的过程，以保证目标人群中每一个个体被选中成为研究对象的机会是相等的。通过随机抽样的方法获得的研究样本被称为随机样本，随机样本对总体具有良好的代表性。除此以外，随机抽样也是研究数据统计分析和统计推断的前提。因此，重视随机化抽样过程是临床研究设计的一大关键。随机抽样方法有单纯随机化抽样、分层随机抽样、多级随机抽样（复杂随机抽样）等。

2. 随机分组　临床中不可控的因素很多，导致临床研究存在各种偏倚的可能。随机分组（random allocation）通过随机化方法使入选的研究对象有同等的机会进入试验组或对照组并接受相应的试验方案处理。经过随机分组过程,研究者可获得两组或多组在各种特征都很相近的研究对象,使组间已知和未知的影响因素达到基本一致,增强了组间的可比性。在临床治疗性研究中,研究者经常会使用随机分组方法来保证不同治疗方案组间是均衡、可比的。使用了随机分组的治疗性研究往往认为其结果的可信度最高,验证力度最强。常用的随机分组的方法包括:简单随机分组、区组随机分组、分层随机分组以及分层区组随机分组等。

3. 随机分组方案的隐匿　尽管随机分组可以有效地防止混杂偏倚等因素的影响,但在实施过程中如可以随意查看随机分组方案,则很可能出现研究者由于某些主观的因素有意识或下意识的选择研究对象,使原随机分组方案被破坏。随机分组方案隐藏(concealment)的目标是使研究者、随机分组执行者不知道随机序列顺序,从而无法"猜"出研究对象究竟是分配到试验组还是对照组,减少因主观因素选择研究对象的可能,保证随机分组方案的贯彻实施。

随机分组方案隐匿的方法有多种,最常见的是信封法和中心随机法。信封法即把每个对象的分组方案分别放入一个不透光的信封中密封,当入组一名研究对象时,按入组顺序开启相应信封得知其随机分组结果。中心随机法则把随机分配方案保存在随机中心,当合适的研究对象入组时,通过致电随机中心或登陆随机中心网站来获知该研究对象的随机分组结果。

二、对照原则

临床研究具有复杂性,除了研究因素和研究效应的关系外,还可能存在很多非研究因素影响研究结果或研究效应。仅设计一个试验组不足以反映研究因素和研究效应间的关系,通过试验组与对照组的比较才能消除其他非研究因素的影响,评价研究因素与研究效应的真实关系。对照组可以按研究设计方案或干预措施不同进行分类。按研究设计方案分类的对照包括:同期随机对照、非随机对照、交叉对照、历史对照等。按干预措施分类的对照包括:空白对照、安慰剂对照、阳性对照等。

同期随机对照(concurrent randomized control)即通过随机化过程形成的对照组,这种对照组有以下特点:首先,对照组研究对象和试验组的诊断标准、纳入与排除标准相同;其次,试验组和对照组是在同一个时间段内入组研究的;第三,试验组和对照组的干预是同期给予的;第四,除试验的干预因素在试验组和对照组中不同外,其他条件如:合并用药,护理方案等均相同。

非随机对照(non-randomized control)即研究对象被分配进入试验组或对照组不是随机决定的,有可能是临床实践中自然形成的,这种对照组通常是同期对照,且研究的方向是前瞻的,常见于观察型研究中的队列研究。

交叉对照(cross-over control)指的是每个研究对象先后既接受试验组的干预措施又接受对照组的干预措施,通过比较前后两个治疗周期效果的差异来比较两种干预措施的效果。为了减少前一个干预措施的累积效应,交叉对照中常常会有一个洗脱期,使药物排出体外,消除其影响。

历史对照(historical control)就是从既往的病历记录中选择符合研究要求患者作为对照。由于病历记录内容的限制,医疗水平的进步,医务人员对疾病认识的加深,历史对照有很多难以避免的偏倚。

空白对照(blank control)即对照组不采取干预措施,常用于干预试验。通过和空白对照组比较可以排除自然因素或疾病的自然病程对试验结果的影响。由于空白对照不给予患者任何治疗措施,这可能违背伦理原则,所以,在临床试验研究中并不常见。

安慰剂对照(placebo control)这类对照中临床试验中使用率非常高。安慰剂是不具有特异性治疗作用的制剂,与试验药物在外形、颜色、气味、味道等方面没有差别。使用安慰剂的对照组称为安慰剂对照。这类对照是为了消除安慰剂效应,通过比较试验组和安慰剂组效果的差异以获得试验干预措施的“纯”效应。

阳性对照(active control)在临床研究中,出于伦理学的考虑,研究者可能选择阳性对照,即对照组采用标准或常规且有一定治疗效果的治疗方案,而试验组采用新的治疗方案。

三、盲法原则

临床研究评价效果或效应时,常会受研究的执行者、患者及观察评价者主观因素的影响,而使对效果的评估偏离真实值。盲法(blinding)原则的主要目的是使研究的执行者、患者及观察评价者无法获知每位患者的分组和干预措施,避免主观因素对研究结果的影响,使研究结果更接近真实值。

在盲法方案中必须考虑研究中有可能出现的突发状况并采取相应的处理措施。如在试验中病情变化可能会危害患者的健康,应及时“破盲”让临床医生了解其分组和治疗信息,采取最有效的措施保障研究对象的健康和权益。临床研究中常用的盲法包括单盲、双盲和三盲。

单盲(single blind)是指仅仅让患者处于盲态,患者在不知道分组的情况下客观地报告记录患者的情况。单盲相对简单易行,同时有效避免了研究对象主观因素对研究结果的影响。

双盲(double blind)是在单盲的基础上使研究者同时处于盲态,以保证报告记录的客观真实性。通常双盲试验会把对照组的干预措施(安慰剂或阳性药物)模拟成试验组干预的外观,以保证研究处于盲态。双盲除了能保证研究结果不受研究对象主观因素的影响外,还能排除研究者主观因素的影响,使研究更科学,研究结果更可靠。

三盲(triple blind)是在双盲基础上将数据处理和统计分析人员纳入"盲"的范围,即使参与临床研究各环节的人员均处于盲态,无法得知研究对象的分组情况和干预措施。三盲可避免研究中各参与者的主观因素带来的偏倚,但由于设计和实施复杂,可行性差。

四、重复原则

绝大多数临床研究都是在基于目标人群进行抽样后研究的结果,是否能推广到目标人群是一个需要回答的重要问题。重复就是在相同的条件下进行多次观察或多次研究以提高科学性和可靠性。单次研究结果仅有一定的参考意义,下正式结论是需要慎之又慎。因此,临床研究中重复验证是非常必要的。

狭义的重复是指样本的重复,也就是对目标人群重新抽样,保证相同的研究条件再次开展研究工作并得到结果来相互印证。广义的重复还体现中临床研究实施过程中。比如,观察次数的重复,同一研究对象进行多次测量或者对同一检验样本分成平行样进行多次测量。

(曾　琳　赵一鸣)

第七节　临床研究实施要点

临床研究通常在医院组织实施,住院医在规培过程中有可能参加临床研究。参加临床研究要注意哪些问题? 本节从操作实施角度介绍参加临床研究需要注意的问题。

一、实施方案

实施方案是临床研究实施的依据,由一系列文件组成,是一个复杂的系统研究者应了解临床研究及其组织实施的特点,掌握参与研究应遵循的原则和具体做法。临床研究是在复杂的临床环境中开展简单的科学研究,环境复杂是现实,不可改变,但科学研究只有在排除了各种干扰的情况下才能得出明确的结论,这一矛盾决定了实施方案必然是复杂的,许多做法与实验室研究不同,单纯追求科学性或单纯追求可行性都不可取,必须在科学性和可行性之间找到平衡点,找到经过努力能做到,又能基本满足科学性的做法。

在长期的临床研究实践中人们逐渐总结积累了一套科学的做法,称为临床研究规范,英文是 Good Clinical Practice,简称 GCP。实施方案是将标书中虚拟的临床研究方案和一系列设想转变为可操作过程,使研究能够在临床工作环境中操作实施。

1. 临床研究方案　实施方案的基础是临床研究方案,即随机对照研究、病例 - 对照研究、队列研究等。这些方案的特点是经过长期临床研究实践被证明可以在复杂的临床研究环境中开展研究,并保证研究的科学性,研究结果被学术界认可。参加研究时应仔细查看实施方案,明确研究选用的临床研究方案。

2. 临床研究过程　临床研究可分为三个阶段,即顶层设计阶段,实施方案设计与实施阶段,分析、评价和撰写论文阶段。顶层设计阶段以完成标书申请基金为终点,在此不赘述。获得基金资助后研究者首先做的工作是设计实施方案,将标书中提出的设想落实到临床研究平台,转变为一系列可操作过程,获得临床资料。在锁定数据库的基础上,通过统计分析寻找临床资料背后隐藏的数学规律,结合统计学原理和专业知识对数学规律进行解读,评价其科学意义和临床价值,最终将新的发现落实在论文中。

3. 文件化管理　临床研究有三个阶段,每个阶段有多个环节,这一特点决定了研究的复杂性。临床研究组织实施需要做大量工作才能完成,需要许多研究者参与。如何将研究者组织起来,按照实施方案做好每项工作,是组织实施的难点,需要方法和工具。

现代临床研究借鉴工业界用流水线形式组织生产的经验,采用文件化管理方法组织临床研究,是实施方案中出现大量文件的原因。文件化管理看似复杂,实际很简单,一是用文件规范研究者的行为,解决做什么和怎么做的问题;二是用文件记录数据,记录实施过程,为研究提供数据支撑,为回溯验证研究过程做好准备。

规范研究者行为采用设计标准化操作流程(standard operating procedure,SOP)的方法。SOP 是一种专门设计的文件,是将某一研究任务的标准操作步骤和要求以统一的格式描述出来,用以指导和规范研究操作。SOP 的精髓是将操作细节量化,对操作中的关键控制点进行细化和量化。SOP 的特点是细致繁琐,其中的细节非常重要,操作者不需要知道为什么要这样做,但一定要按 SOP 的要求做,以保证研究的质量。

记录实施过程,将实施中获得的信息保留下来的文件称为记录文件。临床研究中典型的记录文件是病例报告表(case report form,CRF),将病历中的临床资料记录下来,供数据录入使用。病历中的记录、CRF 中的记录,以及数据库中的记录形成一个可回溯的数据链,是保证临床研究科学性和公信力的重要基础。第三方质量管理中的一项重要工作就是依据这一原理选择一部分数据进行回溯,验证研究过程真实可靠。

文件化管理是住院医参加临床研究学习的重点。通过操作实施体会按 SOP 和记录文件操作需要注意的问题,理解 GCP 的精髓。

4. **实施方案和研究任务** 实施方案是临床研究组织实施的依据,参加研究前应仔细阅读实施方案,了解研究的总体情况,明确将要承担的研究任务,学习熟悉 SOP 和记录文件,确定研究任务和工作范围,明确研究任务的入口和出口。

5. **研究任务简介** 临床研究实施从入选病例开始,按时间顺序要做一系列工作,形成一系列任务。下面按照研究顺序介绍主要研究任务的内容和实施要点。

(1) 入选病例:入选病例是研究的起点,决定研究的进度,入选病例的质量是研究质量的重要组成部分。临床研究对入选病例有严格要求,通常入选单病种病例,有明确的入选标准和排除标准。研究者应熟悉入选标准和排除标准,在工作中遇到可能合适的病例要认真询问核对,做好记录,按 SOP 入选或排除病例。

(2) 知情同意:实施方案中有知情同意书,患者必须知情同意并签字后才能入选,参加研究。知情同意及签字的具体要求和内容在本节第 2 部分介绍,此处不赘述。

(3) 分组:分组是临床研究中常用的技术手段。分组有各种不同的设计方案,最常见的是随机分组。第 3 节中已经介绍了随机分组的原理和方法,这里不再赘述。随机分组操作必须按方案执行,某些细节如果不按要求会造成大错。如用信封隐藏随机分组方案的研究中,随机信封一定要按编号由小到大顺序提取,不能随意在一沓信封中随意抽取,打乱顺序有可能造成破坏随机分组的情况发生。

(4) 病例报告表:CRF 是典型的记录文件,其功能是将各种临床信息记录下来,然后录入数据库,是介于患者与数据库之间的临床信息载体,是收集临床资料的工具。CRF 有传统纸质的,也有电子形式的,称为 eCRF。无论 CRF 使用什么载体,其功能和内容不变。下面以纸质 CRF 为例,说明如何填写 CRF。

临床资料的内容非常丰富,形式多样,但在 CRF 中这些内涵丰富的指标通过变量赋值的方式转变为数字。如性别:1= 男,2= 女;糖尿病:1= 糖耐量正常,2= 糖耐量异常,3= 糖尿病。前者称为二分变量,后者称为等级变量。另外还有连续变量,即临床检测直接获得的数据,如血压 _____mmHg。填写 CRF 时,为了便于操作,只要集中精力选择相应的选项(如男或女),变量的具体赋值不需要关注。

CRF 填写的要点是准确,没有遗漏。准确要求研究者将真实观察到的情况或病历中的记录在 CRF 中准确地填写或选择,尽量减少操作失误。填写时如果遗漏了部分指标,造成数据不完整,将影响数据分析和研究质量。熟悉 CRF 内容,工作认真细致,建立良好的核对习惯,是尽量减少遗漏的有效措施。

(5) 检查核对:研究中无论研究者如何认真仔细,不可避免会出现失误,而且研究者本人即使核对也很难发现失误。为了解决这个问题,临床研究中通常会安排另外一位研究者核对 CRF 填写情况,如是否有遗漏。随着技术进步,近年来开始研究通过指标之间的逻辑关系发现填写不合理的数据,即使反馈给研究者核对纠正。

除了在研究团队内安排研究者核对 CRF 中的数据外,某些要求严格的研究还请第三方从外部对 CRF 填写的真实性和完整性进行核对,以保证 CRF 中的数据能够反映临床真实情况。

二、保护受试者

临床研究必须在保证医疗质量和医疗安全的前提下才能开展。临床研究以患者为主要研究对象,在研究中保护患者的健康权益是开展研究的前提条件。者两方面的要求都指向一个问题,临床研究必须保护参加研究的患者。

1. 患者与受试者　到医院就诊寻求医疗帮助的人称为患者,医院为患者提供医疗服务。患者在医院获得医疗服务的同时参加临床研究,其身份发生变化,由患者转变为既是患者又是受试者。受试者特指参加临床研究的患者,除了接受常规临床诊疗外,有可能接受试验性措施,其有效性和安全性尚未得到确认。因此,受试者面临更大的健康风险,尽管研究已经对风险经过的认真全面的评估,采取了各种措施。

纳入临床研究的受试者,其健康权益受到保护,与研究相关的健康问题都在研究的保护范围内。如研究过程中出现不良反应或不良事件,临床研究申办方有义务承担相应的责任,给予相应的赔偿。即使受试者在研究中分配到对照组,接受的是常规临床诊疗,同样有权利获得赔偿。

2. 伦理管理规范　在长期的临床研究实践中人们发现保护受试者非常重要,属于伦理范畴,逐渐形成了伦理管理规范。临床研究伦理管理规范的主要内容包括两个方面,一是临床研究课题 / 项目应在伦理委员会监管下申请基金和组织实施,二是临床研究应在受试者知情同意的基础上才能开展。

3. 伦理委员会　伦理委员会是在临床研究单位或临床研究所在地区成立的独立机构,负责本单位或本地区临床研究项目的伦理管理工作,包括临床研究课题 / 项目伦理审查。伦理委员会成员至少包括了医药专业人员、法律工作者、非医学社会人士,是一个由各利益相关方组成的委员会,负责对每一个拟开展的临床研究是否符合伦理进行审查和管理。

临床研究课题 / 项目经伦理委员会审查批准后会收到伦理委员会下发的批件,同意临床研究组织实施。住院医参加临床研究的培训可以在获得批件之前,但病例入选一定在获得批件之后。

4. 知情同意　知情同意包括两方面工作。一是受试者通过知情同意书了解研究各方面的情况,做到充分知情;二是受试者在知情基础上认真考虑后同意参加研究,并在知情同意书上签字。

　　知情同意书是研究者依据临床研究的具体情况和伦理原则,告之受试者研究的目的意义,主要研究内容,受试者参加研究要做哪些事情,参加研究可能的获益和潜在的风险,是否有补偿,如果发生问题如何处理,能否获得赔偿,个人隐私信息能否得到保护,能否拒绝参加研究或参加研究后退出等。在知情告之后有受试者知情告之的声明及受试者签字。知情同意书上除了受试者签字外,研究者也要签字,通常是做知情告之的医生签字,住院医有可能做这项工作并在知情同意书上签字。

(赵一鸣)